PARALLELE

DES

DIVERS MOYENS DE TRAITER

LES CALCULEUX.

PARIS. — IMPRIMERIE DE COSSON,
Rue Saint-Germain-des-Prés, 9.

PARALLÈLE

DES DIVERS MOYENS

DE

TRAITER LES CALCULEUX,

CONTENANT

L'EXAMEN COMPARATIF DE LA LITHOTRITIE ET DE LA CYSTOTOMIE SOUS LE RAPPORT DE LEURS DIVERS PROCÉDÉS, DE LEURS MODES D'APPLICATION, DE LEURS AVANTAGES OU INCONVÉNIENS RESPECTIFS ;

PAR LE DOCTEUR CIVIALE.

AVEC TROIS PLANCHES.

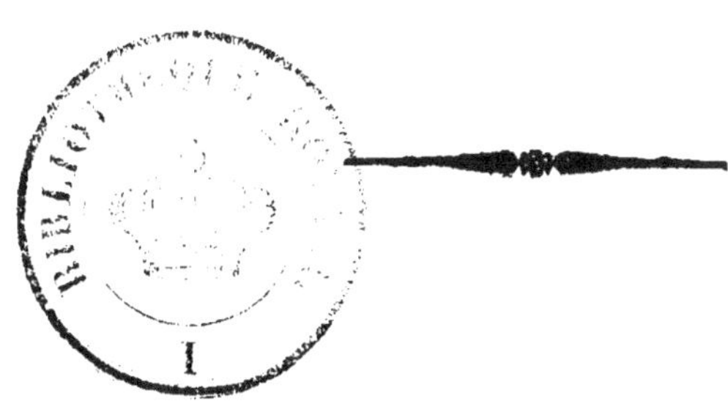

PARIS,

J.-B. BAILLIÈRE ;

LIBRAIRE DE L'ACADÉMIE ROYALE DE MÉDECINE,

Rue de l'École de Médecine, 13 bis.

A LONDRES, MÊME MAISON, 219 REGENT-STREET.

1836.

AVANT-PROPOS.

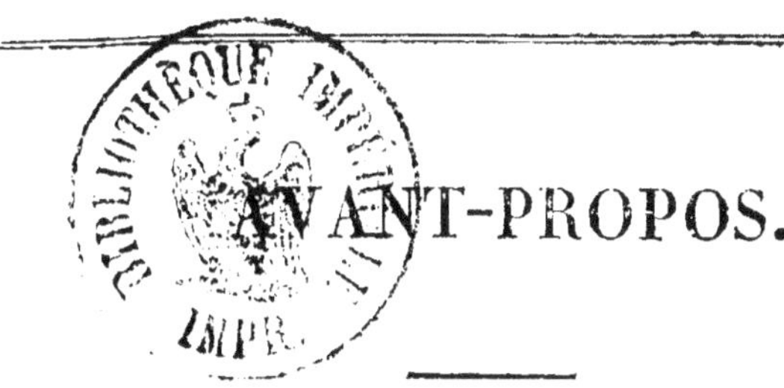

Il n'est pas, en chirurgie, d'opérations plus graves et plus importantes que celles qui ont pour but l'extraction des calculs vésicaux. Les diverses questions qui s'y rattachent ont été traitées, à toutes les époques, avec beaucoup de soin, mais en même temps avec une vivacité qui, plus d'une fois, a fait dégénérer la controverse en disputes dans lesquelles la vérité s'est vue presque toujours sacrifiée à l'amour-propre. On n'a point oublié les débats scandaleux que suscitèrent, au siècle dernier, l'introduction du lithotome caché dans la pratique chirurgicale, et, vers la fin du siècle précédent, celle du procédé latéralisé pour la taille périnéale. Il ne s'agissait cependant alors que d'une façon différente d'opérer dans les deux cas. Si des changemens partiels ont causé tant de rumeur, s'ils ont soulevé les passions au point de faire oublier toute bienséance, à quoi ne devait-on pas s'attendre lorsqu'il fut question de substituer une opération entièrement nouvelle à une autre consacrée par le temps? Aussi la lithotritie paraît-elle être destinée à subir de non moins rudes épreuves que la cystotomie. Il eût été à désirer sans doute que l'histoire de cette découverte ne fût pas, comme celle de la taille, obscurcie par des discussions oiseuses, plus propres à entraver qu'à hâter les progrès de l'art. Malheureusement on n'est pas fondé à espérer qu'il en soit ainsi, et ce que nous avons déjà vu doit même faire craindre que, pendant quelque temps au moins, les esprits ne semblent se complaire de plus en plus à de futiles débats.

Quoi qu'il en soit, j'ai cru devoir signaler les écueils qu'il importe à l'opinion d'éviter si elle veut s'asseoir sur des bases fixes. J'aurai beaucoup d'assertions à combattre, et bien des erreurs à réfuter, qui, mille et mille fois reproduites sous des formes toujours variées, m'entraîneront peut-être dans d'inévitables répétitions ; mais je ne m'occuperai des personnes qu'autant qu'il sera indispensable de le faire, pour répandre du jour sur les questions en litige. Quelques écarts qu'on se soit permis en voulant juger jusqu'à des intentions, chose sur laquelle la critique n'a jamais le droit de s'exercer, ces écarts ne sauraient ni constituer un délit, ni même devenir une cause sérieuse d'inimitié ; car, ainsi qu'on l'a dit avec raison, il n'y a d'ennemi réel pour les partisans de l'une et l'autre méthode, que la pierre contenue dans la vessie ; les uns et les autres ont le même but, ils diffèrent seulement d'avis sur les moyens d'y parvenir ; la lithotritie attaque les calculs en suivant les voies naturelles, tandis que la taille ne parvient jusqu'à eux qu'en faisant au préalable une trouée périlleuse.

Deux circonstances ont concouru à hâter la publication de ce livre. Il ne sera pas inutile de les faire connaître.

Dans un concours ouvert à la Faculté de Médecine de Paris, le hasard fit sortir de l'urne la question qui fait le sujet de cet ouvrage. Dix jours seulement étaient accordés pour la traiter. Mais une question aussi neuve, aussi vaste, demandait et plus de temps et des études spéciales. Aussi, malgré le mérite de l'auteur, sa dissertation (1) est-elle empreinte de la précipitation avec laquelle elle a dû être rédigée, et se ressent-elle de la position difficile dans laquelle les circonstances l'avaient placé. Comme il y avait inconvénient à laisser s'accréditer les opinions erronées contenues dans cette thèse, et d'autres que l'argumentation fit naître, je me promis dès lors de publier les réflexions qu'elles avaient dû me suggérer.

Peu après, une discussion sur la même matière fut soulevée à l'Académie de Médecine, dans un temps où j'étais à Florence, pour une opération de lithotritie. Pendant cinq ou six séances consécutives, l'Académie entendit de longs discours, tant sur la taille que sur l'art de broyer la pierre. Mais, en faisant preuve d'habileté oratoire, ceux de mes collègues qui se sont déclarés contre la lithotritie ont émis des opinions fort inexactes. Il convenait d'autant moins de passer ces erreurs sous silence, que la solennité des débats leur avait donné du retentissement, et que les faits sur lesquels elles reposent, quoique la plupart inexacts, acquéraient, par la manière dont on les avait présentés, une apparence de vérité propre à égarer les esprits. Je signalai ces

(1) Blandin, *Parallèle de la taille et de la lithotritie*. Paris, 1834, in-8°.

circonstances en temps utile (1) ; mais , ne pouvant relever , dans une simple Lettre, toutes les inexactitudes qu'avait fait surgir une si longue discussion , je me bornai à noter les principales , en me réservant de les réfuter plus tard d'une manière complète.

C'est ce double engagement que je remplis ici. Il n'entre pas dans mes vues de suivre pas à pas les adversaires de la lithotritie. Je procéderai d'une autre manière à la recherche de la vérité ; je la ferai ressortir de l'exposition simple et exacte des faits, en sorte que mon ouvrage, sans cesser d'être didactique, contiendra la réfutation des opinions que je crois devoir combattre.

Je ne puis cependant me dispenser de faire remarquer que la discussion soutenue devant l'Académie de Médecine a présenté plusieurs incidens étranges , indépendamment de ce qu'on voit d'ordinaire dans ces sortes d'occasions, où l'entraînement fait perdre de vue jusqu'au but qu'on se proposait.

D'une part, quelques personnes ont été frappées d'une particularité qui donnait une sorte d'avantage aux adversaires de la lithotritie. Parmi les membres de l'Académie qui se sont occupés spécialement de cette dernière méthode , le seul qui ait pris part à la discussion est tombé dans de graves erreurs dont on n'a pas manqué de tirer parti. Ainsi, par exemple , il a comparé la douleur de l'opération à celle

---

(1) *Gazette médicale*, 13 juin 1835.

qui résulte de l'extraction d'une dent. Mais, dans aucun cas, la lithotritie n'a causé une pareille douleur, et si elle était susceptible de déterminer rien de semblable, quel est l'homme qui voudrait s'y soumettre? Cet académicien, qui a prolongé quelquefois la durée des séances jusqu'au terme de deux heures, aurait-il rencontré des malades capables de résister à des sensations de ce genre? C'est aussi par une inadvertance analogue qu'il a rejeté les faits pratiques, comme étant impropres à faire juger une méthode. Les motifs sur lesquels il s'est appuyé pour soutenir un si bizarre paradoxe ont-ils quelque valeur? Est-il constaté que, depuis qu'on fait usage du percuteur et de l'instrument de M. Jacobson, *la lithotritie ait doublé de valeur*, et qu'on sauve plus de malades qu'auparavant? Je n'aurai pas de peine à établir le contraire. Les nouveaux instrumens ont aggrandi le champ d'application de la nouvelle méthode; mais, par la raison même qu'on opère dans des cas où il n'était pas possible de le faire autrefois, et que ces cas rentrent moins dans les attributions proprement dites de la lithotritie, on perd plus de malades. Il semblerait que ce partisan de la lithotritie ait craint de faire valoir les preuves qu'il avait à sa disposition. Serait-ce parce qu'elles ne viennent pas de lui? On pourrait le croire, puisqu'il ne fait dater la lithotritie que de 1831 pour la juger, ajoutant que tous les reproches tombent sur l'opération *ancienne*, tandis que c'est de la lithotritie *nouvelle* qu'il s'agit.

D'un autre côté, l'un des partisans de la cystotomie n'a mis aucune mesure dans les attaques qu'il a dirigées contre la lithotritie. Afin d'en varier les formes, et pour les rendre plus décevantes, il n'a pris aucun scrupule de dénaturer certains faits, d'en supposer plusieurs, et de hasarder même les insinuations les plus désobligeantes. Cependant ses efforts n'ont point eu de succès. La haute sagesse de l'Académie a fait justice d'une tactique fort extraordinaire, pour ne rien dire de plus. Elle a refusé son approbation, en rejetant l'impression et du Rapport et d'une discussion qui avait fini par perdre tout caractère scientifique. Rien n'était plus facile, en effet, que de voir qu'on cherchait moins à éclaircir une question qu'à soutenir, par tous les moyens imaginables, une thèse préparée d'avance. Mon collègue a sans doute trouvé quelques dédommagemens dans des publications postérieures, auxquelles on assure qu'il n'est point étranger. Quoi qu'il en soit, l'Académie a usé de son droit en rejetant l'impression d'un travail qu'elle ne pouvait approuver.

Qu'ont dit les adversaires de la lithotritie? Que cette opération était excessivement dangereuse; qu'elle faisait périr plus de malades que la cystotomie; qu'il fallait détromper le public séduit par de fallacieuses promesses; que l'Académie se devait de détruire un si fâcheux météore; que cette opération, mise en regard de la taille, ne constituait qu'une méthode exceptionnelle, applicable seulement à un très-petit nombre de cas; qu'il était dangereux de maintenir des instrumens droits dans l'urètre, que les malades qui échappaient à la mort avaient des convalescences fort longues; que l'opération de la taille, au contraire, était moins douloureuse et moins dangereuse; que d'ailleurs elle était à la portée de tous les chirurgiens, tandis que l'application de la lithotritie exigeait une dextérité extraordinaire.

De si étranges assertions, toutes radicalement fausses, reposent sur des faits altérés par la manière dont on les a présentés ; ce dont je vais citer un exemple.

En faisant connaître les résultats de ma pratique, j'avais déclaré que, de 429 calculeux qui s'étaient présentés dans un laps de temps déterminé, 244 avaient été opérés par la lithotritie, et que, parmi ceux-là, 236 étaient guéris, 5 étaient morts, et 3 avaient continué de souffrir ; que, des 185 autres malades, 88 avaient été taillés, et 97 n'avaient subi aucune opération. Mais cette proportion de 1 mort sur 48 opérés parmi les sujets soumis à la lithotritie, était loin de justifier les attaques dont la méthode venait d'être l'objet. Il fallait l'altérer, et voici comment on s'y est pris pour cela. On a divisé les faits par petites séries, on a considéré comme ayant été lithotritiés tous les malades qui s'étaient présentés, et l'on a donné comme cas d'insuccès tous ceux dans lesquels il n'y avait point eu d'opération pratiquée. Il ne s'agissait de rien moins que de faire croire à l'Académie qu'entre les 429 calculeux visités par moi, 236 seulement, c'est-à-dire un peu plus de la moitié, avaient dû leur salut à la lithotritie, d'où l'on pouvait ensuite arguer sans peine que la cystotomie donne des résultats beaucoup plus avantageux (1). De

(1) En 1827, a-t-on dit, M. Civiale avait été consulté par 83 malades : il en mourut 38, 3 gardèrent leur pierre, et 42 seulement furent guéris. En 1830, nouvelle liste de 24 calculeux ; 13 guéris et 11 morts.

pareils calculs étaient sans doute propres à appuyer la thèse de celui qui avait déclaré, en commençant, qu'à peine parlerait-on de la lithotritie dans dix ans, et qui, pour leur donner plus de poids, disait les avoir établis d'après mes propres écrits. Or, il avait dû lire avec une bien singulière préoccupation pour ne pas s'apercevoir que les malades qu'il présentait comme morts par suite de l'application de la lithotritie, n'avaient point été opérés d'après cette méthode, et que même plusieurs n'avaient pas la pierre. Avec de l'adresse, on peut se donner les apparences du droit; mais quiconque examine les choses de près ne tarde pas à apprécier de semblables manœuvres.

Cependant l'honorable académicien n'en a pas moins continué d'accumuler sophismes sur sophismes pour atténuer les avantages de la lithotritie; il a même cherché, quelque temps après, à entamer une controverse dans les journaux. Mais les devoirs d'une pratique étendue et la rédaction du travail que je publie aujourd'hui ne m'ont pas laissé assez de temps pour le suivre dans les nouveaux débats auxquels ses loisirs lui permettaient de se livrer, et qui n'auraient probablement pas plus profité à la science, que la longue discussion soulevée dans le sein de l'Académie. D'ailleurs la manière qu'il avait déjà adoptée me plaçait dans une position désagréable; il m'eût été pénible, en examinant les faits les

Plus récemment, nouvelle série : sur 53 calculeux, on en guérit 30, 15 succombent, 8 gardent leur pierre. Et, dans un autre endroit, au lieu de 244 opérations, on m'en donne 341, nombre supposé sur lequel on établit la proportion qu'on veut faire prévaloir !

uns après les autres , de déclarer que celui-ci était tronqué , celui-là altéré ou même supposé. J'aime à croire qu'une marche si contraire aux lois de l'équité, aux intérêts de la science, n'a été qu'un effet de la précipitation avec laquelle mon collègue s'est jeté dans des voies nouvelles pour lui , et de l'impossibilité où il s'est trouvé d'approfondir un sujet qui exige plus d'études qu'il ne l'avait peut-être supposé. Cependant, malgré le défaut d'adversaires disposés à relever le gant, il n'en a pas moins persisté dans la même direction. Il a saisi avec empressement toutes les occasions qui se sont offertes, soit pour soutenir ses premières assertions, soit pour atténuer les singulières contradictions dans lesquelles il était tombé. Mais de tout cela que pouvons-nous conclure? Ou que la lithotritie n'est pas suffisamment connue de ceux qui prétendent la citer à leur tribunal , ou qu'on a confondu ensemble des choses entièrement disparates, et qu'on n'a même pas pris la peine d'examiner la valeur des argumens dont on s'étayait. Dès lors , par quels moyens mettre un terme à des discussions dans lesquelles ce qui frappe avant tout , c'est la tendance à s'éloigner de la réalité , à donner au faux les couleurs du vrai , et à dénaturer les faits par l'artifice du langage ?

Quoique la longue discussion soutenue dans le sein de l'Académie n'ait point eu le résultat qu'auraient désiré les amis de l'humanité , ces interminables débats , trop souvent sans dignité, et où la vérité fut sans cesse sacrifiée à l'amour-propre, n'ont pas été dépourvus de toute utilité. Ils ont appelé de nouveau l'attention sur un sujet des plus importans ,

et ils ont mis en lumière la pauvreté des ressources auxquelles sont réduits les partisans à tout prix de la cystotomie.

La lithotritie, dès son apparition, fut accueillie du public
avec un empressement sans exemple. Mais en même temps
que cette faveur inaccoutumée, due à des succès non moins
extraordinaires, elle a rencontré aussi des obstacles suscités
par ceux-là même qui auraient dû la protéger, c'est-à-dire
par les chirurgiens, dans le nombre desquels plusieurs de
ceux qui sont placés en première ligne ont employé leur
influence et toutes les ressources de leur position pour l'empêcher de se répandre. J'entends parler surtout de ceux qui
ont vu naître la nouvelle méthode, sur le compte de laquelle des jugemens défavorables ont été émis par eux dans
leurs écrits, dans les amphithéàtres et au milieu des corps
savans (1). Mais le public, aussi bien que l'Académie de

(1) Les adversaires de la lithotritie se fondent sur ce qu'elle n'a point
été approuvée par quelques sommités chirurgicales. Ainsi le nom de
Boyer a retenti devant l'Académie, parce que pendant long-temps Boyer
ne donna pas son approbation à la nouvelle méthode. N'a-t-on pas vu
naguères encore M. Larrey adopter avec empressement tous les petits
moyens mis en œuvre pour la déprécier? Lorsque les noms de ceux qui
se portent aujourd'hui les antagonistes de cette méthode auront acquis
quelque poids, on ne manquera sans doute pas de les invoquer à leur
tour. Mais, je le demande, quelle force peut-on attribuer à de pareils
argumens? Ne dirait-on pas que ceux qui les emploient ont été chargés
de faire ressortir l'aveuglement des notabilités à l'ombre desquelles ils
se cachent? Mais quelle est la découverte, même parmi les plus utiles,
qui n'ait point eu à lutter contre la prévention et l'envie?

Je ne laisserai pas échapper l'occasion de rappeler que si Dupuy-

Médecine, s'est tenu en garde contre un langage qui portait trop évidemment le cachet de la passion. Ainsi, la lithotritie a vu s'élever contre elle ceux-là précisément qui paraissaient avoir mission spéciale de la défendre, tandis qu'en sa faveur se sont prononcés les hommes élevés au dessus des calculs

tren fit mine d'accepter la lithotritie, ce fut pour mieux dissimuler la guerre sourde qu'il ne cessa jamais de lui faire. Son acharnement contre elle était tel qu'il ne craignit pas de se rendre l'écho de l'ingratitude d'un malade qui, n'ayant pu être traité par cette méthode, avait eu recours, pour satisfaire son dépit, à des moyens que la civilité désavoue. Je veux parler de M. Turgot. Pendant plusieurs mois, en 1824, je donnai des soins assidus à ce malade, assisté de MM. Percy, Chaussier, Marjolin, Nauche et Lacornère; rien ne put le placer dans des conditions qui permissent de le lithotritier, et il fallut renoncer à l'opération. Dès lors, la lithotritie, que M. Turgot avait portée aux nues, ne fut plus qu'une chose détestable, et le chirurgien, dont nulle récompense n'avait paru pouvoir reconnaître les soins, ne mérita plus qu'injures et diffamations. C'est un moyen comme un autre d'acquitter ses dettes. Le chef de division du ministère de l'intérieur qui l'a préféré ne sera sans doute pas le seul à payer ainsi les efforts de l'art de guérir; mais à coup sûr il ne saurait se glorifier du genre de société dans laquelle il est allé prendre place. Si les exécuteurs testamentaires de Dupuytren y avaient réfléchi, ils se seraient dispensés de revenir sur une triste affaire, qui ne pouvait mettre en évidence que l'ingratitude d'un malade et la passion aveugle du grand chirurgien, puisqu'elle ne prouve rien contre la lithotritie, chacun sachant aujourd'hui que cette méthode ne s'applique point à tous les cas. Quant à la prétendue exactitude de la relation donnée par M. Turgot, je me bornerai à dire que cette relation est fausse : elle m'attribue ce que je n'ai jamais ni dit ni imprimé, elle me fait agir en sens contraire des principes qui m'ont toujours dirigé dans mes démonstrations publiques, et des préceptes que j'ai consignés dans tous mes ouvrages.

mesquins de l'intérêt personnel, la plupart des savans de tous les pays, notamment en dehors de notre profession, et la grande majorité des malades. Ces derniers surtout lui ont accordé la plus haute confiance, et leur choix suffirait pour fixer l'opinion qu'on doit s'en faire ; car, sous quelques beaux dehors qu'on veuille présenter la cystotomie, il se trouvera bien peu de personnes qui consentent à courir les chances d'une opération aussi effrayante par ses apprêts que redoutable par ses conséquences, avant d'avoir au moins tenté l'essai d'une méthode aussi simple et aussi facile à apprécier que la lithotritie, dont les succès journaliers justifient d'ailleurs la confiance qu'on met en elle.

Parmi les traits les plus remarquables de l'histoire de la lithotritie, on doit placer les précautions oratoires dont les antagonistes de cette méthode usent pour masquer leurs attaques, auxquelles ils sont parvenus à donner ainsi les couleurs de l'éloge. Chacun a eu grand soin de se déclarer admirateur d'une découverte qui honore, dit-on, notre siècle ; tous assurent que, s'ils étaient attaqués de la pierre, ils auraient recours à cette opération, de préférence à l'autre. Mais, dans le même discours, souvent à la même page, ils ont recours à des suppositions gratuites, et dénaturent les faits, ou en citent d'imaginaires, pour décréditer la méthode qu'ils viennent de louer, pour la présenter comme exceptionnelle et fort inférieure à la cystotomie. C'est là une de ces bizarreries de l'esprit humain dont je laisse à d'autres le soin de chercher l'explication.

On a employé aussi contre la lithotritie un moyen, sinon

entièrement neuf, du moins fort original. Il est des personnes pour lesquelles la vérité et la probité littéraires sont des mots vides de sens ; aussi ne tient-on aucun compte de ce qu'elles avancent. Assurément les pamphlets contre l'art de broyer la pierre dont un octogénaire s'était fait le colporteur et le distributeur aux portes de nos académies, dans les salles de l'exposition des produits de l'industrie (1), dans les réunions, et même au coin des rues, ces pamphlets n'ont séduit personne et n'ont fait qu'attirer à leur auteur les mépris du public. Mais comment s'est-il fait que des hommes éclairés n'aient pas craint d'aller chercher en si bas lieu de misérables fables, qu'ils auraient rougi d'inventer eux-mêmes, pour appuyer leurs attaques contre la lithotritie ?

J'aurai encore bien d'autres manœuvres analogues à signaler dans le cours de cet ouvrage; il serait donc déplacé de m'en occuper ici. Les conséquences auxquelles je suis parvenu s'éloignent en beaucoup de points des opinions généralement admises, et je sais combien est épineuse la position où se place un auteur qui heurte des idées accréditées. Aussi ce qu'on a fait et tout ce qu'on pourra tenter encore contre la lithotritie, n'excite point ma surprise. Manquera-t-il d'ailleurs jamais de gens pour qui la prospérité d'autrui devient un tourment ?

(1) A la dernière exposition des produits de l'industrie on avait placé, au milieu de quelques instrumens chirurgicaux, un lithotriteur informe, qu'on donnait pour être celui dont je me sers, quoiqu'il ne ressemblât point au mien, et l'on avait mis auprès un écriteau portant que, par son emploi, je perdais le tiers de mes malades.

Comme l'a dit Percy, il n'est pas de profession où la jalousie soit plus active et plus infatigable qu'en chirurgie, où elle se montre plus attentive et plus industrieuse à obscurcir la réputation. Or, les succès de la lithotritie ayant été complets, extraordinaires, les attaques dirigées contre elle devaient avoir aussi une violence proportionnée.

Quant aux opinions consignées dans cet ouvrage, je les soumets avec confiance aux chirurgiens instruits et consciencieux. Je prie mes lecteurs, avant de juger, de se bien pénétrer des faits que j'indique, comme aussi de ceux qui sont consignés dans les Recherches de statistique dont je vais hâter la publication. Ces faits me paraissent constater un progrès important en chirurgie, et j'aime à croire que je ne me fais pas illusion.

On ne doit pas s'attendre à trouver ici un traité complet de toutes les opérations que j'ai mises en regard. J'ai cru devoir me contenter de remarques générales sur un grand nombre de points qui sont d'ailleurs fort connus. Je ne suis entré dans les détails que quand il s'est agi de procédés nouveaux, ou lorsque j'ai eu l'intention soit de relever des erreurs, soit de faire connaître des modifications, des changemens. Cette marche était la seule à suivre dans un ouvrage consacré à rechercher la valeur comparative des moyens dont l'utilité a été mise hors de doute par l'expérience. C'est en effet sous le point de vue exclusivement pratique que j'ai entrepris ce parallèle, et c'est sur les faits seuls que j'ai basé mon appréciation de chacune des méthodes qui ont été employées pour la guérison des calculeux. Voilà aussi pourquoi je n'ai point fait usage des données fournies par les expériences sur les animaux. Ce genre d'expérimentation est sans doute fort utile sous certains rapports , notamment lorsqu'il s'agit de travaux préliminaires , et pour faire entrevoir le parti qu'on peut tirer d'un nouvel agent thérapeutique ; mais il conduit si souvent à des conclusions inexactes ou fausses , que, pour juger la valeur réelle d'un moyen ou d'une opération quelconque , on est en droit d'exiger des preuves plus concluantes et plus décisives , en un mot des preuves telles que la pratique seule peut en fournir de semblables.

A peine est-il nécessaire d'ajouter qu'aucun sentiment de personnalité ne m'a dirigé dans cette appréciation , bien qu'on ait voulu donner à entendre le contraire. Les honorables confrères qui s'occupent de lithotritie , ceux à qui cette découverte chirurgicale a fourni des résultats qu'ils n'auraient peut-être pas obtenus sans elle , ont pu s'approprier des travaux que l'histoire ne leur accordera pas , dénaturer les idées , et employer une foule de ces petits moyens que l'envie est si ingénieuse à suggérer. Quant à moi , je me suis contenté, et dans mes Lettres et dans cet ouvrage , de relever les erreurs principales qui pouvaient porter atteinte aux progrès de l'art. Autant j'aurais aimé à suivre une discussion franche et loyale , autant j'ai montré de dédain pour les petites tracasseries auxquelles on a tenté de donner le vernis de la science, mais qui n'en demeurent pas moins d'assez maladroits plaidoyers d'intérêts privés.

La description complète des différens instrumens, l'exposition des divers procédés, la discussion de leurs avantages et de leurs inconvéniens respectifs, voilà ce qui aurait tourné au profit de la science, tandis que la marche tortueuse qu'on a suivie n'a pu que lui porter préjudice. J'ai évité autant qu'il a dépendu de moi de donner contre l'écueil au pied duquel tant d'autres ont échoué. Lorsque mes confrères ont présenté quelque chose d'utile, je l'ai accueilli avec empressement, sans me laisser influencer par la manière peu équitable et souvent plus que malveillante dont ils ont en même temps parlé des travaux que j'avais exécutés avant eux. Tout en rendant justice aux inventeurs, j'ai adopté leurs moyens, et quand l'expérience m'a suggéré des modifications qui me paraissaient être de véritables perfectionnemens, je les ai fait connaître sans chercher à atténuer le mérite de l'idée première. Une conduite opposée n'eût point été celle d'un homme qui aime son art pour lui-même et dans l'intérêt des malheureux réduits à en solliciter les secours.

PARALLÈLE

DES DIVERS MOYENS DE TRAITER

LES CALCULEUX.

PREMIÈRE PARTIE.

DE LA LITHOTRITIE.

PREMIÈRE SECTION.

HISTOIRE, APPAREIL INSTRUMENTAL ET PROCÉDÉ OPÉRATOIRE DE LA LITHOTRITIE.

CHAPITRE PREMIER.

HISTOIRE DE LA LITHOTRITIE.

La plupart des faits qui se rapportent à la lithotritie ont été tellement défigurés, non seulement sous le rapport de l'exposition et de l'interprétation, mais encore sous celui des dates, que je crois nécessaire de commencer par un examen rapide des principaux points qui se rattachent à l'histoire de cette partie importante de la chirurgie.

Les uns ont soutenu que le broiement de la pierre dans la

vessie était d'une origine ancienne. Les autres, tout en avouant qu'il n'a réellement été élevé que par les modernes au rang d'un art distinct et soumis à des règles précises, connaissent trop peu les titres de ceux qui sont ou se disent fondés à revendiquer l'honneur de cette invention, pour ne point hésiter à se prononcer entre les divers prétendans. Je vais donc présenter d'abord le résumé des faits qui se trouvent dans les auteurs, et qu'on a invoqués pour faire remonter la lithotritie à une époque plus ou moins reculée. J'exposerai ensuite les divers degrés de développement par lesquels cet art a passé chez nous avant d'arriver au degré de perfection qui le caractérise aujourd'hui. Je terminerai par un aperçu sommaire des discussions dont il a fait le sujet.

§ I. *Faits d'après lesquels on a prétendu que la lithotritie n'était pas une invention moderne.*

Ces faits se rapportent à quatre catégories bien distinctes, la disposition anatomique de l'urètre, l'emploi des sondes droites, les moyens de saisir une pierre dans la vessie, et ceux de l'y réduire en fragmens assez petits pour que l'urine puisse les entraîner.

1° *Diamètre et direction de l'urètre.* — Un des premiers moyens dont on s'est servi pour obtenir la guérison des calculeux, consistait à dilater l'urètre, et à extraire par ce canal les pierres qui s'étaient formées et développées dans la vessie. Ce procédé, qui remonte au temps des Égyptiens, et auquel on a quelquefois encore recours aujourd'hui, ne permettait pas d'ignorer quel est le diamètre de l'urètre, et jusqu'où s'étend la dilatabilité de ce canal, prouvée d'ailleurs par la sortie spontanée de calculs qui ont souvent jusqu'à cinq et même six lignes d'épaisseur. De plus, il est notoire que, dans le traitement des coarctations urétrales, on introduit journellement des sondes ayant trois à quatre lignes de diamètre. Or, les instrumens qui servent au broiement de la pierre sont généralement moins volumineux. Ce n'est donc pas sans quelque surprise qu'on a vu un écrivain moderne s'efforcer, pour appuyer des prétentions d'un autre genre, de faire considérer la démonstration de la dilatabilité de l'urètre comme une découverte dont l'honneur devait lui appartenir.

2° *Emploi des sondes droites.* — L'usage des sondes droites date évidemment d'un temps immémorial. Les musées où l'on a réuni ce qui nous reste des produits de l'industrie des anciens, contiennent plusieurs instrumens semblables.

Albucasis a fait mention de ces sondes, et l'on voit dans son ouvrage l'ébauche d'un dessin qui en représente une.

Ambroise Paré voulait qu'on divisât les calculs engagés dans l'urètre, même ceux qui avoisinaient le col de la vessie, et, pour y parvenir, il employait un instrument qui était droit (1).

Je parlerai plus loin d'un moine de Cîteaux qui réussit à se briser lui-même la pierre dans la vessie, au moyen d'un ciseau de statuaire : cet instrument était droit.

Plus tard, Joseph Rameau fut conduit à l'usage des sondes droites par l'examen attentif de la structure de l'urètre (2).

Lieutaud (3) et les auteurs du Dictionnaire de médecine et de chirurgie publié en 1772, non seulement parlent de ces sondes, mais encore leur accordent la préférence sur celles qui sont courbes.

(1) *Voy.* pl. I, fig. 7, 8, 9.

(2) *Réflexions anatomiques en forme de Lettre, ou Analyse de la dissertation de Morand sur la taille au haut appareil.* Amsterdam, 1729, in-12, p. 6 et 7.

(3) *Précis de médecine pratique*, tom. I, p. 588. Voici comment il s'exprime : « On peut éviter cette opération (ponction de la vessie), toujours dangereuse ou souvent infructueuse, parce qu'elle laisse subsister la cause de la maladie, en se servant d'une sonde droite, solide ou creuse. Je puis assurer, sur la connaissance que j'ai de ces parties saines ou malades, qu'il n'y a aucun cas, si l'on excepte la pierre engagée dans le canal, qui puisse empêcher une *sonde droite*, conduite par une main un peu exercée, d'entrer dans la vessie. »

En 1791, Thomassin, éditeur de Covillard, donna (1) l'énumération de plusieurs faits qui « établissent solidement la » possibilité du passage de corps longs et droits par l'urètre » des hommes ». Il s'étonne de ce que Vicq-d'Azyr ait mis cette possibilité en doute.

En 1795, le professeur Santerelli, de Rome, publia à Vienne un mémoire sur les moyens de simplifier le cathétérisme, en substituant une sonde droite à la sonde ordinaire, et il indiqua même la manière d'effacer la première courbure de l'urètre en abaissant la verge (2).

Quelques années ensuite, Lassus, professeur à l'École de Médecine de Paris, enseignait dans ses cours une doctrine semblable, qui fut reproduite en 1810 dans une thèse soutenue à cette même École par M. Montagut (3).

En 1815, Gruithuisen établit que le cathétérisme avait déjà été pratiqué au moyen de sondes droites, et prouva même par de nouveaux faits que l'opération était facile.

Depuis 1817, je me suis presque toujours servi de ces instrumens.

En 1822, M. Amussat s'est attaché à démontrer la possibilité d'employer les sondes droites, dont il me paraît avoir exagéré les avantages (4).

(1) p. 86.

(2) *I cateteri dritti sono conosciuti in Italia da* 30 *anni. Il sig. Santerelli, prof. di ostetricia nell' arcispedale di S. Spirito di Roma, in una sua memoria intitolata,* Ricerche per facilitare il cateterismo, *pubblicata in Vienna nel* 1795, *dove trovevasi di passagio, si è ingegnato a mostrare i vantaggi che i cateteri retti hanno sugli ordinari, facendo vedere in due bellissime tavole non avere il canale dell' uretra alcuna curvatura fino alla prostata, e non stare che nelle mani del chirurgo lo far scomparire quella del disotto l'arcata del pube, abbassando il pene.* (Extrait de l'*Osservatore medico* de Naples, décembre, 1825, p. 187.)

(3) *Propositions sur quelques maladies des voies urinaires et sur le cathétérisme.* Paris, 1810, in-4º.

(4) J'ai dit, dans ma première Lettre sur la lithotritie (p. 7), que M. Amussat ignorait sans doute tous ces antécédens lorsqu'il annonça, comme une invention récente, le cathétérisme exécuté avec des sondes

3° *Pinces à gaîne propres à saisir et à fixer la pierre.* — Un autre élément de la lithotritie se trouve dans les pinces à gaîne, à deux, trois ou quatre branches, qui avaient été proposées depuis long-temps pour extraire les calculs urinaires par les voies naturelles. Déjà, vers la fin du seizième

droites, et que les prétentions qu'il avait élevées relativement à la découverte de la lithotritie tombaient d'elles-mêmes, puisqu'elles n'étaient fondées que sur l'annonce d'un fait connu depuis long-temps, et sur celle d'un instrument imaginé par lui pour broyer la pierre, mais tellement imparfait, qu'on n'a pas même dû songer à l'essayer (*voy.* pl. I, fig. 37). J'ajouterai que les interprétations qu'il a données plus tard des passages que je viens de citer et les déductions qu'il en a tirées ne sont point justes. Comment admettre, en effet, que, par l'expression de *sondes droites*, les auteurs aient voulu désigner des *sondes demi-courbes?* De ce qu'il avait été proposé quelques instrumens courbes pour aller briser la pierre dans la vessie, on ne saurait conclure que l'usage des sondes droites parût impossible, puisqu'aujourd'hui même on emploie souvent de nouveaux instrumens courbes. Quant à ce qui concerne mes travaux, M. Amussat a émis sur leur compte nombre d'assertions erronées, que j'ai suffisamment réfutées dans ma première et dans ma troisième *Lettre sur la lithotritie,* ce qui ne l'a pas empêché d'imprimer encore en 1831 que mes premiers instrumens étaient courbes, tandis qu'il est à la connaissance de tous ceux en présence de qui mes premiers essais ont été faits, que, dans le principe, je me suis constamment servi d'instrumens droits. Au reste, M. Amussat a parlé de la possibilité du brisement des calculs quatre ans seulement après que j'eus fait connaître mon premier travail sur cet objet, et ses recherches sur la structure de l'urètre n'ont contribué en rien au succès de la lithotritie. Elles n'ont paru qu'en 1824, dans les *Archives générales de médecine :* or, à cette époque, ma méthode avait atteint le degré de perfection que lui reconnut l'Académie des Sciences (*voyez* le Rapport qui fut fait le 22 mars 1824, par Chaussier et Percy). Je m'étais trompé d'ailleurs en disant, dans mes Lettres, que M. Amussat avait fini par mettre de côté ses prétentions à la découverte de la lithotritie ; car il les a reproduites en 1831, d'une manière plus absolue encore. Dans un tableau analytique des travaux dont la lithotritie a été l'objet, ils s'est donné pour le seul inventeur et créateur de la nouvelle méthode. Cette persistance à vouloir s'approprier une chose qui, de notoriété publique, ne lui appartient pas, pourrait passer pour un plaisant travers d'esprit, si les notes et commentaires qui l'appuient ne la présentaient sous un tout autre jour.

siècle, Fabrice de Hilden (1), Germanus (2) et Sanctorius (3)
avaient employé, pour retirer des calculs de l'urètre et même

(1) *Præter prædictam terebram Parei et tenaculam, adhuc duo alia
instrumenta, ad extrahendum calculum e virgá in musœo meo habeo :
quorum primum ex officiná chirurgicá cl. viri Dn. D. Joh. Andr. a Cruce
in latiná editione, pag. 51, in italicá verò p. 33 depictum, et ab ipso*
Asta *appellatum, ex parte mutatus sum, ex parte, inquam, nonnulla
enim in ipso mutavi et correxi, uti lector ex delineatione et descrip-
tione videre poterit* (Voyez pl. I, fig. 10, 11, 12, 13 et 14). *Author eo
quidem utitur ad extrahendos globulos plumbeos ex vulneribus sclope-
torum, ego vero illud ita adaptavi, ut etiam ad extrahendos lapillos e
virgá quàm aptissimum sit, modò sint extra perinœum, balanum versus:
qui enim perinœo inclusi sunt lapilli, instrumentum incurvatum requi-
runt.* (V. pl. I, fig. 15 et 16.) *De lithotomiá vesicœ,* p. 754.

(2) Servinus, après avoir indiqué les divers moyens employés pour
extraire les calculs, termine ainsi : *Aliud mihi instrumentum extrac-
torium proposuit Johannes Germanus, chirurgus et iatrochymicus sœ-
piùs à me licet non satis laudatus, fistulare illud cum ternis in ex-
tremo prehensoriis quasi digitalis internè dentatis et modicè simis,
recurvisque, qui dùm inseritur fistula in cavum penem contracti man-
serit : postquàm intrusus calculi locum attigit, claviculo, qui per co-
chleam in imo torquetur, dehiscunt et corpusculum alienum apprehen-
dentes rursùs coarctantur, rotato cochleari scapo sicut reverten-
tentes organum extractum calculus sequatur.* (Severinus, *de efficaci me-
dicina,* 1646, cap. cxxxv, pars II, *de sectionibus,* p. 131.)

(3) *Quod si calculus, ruptá aliquá ex papillis, et per ureteres ad vesicam dejectus, spatio hebdomadœ circiter cum uriná non rejiciatur,
extrahendus est, ne per moram magnus evadat : quod ut fieret, exco-
gitavimus syringam* (V. pl. I, fig. 17, 18 et 19) *quœ in vesicam immit-
tenda est, quando lotio est referta (longitudo syringœ in viro esse
unius spithaminis cum dimidia): eá immissá tunc instrumentum, quod
unit tres cuspides (dum est in syringá) aliquandò plùs impellitur, ut
tricuspides separentur et dilatentur : deinceps extrahitur instrumentum; quo peracto statim ab uriná lapillus cum impetu ad sinum syringœ
ubi est O ferri solet : qui inclusus inter alias tricuspides statim extrahitur per syringam : si vero accideret quod urinœ impetus non ferret
lapillum ad tricipitis sinum, tunc cum siphone per vim vacui attra-
hitur : in feminá promptius, quia breviori syringá eadem fieri possunt.*
(Sanctorius, *Commentaria in primam fen. primi libri Canon.* Avicennœ,
Venise, 1760, p. 421.)

de la vessie, des pinces à trois branches qui paraissent avoir été inventées par Alphonse Ferri (*voy.* pl. I, fig. 5 et 6), ou par André de la Croix (*voy.* pl. I, fig. 1, 2, 3 et 4), afin de faciliter l'extraction des balles. Ces pinces ont été reproduites sous différentes formes, et souvent présentées comme des instrumens nouveaux. C'est sur leur modèle qu'ont été faits le tire-balle de Thomassin (1), celui de Gorcy, enfin la pince à gaîne de Hales, qu'on attribue faussement à Hunter, et dont l'usage est trop connu pour que j'en parle ici (2).

Ces diverses pinces étaient droites. Adoptant l'idée généralement reçue, qu'on ne pouvait introduire dans l'urètre que des instrumens courbes, D. Daniel Episcope (3), Elderton (4) et A. Cooper (5), ont cru devoir leur donner une courbure.

4° *Morcellement des calculs dans l'urètre et dans la vessie.*

(1) *Observations iatrochirurgiques* de Covillard, 2ᵉ edit. 1791.

(2) Deux de nos savans avaient sans doute oublié la disposition et les usages des pinces à gaîne et à trois branches, lorsqu'ils ont déclaré à l'Académie des sciences, l'un, en 1827, que ces instrumens étaient une invention nouvelle, l'autre, en 1831, que leur application à la lithotritie devait faire le sujet d'un prix. Ces instrumens ne sont point nouveaux, et l'on s'en était servi depuis long-temps pour saisir et fixer la pierre. Les Rapports des deux académiciens contenaient en outre des erreurs que j'ai relevées dans mes troisième et quatrième *Lettres sur la lithotritie.*

(3) Fabrice de Hilden, *loc. cit.*, p. 755 (*voyez* pl. I, fig. 15 et 16).

(4) En 1819, M. Elderton annonça, par la voie de l'*Edinburgh medical and surgical Journal*, qu'il croyait à la possibilité de limer ou de râper la pierre dans la vessie. Il proposa, décrivit et figura un instrument courbe à deux branches brisées et réunies par des charnières, qu'un ressort fait écarter de manière à produire une sorte de cadre carré destiné à enchâsser la pierre, sur laquelle agit une râpe portée par une tige à ressort qui glisse dans la canule formée par le rapprochement de la partie supérieure des deux branches. Il me paraît impossible qu'on puisse faire usage de cet instrument.

(5) *Voyez* pl. I, fig. 20. — C'est le 23 novembre 1820 que Cooper employa sa pince pour l'extraction des calculs (*Trans. medic. chirurg.*, tom. XI, p. 349.)

— Lorsque la disproportion entre le diamètre de l'urètre et le volume du calcul ne permettait pas d'extraire celui-ci, après l'avoir saisi avec une pince, l'idée de le diviser, de le broyer, devait naturellement se présenter à l'esprit du chirurgien. C'est en effet ce qui a été exécuté depuis des siècles, soit en introduisant les instrumens par l'urètre, soit en pénétrant dans la vessie par une voie artificielle.

Hippocrate, disent Percy et Chaussier (1), parle d'un certain Ammon, d'Alexandrie, qui, n'ayant pu, en plusieurs occurrences, extraire la pierre, à cause de la trop petite voie qu'on lui ouvrait en ce temps au col de la vessie, osa la morceler avec une espèce de ciseau de statuaire, ce qui le fit appeler *lithotomos*, briseur de pierres, nom que portèrent après lui tous ceux qui se mêlèrent de l'opération que, plus improprement sans doute, on appela la taille. Depuis cette époque si reculée, la plupart des cystotomistes se sont trouvés quelquefois dans la nécessité de briser la pierre pour pouvoir en faire l'extraction.

Albucasis paraît être le premier qui ait exécuté la perforation des calculs dans l'urètre (2).

(1) Rapport cité, p. 2 et 3.

(2) *Quod si calculus parvus sit, positusque sit in meatu fistulæ urinariæ, in eoque figatur, prohibeatque urinam ab exitu, equidem curato illum illis quæ præscripsimus, antequam ad sectionem perveneris : sæpissime enim ea sufficit curatio, absque sectione. Hoc etiam aliquando expertus sum, nimirum ut sumatur perforatorium ex chalybe præstanti damasceno : sit ad hanc formam* (cette figure manque ; on sait que les auteurs arabes ont donné des dessins incorrects, et souvent ces dessins sont seulement indiqués dans le texte); *triangulare sit, ad extremitatem acutum, in ligno infixum. Dein sumas filum, et cum illo ligato virgam subter calculum, ne forte in vesicam calculus revertat. Deindè intromittas ferrum perforans (terebram) cum lenitate in penis foramen donec ferrum perforans ad ipsum calculum pervenerit ; et terebram cum manu tuâ revolve in ipsum calculum paulatim, paulatim, et tu conator perforationem ejus, donec illum calculum penetraveris per alterum latus. Equidem urina illicò liberata erit. Deinde cum manu tuâ constringe reliquias calculi, ab exteriori parte virgæ, illæ etenim perforatæ sunt,*

Plus tard, Franco (1) et Ambroise Paré (2) ont conseillé et employé avec succès cette pratique, à laquelle eut aussi recours Fischer, qui, d'après Haller (3), perfora et brisa ensuite un calcul assez volumineux engagé dans l'urètre. C'est afin d'éviter les lésions du canal, auxquelles pouvaient donner lieu les divers perforateurs dont on se servait, que Germanus imagina d'isoler le calcul au moyen d'une pince.

Mais on ne s'est point borné à attaquer par des procédés mécaniques les calculs qui se trouvent engagés dans l'urètre. Un contemporain d'Albucasis, Alsaharavius, voulait que, quand ils étaient petits et friables, on les brisât dans la vessie, à l'aide d'un instrument approprié (4). La même idée est reproduite dans l'ouvrage d'Alexandre Benedetti (5).

et cum urinâ educentur : et sanatus erit æger, si voluerit Deus excelsus. (Albucasis, lib. II, cap. LX, p. 287. Oxford, 1778.)

(1) *Traité très-ample des hernies*, 1561, p. 147 et suiv. — L'auteur donne la description et le dessin d'un instrument, qu'il nomme *vésical à quatre*, faute d'un nom plus convenable, et au moyen duquel on peut embrasser une pierre grosse comme un œuf. Cet instrument avait été inventé par un parent de Franco (*voyez* pl. I, fig. 21).

(2) *Voyez* pl. I, fig. 7, 8 et 9.

(3) *Disputationes chirurgicæ*, t. IV, p. 71 et suiv. — Cette observation fait connaître combien il est difficile d'exécuter les opérations, même les plus simples, lorsqu'on n'a pas les instrumens nécessaires et que ces opérations sont nouvelles et peu usitées. Fischer chercha à prévenir les lésions qui auraient pu résulter de la pression exercée sur l'urètre pour écraser le calcul. Après avoir perforé ce dernier, il introduisit dans le trou une espèce de forceps, de la grosseur du perforateur, et parvint à diviser la pierre en quatre fragmens, qui furent ensuite expulsés presque sans douleur.

(4) *Accipiatur instrumentum subtile quod nominat* MASHABA REBILIA *et suaviter intromittatur in virgam, et volve lapidem in medio vesicæ et, si fuerit mollis, frangitur et exibit : si vero non exiverit cum iis quæ diximus, oportet incidi, ut in chirurgiâ determinatur. (Liber theoricæ necnon practicæ, in-4°, f. XCIV. 1519.)*

(5) *Cum vero his præsidiis (dissolventibus) lapis non comminuitur, nec ullo modo eximitur, curatio chirurgica adhibeatur, et per fistulam, priusquam humor profusus dolores levet, aliqui intus sine plagâ lapi-*

Sanctorius, dont j'ai déjà parlé, et qui avait proposé d'extraire les petits calculs de la vessie au moyen d'une pince à trois branches, voulait aussi qu'on perforât ces corps étrangers avec un stylet, lorsque leur volume ne permettait pas de les extraire en entier (1).

Enfin on a dit qu'un moine de Cîteaux, affecté d'une pierre dont Hoin père, habile chirurgien de Dijon, avait été sur le point de l'opérer, s'était imaginé d'introduire dans la vessie une sonde creuse et flexible, dans laquelle il faisait glisser une longue tige d'acier droite, de forme ronde, et terminée inférieurement par un petit biseau, qu'il poussait jusqu'au calcul; qu'alors, avec un marteau d'acier, il frappait à petits coups secs et brusques sur le bout extérieur de la tige, ce qui ne manquait guère de détacher quelques parcelles, quelques éclats, que les urines entraînaient au dehors, et dont il avait, en moins d'un an, rempli une petite boîte qu'il montrait volontiers aux curieux (2).

Un autre fait analogue, mais plus récent et plus connu, est celui que le docteur Scott a publié, il y a quelques années, dans un journal anglais, dit de l'Institution royale, et qui a été reproduit dans la Bibliothèque britannique. Il se rapporte à un colonel, nommé Martin, qui, ayant la pierre, dont il souffrait presque sans relâche, construisit un gros stylet d'acier, courbé en forme de mandrin, sur la convexité duquel était pratiquée une lime bien trempée, qu'il introduisait,

---

dem conterunt ferreis instrumentis, quod equidem tutum non invenimus. (A. Benedicti, *de singulis corporum morbis*. Venise, 1533, in-folio, p. 422.)

(1) *Catheterem delineat trifidum : per eum in grandiorem calculum specillum sagittatum immitit, eo ut putat, calculum dividit, ut fragmenta inter specilli crura cadant, et possint extrahi* (voyez pl. I, fig. 17, 18 et 19). Haller, *Bibl. chirurg.*, tom. I, p. 313.

(2) Le 21 février 1832, la possibilité de morceler les calculs vésicaux par la percussion a été reproduite comme une amélioration fort importante de la lithotritie. J'aurai plus d'une fois l'occasion de revenir sur ce sujet.

à la faveur d'une sonde creuse élastique, dans la vessie, où, à force de la faire passer et repasser sur la pierre, il finit par l'user et la réduire en poudre (1).

En 1794, Thomassin établit la possibilité de morceler les pierres très-friables, dans l'intérieur même de la vessie, au moyen d'une sonde.

En 1813, M. Gruithuisen publia, dans la Gazette médico-chirurgicale de Salzbourg, deux mémoires sur la possibilité d'attaquer les calculs vésicaux par des procédés chimiques. Des essais furent faits par lui, à ce sujet, au moyen de la sonde à double courant de Hales et surtout de la pile voltaïque. Il attendait d'importans résultats de ses expériences, puisqu'il déclara que les pierres les plus dures *devaient fondre comme du beurre*. Mais il ne s'en tint pas là, et proposa un appareil instrumental destiné à agir sur la pierre dans la vessie. Pour saisir le calcul et le fixer, il voulait qu'on employât un moyen que Marini, de Rome, avait recommandé, depuis un siècle environ, comme étant propre à faciliter l'extraction des calculs engagés dans l'urètre. Ce moyen consiste à faire passer derrière le corps étranger une anse de fil métallique, à peu près de même qu'on s'y prend pour retirer un bouchon d'une bouteille. La pierre étant ainsi fixée à l'extrémité d'une canule droite, introduite dans la vessie, M. Gruithuisen conseillait de l'attaquer par l'usage des perforateurs représentés pl. I, fig. 25, 26, 27. L'espèce de crochet indiquée par la fig. 29 était destinée à écraser les fragmens contre l'extrémité de la canule.

M. Gruithuisen ne donna pas de suite à ce projet, dont l'exécution est absolument impraticable, comme on peut en juger d'après les dessins qui accompagnent son travail. Cependant on trouve dans ces dessins l'idée de l'emploi de l'archet pour le broiement de la pierre, moyen qui mérite

---

(1) La figure de cet instrument se trouve dans l'Essai sur l'histoire chimique des calculs, par Marcet, pl. V, fig. 2.

la préférence sur tous les autres moteurs qu'on a proposés.

Du reste, le travail de M. Gruithuisen est bien loin d'avoir l'importance qu'on a cherché, en France, à lui donner. Il suffit de le comparer à ce que les prédécesseurs du médecin bavarois avaient fait sur le même sujet, pour se convaincre que ce praticien n'a pas le moins du monde contribué à la lithotritie. Il n'a même reproduit, dans ses mémoires, ni les faits déjà connus, ni les déductions qu'on devait en tirer, et qui pouvaient mettre sur la voie d'imaginer un appareil instrumental et de créer un procédé opératoire pour broyer les calculs vésicaux et les extraire par l'urètre.

§ II. *Origine et développement de la lithotritie en* **France.**

Tel était l'état de l'art chirurgical (1), lorsqu'en 1817, encore élève à la faculté de médecine de Paris, j'entrepris de soustraire à l'opération de la taille les malades qui sont affectés de la pierre. Les faits dont je viens de rapporter les détails, et les idées qui ont pu être émises sur la possibilité de broyer les calculs vésicaux, m'étaient alors inconnus; je les ai trouvés depuis dans des ouvrages qu'on ne lit pas quand on est simple étudiant, et que plus tard même on se borne à consulter lorsqu'il s'agit de se livrer à des recherches spéciales.

A cette époque, je croyais encore à la possibilité de réussir en se servant des dissolvans pour détruire la pierre. Mes espérances de succès étaient fondées sur la certitude que j'avais d'acquérir une notion précise de la nature des calculs vésicaux, en les perforant au moyen d'un instrument de mon invention : le détritus provenant de cette perforation devait me faire connaître exactement la composition de la pierre, et me guider dans le choix des réactifs à em-

---

(1) Il m'a été impossible de me procurer un ouvrage publié à Venise, en 1799, par Marco de Marchi, sur une nouvelle manière de diviser la pierre dans la vessie.

ployer. Le calcul étant perforé en divers sens, il devait être attaqué avec d'autant plus de succès, que ses points de contact avec le dissolvant devenaient plus multipliés. Sous ce rapport, mes idées se rapprochaient, sans que je m'en doutasse, de celles de M. Gruithuisen.

J'avais imaginé un instrument à poche pour isoler le corps étranger et préserver la vessie de l'action des réactifs.

Cet instrument et le perforateur, quoique construits en bois, et d'une manière informe, me donnèrent une idée nette de ce que je pouvais attendre d'eux, quand ils auraient été exécutés parfaitement et dans les proportions convenables. Mais la difficulté de trouver un mécanicien capable de bien accomplir ce travail, et les dépenses considérables qu'il devait entraîner, me mirent dans la nécessité d'adresser au ministre de l'intérieur la demande de quelques avances pécuniaires. Ce fut en juillet 1818 que je fis cette demande, à laquelle était joint un mémoire intitulé : *Quelques détails sur un lithontriptique* (1), avec les dessins de trois instrumens, dont voici la description (2).

(1) J'avais d'abord adopté cette expression pour désigner un moyen propre à détruire la pierre dans la vessie. Les dessins joints au manuscrit de mon mémoire ne permettaient pas de se méprendre sur le véritable sens que j'attachais au mot. Quant à celui de *lithotritie*, par lequel on l'a remplacé, il exprime fort exactement le but de l'opération, qui est de broyer la pierre, et personne ne comprendra comment on a pu prétendre qu'il indiquait seulement l'usure de la pierre par des perforations successives. Celui de *lithotripsie*, proposé dernièrement, n'a fait que surcharger d'un mot peu euphonique la liste déjà trop longue des termes qui figurent pour mémoire seulement dans les vocabulaires de médecine.

(2) Quoique les dessins placés à la fin de cet ouvrage représentent l'appareil instrumental tel qu'il est actuellement, ils serviront à faire comprendre la description qu'on va lire, les instrumens dont je me sers aujourd'hui reposant sur le même principe que ceux de 1818. J'ai pensé qu'il ne serait point inutile de donner un aperçu de mes recherches, et de faire connaître les modifications successives que j'ai apportées à l'appareil instrumental et au procédé opératoire. Ce résumé, en dévelop-

Un cylindre métallique creux, à parois épaisses, et d'environ trois lignes de diamètre, sur onze pouces de longueur, était creusé à l'extérieur de quatre gouttières longitudinales, que convertissait en autant de conduits un autre cylindre, également métallique et creux, à parois trèsminces, destiné à recevoir le premier (1). A l'une des extrémités du tube intérieur, quatre branches étaient fixées au moyen de charnières; chacune de ces branches se composait de deux pièces, également unies par une charnière.

Des fils métalliques, de grosseur moyenne, placés dans les conduits dont je viens de parler, étaient fixés à l'extrémité de la seconde pièce des branches, après avoir longé, dans une coulisse, la face interne de chaque première pièce. Ces fils pouvaient mouvoir les branches, les écarter et les rapprocher à volonté, par un mécanisme semblable à celui qui préside aux mouvemens de flexion et d'extension des doigts de la main.

A l'autre extrémité des cylindres, se trouvait un appareil destiné à donner aux branches les mouvemens nécessaires pour saisir la pierre dans la vessie et la fixer solidement, afin qu'elle ne pût s'échapper qu'au gré de l'opérateur, qui avait la faculté de faire agir les quatre fils ensemble ou séparément.

Le conduit central, d'une ligne et demie de diamètre, devait recevoir le perforateur, alors désigné sous le nom de *stylet*. Celui-ci se terminait à l'extérieur par un manche, à l'aide duquel on le faisait agir sur la pierre, en même temps qu'il bornait l'introduction du stylet dans la canule, au point déterminé pour que son extrémité ne pût jamais atteindre jusqu'aux parois de la vessie.

pant la marche que j'ai suivie, aura pour résultat d'empêcher qu'on ne produise, sous le titre de modifications ou de perfectionnemens, des instrumens et des procédés que l'expérience a fait abandonner.

(1) En 1826, on a proposé une modification de mon appareil instrumental qui était basée sur cette disposition.

Cet instrument très-compliqué ne servait qu'à saisir et fixer les pierres d'un volume considérable. J'ai reconnu depuis qu'il avait quelque analogie avec le quadruple vésical de Franco.

Le second instrument, destiné à former une poche, était conçu d'après les mêmes principes que le premier, dont il différait cependant par une plus grande simplicité. Au lieu de quatre branches, il n'en avait que deux, qui se trouvaient réunies par leur extrémité libre, et représentaient assez bien le fermoir d'une bourse. La face interne des deux pièces de chaque branche était disposée de manière à fixer le tissu de la poche.

Au lieu d'un conduit central, cet instrument en avait deux, dont l'un communiquait avec la poche, pour y introduire le dissolvant, tandis que l'autre s'ouvrait directement dans la vessie, pour faciliter, durant le travail, la sortie de l'urine et au besoin l'introduction d'un liquide capable de neutrali-ser l'action du réactif sur les parois de la vessie, dans le cas où, par l'effet de quelque circonstance imprévue, ce ré-actif se serait trouvé en contact avec elles.

Cinq vis de rappel composaient l'appareil extérieur du premier instrument ; une seule suffisait au second, puisqu'on n'en poussait jamais isolément les branches.

Le troisième instrument, décrit et dessiné dans mon mé-moire, différait des précédens par la simplicité de son méca-nisme. Il y avait toujours deux canules métalliques, sembla-bles, pour la grosseur et la longueur, à celles que j'ai indi-quées ; mais ces canules devaient glisser l'une sur l'autre. La canule intérieure avait des parois beaucoup plus minces, ce qui augmentait le diamètre du conduit central, dans le-quel pouvait être reçu un perforateur plus volumineux.

A l'extrémité du tube intérieur étaient soudées six bran-ches d'acier élastiques et légèrement recourbées en de-dans (1).

(1) Je n'avais point encore pensé à leur donner une longueur inégale,

A l'autre extrémité de l'instrument, se trouvait une forte vis de rappel (1), propre à faire mouvoir les deux canules l'une sur l'autre.

Le stylet ou perforateur était une longue tige d'acier, dont une des extrémités se terminait en forme de trois-quarts (2), tandis que l'autre était implantée dans un manche qui facilitait son action sur le corps étranger, et limitait au point voulu son introduction dans la canule. En tirant sur le tube extérieur, les branches devenaient libres, et s'écartaient par leur élasticité naturelle. Lorsqu'au contraire on faisait glisser ce tube extérieur sur elles, elles se rapprochaient, et formaient en se réunissant une extrémité arrondie, par laquelle on introduisait l'instrument dans la vessie.

Cet instrument, destiné à saisir et à broyer les petits calculs, a quelque ressemblance avec l'*asta* d'André de la Croix, le *tire-balle* d'Alphonse Ferry, la *pince* de Germanus et de Sanctorius, imitée plus tard par Hales et Hunter, et surtout la *pince* représentée dans l'ouvrage de Fabrice de Hilden. C'est celui que j'ai fait exécuter en 1820, et dont je me sers aujourd'hui, après lui avoir fait subir d'importantes modifications.

Les dessins de ces instrumens, leur description et l'exposé sommaire de leur application, tel était l'objet du mémoire annexé à ma demande au ministre de l'intérieur, qui renvoya le tout à la Société instituée dans le sein de la Faculté de Médecine de Paris. Au mois de juillet 1818, la Société chargea Percy et Chaussier de lui rendre compte de mon

---

et à les faire chevaucher l'une sur l'autre : les crochets se touchaient, ce qui donnait à la pince la faculté de pincer la vessie. L'instrument présenté en 1825 par M. Leroy offre la même disposition. *Voy.* pl. I, fig. 38 et 39.

(1) Une vis analogue, qui d'ailleurs figurait déjà dans la pince de Fabrice de Hilden, sert de moteur dans les nouveaux instrumens.

(2) Ces lithotriteurs cylindriques ont été reproduits depuis comme un perfectionnement.

mémoire ; mais ces deux savans ne crurent point alors devoir faire de rapport, et le ministre ne donna pas suite à ma demande (1).

Je me vis donc obligé d'abandonner un projet dont je m'occupais déjà depuis plus d'une année, ou de le poursuivre péniblement avec une partie des sacrifices que ma famille s'imposait pour subvenir aux frais de mes études médicales. Ce fut ce dernier parti que j'embrassai, sans me dissimuler toutefois les nombreuses difficultés que devaient me faire éprouver et la nature du sujet et la défaveur qui s'attache presque toujours aux découvertes nouvelles, trop souvent traitées d'innovations téméraires.

Au commencement de 1819, je fis exécuter le premier et le plus compliqué de mes instrumens, celui qui était destiné à saisir les grosses pierres. Malgré l'habileté de l'ouvrier qui l'avait entrepris, cet instrument ne fut pas achevé ; cependant la construction en fut assez avancée pour me permettre d'en faire l'application sur le cadavre. Je m'étais déjà livré à un travail assez étendu sur la structure de l'urètre, sur sa capacité, sur son extensibilité, et sur la possibilité d'introduire dans ce canal légèrement courbe une sonde droite du diamètre de quatre lignes (2). La nature de mes tra-

(1) Lorsque le ministre fit parvenir mon mémoire à la Faculté de médecine, il désigna ce travail comme étant relatif à l'opération de la taille ; le président se contenta de lire la lettre ministérielle, et renvoya le mémoire à l'examen d'une commission. Quelques personnes ont jugé cette désignation inexacte une circonstance favorable pour chercher à prouver qu'alors je m'occupais seulement de la taille : le rapport de Percy et Chaussier prouve le contraire.

(2) Si, dans mes divers écrits, j'ai peu insisté sur la possibilité d'introduire des instrumens droits dans l'urètre, c'est que jamais je n'ai rencontré de difficultés à me servir de ces instrumens, les seuls que j'aie employés dans toutes mes expériences. Je ne conçois même pas encore qu'on persiste à se targuer comme d'un mérite d'avoir vaincu des obstacles qui n'existent pas pour quiconque connaît l'anatomie de l'urètre.

vaux m'avait conduit à faire des essais multipliés, que j'ai souvent répétés sur moi-même. A cette occasion, je dirai que c'est la meilleure manière de s'exercer au cathétérisme et d'apprendre à éviter ou du moins à diminuer les douleurs que l'opération détermine ; quand on voit un praticien introduire brusquement la sonde, on peut assurer qu'il ne s'est jamais sondé lui-même.

Étant déjà habitué à me servir des sondes droites, je n'eus pas de peine à faire pénétrer cet instrument dans la vessie d'un cadavre, où j'avais préalablement introduit une pierre de moyenne grosseur. La pince, développée dans le viscère, rencontra facilement le corps étranger ; mais j'éprouvai quelques difficultés à le saisir, et il me fut impossible de le fixer, ce qui tenait à la finesse des branches et au vice du mécanisme employé pour les mouvoir.

Après avoir répété sans succès mes tentatives pendant plusieurs jours, je pensai qu'il importait de changer la disposition de quelques parties de l'instrument, et je le renvoyai à l'ouvrier ; mais celui-ci pensait qu'on ne pouvait faire mieux, et il refusa de terminer son travail. Je m'adressai donc à un autre mécanicien.

Quoique le résultat n'eût pas rempli complétement mon attente, je n'en demeurai pas moins convaincu qu'il serait possible de réussir au moyen des modifications que m'avait suggérées l'étude du mécanisme des branches et ce qui s'était passé dans l'application de l'instrument imparfait. Mes idées étant arrêtées à cet égard, je crus devoir m'occuper de l'exécution du second instrument, destiné à former une poche dans la vessie. J'ai déjà dit qu'il était conçu d'après les mêmes principes que le premier. Aussi n'eus-je que très-peu de chose à faire, tant pour disposer les deux branches et établir les deux conduits, que pour déterminer le mécanisme au moyen duquel la poche devait s'ouvrir, se fermer, se ployer et se déployer à volonté.

Lorsque toutes ces dispositions furent prises, mon attention se tourna du côté de la poche elle-même, qui ne m'avait paru offrir aucune difficulté. Mais un des chimistes les plus distingués de notre époque, M. Thénard, me fit observer qu'on ne connaissait aucun tissu végétal ou animal, mince et flexible comme il le fallait ici, qui fût capable de résister à l'action des acides et des alcalis concentrés. Je tentai néanmoins quelques expériences; les tissus animaux et végétaux furent tous plus ou moins promptement attaqués par les agens chimiques employés à la dissolution des calculs, et les feuilles métalliques furent toujours plus ou moins gercées par le plissement réitéré de la poche. Je me vis donc contraint de renoncer à ce moyen.

La persuasion où j'étais que mon projet de broiement des calculs vésicaux devait me conduire à un résultat important, fit que je m'occupai de l'exécution du troisième instrument, destiné à saisir et broyer les petits calculs. Cet instrument était décrit et dessiné à six branches; mais je le réduisis à quatre avant même de le faire confectionner. Du reste, il ne fut rien changé ni à la disposition des tubes, ni à la vis de rappel, qui servait alors de moteur principal, ni au perforateur lui-même.

Quoique plus simple que le premier, cet instrument se trouva moins bien exécuté que je ne m'y étais attendu, ce qui tenait au peu d'habitude que le mécanicien avait de ce genre de travail. J'en fis cependant l'application sur le cadavre. Une pierre d'un petit volume, que j'avais introduite dans une vessie pleine d'eau, fut sentie, saisie et perforée sans trop de difficultés; mais, à un second essai, l'une des branches se cassa, et mes tentatives furent de nouveau contrariées, d'autant plus que la petitesse du trou ne me permettait d'user complétement le calcul qu'après un grand nombre d'essais.

Un examen attentif de l'ensemble de l'appareil ne me laissa pas long-temps dans l'inquiétude quant à l'accident de la branche cassée, qui tenait à une disproportion entre les forces des diverses pièces dont se composait l'instrument.

Il n'en fut pas de même à l'égard du peu d'étendue de la brèche que j'avais faite au corps étranger, pendant dix minutes employées à le perforer ; cet inconvénient me paraissait d'autant plus grave, que je n'entrevis pas d'abord les moyens d'y remédier. De là de nouvelles recherches.

Dans les premiers jours de 1820, je fis exécuter l'instrument avec les modifications suivantes. Son diamètre, qui n'était que de trois lignes, fut porté à quatre ; les branches furent aplaties, et leur longueur fut augmentée, ce qui procura la possibilité d'obtenir un écartement plus considérable; l'épaisseur du tube intérieur et la force de la vis de rappel furent sensiblement diminuées : j'adoptai enfin un perforateur plus volumineux, qui fit éprouver à la pierre une plus grande perte de substance.

Malgré ces perfectionnemens, j'étais loin encore du but où je tendais. Les branches ne se cassèrent plus ; mais elles se plièrent, de sorte que, pour retirer l'instrument de la vessie, j'étais forcé d'exercer sur elles une forte traction, qui les fit redresser et rentrer dans le tube extérieur. En outre, le trou pratiqué à la pierre par le perforateur n'ayant que deux lignes de diamètre, l'opération durait encore trop longtemps.

Quoique imparfait, cet instrument me servit à exécuter quelques expériences sur le cadavre ; je fus par là conduit successivement, non seulement à ne plus admettre que trois branches, au lieu de quatre qui existaient jusqu'alors, ce qui augmenta leur force, sans diminuer leur aptitude à saisir et fixer solidement le corps étranger, mais encore à donner au stylet une tête armée de dents, afin qu'il pût attaquer le calcul par une surface plus large.

En procurant d'autres résultats, cette nouvelle disposition me suggéra quelques changemens essentiels, qui eurent des effets très-avantageux. L'écartement des branches, qui jusque - là n'était dû qu'à leur seule élasticité, et qui, par cette raison, se trouvait extrêmement borné, fut accru par la tête du stylet, et soumis à la volonté du chirurgien. La pince, ou *litholabe*, qui n'avait pu jusqu'alors embrasser que de très-petits calculs, devint capable de saisir une pierre d'un volume égal à celui d'un petit œuf de poule. Alors furent supprimées les dents qui garnissaient la face interne des branches, dont les extrémités libres furent elles-mêmes recourbées en forme de crochet. Quant au manche, on ne le fixait plus sur l'extrémité cylindrique du perforateur qu'après l'introduction de ce dernier dans la canule intérieure.

Jusqu'ici, mon attention s'était dirigée tout entière vers le point qui me semblait réunir toutes les difficultés, saisir et fixer la pierre par un moyen inoffensif pour les parois de la vessie, et dont la solidité ne laissât rien à désirer, attaquer ensuite le corps étranger assez puissamment pour que l'avantage de cette méthode curative ne fût pas contrebalancé par trop de lenteur dans l'opération.

Ces résultats obtenus, je dus m'occuper des moyens de rendre la trituration plus prompte, en substituant à l'action seule de la main, dont je me servais d'abord, une manivelle à rouages et un tour dans le genre de ceux dont les horlogers font usage. Ce tour était ajusté à l'extrémité extérieure de l'instrument, disposée pour le recevoir. A la poupée qui porte le pivot sur lequel tourne le perforateur, fut adaptée une boîte de quatre pouces de longueur, contenant un ressort en spirale : ce ressort pousse graduellement et à volonté le pivot sur le perforateur, et celui-ci sur la pierre, à mesure qu'il est mis en mouvement par la manivelle. Cet appareil, très-simple et très-facile à mettre en jeu, à raison de l'espace illimité dont on peut disposer, était exécuté en 1820, époque à laquelle des motifs de santé me firent quitter Paris pour quelques mois.

Tant que mon appareil instrumental laissait encore quelque chose à désirer, sous le rapport de la perfection et de l'exécution, il suffisait sans doute d'en faire l'application sur le cadavre. Les nombreuses tentatives auxquelles je m'étais déjà livré, m'avaient donné l'habitude de saisir, broyer, tourner et recharger la pierre avec une assez grande facilité, et d'en retirer les fragmens, sans léser le tissu du viscère dans lequel j'opérais. Mais, voulant apprécier la sensation que le malade éprouverait pendant l'opération, je crus devoir tenter une série d'expériences sur les animaux. Mon séjour à la campagne me fournit l'occasion d'exécuter ce travail ; mais je n'en obtins point tout le succès que je m'étais promis. Les dispositions anatomiques et les localités firent naître des difficultés dont il ne me fut pas facile de triompher. Les manœuvres nécessaires pour introduire de très-petits calculs dans la vessie, le séjour de ces corps étrangers dans un viscère qui n'était point accoutumé à leur présence, et la gêne qu'éprouvait l'animal, m'empêchèrent constamment de déterminer quelles sensations mes recherches produisaient. Je pus néanmoins me convaincre qu'en général elles étaient peu douloureuses, et qu'elles ne laissaient point de traces dans la vessie.

Au commencement de 1822, j'eus l'idée de donner une légère excentricité au perforateur, afin d'augmenter encore l'étendue de son action sur la pierre ; cette modification produisit de très-bons effets, et me conduisit à faire sur le cadavre un certain nombre d'expériences ayant pour but de déterminer la durée de l'opération. J'obtins les résultats suivans (1).

Des calculs ovoïdes, d'acide urique ou d'oxalate de chaux,

---

(1) Ces expériences eurent lieu tantôt dans les pavillons de dissection de la Faculté, tantôt à l'hôpital de la Pitié, et furent toujours publiques. Ce fut peu de temps après que MM. Amussat et Leroy se proposèrent d'attaquer les calculs vésicaux par des moyens mécaniques. Ce rapprochement de dates me suffit ici ; car on verra plus tard que les instrumens présentés par ces deux médecins sont tellement imparfaits qu'eux-mêmes ont dû renoncer à s'en servir.

ayant vingt à vingt-cinq lignes de circonférence, attaqués
avec un lithotriteur de trois lignes et demie de diamètre et
sans excentricité, exigèrent une demi-heure pour leur broiement et leur extraction complète.

Des calculs de même nature, qui avaient trente à trente-
cinq lignes, et que j'attaquai avec le même instrument légèrement excentrique, ne furent broyés et retirés qu'après
une heure et demie de travail.

Des pierres semblables, du volume d'un œuf de poule,
soumises à l'action d'un instrument de quatre lignes, dont
le perforateur avait autant de courbure qu'une pince droite
permet d'en donner, ne furent entièrement broyées et retirées qu'après six reprises, chacune d'une demi-heure.

En agissant sur des pierres d'une consistance moins grande,
la durée de l'opération fut moindre, tantôt d'un tiers, et
tantôt d'un quart.

Les pierres friables étaient quelquefois écrasées par la
seule pression des pinces; mais les fragmens résultant de
cette division avaient en général trop de volume pour qu'il
fût possible de les extraire; il fallait les charger et broyer
de nouveau, ce qui prolongeait la durée de l'opération.

Aucun calcul ne résista par sa dureté à la puissance de
l'instrument. L'action de ce dernier sur des pierres très-
dures était seulement un peu plus lente, et le produit de la
trituration beaucoup plus fin.

Quoique ce résultat me parût assez satisfaisant, je dus
cependant chercher à rendre l'action du perforateur plus
prompte encore. Des entailles longitudinales, pratiquées
sur sa circonférence pour recevoir la pince quand elle était
fermée, me permirent de lui donner un diamètre égal à celui
de la canule extérieure, ce qui, réuni à une légère excentricité, lui fit produire une action plus étendue sur la pierre.
La courbure du perforateur put ainsi être augmentée au
point de faire à la pierre un trou de sept lignes de diamètre,
résultat que néanmoins on ne pouvait souvent obtenir qu'en

imprimant une légère courbure à l'extrémité de la pince. Ces deux modifications, dont la première est applicable aux petits calculs, et la seconde avantageuse lorsqu'il s'agit de grosses pierres, ont eu tout le succès que j'en attendais.

Il n'en fut pas de même d'un perforateur à tête mobile et divisée que j'avais fait exécuter. Cet instrument n'était point assez solide. Des perforateurs analogues qui ont été construits plus tard, ont plus de solidité : cependant, quoiqu'ils soient applicables à certains cas, je n'hésite pas à dire qu'il faut les rejeter, parce qu'on ne saurait préciser d'avance les circonstances où il pourrait convenir d'y avoir recours.

Lorsque mon appareil instrumental me parut réunir assez de conditions pour pouvoir opérer la destruction d'une pierre de cinq pouces de circonférence, je dus chercher à diminuer le volume des instrumens, afin de rendre ma méthode applicable à la majorité des cas.

Ainsi furent successivement exécutés des appareils d'un diamètre décroissant depuis quatre lignes jusqu'à une ligne et demie. Ces derniers, dont je n'avais pu d'abord calculer assez exactement la solidité, et qui maintenant ne laissent plus rien à désirer, sont applicables aux enfans et toutes les fois qu'il s'agit d'extraire de petites pierres, ou des fragmens trop volumineux pour pouvoir être expulsés naturellement.

C'est pour des cas de ce genre que furent faits à la même époque plusieurs pinces à deux branches, de volumes et de formes variés, et un instrument qu'on peut appeler *brise-pierre*. Cet instrument est composé de deux tiges d'acier arrondies d'un côté, aplaties de l'autre, légèrement recourbées à l'une de leurs extrémités, qui se termine en forme de tête de serpent, et présentant à l'autre extrémité deux rangées de dents destinées, celles de la branche supérieure à recevoir l'engrenage d'une roue qui leur imprime les mouvemens voulus , celles de la branche inférieure à rendre cette branche immobile au moyen d'une clavette.

Ces deux tiges sont reçues séparément, la supérieure d'abord , l'inférieure ensuite, dans une canule de la longueur et du diamètre des précédentes , qui leur sert de gaîne , et qui porte à l'une de ses extrémités le rouage destiné à faire mouvoir les tiges ensemble ou séparément , selon l'effet qu'on veut produire. Éprouvant des difficultés pour saisir convenablement la pierre avec cet instrument, par l'emploi duquel on est d'ailleurs exposé à pincer la vessie , je l'ai abandonné.

J'omets quelques détails sur la forme et la disposition des branches du litholabe ; sur l'appareil extérieur destiné tant à mouvoir les diverses pièces de l'instrument , qu'à faire agir le perforateur et empêcher l'écoulement du liquide pendant l'opération ; enfin sur la substitution de l'archet à la manivelle à rouages , lorsque le volume ou la dureté de la pierre rend nécessaire l'application d'une force motrice supérieure à celle de la main.

Tel était en 1823 l'appareil instrumental à l'exécution duquel près de cinq années avaient été employées. Compliqué en apparence , à cause des changemens rendus nécessaires par les difförences dans la forme, le volume et la dureté de la pierre, ainsi que par la disposition variée des parties avec lesquelles il doit se trouver en rapport , cet appareil était cependant réduit à sa plus grande simplicité. Il se composait : 1° d'une canule extérieure, dont l'une des extrémités présentait une rondelle servant de poignée, une vis de pression propre à fixer la pince , un engrenage destiné à assujettir l'instrument sur le tour , et une boîte à cuir pour empêcher l'écoulement de l'eau injectée dans la vessie ; 2° d'une canule intérieure , fendue d'un côté en trois branches élastiques , courbées à l'extrémité, et de longueur inégale , portant à l'autre bout une échelle graduée , propre à faire connaître l'écartement des branches sorties de la canule extérieure, et terminée en pas de vis, pour recevoir une rondelle servant de poignée et recevant une boîte à cuir ; 3° d'une tige cylindrique d'acier, tantôt droite, tantôt excentrique près de l'extrémité terminée par une tête armée de dents, avec trois gouttières qui reçoivent les branches de la pince fermée, l'autre bout présentant une échelle graduée, qui fait connaître le diamètre de la portion saisie de la pierre et la marche de l'opération ; 4° d'une poulie brisée, ou cuivrot, qui se visse sur le perforateur, afin d'en limiter l'introduction dans la canule intérieure, de fournir un point d'appui pour l'écrasement des petits calculs ou des fragmens, et de recevoir la corde de l'archet quand on veut perforer la pierre ; 5° d'un archet ; 6° d'un tour en l'air, construit d'après le modèle de celui dont se servent les horlogers, et à la poupée duquel s'adaptait une pompe de pression, agissant sur la broche et dont l'action était modérée par une vis. Cette simple indication suffira ici pour faire connaître le point où j'étais arrivé avant que, parmi nous, personne s'occupât du broiement de la pierre et songeât à revendiquer la moindre part dans des travaux qui tous s'exécutèrent presque publiquement. L'appareil entier sera décrit plus au long, avec les modifications que j'y ai apportées depuis, dans le chapitre suivant.

J'avais eu, dans le cours de cette même année, 1823, l'occasion de faire trois fois l'application de mon appareil sur des malades ; la première, comme moyen d'exploration de la vessie, les deux autres, pour retirer de ce viscère deux petits calculs, dont l'un, très-friable, fut écrasé par les serres de la pince, et l'autre extrait en entier. Ce double succès, obtenu avec facilité, me faisait désirer vivement l'occasion d'appeler l'attention des savans et des gens de l'art sur la méthode ; mais les circonstances qui avaient accompagné la présentation de mon projet en 1818 ne me permettaient pas de l'offrir une nouvelle fois, tant qu'il existait des doutes sur le succès complet de son application, et pour détruire ces doutes, il fallait des preuves établies par des faits positifs.

Au commencement de 1824, s'offrit enfin ce que j'attendais depuis si long-temps ; des malades ayant la pierre consentirent à se soumettre publiquement à l'essai d'une méthode qui, jusque-là, avait été envisagée comme *chimérique* par la majorité des praticiens.

Trois personnes se présentèrent presque à la même époque pour être opérées. L'une des opérations se trouvant fixée pour le 13 janvier 1824, le 12, je soumis mes travaux au jugement de l'Académie des Sciences, qui chargea Percy et Chaussier de lui en rendre compte (1).

Ces deux savans, ainsi que je l'ai déjà dit, avaient été désignés en 1818, par la Société établie dans le sein de la Faculté de médecine, pour examiner le projet que j'avais soumis à cette compagnie. La commission avait donc entre ses mains mon premier mémoire, avec les dessins des instrumens primitifs. Elle suivit de point en point les diverses modifications que ceux-ci avaient éprouvées, fut témoin de leur application, tant sur le cadavre que sur les malades, et fit ensuite son rapport, qui fut lu et adopté le 22 mars suivant (2).

En rendant compte de mes travaux, Percy donna un aperçu de ce qui avait été fait d'important pour parvenir à rayer du nombre des opérations chirurgicales celle de la

(1) On a prétendu que je n'avais fait connaître mes recherches qu'en 1824. L'assertion est inexacte. A cette époque, je priai l'Académie des Sciences de nommer une commission qui voulût bien assister à mes opérations. Mon travail était alors terminé, et le mémoire que je présentai à l'Académie n'était que le développement de celui que j'avais adressé au ministre de l'intérieur six années auparavant ; il contenait seulemen de plus que ce dernier les principaux résultats de mes expériences subséquentes.

(2) *Voyez* ce Rapport à la fin de l'ouvrage.

taille, qui est une des plus douloureuses et des plus meurtrières.

Malgré le petit nombre de succès que je pus alors présenter, la commission nommée par l'Académie des Sciences
sentit toute l'utilité de ma découverte. Elle la déclara « glo-
» rieuse pour la chirurgie française et consolante pour l'hu-
» manité » , et la désigna par les noms d'*Opération* ou *Procédé Civiale* (1), *Découverte de M. Civiale* (2). Je ne cite des
témoignagnes si honorables que pour repousser d'inexactes
assertions qui ont été émises à ce sujet.

La commission s'expliqua d'ailleurs de la manière la plus
formelle sur la valeur des faits qui avaient précédé mes travaux, et sur les prétentions contemporaines qui commen-
çaient à s'élever. Mais, sous le rapport pratique, elle pensa
que, dans une question si grave, son jugement avait besoin
d'être corroboré par l'expérience, qui seule devait faire apprécier à sa juste valeur l'importance de la lithotritie. On ne
pouvait qu'applaudir à cette sage réserve. Ce fut donc seulement trois années après, lorsque des faits nombreux eurent
confirmé l'opinion émise par Percy et Chaussier, que l'Académie des Sciences me décerna en 1827 le *grand prix* de
chirurgie de dix mille francs. Déjà l'année précédente j'avais
reçu d'elle six mille francs à titre d'encouragement. Depuis,
elle a constamment favorisé de tout son pouvoir les divers
travaux qui ont été entrepris sur la lithotritie. C'est ainsi que
MM. Leroy, Heurteloup, Jacobson, Amussat, Gruithuisen
et sir Henry, ont reçu des *prix d'encouragement*. Il est à regretter, sans doute, que des erreurs se soient glissées dans
les décisions des commissions pour les prix Monthyon, puisqu'il y a eu des rapports contradictoires, et que des instrumens imparfaits, des procédés défectueux ont paru recevoir

(1) *Voyez* le Rapport.

(2) *Analyse des travaux de l'Académie des Sciences pendant l'année* 1824, par Cuvier. L'extrait se trouve à la suite du Rapport.

la sanction de l'Académie des Sciences, inconvénient d'autant plus grave, que, sous un tel patronage, les opinions les plus erronées ont trouvé crédit, qu'un grand nombre de praticiens et de malades ont été trompés dans leur attente, et que des malheurs sont même arrivés. Mais, en définitive, toutes les décisions académiques ont été autant de témoignages en faveur de la lithotritie. La Société royale de Goettingue et l'Académie de Médecine de Paris l'ont mise au concours pour 1830. Le premier de ces corps savans a décerné un prix au travail de M. Boisseau, et le second, sans donner de prix, a accordé une mention honorable à celui de M. Costello.

Les suffrages des sociétés savantes et le nombre toujours croissant des malades guéris ne pouvaient manquer d'appeler l'attention générale sur l'art de broyer la pierre ; aussi quelques années suffirent-elles pour le populariser jusque dans les contrées les plus éloignées. Les souverains eux-mêmes ne dédaignèrent pas d'y prendre intérêt ; j'ai reçu de plusieurs d'honorables témoignages de satisfaction, et la plupart ont envoyé des chirurgiens en France pour étudier cet art.

En 1829, la nouvelle méthode a reçu chez nous une sanction nouvelle de la philanthropie et du zèle éclairé des administrateurs des hôpitaux et hospices civils de Paris, qui ont créé un service spécial dont j'ai été chargé, et dans lequel les calculeux sont opérés gratuitement, sous les yeux du public. Par cette décision, le soulagement de l'humanité se trouve allié à l'avantage de la science, les indigens participent au bienfait de la lithotritie, et l'application de ma méthode reçoit une publicité que ne pouvait lui donner la pratique particulière.

§ III. *Discussions relatives à la découverte de la lithotritie.*

Je viens d'indiquer les circonstances qui ont contribué à la propagation et aux succès de la lithotritie. Il me reste à faire connaître celles qui ont produit un effet inverse, c'est-à-dire les discussions qui se sont élevées sur l'invention, l'application et les résultats de cette découverte. Car, si les nombreux écrits qu'elle a fait naître ont appelé de plus en plus les regards sur elle, les débats dont elle est devenue l'occasion ont inspiré des doutes ou des incertitudes à quelques esprits droits, surtout dans les pays éloignés, où l'on n'était pas à même de juger jusqu'à quel point l'altération des faits avait été portée. Du reste, il n'y a rien en cela qui doive surprendre. Par sa nature même, et par quelques circonstances qui en ont accompagné la publication, l'invention de la lithotritie était éminemment propre à exciter en même temps l'enthousiasme des philanthropes et l'envie des esprits chagrins ou des âmes intéressées. Après tant de tentatives inutiles pour arriver à guérir les calculeux sans avoir recours à une opération sanglante, l'apparition soudaine d'une telle découverte ne pouvait être considérée que comme un rêve ; car le problème passait pour être non moins insoluble que celui de la quadrature du cercle. Tant que l'art de broyer la pierre ne fut qu'un projet, il offrit peu de prise à l'envie. Aussi, pendant plus de cinq années, mes recherches attirèrent-elles à peine les regards de quelques personnes. Il n'en fut plus de même lorsque cette opération eut acquis de la consistance. Plusieurs médecins allèrent même jusqu'à en revendiquer la découverte ; c'est ce qui a fait naître une controverse dans laquelle j'ai été engagé en quelque sorte malgré moi. Je ne reproduirai pas ici les discussions qui font le sujet de mes *Lettres sur la lithotritie ;* il me suffira de rétablir les principaux faits qu'on s'obstine à dénaturer dans plusieurs écrits récens, par des réticences, des citations tronquées et des assertions fausses, moyens avec lesquels on est parvenu à mettre en crédit des erreurs qu'il est cependant facile de découvrir en remontant aux sources.

En 1822, cinq ans après l'origine de mes travaux sur la lithotritie, et quatre ans après que j'eus adressé mon premier mémoire sur ce sujet à la Faculté de Médecine, au moment où je faisais mes expériences dans les pavillons d'anatomie de l'École, deux médecins de Paris songèrent presque simultanément à attaquer la pierre dans la vessie.

J'ai dit combien peu les prétentions de M. Amussat étaient fondées. Ses recherches anatomiques n'ont fait que confirmer ce qu'on savait déjà sur la structure de l'urètre. Auraient-elles même l'importance qu'on a voulu leur donner, il ne s'ensuivrait pas qu'elles eussent contribué en rien à la découverte de la lithotritie. Lorsque notre confrère s'y livra, la nouvelle méthode avait acquis déjà un haut degré de perfection. C'est donc un point sur lequel il se fait complétement illusion.

Les prétentions de M. Leroy ne sont pas mieux fondées. Cependant ce médecin les a soutenues avec opiniâtreté, et même par des moyens qui n'ont rien de scientifique. La note suivante (1), insérée dans les journaux de l'époque, fit con-

(1) « M. J. Leroy vient de présenter un instrument qu'il nomme *lithoprione*, et qu'il destine, ainsi que son nom l'indique, à scier les calculs dans la vessie, et à les extraire, sans avoir besoin de recourir à l'opération de la taille, si cruelle et si dangereuse. Cet instrument se compose d'une sonde droite (1) divisée à l'intérieur en cinq compartimens ; quatre, disposés au pourtour, servent de passage à autant de ressorts de montre, qui vont se réunir sur le bec de la sonde, disposé comme le bouton de l'instrument de Bellocq. Ces ressorts se déploient dans la vessie, ou rentrent à volonté. La cavité centrale reçoit une tige d'acier armée d'une petite couronne de trépan qui agit à la manière d'un emporte-pièce sur le calcul, lorsqu'on est parvenu à l'engager entre les ressorts. On peut, après l'avoir perforé en lui faisant éprouver une perte de substance, faire présenter une autre surface, sur laquelle on agit de la même manière, et changer de la sorte jusqu'à ce qu'on ait extrait dans la cavité du trépan tous les fragmens qui seraient trop volumineux pour passer à travers le canal de l'urètre.

» L'instrument de M. Leroy pourrait fournir les moyens de mettre à

(1) « On a reconnu qu'il était très-facile de pénétrer dans la vessie avec une sonde droite, au moins sur les cadavres, et que ce procédé avait même quelques avantages pour franchir les rétrécissemens, en faisant tourner l'instrument entre ses doigts. »

naître la direction qu'il donnait à ses travaux ; mais ce ne fut qu'en 1823, et surtout en 1824, lorsque la commission chargée d'examiner les miens eut fait son rapport à l'Académie des Sciences, que M. Leroy chercha à se défendre du *soupçon de plagiat* qui pesait sur lui , disait-il. Il écrivit dans ce sens à l'Académie. La réponse de Percy, que j'ai reproduite dans ma première *Lettre sur la lithotritie*, écarta ses prétentions, et prouva de la manière la plus péremptoire qu'en 1824 mon confrère ne connaissait encore que les ressorts de montre pour saisir la pierre. « Je conserve, disait M. Percy, l'un des petits ressorts auxquels vous avez depuis substitué la pince du parent de Franco ; vous le laissâtes tomber à terre lorsque vous vîntes me montrer vos instrumens , *avec lesquels vous n'eussiez bien sûrement pu faire une des brillantes opérations dont M. Civiale nous a rendus témoins*. »

En 1825, M. Leroy publia un ouvrage dans lequel on retrouve plusieurs de ces instrumens à ressorts dont je viens de parler, et un autre qui a quelque ressemblance avec les

profit les découvertes de la chimie moderne. Parmi les réactifs capables de dissoudre les pierres , il en est qui peuvent être introduits dans la vessie sans danger ; mais , ignorant à quelle espèce de calcul on a affaire, on pourrait augmenter son volume , au lieu de le dissoudre. Ce lithoprione , en faisant connaître la nature intime de la pierre , permettrait de choisir à coup sûr le réactif capable de la détruire ; mais cet avantage, déjà très-grand , n'est que secondaire ; il est d'autres résultats qu'il semble permis d'espérer , et qui dépendent de l'action de l'instrument lui-même : ces résultats sont la possibilité de saisir les calculs , fussent-ils aussi gros qu'un œuf de poule , de les réduire en poudre , et de les extraire de la vessie sans faire éprouver au malade d'autre douleur et d'autre fatigue que celle de l'introduction , puisque tous les mouvemens de la scie se passent dans l'intérieur de la sonde.

» M. Leroy serait autorisé à se promettre un succès certain de l'emploi de l'instrument qu'il a fait exécuter , s'il était possible de conclure d'après des essais tentés sur le cadavre. Peut-être l'expérience sur des êtres vivans lui fera-t-elle connaître des défauts et des difficultés qu'il avait ignorés jusqu'ici. » (*Revue médicale*, juin , 1822, p. 243 et 244.)

miens. Mais ce dernier était tellement imparfait, qu'ayant été appliqué, il ne produisit que des accidens, même entre les mains de l'inventeur. En effet, les branches de la pince sont trop faibles, et les crochets qui les terminent ne sont point assez longs; ils se touchent quand la pince est fermée; ils ne chevauchent point l'un sur l'autre, ce qui expose à pincer la vessie et empêche de fixer la pierre; les perforateurs sont trop faibles; l'instrument laisse écouler le liquide contenu dans la vessie; les pièces accessoires, telles que la vis de pression, le touret, la poupée, la contre-poupée et l'archet, sont mal ajustées, et manquent des proportions convenables. Ainsi cet appareil, copie informe et plus ou moins inexacte du mien, était tout-à-fait impropre à justifier des prétentions à l'invention, puisque l'auteur ne connaissait même pas les instrumens qu'il disait avoir imaginés, et ne savait pas s'en servir (1). Cependant, à cette époque, les instrumens de la lithotritie avaient déjà atteint le degré de perfection qu'ils ont aujourd'hui, et leur emploi procurait chaque jour les résultats les plus satisfaisans. Ce sont néanmoins ces instrumens défectueux, décrits et figurés par M. Leroy plus d'un an après que j'eus fait publiquement mes premières opérations, qu'on a cherché depuis à présenter comme le véritable appareil instrumental de la lithotritie. Dans l'impossibilité de soutenir une discussion basée sur des faits, on a eu recours à cette série de moyens détournés qui ont si singulièrement compliqué et altéré l'histoire de la découverte.

C'est d'après l'ouvrage même de M. Leroy qu'on appréciera la vérité des faits que j'avance. Ces mêmes faits ont été reproduits depuis avec si peu d'exactitude, qu'il est impos-

______

(1) M. Leroy paraît n'avoir pas obtenu depuis de résultats plus satisfaisans; car, en 1833, il a renoncé à l'emploi de sa prétendue invention, à laquelle il a substitué un instrument proposé par M. Jacobson, et plus tard un autre instrument courbe dont j'aurai l'occasion de parler ailleurs.

sible de découvrir la vérité. Un défenseur officieux (1) s'est oublié jusqu'à copier une partie des planches de mon ouvrage sur la lithotritie, et il a donné ces dessins comme représentant fidèlement les instrumens de son ami. MM. Magendie et Dupuytren n'avaient certainement pas lu l'ouvrage de ce médecin, et ne connaissaient pas ses travaux, lorsqu'ils ont déclaré, dans deux solennités de l'Académie des Sciences, le premier, que M. Leroy était le *principal inventeur* des instrumens de la lithotritie, et le second, qu'il avait *seulement appliqué* la pince à trois branches à l'art de broyer la pierre. Sans être d'accord sur le fond, les deux académiciens ont laissé paraître contre l'auteur de la lithotritie une animosité d'autant plus singulière que rien ne la justifiait. Leur acharnement à me dépouiller du fruit de mes travaux les a poussés jusqu'à présenter à l'Académie deux Rapports contradictoires, et tous deux contraires aux premières décisions que ce corps savant avait prises. L'Académie est composée de notabilités scientifiques, mais divisée par sections qui cultivent chacune des spécialités de la science. Or, chaque Commission juge souverainement la question qui lui est soumise, et il n'y a de réclamations que dans le cas d'injustice criante, comme il arriva ici. C'est à des motifs de cette nature qu'il faut attribuer l'opposition que les rapports des Commissions pour les prix Montyon ont rencontrée dans le sein de l'Académie. C'est aussi ce qui explique l'accueil favorable que ce corps savant fit à mes réclamations, que la Commission trouvait inconvenantes, sans doute parce qu'elles signalaient des erreurs.

En 1833, l'Académie, éclairée par une Commission composée de MM. Boyer, Larrey et Double, s'exprimait comme il suit dans un Rapport sur le compte-rendu du traitement des

---

(1) M. Heurteloup, *Lettre à l'Académie des Sciences*, Paris, 1826, in-8°. — *Mémoires sur la lithotripsie*, Paris, 1833. — *Principles of li-thotrity*, Londres, 1834.

calculeux à l'hôpital Necker : « M. Civiale, qui a régularisé et achevé cette découverte (la lithotritie), auquel il reste surtout l'avantage de l'avoir mise en toute valeur, en pleine pratique, nous paraît devoir en être déclaré le véritable auteur. Après dix années consécutives de recherches, d'expériences et d'observations, l'Académie est heureuse de pouvoir répéter et de confirmer derechef ce qu'elle avançait en mars 1824, par la bouche de ses illustres rapporteurs Chaussier et Percy. Ils s'exprimaient ainsi : *Nous estimons que la méthode nouvelle proposée par M. Civiale pour détruire la pierre dans la vessie sans le secours de l'opération de la taille, est également glorieuse pour la chirurgie française, honorable pour son auteur, et consolante pour l'humanité.* »

Quand on vit s'écrouler l'échafaudage d'insignifiantes ou ridicules pauvretés par lesquelles on avait essayé de donner le change à l'opinion publique sur la véritable origine de la lithotritie en France, on imagina de faire à M. Gruithuisen les honneurs de cette découverte. J'ai dit ce qu'avait fait le médecin bavarois, qui n'a élevé lui-même aucune prétention à ce sujet : j'ajouterai qu'on n'a pas vu sans un juste sentiment d'indignation des Français assez peu jaloux de la gloire de leur patrie pour chercher, dans des vues d'animosité personnelle, à *dénationaliser* la lithotritie et à priver notre chirurgie de l'honneur d'une découverte que l'étranger ne revendique même pas. Faut-il que de pareilles voix aient trouvé de l'écho parmi nous? Heureusement les savans de Gœttingue, ainsi que je l'ai dit, se sont chargés en cette occasion de défendre notre gloire scientifique. Leur décision forme un contraste bien remarquable avec celles que MM. Dupuytren et Magendie ont soumises à l'approbation de l'Académie des Sciences. Nos compatriotes s'en convaincront peut-être un jour, c'est un sentiment bien légitime que celui qui porte les peuples à ne laisser échapper aucune occasion de constater leur droit aux découvertes et aux perfectionnemens, soit dans les sciences, soit dans les arts. En effet, une vérité entrevue ne peut être considérée comme une découverte lorsqu'elle ne reçoit ni développemens, ni applications. C'est de la réunion de plusieurs élémens divers que résulte l'art de broyer la pierre dans la vessie. La connaissance de la plupart de ces élémens date déjà d'une époque fort ancienne, ainsi qu'on l'a vu plus haut; mais aussi long-temps qu'ils sont réstés isolés, et que leur fusion n'a point été faite dans de justes proportions, le résultat a été nul. En vain donc chercherait-on à faire remonter la lithotritie jusqu'aux Égyptiens, aux Romains, aux Arabes, etc., puisque personne chez ces peuples n'a jamais broyé de pierre. Cette méthode n'est devenue une véritable découverte, une acquisition réelle pour la science et l'humanité, qu'à dater du jour où des faits authentiques ont prouvé la possibilité de broyer des calculs dans la vessie d'un homme vivant, par une opération soumise à des règles fixes (1).

Il serait curieux de dérouler la longue série des moyens que la prévention et l'envie ont imaginés pour tâcher de me déposséder de mes longs et pénibles travaux sur l'art de broyer la pierre. Mais l'utilité de signaler quelques erreurs et de mettre au jour beaucoup d'injustices, ne compenserait peut-être pas les inconvéniens de remuer des questions qui sont personnelles, en même temps que scientifiques. Ce que j'ai dit dans mes *Lettres sur la lithotritie*, joint au résumé que je présente ici, suffira à ceux qui cherchent la vérité; et

---

(1) « Qu'importe que d'autres personnes aient eu avant moi la même idée, » et qu'elles aient pratiqué cette opération sur le cadavre ? **Le véritable** » inventeur est celui qui fait l'application heureuse de ses procédés, et » en rend la connaissance vulgaire. » (*Leçons orales.* T. II, p. 383.) Telles sont les paroles par lesquelles Dupuytren repoussait les prétentions que plusieurs personnes avaient élevées au sujet de la taille bilatérale, qu'il a popularisée. Si l'on rapproche ce langage de celui qu'il a tenu relativement à la lithotritie, on verra qu'il n'envisageait pas les questions sous le même point de vue quand son amour-propre y était intéressé et lorsqu'il s'agissait seulement de ses confrères.

il y aurait de la témérité au moins à vouloir convaincre ceux pour qui c'est un parti pris de ne pas se rendre à l'évidence : le témoignagne des uns me dédommagera de l'injustice des autres.

La plupart de ceux qui ont critiqué les moyens que j'ai proposés et la manière dont je les emploie, cherchaient à faire prévaloir d'autres préceptes. Dans une question neuve, toute doctrine présentée avec un certain art trouve sans peine des partisans : aussi les nouvelles vues en lithotritie n'ont-elles presque jamais manqué d'être accueillies avec empressement, avant même que l'expérience eût prononcé sur leur valeur. Cette circonstance a nui aux véritables progrès de la lithotritie ; car c'est pour avoir cru sur parole à des assertions trop légèrement émises, qu'on s'est trouvé dans le cas d'attribuer à la méthode elle-même des imperfections qu'elle n'a pas réellement, et qu'il ne faut reprocher qu'à des moyens présentés comme utiles tandis qu'ils ne le sont point. On doit regretter sans doute qu'il en soit ainsi ; mais la pente de l'esprit humain est telle que, si l'on interroge l'histoire, on verra combien sont nombreux les chirurgiens, même du premier ordre, qui se sont obstinés à rejeter des instrumens et des procédés opératoires beaucoup plus parfaits que ceux dont ils faisaient usage, par la seule raison qu'ils n'avaient pas l'habitude de s'en servir, ou plus souvent encore parce qu'ils n'étaient pas de leur choix ou de leur invention. «Chaque auteur, dit Ledran, jaloux de sa méthode, veut » qu'on lui donne la préférence, soit par prévention, soit » même par intérêt, et, dès le titre du livre, se persuade que » le procédé dont il fait usage, qu'il l'ait créé ou seulement » adopté, va être critiqué, décrié. Il n'en faut pas davantage » pour exciter une prévention telle qu'on lit souvent ce qui » n'est pas écrit, et qu'on interprète toujours d'une manière » défavorable.»

Presque toutes les modifications apportées à mon appareil ne reposent que sur des conceptions théoriques, et la plupart ont disparu aussitôt qu'on a cherché à en faire l'application. Elles sont la plus forte preuve de l'ignorance des vrais principes de la lithotritie, et du vague qui règne dans les idées des chirurgiens au sujet de cette méthode. Au reste, on n'a fait que répéter ici ce qui s'est constamment vu dans les circonstances analogues. Toutes les fois qu'une opération ou une méthode nouvelle s'est produite en chirurgie, on a voulu de prime abord la perfectionner, la modifier. Bientôt les changemens sont devenus si nombreux que l'hésitation s'est emparée des meilleurs esprits, et que cette richesse apparente de l'art a opposé un puissant obstacle à la propagation des opérations nouvelles.

Je n'ai cessé de m'élever contre cette fâcheuse tendance à un prétendu perfectionnement de la lithotritie. Tous mes efforts ont eu et auront pour but de conserver à cette méthode la simplicité et la solidité de son appareil instrumental, la facilité et la sûreté de son application pratique.

Assurément je n'ai jamais pensé qu'on ne pût apporter aucun changement utile à la lithotritie. L'accueil que j'ai fait au système de la percussion prouve combien est inexact tout ce qu'on a bien voulu me reprocher sous ce rapport. Mais je ne cesserai de penser et de dire que, pour qu'une innovation ait le droit de se produire dans le domaine public, il faut que l'expérience ait montré qu'elle peut répondre aux prévisions si souvent fausses de la théorie. Alors seulement l'inventeur doit la proposer, et il devient un devoir de l'adopter. Or, tout ce qu'on a fait en lithotritie jusqu'au procédé de la percussion, est inutile ou nuisible. Le but des innovateurs était louable, et il faut leur tenir compte de leurs efforts ; mais la marche qu'ils ont suivie, pour la plupart, a été mauvaise, et a créé des obstacles sans nombre au succès de la nouvelle méthode. L'intérêt de la science et celui de l'humanité m'ont fait un impérieux devoir de mettre en évidence les vices de presque toutes les modifications dont il a été question jusqu'à ce moment. C'était le véritable moyen de montrer les écueils que peuvent rencontrer les praticiens; car les éloges pompeux qu'ont reçus de prétendus perfectionnemens apportés à la lithotritie, ont eu le grand inconvénient de faire adopter par quelques chirurgiens des instrumens d'un emploi difficile ou nuisible. De trop nombreux malheurs sont venus attester la justesse de mes remarques, et il est affligeant de penser que beaucoup de malades, séduits par de fallacieuses promesses, ont été victimes de leur crédulité. Mais, je le répète, en repoussant de toutes mes forces ces perfectionnemens qui n'en ont que le nom, je n'ai point eu d'autre vue que le bien de l'art et de l'humanité. J'ai cherché à élaguer des difficultés nées de circonstances accessoires à l'opération. C'est à tort qu'on m'a prêté des vues intéressées : comment aurais-je pu en avoir?

CHAPITRE II.

APPAREIL INSTRUMENTAL DE LA LITHOTRITIE.

Je parlerai d'abord des instrumens ordinaires, de ceux qui sont le plus généralement employés, et par l'usage desquels on a obtenu le plus de guérisons. Ensuite je ferai connaître quelques instrumens nouveaux qui ont aussi de l'utilité dans certains cas, et j'indiquerai les perfectionnemens successifs qu'on leur a fait subir.

§ I. L'appareil ordinaire, généralement désigné sous le nom de *lithotriteur*, se compose des pièces suivantes :

1° Une canule extérieure, appelée *gaîne*. Cette canule, en métal et très-mince, a onze pouces de long, sur une ligne et demie à trois lignes et demie de diamètre. Elle porte, à l'une de ses extrémités, un cercle en or ou en acier, qui offre plus de résistance que l'argent, mais qui, ne faisant point de saillie, n'augmente en rien son épaisseur. A l'autre extrémité se trouve un renflement carré, garni de languettes latérales, et qui doit être reçu dans la lunette du tour ; plus une vis de pression, une rondelle servant de poignée, et une boîte à cuir, pour empêcher le liquide de couler pendant la manœuvre.

2° Une canule intérieure, ou *pince*, nommée aussi *litholabe*. Celle-ci, en acier, est plus longue d'un à trois pouces que la précédente. Elle est divisée, à l'une de ses extrémités, en trois branches élastiques et aplaties, de longueur inégale, dont chacune a le bout recourbé, de manière qu'elles chevauchent l'une sur l'autre, et ne se touchent point quand la pince vient à être fermée. L'autre extrémité du litholabe est creusée en pas de vis, et reçue dans une rondelle servant de poignée ; une boîte à cuir s'y trouve adaptée ; enfin elle porte une échelle graduée.

3° Un foret, appelé *perforateur*. C'est une tige pleine, arrondie, plus longue de dix lignes que le litholabe, dans lequel elle joue aisément, et portant une tête armée de dents, au pourtour de laquelle sont trois entailles latérales, destinées à recevoir les branches du litholabe lorsqu'on le ferme, de manière que le volume de cette tête, ainsi recouverte par l'extrémité des branches, ne dépasse pas celui de la gaîne. Les dents varient : tantôt elles sont de niveau, tantôt l'une d'elles, plus saillante, est ou verticale ou oblique du centre à la circonférence. La partie du perforateur qui supporte la tête est tantôt droite et tantôt courbée. L'autre extrémité se termine en pointe, et offre une échelle graduée. On y adapte, à l'aide d'un tourne-vis, ou mieux d'une clef, un cuivrot, ou poulie brisée, destiné à borner son introduction dans le litholabe, à lui imprimer des mouvemens de rotation, et à servir de point d'appui dans certaines manœuvres.

Pour réunir ces diverses pièces, après avoir enduit le litholabe d'un corps gras, on le glisse dans la gaîne, puis on place sa rondelle ; ensuite on introduit le perforateur sur l'extrémité pointue duquel on fixe la poulie, de telle sorte que la tête du foret ne dépasse point l'extrémité des branches de la pince ; on s'assure que les boîtes à cuir embrassent exactement le litholabe et le perforateur, sans rendre le jeu de l'instrument difficile ; on fait rentrer la pince dans la gaîne, jusqu'à ce que les branches du litholabe soient logées dans les entailles latérales du perforateur ; enfin, avec un mélange de cire et d'huile, on couvre les inégalités qui résultent du rapprochement des branches. L'instrument étant ainsi monté, on l'introduit dans la vessie, on charge la pierre, on l'écrase, ou, si l'on ne peut y parvenir, on adapte la partie carrée de l'instrument à un tour en l'air portant une contre-poupée, ou lunette, qui sert de moyen d'union, et une poupée, ou pièce mobile, à laquelle est adaptée une boîte à pompe, dont le ressort en spirale a pour usage de pousser le perforateur contre la pierre, à mesure qu'il est mis en mouvement par l'archet. C'est, en effet, un archet ordinaire qu'on emploie pour faire tourner le perforateur (1). Cet instrument mérite toujours la préférence sur la manivelle à rouage, dont le frottement empêche de percevoir exactement la sensation que fait éprouver le broiement (2).

Tel est, dans sa plus grande simplicité, le principal

(1) Les boîtes d'instrumens renferment des archets brisés ; mais ces archets sont en géneral trop courts et peu commodes. J'emploie de préférence un fleuret qui se loge dans une canne : un anneau est attaché près du manche, et à son extrémité pointue on adapte, au moment de s'en servir, un crochet qui retient la corde à la tension voulue. Quoique les cannes à épée soient prohibées, la police fera une exception pour ce cas.

(2) Lorsque le broiement devient necessaire, le tour à main est confié à un aide, qui le maintient dans la position la plus favorable à l'opération et la plus commode pour le malade. On a proposé de substituer aux mains de l'aide une puissance morte, une tige d'acier, qui tiendrait l'instrument immobile. Plusieurs personnes ont adopté cette modification. Cependant, non seulement elle complique l'appareil instrumental sans nécessité, mais encore elle est susceptible de devenir dangereuse.

instrument de la lithotritie, celui dont les avantages sont le mieux constatés.

Les branches du litholabe et du perforateur doivent, dans certaines circonstances, offrir diverses particularités. Ainsi, une légère courbure à l'extrémité des branches qui dépasse la canule devient utile dans quelques cas spéciaux, et dans d'autres, plus nombreux, la tige qui supporte la tête du perforateur doit être assez courbée pour que, pendant le mouvement de rotation, un point de la circonférence de cette tête devienne central. Cette excentricité de l'instrument procure un résultat facile à calculer, c'est-à-dire un trou trois fois plus grand que le volume réel du perforateur.

Il est bon aussi d'avoir :

1° Des litholabes à deux branches, et à mors droits ou courbes, lisses ou arrondis, avec un stylet au centre, pour extraire de l'urètre les petits calculs ou fragmens ;

2° Des litholabes à trois branches plates et minces, pour extraire les petits calculs et les fragmens de pierre de la vessie ;

3° Des perforateurs à tête mince et très-courte, pour le même cas ;

4° Un litholabe à crochets très-courts, et un perforateur à petite tête, pour saisir et broyer la pierre dans l'urètre.

5° Enfin, un instrument à trois fins, composé d'une forte pince, pour écraser les fragmens arrêtés dans la fosse naviculaire, d'une petite pince, et d'un crochet, pour faire l'extraction de ces mêmes fragmens.

Si le malade fait un mouvement pendant la manœuvre, l'instrument ainsi fixé peut contondre fortement la vessie, et même produire de plus graves lésions. Dans ce cas, en effet, c'est certainement la vessie qui cédera, et non la tige d'acier, solidement fixée au lit sur lequel le malade se trouve attaché. L'événement a eu lieu, en effet, et plus loin j'en ferai connaître les résultats.

Une sonde ordinaire, une seringue et un urétrotome complètent l'appareil instrumental de la lithotritie ; mais il est nécessaire d'avoir sous la main des pièces de rechange et des instrumens de diverses grosseurs, afin de pouvoir parer à tous les accidens et choisir ce qui convient le mieux dans chaque cas.

Quant aux *pinces à branches mobiles,* dont on s'est servi dans quelques circonstances ; aux *pinces à quatre, six, huit,* et même *douze branches,* dont certaines personnes ont proposé ou adopté l'usage ; aux divers forets ou perforateurs composés de plusieurs pièces, quelle qu'en soit la disposition, et qu'on désigne sous les noms de *fraise mobile, fraise à développement, mandrin à virgule,* simple ou double, *foret incliné, foret à double écartement, évideur, eccopeur,* etc., leur emploi présente des inconvéniens, ou même des dangers, et il est d'ailleurs restreint à des cas peu nombreux, qu'on ne saurait déterminer d'avance. Ces divers instrumens, presque tous destinés à pulvériser entièrement la pierre, en l'attaquant d'avant en arrière, de la circonférence au centre, ou de dedans en dehors, ont été proposés par MM. Meyrieux, Rigal, Leroy, Heurteloup, Tanchou, Amussat, Pecchioli, etc. Il conviendrait d'autant moins d'en faire ici la description, qu'on les a généralement abandonnés. J'en puis dire autant de plusieurs autres, et surtout d'un instrument droit, à deux branches, appelé *brise-coque,* qui, bien que n'étant qu'une copie de celui dont j'ai donné la description dans le chapitre précédent, sous le nom de *brise-pierre,* a été présenté en 1827 comme une invention nouvelle ; de légers changemens dans la disposition des branches, et surtout dans le mécanisme, étaient loin de justifier les éloges qu'on a prodigués à cette modification d'un instrument que depuis long-temps j'avais moi-même abandonné. Au reste, le brise-coque est également tombé dans l'oubli.

Je ne m'arrêterai pas non plus à décrire la *pince-servante* et la *maîtresse-pince,* dont on a fait tant de bruit, mais dont personne ne parle plus aujourd'hui, et avec raison ; ni l'ensemble de moyens désignés sous le nom sonore de *lithocénose* ; ni la *sonde à redresser*, qui devait, disait-on, guérir toutes les prostates engorgées. Ces divers moyens sont fort ingénieux, et ils attestent que leurs auteurs possèdent des connaissances en mécanique. Mais, quand on veut les appliquer à la pratique chirurgicale, on trouve qu'ils sont imparfaits, qu'ils n'ont aucune utilité réelle, ou même qu'on ne saurait s'en servir. Ces défauts sont aussi ceux d'un *lit à bascule* sur lequel l'opérateur attache les malades ; on verra plus loin que cet appareil n'est pas sans inconvéniens, ni même sans dangers.

§ II. Il n'en est pas ainsi d'un instrument courbe et à deux branches qu'on a introduit depuis peu dans la pratique, et au moyen duquel on parvient à morceler la pierre. Cet instrument, dont j'ai cru devoir reproduire le dessin, et qui porte le nom de *percuteur courbe et à marteau*, paraît avoir été imaginé à la fois par plusieurs personnes ; mais M. Heurteloup en a régularisé l'application à la destruction des calculs vésicaux, et le premier il en a obtenu des résultats pratiques. C'est l'amélioration la plus importante que l'art de broyer la pierre ait retirée des nombreux travaux dont il a été l'objet depuis dix ans. Bien que les étrangers nous contestent cette invention, qui étend la sphère d'application de la lithotritie, empressons-nous de reconnaître qu'elle est réellement due à un chirurgien français.

Tout ce qui peut contribuer au succès de la lithotritie m'intéresse d'une manière particulière. Aussi me suis-je hâté de rendre justice à mon habile confrère, et de soumettre à l'expérience le procédé ingénieux qu'il a proposé.

Ce procédé consistait d'abord à saisir et fixer la pierre dans la vessie, au moyen d'un instrument à deux branches, et à la faire éclater par la percussion. En voici la description, dans les propres termes de l'auteur :

« L'instrument est en acier : il a quatorze pouces dans

» sa longueur totale, et on distingue, dans sa composition,
» la partie qui, pendant l'opération, entre dans l'urètre et
» la vessie, et la partie qui est extérieure. La partie *extra-*
» *vésicale* ressemble à une grosse sonde, qui serait droite
» dans huit pouces de sa longueur, et dont l'extrémité serait
» courbée suivant le quart d'un cercle d'un pouce à un pouce
» et demi de rayon. Cette partie courbée se sépare en deux
» portions par une coupe qui croise à angle droit l'axe de la
» partie droite de la sonde. Cette partie droite de la sonde
» est composée de trois pièces, deux latérales et une inté-
» rieure. Les deux latérales se continuent avec la portion la
» plus externe de la courbure; l'intérieure se continue, au
» contraire, avec la portion la plus interne de cette cour-
» bure.

» Or, comme ces deux portions externes sont fixées
» dans une pièce carrée d'acier qui forme l'*armure* (1) de
» l'instrument, et que la partie interne, qui correspond à
» la courbure interne, est tout-à-fait libre, il en résulte que
» cette pièce interne et la portion de courbure qui lui cor-
» respond sont mobiles, et que conséquemment on peut à
» volonté éloigner l'une de l'autre ces deux portions de cour-
» bure et les rapprocher. Or, c'est dans la possibilité d'é-
» loigner et de rapprocher ces deux pièces que réside dans
» l'instrument la *faculté de prendre.*

» Quant à la *faculté de pulvériser*, elle est due à l'action
» d'un marteau, avec lequel, lorsque la pierre est prise en-
» tre les deux segmens de courbure dont l'un est immo-
» bile et l'autre mobile, on peut rapprocher ces deux seg-
» mens par la percussion, et conséquemment communiquer
» à la pierre l'action vive et éminemment pulvérisante du
» marteau. On conçoit que, par ce moyen, je réalise, dans
» la vessie, ce que l'on opère avec le même agent sur un plan
» solide et résistant. En effet, l'instrument présente, lors-

(1) Partie de l'instrument qui s'ajuste dans le *point-fixe.*

» qu'il est mis en usage, un plan fixe, sur lequel repose la
» pierre, et un plan mobile qui a une action absolument sem-
» blable au marteau mis en œuvre comme on le fait ordinai-
» rement, puisqu'il est une loi physique qui veut que tout
» choc qu'on imprime à l'extrémité d'une tige métallique so-
» lide et droite se transmette sans perte à un corps placé à
» l'autre extrémité. »

Il serait inutile de donner la description du *lit rectangle*,
qui ne fait point partie essentielle, comme on l'a dit, du
procédé de la percussion. Ce lit, dont M. Heurteloup s'est
exagéré l'utilité, tout en laissant entrevoir qu'il serait à désirer qu'on pût s'en passer, n'est pas indispensable, même
lorsqu'on a recours à son procédé, et l'on peut le remplacer
avantageusement par un moyen fort simple, dont je parlerai plus loin.

Quant au marteau, il n'offre rien de particulier. Sa grosseur et son poids varient suivant la force de l'instrument
dont on se sert ; mais il convient de le tenir plutôt trop faible
que trop fort. On est moins exposé à voir l'appareil se fracturer ou se ployer, comme il est arrivé quelquefois.

Du reste, la composition et le mécanisme du percuteur
sont d'une simplicité frappante. Lorsqu'on tire en sens opposé sur les rondelles, les deux pièces qui le constituent
glissent l'une dans l'autre, et s'écartent à l'endroit de la
courbure, de manière à former une pince à deux branches.
Cet écartement n'est pas limité ; quand on rapproche les
deux branches, elles se placent l'une dans l'autre, et les
dents dont j'ai parlé se reçoivent réciproquement.

Dès qu'on est parvenu à saisir la pierre, l'échelle graduée
fait connaître exactement l'épaisseur de la partie qui se
trouve embrassée. Quand elle est solidement fixée dans l'instrument, on adapte celui-ci à un point-fixe, et l'on frappe
avec le marteau jusqu'à ce que le calcul ait éclaté.

Mais, avant d'exposer l'emploi de cet instrument, fai-
sons connaître les changemens qu'on a introduits dans sa

construction, et dont l'expérience a constaté l'opportunité.

Le percuteur n'est certainement pas sorti des mains de son auteur aussi parfait que lui-même paraissait le croire. Mais l'équité oblige d'avouer que, dans le nombre des modifications qui y ont été apportées, beaucoup sont inutiles. J'indiquerai seulement celles qui ont été reconnues avantageuses.

1° D'abord on a diminué la profondeur de la cuvette, et changé la disposition des dents que présente la partie courbée, parce qu'il arrivait souvent à la vessie d'être pincée et à l'instrument de s'engorger, malgré toutes les précautions qu'on pouvait prendre. Ces accidens sont moins fréquens aujourd'hui : cependant il faut quelque habileté pour les éviter, et encore n'y parvient-on pas toujours.

2° Le percuteur était trop volumineux. On est parvenu à le rendre moins massif, tout en lui conservant assez de force dans les cas ordinaires, chez l'adulte et le vieillard.

3° Pendant la percussion, les deux branches ne s'appliquent pas sur la pierre avec assez de force et d'une manière assez égale pour empêcher le corps étranger de s'échapper. On pare à cet inconvénient au moyen d'un procédé fort simple, qui a même produit des résultats d'un autre genre et auxquels on n'avait point songé. De là aussi des changemens considérables dans la construction de l'appareil.

D'abord on a proposé un *compresseur* spécial, composé de plusieurs pièces combinées de manière à s'adapter au percuteur avec promptitude et sûreté, et à permettre qu'une pression forte et graduée s'exerce spontanément, en même temps qu'on peut recourir à la percussion, si elle devient nécessaire.

Malgré l'avantage qu'offre cet appareil de pouvoir être détaché au moment où l'on saisit la pierre, et de conserver au percuteur toute sa simplicité, il n'a point été généralement adopté, et l'on a proposé des moyens d'une autre nature. On a fait la pièce extérieure du percuteur plus longue de quatre pouces, et sur la portion dépassant la rondelle qui sert de poignée, on a pratiqué un pas de vis, médiocrement serré, que parcourt un écrou compresseur auquel s'adapte un volant, ordinairement à trois ailes, longues d'un pouce et demi, et terminées par des boutons arrondis. A l'aide de ce moyen, on exerce une pression graduée et uniforme sur la rondelle de la tige intérieure qui maintient les deux branches immobiles et fortement appliquées sur la pierre. On peut aussi augmenter la pression à mesure que la percussion désunit les molécules de la pierre, et rapprocher par conséquent les branches de la pince. Mais il a été remarqué que cette pression suffisait, dans beaucoup de cas, pour écraser le calcul. De là l'écrasement des pierres tantôt par pression, tantôt par percussion, tantôt enfin par l'un et l'autre moyens réunis.

Les volans et les compresseurs ayant tous l'inconvénient d'allonger la manœuvre, je les ai remplacés par un appareil fort simple, qui permet de proportionner la force aux exigences de chaque cas. L'écrou se trouve divisé en deux parties, qui s'adaptent à l'instrument de manière à n'en point gêner les mouvemens, soit pour saisir la pierre, soit pour l'écraser avec la main; lorsque celle-ci ne suffit pas, on rapproche les deux parties de l'écrou, **et** la vis fonctionne au moment même, sans qu'on soit obligé de faire subir le moindre changement à l'appareil. La figure et la description dont elle est accompagnée feront aisément comprendre ce mécanisme, qui a été exécuté par M. Charrière avec toute la précision désirable.

4° L'emploi de la percussion exige qu'on ait un point fixe. Mais celui de la simple pression n'entraîne point la même nécessité. Seulement il a fallu donner à la partie de l'instrument qu'embrasse la main, une forme telle qu'on pût la tenir d'une manière solide. Toutes ces dispositions se voient dans l'instrument que j'ai fait représenter, et dont je me suis servi un grand nombre de fois avec avantage.

Quant au point fixe, qui est indispensable lorsqu'il s'agit de faire éclater une grosse pierre, il y a diverses manières de l'établir. La plus simple, celle qui entraîne le moins d'inconvéniens, qui peut le moins effrayer les malades, et qui me réussit le mieux, consiste à prendre une plaque de fer carrée, dont les bords soient coupés en biseau et glissent entre deux coulisseaux, aussi en fer, fixés sur une planche. On place cette planche sur le lit, au dessous des coussins destinés à élever le sacrum pendant l'opération; puis, au moment où l'on a besoin d'un support, on adapte la plaque aux coulisseaux, et on la fixe au point voulu à l'aide d'une vis de pression. Le support, formé lui-même de plusieurs pièces métalliques, peut être élevé, abaissé ou incliné, suivant la nécessité; on l'arrête aussi au point voulu par des vis de pression, de manière à obtenir toute la précision désirable.

On peut également adapter à un carré de planche quelconque, au moyen de deux vis, la plaque métallique carrée qui supporte le point fixe, et cette manière est même préférable en voyage. Ou bien encore, on l'assujettit à une table, notamment dans les hôpitaux, et partout où il y a des tables à opération. Tous ces moyens peuvent être employés; mais, je le répète, la planche à coulisseaux me paraît mériter la préférence.

5° L'instrument de M. Heurteloup était difficile à nettoyer: il fallait un temps assez long pour le monter et le démonter; la vis de pression de la pièce extérieure était inutile. Cette vis a été supprimée. On a prolongé la rainure de la pièce extérieure, même à travers la rondelle, qui présente ainsi une échancrure à sa partie supérieure. Ces changemens ont simplifié l'instrument: ils ont surtout contribué à rendre facile et simple la manière de le monter et de le nettoyer.

Il a été fait au percuteur d'autres modifications encore, qui, bien que moins importantes, ne sont pas dépourvues d'utilité. Telle est une petite rondelle ajoutée à l'extrémité de la pièce extérieure, et qui fournit un point d'appui, quand on veut exercer la pression avec la main. Tels sont encore deux anneaux fixés à la partie carrée, et qui servent à maintenir l'instrument dans la main pendant l'écrasement. Mais on a proposé aussi quelques modifications qui sont plutôt nuisibles qu'utiles, et que je m'abstiens de signaler, la plupart n'étant que de simples conceptions théoriques.

Je n'entrerai pas dans de plus longs détails sur ces divers changemens, qu'on saisira mieux en comparant le dessin de l'instrument primitif, tel qu'il fut donné par M. Heurteloup, avec la figure représentant le même instrument tel que je l'emploie aujourd'hui.

J'aurais encore à parler de quelques modifications spéciales que certains cas obligent d'imprimer à la construction de l'appareil. Mais l'histoire en sera plus convenablement placée dans les chapitres particuliers que ces divers cas réclameront.

§ III. Un instrument de forme analogue à celui de M. Heurteloup, mais d'un mécanisme différent, a été proposé par M. Jacobson, de Copenhague (1). Cet instrument ingénieux, que j'ai fait représenter, séduit aussi par sa simplicité; mais son action est restreinte aux cas de petits calculs, circonstances où d'autres méritent de lui être préférés. Cependant quelques praticiens l'ont employé avec succès, et celui qui ne posséderait pas la pince à trois branches, pourrait s'en servir avantageusement pour écraser de petites pierres.

Il serait inutile de reproduire, même par une simple énumération, les changemens nombreux qu'a subis aussi l'instrument de M. Jacobson. Les uns n'y ajoutent rien, et les autres n'en font disparaître aucun des inconvéniens. Quoique cet instrument ne remplisse pas entièrement le but qu'on

(1) C'est le **27** décembre 1830 que M. Blainville a présenté l'instrument *lithoclastique* de M. Jacobson à l'Académie des Sciences.

voulait atteindre en le produisant, et qu'il soit, comme on l'a dit une *surabondance,* il n'en atteste pas moins le génie de l'auteur. D'ailleurs il a servi à constater un mode spécial de destruction des calculs vésicaux. Quant à la supériorité qu'on a voulu lui attribuer, je me bornerai à faire observer que celui de nos confrères qui l'a plus particulièrement adopté, établit cette prétendue prééminence sur ce que l'instrument danois peut être mis avec moins de danger que certains autres *en des mains inexpérimentées,* tout en avançant du reste qu'il est plus limité dans ses applications que la pince à trois branches.

CHAPITRE III.

PROCÉDÉ OPÉRATOIRE DE LA LITHOTRITIE.

Ici, je suivrai la même marche que pour la description des instrumens. J'indiquerai en premier lieu la manière d'appliquer ceux dont on use ordinairement : ensuite j'exposerai l'emploi des autres et les changemens qu'on a fait subir à diverses parties de la manœuvre. Cependant je me renfermerai dans un cercle de généralités, parce que les détails seraient difficilement saisis à une simple lecture, et que d'ailleurs, dans les divers parallèles dont j'aurai à m'occuper, il deviendra nécessaire de reproduire les points les plus importans.

§ I. *Procédé ordinaire.*

A. *Préliminaires de l'opération.* — Sur une table ou tout autre meuble peu éloigné du lit ordinaire du malade, on dispose, dans l'ordre le plus commode, une sonde, de l'huile, une seringue pleine d'eau tiède, simple ou légèrement chargée de mucilage, enfin l'instrument dont on a fait choix, et dont le volume doit être proportionné à la largeur de l'urètre, mais déjà monté et préparé pour l'introduction.

Un aide présente ces divers objets au chirurgien à mesure qu'il les lui demande.

Le malade est sur son lit, couché horizontalement sur le dos, le bassin soulevé par un coussin roulé dans un drap, les jambes écartées, et les cuisses légèrement fléchies. Le chirurgien, placé à droite, introduit la sonde, et fait l'injection, en s'arrêtant aussitôt que le malade témoigne le besoin d'uriner. Il retire alors la sonde, et la remplace par l'instrument, qu'il tient comme une plume à écrire, et qu'il introduit d'abord dans une direction perpendiculaire, sans le pousser, en ayant soin seulement de tenir la verge allongée. Ce premier temps n'offre aucune difficulté. Si l'orifice extérieur de l'urètre était trop étroit, il faudrait l'inciser, au moyen de l'urétrotome, plutôt que de le forcer avec l'instrument.

Lorsqu'on est parvenu à l'angle antérieur de la symphyse des pubis, on abaisse en même temps et la verge et l'instrument, dont l'extrémité doit suivre la courbure que le canal présente en cet endroit. Ce second temps est le plus difficile pour les personnes qui n'ont pas l'habitude de se servir des sondes droites. Il arrive quelquefois, comme dans le cathétérisme ordinaire, qu'on commence trop tôt à baisser la main, et que l'extrémité de l'instrument va butter contre la symphyse pubienne; mais il est bien plus ordinaire qu'on enfonce trop ce dernier, dont l'extrémité heurte alors contre la paroi inférieure de la partie bulbeuse de l'urètre. Dans l'un et l'autre cas, on fatigue, on irrite les parois du canal, et l'instrument n'entre pas. Mais les difficultés disparaissent lorsqu'on a acquis une certaine habitude. C'est donc des essais multipliés qu'il faut faire, et dont rien ne saurait tenir lieu. Dès qu'on a franchi la courbure de l'urètre, l'instrument pénètre sans peine.

Dans ce dernier temps, la direction de la partie extravésicale de l'instrument est parallèle aux cuisses du malade. Mais, quand la prostate se trouve tuméfiée, il faut abaisser davantage la main droite avant de pousser l'instrument dans la partie prostatique de l'urètre. Au moyen de cette manœuvre, on arrive enfin dans la vessie, avec d'autant plus de facilité et d'autant moins de douleurs, qu'on procède avec moins de précipitation. Mais c'est encore là un redoutable écueil. La plupart des chirurgiens introduisent les instrumens avec trop de rapidité. Il faut, comme je l'ai dit ailleurs, que le canal *avale* en quelque sorte l'instrument. On ne doit jamais user de violence pour obtenir l'écartement de ses parois.

Lorsque la tuméfaction de la prostate est considérable, la déviation de la partie du canal que cette glande embrasse augmente, et par suite aussi la difficulté d'introduire un instrument droit. J'aurai occasion de revenir sur ce point important de pratique.

B. *Préhension de la pierre.* — On desserre d'abord la vis de pression; de la main gauche on tient la partie carrée de la gaîne, qu'on tire à soi, et de l'autre, on pousse le litholabe; les branches de la pince s'écartent ainsi de la quantité qu'on veut ouvrir l'instrument; en même temps on tire à soi le perforateur. C'est alors seulement qu'il faut chercher à saisir la pierre. Ce temps est le plus difficile et le plus douloureux de l'opération, celui pendant lequel on ne saurait procéder avec trop de ménagemens. Il présente d'ailleurs des différences notables suivant les cas. Pour en bien saisir les détails, il convient d'établir quelques distinctions.

1° *Pierres petites.* — Un léger mouvement de rotation des branches de la pince ouverte dans la vessie, ou de simples inclinaisons en tous sens, font presque toujours découvrir le corps étranger à la partie postérieure du bas-fond de la vessie, où il se trouve, tant par suite de la position du malade, que par l'effet de sa propre pesanteur. Quelquefois il suffit de laisser tomber, pour ainsi dire, la pince en cet endroit pour que la pierre s'engage entre ses branches, et presque sans qu'on la cherche. On s'assure de sa présence par le moyen du perforateur, on fait glisser la gaîne [sur la pince, et le calcul se trouve saisi. Presque jamais il n'échappe, pourvu qu'on évite toute secousse, qui aurait pour effet de déplacer l'extrémité vésicale de l'instrument. Les échelles du litholabe et du perforateur font connaître le diamètre du corps qu'on a saisi. Dans tous les cas de calculs peu volumineux, et lorsque la pierre a été réduite en petits fragmens, la manœuvre est aussi facile que peu douloureuse. Il en est de même quand la vessie contient plusieurs calculs ; mais il peut arriver alors qu'on saisisse deux pierres à la fois, ce dont on est averti par la disproportion des mesures que donnent les deux échelles.

2° *Pierres d'un pouce de diamètre.* — On constate leur présence avec non moins de facilité ; mais il n'est pas aussi facile de les saisir. Le mouvement de la pince déplace, entraîne le calcul, et les personnes qui n'ont pas une grande habitude de l'opération distinguent avec peine quel est le point de l'instrument qui entre en contact avec lui. Assez souvent la pierre se trouve placée près du col de la vessie, et l'instrument est ouvert derrière elle. Cependant on connaît la quantité d'eau qui a été introduite dans la vessie, et par conséquent le degré d'écartement des parois de ce viscère; on connaît aussi le développement de la pince ; ces deux premières données, jointes tant à celles qu'on s'est déjà procurées par le cathétérisme ordinaire, qu'à celles que fournit le contact de l'instrument avec la pierre, mettent à portée de déterminer approximativement le volume du corps étranger. Quand on en a reconnu la situation, l'on dirige vers ce point l'instrument, qui doit être assez ouvert pour que la pierre puisse passer par les ouvertures latérales résultant de l'écartement des branches, aussi bien que par l'ouverture antérieure. Cette partie de la manœuvre est fort délicate, ainsi que je viens de le dire, et elle exige beaucoup d'expériences préalables, qui instruisent mieux que tous les préceptes et tous les raisonnemens. Lorsque la pierre se trouve engagée dans l'instrument, on en est averti par le perforateur, et l'on ferme la pince avec les précautions que j'ai déjà indiquées.

3° *Pierres de dix-huit lignes de diamètre et au dessus.*— Ici la manœuvre est différente. L'extrémité de l'instrument, en pénétrant dans la vessie, va heurter contre la pierre, en raison de l'espace que celle-ci occupe. Mais c'est au devant du corps étranger que la pince doit s'ouvrir; car la pierre ne peut y entrer que par l'ouverture antérieure qui résulte de l'écartement des branches, les ouvertures latérales étant alors trop petites. Or il est évident que, quand la pince s'ouvre en arrière ou sur l'un des côtés du corps étranger, la manœuvre devient inutile. Cette circonstance est d'autant plus fâcheuse, que des douleurs vives l'accompagnent toujours. Cependant on parvient sans peine à l'éviter. Dès que l'extrémité de l'instrument touche la pierre, on desserre la vis de pression, et on retire légèrement la gaîne. A mesure que les branches s'écartent, elles repoussent le calcul vers le bas-fond, à la face postérieure de la vessie, où elles le maintiennent d'autant plus aisément et sûrement qu'en s'épanouissant elles s'appliquent sur une surface de plus en plus étendue. Lorsque la pince est suffisamment ouverte, la pierre entre dans l'instrument, ce dont on s'assure au moyen du perforateur : les deux échelles font ensuite connaître avec précision son diamètre. Mais si la la pince, ainsi ouverte, se trouve, malgré tout ce qu'on a pu faire, sur les côtés d'une grosse pierre, il faut fermer l'instrument, replacer l'extrémité sur la face antérieure du calcul, et tenter de nouveau d'ouvrir la pince comme je viens de le dire.

La forme des pierres, surtout lorsqu'elles ont beaucoup de volume, apporte aussi quelques changemens dans la manœuvre. Les calculs aplatis sont plus difficiles à saisir : ils échappent même quelquefois, ce qui oblige à recommencer. Comme on ne peut pas en déterminer le volume avec la même précision, il devient nécessaire de se livrer à quelques tâtonnemens, qui fatiguent le malade, jusqu'à ce qu'on soit parvenu à se rendre compte de la nature des difficultés. Cette partie de l'opération peut présenter assez d'incertitude pour embarrasser les chirurgiens peu exercés. Toutefois, en multipliant les recherches, on obtient des notions utiles, et en redoublant de soin, d'attention, on finit presque toujours par saisir et fixer la pierre. C'est alors seulement qu'on peut en apprécier le volume, en déterminer approximativement la forme, et s'assurer s'il y en a plusieurs ; car, dans le cas de calculs multiples, il est très-facile, après en avoir saisi un, d'explorer la vessie avec l'instrument ainsi chargé.

Quant à la dureté, on ne peut la connaître qu'en procédant à l'écrasement ou à la trituration ; mais, sous ce rapport aussi, le volume et la densité de la pierre apportent d'importantes modifications.

C. *Morcellement de la pierre.* — Il y a plusieurs procédés pour morceler la pierre.

1° *Écrasement.* — On l'opère de la manière suivante : Une petite pierre étant saisie et solidement fixée dans l'instrument, on applique la paume de la main droite sur le cuivrot, et les doigts indicateur et médius sur la face postérieure de la rondelle du litholabe, la main droite restant appliquée sur la partie carrée et la rondelle de la gaîne. Alors, par une contraction forte et brusque des muscles fléchisseurs de la main, on pousse la tête du lithotriteur contre le calcul, qui ne tarde pas à céder. Ce sont les crochets des branches qui supportent tout l'effort, et comme ils ont une grande solidité, la pierre se trouve brisée en un instant, sans secousse, sans mouvement de l'appareil, et par une puissance que le chirurgien gradue à volonté, puisqu'elle est en quelque sorte identifiée avec sa main. A mesure que la pierre éclate, on rapproche davantage les branches du litholabe, de manière à écraser en même temps les fragmens qui résultent de la première division, et l'opération est terminée en un instant. On broie ainsi tous les calculs dont le diamètre n excède pas huit lignes, et même ceux qui ont beaucoup plus de volume, pourvu qu'ils soient friables. Il n'y a d'exceptions que pour un très-petit nombre, en raison de leur excessive dureté : l'écrasement doit alors être précédé d'une perforation. On procède de même pour briser les fragmens des grosses pierres. Si le calcul résiste à la pression, on saisit le cuivrot à pleine main, et l'on imprime quelques mouvemens de rotation à la tête du perforateur, afin d'égruger le corps étranger, et si ensuite ce dernier refuse encore de céder à la forte pression dont je viens de parler, on change de système.

2° *Broiement*. — On commence par faire exécuter des mouvemens de rotation à la poulie, afin de s'assurer que la tête du perforateur tourne librement sur la pierre. On adapte ensuite le tour, puis l'archet, qu'on tient en réserve. Un aide maintient le tour immobile, en le saisissant par sa partie coudée et par sa tige carrée. Le chirurgien place la main gauche à la réunion du tour et de l'instrument; puis, avec l'autre main, il imprime à l'archet le mouvement de va et vient qui produit la rotation du perforateur. En même temps, la pompe placée à l'extrémité de la poupée du tour pousse le foret vers la pierre. Cette impulsion peut être modérée à volonté par le moyen de la vis de pression. On continue de broyer jusqu'à ce que la poulie touche à la boîte à cuir de la pince.

Si la pierre est friable, il faut modérer la vitesse du mouvement, à mesure que la perforation avance, jusqu'à ce qu'on sente, au défaut de résistance, que la pierre est transpercée. On évite ainsi que le perforateur n'aille tourner sur le crochet des branches. La perforation étant terminée, on ôte le tour, on desserre la vis de pression de la gaîne, et l'on essaie d'écraser la pierre ainsi évidée par la pression réunie des branches de la pince et de la tête du perforateur. Si elle résiste, on fait écarter légèrement les branches de la pince, on retire le perforateur, on rapproche l'instrument, chargé de la pierre, de la paroi postérieure de la vessie, et par un quart de rotation imprimé à ce même instrument, on fait tourner le calcul sur lui-même, sans le lâcher. On reconnaît qu'il a changé de situation lorsque le perforateur, légèrement poussé en avant', ne rencontre plus le trou qu'il avait fait. Si l'on s'aperçoit que la pierre n'est pas retournée, on retire davantage la gaîne, on prolonge le mouvement de rotation dans le même sens, et l'on fait pivoter le perforateur sur le corps étranger qui, dans presque tous les cas, finit par présenter une autre face : persiste-t-il encore à demeurer immobile, on recommence le mouvement de rotation, et l'on fait pivoter de nouveau le perforateur en divers sens. Il est fort rare que cette manœuvre ne réussisse pas; si cependant elle demeurait inutile, on lâcherait tout-à-fait le calcul, pour le reprendre dans un autre sens.

Une première perforation étant faite, la pression exercée par les branches de la pince et la tête du perforateur suffit souvent pour écraser la pierre. C'est même ce qui arrive presque toujours lorsque celle-ci est petite et qu'on se sert d'instrumens de trois lignes. En effet, ces instrumens permettent d'employer une force considérable. Aussi, les calculs dont la force de cohésion a été diminuée par une perforation de quatre à sept lignes de diamètre, suivant l'excentricité du perforateur, se brisent-ils pour la plupart.

Si cependant on ne parvient point à les écraser, on fait encore une ou plusieurs perforations, suivant leur volume et leur dureté. Ces diverses excavations, partant de points divers de la circonférence, se rencontrent au centre, produisent un vide considérable, et facilitent ainsi l'écrasement, qui s'opère néanmoins avec d'autant plus de difficultés que le calcul est plus dur et plus volumineux.

La durée de chaque séance varie suivant les sensations qu'éprouve le sujet et l'état présumé des organes. En général, elle est de cinq à dix minutes.

Avant de retirer l'instrument de la vessie, que la pierre soit écrasée, ou qu'on suspende l'opération du broiement, il faut s'assurer que la pince est exactement fermée, et que les branches se trouvent logées dans les entailles du perforateur. Quelques légers mouvemens de rotation imprimés au cuivrot procurent pleine et entière certitude à cet égard, puisqu'alors le perforateur ne peut point tourner.

On doit laisser trois à huit jours d'intervalle entre les séances, afin que le détritus et les fragmens aient le temps de sortir, et l'irritation produite par l'opération, celui de se calmer.

Tous les fragmens dont le volume ne dépasse point le diamètre de l'urètre sortent avec l'urine. Quant à ceux qui, plus volumineux, restent dans la vessie, il faut les écraser, comme on ferait pour de petits calculs.

D. *Fragmens arrêtés dans l'urètre.* — La pierre, réduite en morceaux, est expulsée en même temps que l'urine, avec plus de facilité et moins de douleurs qu'on ne serait tenté de le croire. Il n'y a guère d'exception que pour les cas d'atonie des parois vésicales. Cependant les plus volumineux fragmens s'arrêtent parfois à la fosse naviculaire, et quelques uns dans la partie membraneuse de l'urètre. On extrait les premiers avec le petit crochet dont j'ai parlé, ou, à son défaut, avec une des branches de la pince. Les autres doivent être saisis au moyen d'une pince à crochets plus courts que ceux de la pince employée pour les calculs de la vessie. On peut également se servir de la pince à deux branches courbes ou droites. Quand l'extraction devient difficile, la pince à trois branches fournit le moyen d'écraser les fragmens sans qu'on soit obligé de les saisir de nouveau : sous ce rapport, elle est préférable.

Je dois cependant faire observer que la manœuvre est toujours plus douloureuse dans l'urètre qu'elle ne l'est dans la vessie, et que, pour cette raison, si le calcul n'a parcouru qu'une petite étendue du canal, il faut essayer de le faire rentrer dans la poche urinaire. Je me sers avec avantage d'une grosse bougie de cire, ou, mieux encore, d'une grosse sonde, que j'introduis jusqu'au calcul. On fait alors une forte injection d'eau tiède, simple ou mucilagineuse : l'action réunie de la sonde et de la colonne du liquide suffit presque toujours pour refouler le corps étranger. Ce procédé est aussi le moins douloureux, celui qui expose le moins aux accidens.

§ II. *Procédé de la pression et de la percussion.*

D'après ce que j'ai dit du mécanisme de l'instrument courbe et à deux branches, il est facile de concevoir la manière dont on doit s'en servir. Les préliminaires de l'opération, la position du malade et celle du chirurgien ne présentent rien de particulier. Après avoir monté, chauffé et huilé l'instrument, on l'introduit comme une sonde ordinaire à petite courbure. Lorsqu'il est parvenu dans la vessie, on s'assure de la position du calcul, on ouvre l'instrument en tirant sur la rondelle de la tige intérieure, et on en écarte les branches d'une étendue proportionnée au volume présumé de la pierre. On exécute quelques légers mouvemens de quart, de demi-rotation et d'inclinaison, et quand les branches appuient sur le corps étranger, on les rapproche, mais en procédant avec lenteur et sans secousse. Si la pierre n'est point prise, ou si elle s'échappe, on ouvre de nouveau l'instrument, et ainsi de suite jusqu'à ce que le calcul se trouve convenablement placé, résultat qu'on obtient quelquefois avec peine et seulement après de longs tâtonnemens. Mais, lorsque le hasard a placé les deux branches sur les points correspondans du centre de la pierre, on les rapproche fortement, d'abord avec la main, ensuite au moyen de l'un des accessoires que j'ai indiqués. Si la pierre n'est pas très-dure, la pression de la main suffit quelquefois pour la faire éclater. Quand elle résiste, et surtout quand elle est volumineuse, on adapte à l'instrument l'étau et le point fixe, et l'on a recours à la percussion avec le marteau. Il est bon de combiner ensemble la percussion et la pression ; car c'est le plus sûr moyen d'empêcher que le calcul ne s'échappe. Lorsque ce corps est solidement fixé, et qu'on emploie un instrument ayant plus de trois lignes, on parvient presque toujours à le rompre. Parfois cependant il est utile, dit M. Heurteloup, de le perforer, de l'évider, pour faciliter le brisement. Une fois qu'il a éclaté, si l'on juge convenable de continuer l'emploi du même prodédé, on saisit de nouveau les fragmens, soit le même jour, si le malade ne se sent pas fatigué, soit quelques jours après, dans le cas contraire. La percussion et la pression sont peu douloureuses ; mais la recherche de la pierre l'est beaucoup plus. J'aurai occasion de revenir sur ce sujet, et d'exposer plus en détail les principaux points du procédé opératoire.

Lorsque l'instrument courbe fut proposé, on ne procédait à la destruction des calculs avec son secours que par l'emploi du marteau. De là le nom de *percuteur* qui lui fut donné, et celui de *percussion* que reçut le procédé. L'expérience a beaucoup modifié ces vues premières ; aujourd'hui on agit moins souvent par la percussion que par la pression, qui est bien plus simple et plus prompte, et c'est dans ce sens surtout que l'appareil instrumental et le procédé opératoire ont été modifiés.

SECTION II.

APPLICATION DE LA LITHOTRITIE.

—

CHAPITRE PREMIER.

APPLICATION DE LA LITHOTRITIE AUX CAS SIMPLES.

Première série. — *Sujets d'une bonne constitution : pierre solitaire, ayant dix lignes de diamètre et au dessous, ou plusieurs petits calculs, sans lésions organiques, ni dérangement notable de la santé.*

PREMIÈRE OBSERVATION. P. Déant, aumônier de l'hospice de Sens, d'une bonne constitution, éprouvait depuis plusieurs mois des besoins fréquens d'uriner et de la douleur pour les satisfaire. La marche était pénible, le sommeil mauvais, et le moral fortement affecté. Cet homme vint à Paris le 29 mai 1829. Je m'assurai, par le cathétérisme, qu'il avait dans la vessie une petite pierre, dont la présence fut même assez difficile à constater. Je m'aperçus aussi que l'idée d'une opération, dont il s'était exagéré les douleurs, le tourmentait cruellement. Avant de retirer la sonde, je fis une injection d'eau tiède dans la vessie, je plaçai un coussin sous le sacrum, et, sans en prévenir le malade, j'introduisis un instrument de deux lignes et demie de diamètre. Saisir et écraser un calcul peu dur, dont le diamètre était de six lignes, et m'assurer qu'il n'en existait pas d'autres, tout fut l'affaire de quelques minutes. Une partie des débris fut ramenée dans la pince; le reste sortit ensuite avec l'urine. Le malade ne pouvait croire que l'opération eût été faite : il pleura de joie, se rendit chez lui, et revint me voir au bout de quatre jours : il n'avait éprouvé aucun accident. A dater de la sortie du dernier fragment, il cessa de souffrir;

une exploration de la vessie me donna la certitude qu'il n'y restait plus rien.

Deux ans après, M. Péant rendit quelques graviers. Craignant une nouvelle pierre, il vint à Paris; je m'assurai de nouveau qu'il n'y avait point de corps étranger dans la vessie.

DEUXIÈME OBSERVATION. Bourgine, des environs de Paris, âgée de trente-six ans, et d'une bonne constitution, éprouvait depuis quinze mois les symptômes de la pierre. Autrefois déjà elle avait rendu deux calculs à facettes, dont l'un, gros comme une amande, présentait une véritable surface articulaire. L'expulsion de ce corps avait été accompagnée de douleurs vives et prolongées.

La malade avait une grande répugnance pour toutes les opérations et même pour l'emploi de la sonde. Elle ne se laissa vaincre que par la violence chaque jour croissante des douleurs. Je fis l'opération le 22 octobre 1828. Elle ne présenta rien de particulier. La malade souffrit beaucoup moins qu'elle ne s'y attendait. La pierre, quoique volumineuse, fut écrasée en une seule séance, qui ne donna lieu à aucun accident. Quelques fragmens furent extraits, les autres sortirent avec l'urine, et la malade se trouva entièrement délivrée. Deux explorations de la vessie, faites quelques jours après, me prouvèrent que la guérison était complète. Le traitement aurait été terminé en quatre jours, si l'éruption des règles ne l'avait pas fait interrompre. Du reste, la femme partit entièrement guérie le 1er novembre.

TROISIÈME OBSERVATION. Desarbres, adulte, d'une bonne constitution, souffrait depuis long-temps de la pierre lorsqu'il entra à l'hôpital Saint-Antoine, le 15 avril 1829. Les médecins de l'établissement m'invitèrent à pratiquer sur lui la lithotritie. La vessie contenait un petit calcul, dont la présence avait déjà été constatée, mais qu'on chercha en vain le jour de l'opération. Aussitôt que l'instrument se trouva ouvert dans la vessie, la pierre fut sentie et saisie. Elle était friable : une légère pression suffit pour l'écraser. L'opération n'exigea non plus qu'une seule séance. Le malade rendit, dans la journée, les fragmens, qui étaient noirs et composés d'oxalate calcaire. Il souffrit peu, et n'éprouva aucun accident. Trois jours après, la guérison étant bien avérée, il sortit de l'hôpital.

QUATRIÈME OBSERVATION. Michaux, de Paris, adulte, d'une bonne constitution sèche et irritable, souffrait de la pierre depuis plus d'un an lorsqu'il me fit appeler le 28 mars 1828. La santé générale étant bonne, et les organes à peu près sains, il n'y avait aucune préparation à faire. L'urètre me parut étroit : je pris donc un instrument de deux lignes et demie, qui pénétra aisément. Je saisis sans difficulté une pierre du volume d'un petit marron ; elle était dure, et l'instrument trop faible pour qu'on pût essayer de l'écraser avant qu'elle eût été perforée. Elle résista même encore après la perforation, de sorte qu'il fallut ajourner l'opération. Le malade rendit beaucoup de détritus, et n'éprouva point d'accidens. Quatre jours après, une nouvelle séance eut lieu, au moyen d'un instrument de trois lignes, à pinces très-fortes. L'écrasement de la pierre eut lieu sans difficultés, les plus gros fragmens furent saisis ensuite et écrasés de même : nul accident ne survint ; le malade rendit une grande quantité de détritus et plusieurs fragmens assez gros. Je m'assurai, au bout de quelques jours, que la vessie était entièrement débarrassée. La santé n'éprouva aucun dérangement, et nulle atteinte de la maladie ne s'est fait ressentir depuis.

Ce sont là des cas très-favorables à l'application de la nouvelle méthode. Aussi le succès fut-il aussi rapide qu'on puisse le désirer dans une opération chirurgicale. L'un des malades subit la lithotritie sans le savoir : il tremblait à la seule idée d'une opération, qu'il aurait moins bien supportée s'il avait été prévenu de ce qu'on allait faire. L'irritabilité était grande chez lui, et cependant la manœuvre ne donna lieu à aucun accident. Ce malade ne changea même rien à sa manière de vivre. Un bain, des boissons abondantes, des lavemens et l'usage d'un suspensoir furent les seuls moyens accessoires qu'on employa. La lithotritie ne fut pas moins inoffensive dans les trois autres cas. Cependant la femme en avait une grande frayeur ; sa maladie était d'ailleurs ancienne, et ses souffrances très-vives. Le dernier malade était assez irritable aussi ; son affection datait de loin, et sa pierre avait plus de volume. Cette pierre aurait néanmoins été détruite en une seule séance, comme les trois autres, si de prime abord j'avais pris un instrument propre à écraser. Dans les trois cas, le traitement fut très-court, l'opération peu douloureuse, et la guérison aussi prompte que certaine.

Ce n'est pas sans dessein que j'ai choisi ainsi des cas déjà anciens : je voulais prouver que ces guérisons, en quelque sorte merveilleuses, sont aussi durables que les autres. Depuis lors, j'ai opéré un grand nombre de malades également placés dans des conditions favorables ; le traitement a été aussi prompt, l'opération aussi peu douloureuse, et la guérison aussi facile, aussi certaine. On pourra compter sur un résultat non moins satisfaisant toutes les fois que la pierre sera petite, que la maladie aura peu d'ancienneté, et que les organes seront encore sains.

CINQUIÈME OBSERVATION. Le docteur Ferrand, de Montrichard, âgé de soixante-cinq ans, souffrait depuis long-temps de la pierre lorsqu'il vint à Paris, le 30 avril 1829, réclamer l'emploi de la lithotritie. Je m'assurai, d'abord par le cathétérisme, et ensuite par les instrumens lithotriteurs, que la vessie contenait plusieurs petits calculs ; mais je reconnus aussi que les organes génito-urinaires étaient en bon état et la santé satisfaisante. L'urètre me parut être un peu plus irritable que de coutume : quelques bougies parvinrent à diminuer cette sensibilité. Le traitement préparatoire ne dura que six jours. Le 7 septembre eut lieu la première séance de lithotritie. L'introduction de l'instrument fut facile et peu douloureuse ; la vessie était grande et contenait près de deux verres d'eau ; la manœuvre pour trouver et saisir la pierre produisit à peine un léger frottement, par conséquent il y eut peu de douleur. Dans cette séance, qui ne dura que trois minutes, deux calculs furent saisis et écrasés, le malade ne se sentit point fatigué, il rendit les débris de ces calculs. L'opération fut reprise le 10, continuée le 15 et le 17, et terminée le 26, toujours avec la même facilité et aussi peu de douleurs, toujours sans accidens et même sans fatigue pour le malade, dont la guérison fut constatée par deux explorations. Au bout de six ans la pierre s'est reproduite, et la lithotritie, pratiquée par un de mes confrères, a eu le même succès.

Une circonstance particulière se présentait ici pour hâter le départ de ce médecin ; les deux praticiens de la petite ville de Montrichard étaient absens en même temps, et pour le même motif ; ils ne furent pas peu surpris l'un et l'autre de se trouver à Paris, soumis à la même opération. Tous deux guérirent ; mais le confrère de M. Ferrand était d'un âge fort avancé, et dans des conditions très-défavorables ; son traitement dura plus de deux mois.

Il n'est pas rare de trouver dans la vessie plusieurs petits calculs, au lieu d'une pierre d'un certain volume. Cette circonstance n'est point défavorable à la lithotritie, pourvu que les calculs soient peu nombreux et petits. Mais, en pareil cas, ainsi que l'on le verra dans le cours de cet ouvrage, le chirurgien ignore, en commençant l'opération, quel est le nombre des pierres que contient la vessie, et quelle sera la durée du traitement. Toutefois, l'inconconvénient qui résulte de là est contrebalancé par la facilité et le peu de douleurs de la manœuvre. Ainsi on doit mettre cette particularité au nombre de celles dans lesquelles la lithotritie offre un moyen de guérison assuré et peu douloureux.

SIXIÈME OBSERVATION. Chavanon, de Vallon, dans le département de l'Ardèche, jeune fille, âgée de sept ans, et d'une constitution bonne, mais irritable, éprouvait depuis cinq ans un trouble notable des fonctions de la vessie. On méconnut d'abord la cause de ce dérangement ; mais, les symptômes étant devenus plus caractérisés, l'enfant fut conduite dans une ville voisine, où un chirurgien de mérite essaya de pratiquer la lithotritie. Les premiers essais donnèrent des espérances qui ne se réalisèrent point. Ils survint même quelques accidens inflammatoires et nerveux, qui firent renoncer à l'opération. La petite malade fut incommodée pendant un certain laps de temps ; elle conserva un catarrhe vésical et une incontinence d'urine. Ce fut dans cet état qu'on me l'amena ; je la délivrai entièrement en trois séances fort courtes, qui eurent lieu à trois jours de distance les unes des autres, et qui ne donnèrent lieu à aucun accident ; les souffrances et le catarrhe vésical disparurent sur-le champ, et quelques jours après, la malade commença à retenir ses urines. Au bout d'une quinzaine, elle quitta Paris dans l'état le plus satisfaisant.

Ce qu'il y eut de plus remarquable dans cette opération, c'est la violence des mouvemens que la petite malade exécutait lorsqu'on introduisait les instrumens et même une simple sonde dans la vessie. Du reste, les parois du viscère demeuraient constamment appliquées sur la pierre, et il était impossible de les écarter par une injection. Je fus donc forcé d'opérer *à sec*, comme on dit, ce qui rendit la manœuvre beaucoup plus douloureuse.

Seconde série. — *Adultes ou vieillards d'une bonne constitution ; pierre solitaire, ayant une quinzaine de lignes de diamètre, ou moins, et une dureté moyenne ; ou plusieurs calculs, mais sans lésions organiques, ni dérangement notable de la santé.*

Les calculeux qu'on rencontre le plus fréquemment dans la pratique présentent ces conditions, qui sont en général favorables à la lithotritie. J'en ai opéré un très-grand nombre, parmi lesquels je citerai seulement quelques uns, dans la vue de signaler les principales particularités qui se sont offertes.

SEPTIÈME OBSERVATION. M. Gallardo, réfugié espagnol en Angleterre, âgé de vingt-trois ans, souffrait de la pierre depuis environ dix-sept années. Sa jeunesse s'écoulait ainsi dans les angoisses d'une maladie que l'idée de la taille rendait effroyable. En 1826, il rendit un calcul par l'urètre; mais ses souffrances ne subirent qu'une interruption momentanée; elles ne tardèrent même pas à devenir plus vives, et le déterminèrent à venir réclamer l'application de la lithotritie, à Paris. Il entra le 9 mai 1831, à l'hôpital Necker. Sous le rapport de la constitution, de la santé générale, et même de l'état des organes urinaires, ce malade était dans des conditions favorables; mais la pierre paraissait avoir un gros volume. Il n'y eut point de traitement préparatoire. L'opération fut commencée le 14, au moyen d'un instrument de trois lignes. L'injection du liquide et l'introduction de l'instrument n'offrirent rien de particulier. La pierre fut saisie sans peine; mais, en fermant la pince, pour la fixer, on entendit un bruit sourd, résultant de la séparation des aspérités du corps étranger par la pression des branches. Le calcul était d'oxalate calcaire, et du genre de ceux qu'on appelle mûraux, dont la circonférence porte d'assez longues saillies, divisées et subdivisées, à leur extrémité. Le malade rendit, dans la journée et les jours suivans, celles de ces aspérités qui avaient été détachées. Le 18, nouvelle séance, un peu plus douloureuse que la première. La pierre fut saisie et perforée une fois; il se détacha encore des aspérités, que le malade rendit avec le détritus. La douleur se calma aussitôt qu'on eut retiré l'instrument, et le malade n'éprouva aucun accident. Trois jours après, on reprit l'opération, qui fut continuée le 1er et le 4, et terminée le 8 juin. Il fallut pratiquer quatre fois la perforation, avant que la pierre éclatât, ce qui tenait autant à sa dureté excessive qu'à son volume. Ceux des fragmens qui étaient trop gros pour traverser l'urètre, furent écrasés avec facilité par le procédé que j'ai indiqué. L'un d'eux s'arrêta dans la partic membraneuse du canal ; on le repoussa dans la vessie , et le malade l'expulsa le lendemain. La guérison fut constatée le 18 et le 27. Le malade quitta l'hôpital dans l'état de santé le plus satisfaisant. Sa sortie avait été retardée par un catarrhe bronchique , qui fit différer la dernière exploration.

Ce cas est remarquable à plus d'un égard , par le long séjour d'une pierre hérissée de pointes , sans qu'il se fût déclaré de lésions dans la vessie , par le détachement des aspérités sous l'effort de la pression exercée à l'aide de la pince, par la densité excessive du calcul , et par l'absence totale d'accidens , quoique la constitution fût très-irritable , et que la manœuvre eût été assez douloureuse. Quant au long temps que la pierre avait mis à se développer, on sait que les calculs d'oxalate calcaire se forment très-lentement. Celui que le malade rendit en 1826 s'était formé depuis peu , et malgré l'existence de l'autre , circonstance qui n'est pas fort rare. S'il ne s'était pas déjà trouvé une pierre dans la vessie , les douleurs auraient entièrement cessé après la sortie du gravier, et n'auraient point reparu.

Lorsque la destruction de la pierre exige un certain nombre de séances, il faut tenir compte de tous les modificateurs de la sensibilité, et surtout de l'état moral du malade, qui exige souvent une précaution dont je n'ai eu qu'à me louer.

En général, plus les malades sont instruits, et plus ils redoutent les opérations chirurgicales, dont presque toujours ils s'exagèrent les douleurs et la gravité. J'ai opéré un assez grand nombre de savans , entre autres de médecins, et j'ai été à même de remarquer qu'ils supportent l'opération avec courage, mais que le moment qui la précède est pour eux extrêmement pénible. Il convient de leur exposer d'abord tous les détails de la manœuvre et de ne pas leur faire connaître l'instant qu'on a choisi ; généralement la première séance doit avoir lieu chez eux sans qu'on les prévienne ni du jour ni de l'heure, précaution d'autant plus facile à prendre, qu'elle n'exige aucun préparatif.

Sous quelque influence que se soit développée l'irritabilité du sujet, il n'en faut pas moins procéder avec la plus grande circonspection.

HUITIÈME OBSERVATION. M. Barbot-Duplessis, conseiller à la cour royale d'Orléans, et plus que sexagénaire, éprouvait depuis trois ans les symptômes rationnels de la pierre; mais il avait toujours refusé de se laisser sonder, dans la crainte d'acquérir la certitude qu'il était réellement attaqué de cette maladie. Cependant les douleurs, d'abord faibles et interrompues par des intervalles de calme, devinrent vives et presque continues. L'aversion du malade pour le cathétérisme diminua enfin; il fut sondé par M. Dubois et par moi. Nous reconnûmes que la vessie contenait plusieurs calculs; mais l'irritabilité du col de ce viscère et de l'urètre, naturellement fort grande déjà, avait été tellement exaltée qu'on douta d'abord que la lithotritie fût praticable. Mais l'expérience m'a révélé que, quand les pierres ont peu de volume, ces accidens sont en réalité moins graves qu'on ne serait porté à le croire. Je fis connaître à M. Duplessis tous les détails de l'opération, dont il avait une idée fausse, et je parvins ainsi à le rassurer. En même temps, je cherchai à diminuer l'irritabilité de l'urètre et du col de la vessie, par l'emploi de bougies molles, laissées pendant quelques minutes seulement dans le canal. Douze jours de ce traitement préparatoire finirent par rendre les conditions moins défavorables, et l'opération eut tout le succès qu'on en attendait; elle fut réellement moins douloureuse que ne l'avait été le cathétérisme, circonstance qu'il faut attribuer tout entière au traitement préalable. Du reste, les séances, très-courtes et faites à des époques rapprochées, ne donnèrent lieu à aucun accident. Quelques jours après que la guérison eut été constatée, une course à pied trop longue, et l'oubli de porter un suspensoir, donnèrent lieu à un engorgement du testicule, qui se termina par résolution, après trois semaines d'un traitement approprié.

J'ai revu M. Duplessis quatre ans après sa guérison ; il continuait à jouir d'une santé parfaite. L'année suivante, il vint me consulter pour des douleurs qu'il éprouvait depuis peu, et qui indiquaient la présence de calcul vésicaux. Une exploration prouva que la vessie contenait en effet plusieurs petites pierres, qui furent extraites facilement, les unes entières, les autres écrasées.

Dès à présent les cas commencent à se compliquer ; la pierre date d'une époque plus reculée ; elle est plus volumineuse, ou il s'en trouve plusieurs ; il faut des opérations plus multipliées ; le traitement se prolonge, et des précautions deviennent nécessaires. Cependant, le résultat de la lithotritie est toujours satisfaisant, l'application de cette méthode n'entraîne aucun désordre local ou général.

L'irritabilité du col de la vessie et de l'urètre ne m'avait point inquiété chez M. Duplessis. L'absence de phlegmasie proprement dite prouvait qu'il s'agissait seulement d'une aberration de la sensibilité qu'on pourrait faire disparaître. Il en est de cette lésion comme de la plupart de celles qui ne coïncident point avec des altérations de tissus ; un traitement bien dirigé suffit presque toujours, sinon pour replacer le malade dans les conditions normales, au moins pour affaiblir l'état morbide au point que l'opération puisse être faite avec succès.

Troisième série. — *Adultes ou vieillards ; santé générale bonne, point de lésions organiques apparentes ; plusieurs calculs volumineux dans la vessie, ou pierre solitaire d'un diamètre de vingt-cinq lignes et au dessous.*

On rencontre quelques malades chez lesquels la pierre où les pierres peuvent séjourner long-temps dans la vessie, et y acquérir un volume considérable, sans produire ni lésions locales ni désordres généraux notables. J'en ai vu plusieurs qui étaient dans ces conditions ; ils n'avaient absolument que la pierre, et si l'on eût pu les débarrasser de ce corps étranger sans secousse, ils se seraient trouvés de suite dans un état de parfaite santé. Je fais cette remarque parce que beaucoup d'autres malades, dont je m'occuperai plus loin, et qui ont aussi gardé la pierre trop longtemps, n'ont pu obtenir qu'une guérison incomplète par l'extraction du calcul, les altérations organiques auxquelles il avait donné lieu ayant persisté. Or il ne s'agit ici que des calculeux dont les organes sont sains, ou à peu près.

La plus grande difficulté, celle qui résume en quelque sorte tous les obstacles qu'on peut rencontrer dans l'application de la lithotritie, provient du volume ou du nombre des calculs contenus dans la vessie. Il est facile de concevoir, en effet, que les conditions du côté du malade ont beau être favorables d'ailleurs, on ne parvient à détruire les pierres volumineuses, ou en nombre considérable, que par des opérations longues, d'autant plus pénibles et douloureuses, que le corps étranger est plus gros.

NEUVIÈME OBSERVATION. M. Pavie, militaire retraité, à peu près sexagénaire, éprouvait depuis plusieurs années les symptômes qui indiquent l'existence d'un calcul vésical. Mais ce ne fut qu'en voyant les douleurs augmenter qu'il se décida enfin à se faire sonder. Je reconnus, par le cathétérisme, que la vessie contenait une pierre, qui me parut être volumineuse et dure. Du reste, les organes étaient sains, et la constitution, quoique faible, n'avait point éprouvé de dérangemens notables. L'urètre était étroit, et s'ouvrait au dessous de la verge, derrière le gland, disposition qui rendait cette partie du canal plus irritable. Je cherchai à diminuer l'excès d'irritabilité par l'emploi de quelques bougies, qu'on introduisait tous les deux jours, et que le malade gardait dix minutes chaque fois. L'orifice extérieur de l'urètre avait une étroitesse qui aurait rendu l'introduction de l'instrument difficile; je l'incisai à l'aide de l'urétrotome; mais, au lieu de diviser sur la face inférieure, comme on le pratique ordinairement, je dirigeai le tranchant de l'instrument en haut, vers la cloison qui sépare les corps caverneux. En bas, l'urètre n'était recouvert que par la peau, qui même avait fort peu d'épaisseur.

Lorsqu'au bout de dix jours, je fus assuré que la santé générale se maintenait dans un état satisfaisant, que l'urine ne présentait pas de caractères morbides graves, et que l'urètre était apte à recevoir un instrument de trois lignes, je commençai le broiement, le 4 septembre 1828. Il n'y eut aucune difficulté pour introduire le lithotriteur, saisir la pierre et la fixer; mais la trituration s'exécutait avec une lenteur désespérante; l'action du perforateur sur la pierre faisait entendre un bruit aigu, une espèce de sifflement, qui ne me laissait aucun doute sur la dureté extrême du calcul. Uue boîte à pompe dont la pression est considérable fut adaptée à la contre-poupée. Le perforateur, ainsi poussé avec force, mordit sur la pierre; cependant je ne fis que deux petits trous en huit minutes de travail. Le malade souffrit moins qu'il ne s'y attendait; il avait d'ailleurs beaucoup de fermeté, et il ne fut point effrayé en apprenant que l'opération ne serait terminée qu'après un grand nombre de séances. Il prit un bain immédiatement après, et parcourut ensuite, à pied, l'espace de près d'une lieue, pour se rendre de chez moi à Belleville. Les séances suivantes ne présentèrent non plus rien de particulier. Toujours la même facilité pour introduire l'instrument et pour saisir la pierre; toujours la même lenteur dans le broiement, et le même courage de la part du malade. Chaque fois il venait à pied chez moi, et s'en retournait de même. Quatre séances furent exclusivement consacrées à pratiquer des perforations. A la cinquième enfin la pierre éclata, et dès-lors l'opération devint de plus en plus facile et de moins en moins douloureuse. Une pierre morcelée rentre, en effet, dans le cas des petits calculs. Or on sait qu'alors, si la vessie est saine, l'opération n'entraîne pas de douleurs. Toutefois, j'éprouvai encore de la difficulté pour écraser les fragmens, à cause de leur dureté extrême ; mais je parvins à les réduire au point qu'ils purent passer par l'urètre, et deux explorations me convainquirent ensuite que la vessie était entièrement débarrassée.

Cette pierre, du volume d'un petit œuf, est une des plus dures que j'aie rencontrées. Il n'est point aussi rare qu'on pourrait le penser de trouver des calculs composés d'acide urique, comme celui-là, et qui soient beaucoup plus durs même que n'ont coutume de l'être ceux d'oxalate calcaire. Quand ils ont peu de volume, on parvient aisément à les écraser, après les avoir perforés une ou deux fois. Mais lorsqu'une dureté excessive est réunie à un volume considérable, le cas devient grave, l'opération douloureuse, en raison du volume, et le traitement long, à cause de la dureté. Ces deux circonstances avaient lieu chez M. Pavie. Cependant le succès de l'opération fut complet, et nul accident n'occasiona d'interruption.

La pompe dont on se sert ordinairement, et qui exerce sur le perforateur une pression légère, mais suffisante dans le plus grand nombre des cas, est sans effet lorsque la pierre présente une dureté excessive. On fait alors usage d'une pompe plus puissante. Celle que j'emploie a quatre pouces de long, sur quatre lignes et demie de diamètre ; le spiral est formé par un fil de fer. A l'aide de ce moyen, on exerce une pression considérable, qui pousse fortement le perforateur contre la pierre, en même temps qu'on le fait tourner sur elle avec l'archet ; mais il est essentiel que le calcul soit fixé d'une manière solide par les crochets de la pince, sans quoi il s'échapperait infailliblement.

Peu de jours avant que j'opérasse M. Pavie, on avait professé à l'Hôtel-Dieu de Paris que l'hypospadias était une contre-indication du broiement de la pierre. J'ai lithotritié depuis plusieurs autres malades qui avaient aussi des hypospadias, et chez lesquels l'opération a parfaitement réussi. Il ne faut donc pas considérer cette anomalie comme étant capable de nuire au succès de l'opération.

Lorsque la pierre de M. Pavie eut éclaté, les fragmens avaient encore assez de consistance pour résister à la plus forte pression qu'on puisse exercer avec la main. Il fut nécessaire de perforer quelques uns des plus gros, avant de les écraser : la manœuvre ne différa point de celle qu'exigent les petits calculs très-durs.

Au fait de M. Pavie j'en ajouterai un autre dans lequel se trouvaient réunies plusieurs dispositions organiques propres à faire croire que la lithotritie serait difficile et peut-être même dangereuse.

DIXIÈME OBSERVATION. M. Raulin, de Paris, âgé de cinquante-six ans, d'une constitution forte, mais détériorée par deux attaques d'apoplexie, était atteint à la fois d'une ancienne et volumineuse hydrocèle et d'une affection calculeuse pour laquelle seule je fus appelé. Je m'assurai que la vessie contenait plusieurs calculs. L'urètre s'ouvrait à la partie inférieure de la verge, derrière le gland, et se trouvait fortement rétréci en cet endroit, dans l'étendue d'environ six lignes. Le malade témoigna le désir d'être lithotritié avant qu'on s'occupât de l'hydrocèle, si cette dernière maladie ne mettait pas obstacle à l'opération. La tumeur, grosse comme la tête d'un enfant, avait envahi la plus grande partie du pénis, l'urètre était déjeté à gauche, et paraissait tellement allongé qu'une algalie ordinaire s'enfonçait jusqu'au pavillon avant d'arriver dans la vessie. Lorsque j'eus divisé l'orifice extérieur et déterminé le diamètre du canal dans les divers points de son étendue, j'introduisis un instrument ordinaire, au moyen duquel plusieurs calculs furent successivement saisis et écrasés. Quoique l'introduction du lithotriteur eût été plus difficile et plus douloureuse qu'à l'ordinaire, le malade n'éprouva aucun accident à la suite de cette séance et de trois autres qui eurent lieu plus tard. L'opération eut tout le succès que j'en attendais.

J'avais déjà opéré plusieurs hommes affectés d'hydrocèle en même temps que de pierre, mais chez aucun la tumeur n'était aussi volumineuse qu'ici. Pour permettre qu'on introduisît l'instrument, le malade tenait les jambes fortement écartées, et cependant la tumeur se trouvait encore comprimée par l'inclinaison qu'il fallait donner au lithotriteur afin d'opérer le double redressement du canal que la circonstance rendait nécessaire.

L'hypospadias était accompagné ici d'un rétrécissement du canal dans l'étendue d'environ six lignes. Le peu d'épaisseur de la paroi inférieure de l'urètre ne me permit pas d'inciser dans ce sens pour faciliter le passage des instrumens et des fragmens de la pierre. La paroi supérieure de l'urètre était épaisse ; l'incision dans ce sens, faite exactement sur la ligne médiane, ne donna lieu à aucun écoulement de sang, comme on aurait pu le craindre.

Il n'est pas rare de rencontrer des urètres dont la longueur dépasse les limites ordinaires. Un instrument d'un pied fut à peine assez long dans ce cas.

M. Raulin avait eu deux attaques d'apoplexie, et sa santé générale était d'ailleurs dérangée depuis un certain laps de temps ; on devait donc craindre quelques accidens à la suite de l'opération. C'est ce qui me fit procéder avec beaucoup de ménagemens et de précautions : les séances furent très-courtes. Non seulement il ne survint aucun trouble dans les fonctions, mais encore, à dater de la première séance, l'état général du malade s'améliora, ce qu'il faut attribuer principalement à une influence morale. M. Raulin craignait beaucoup que la lithotritie ne lui fût pas applicable ; la première séance dissipa toutes ses alarmes, et lui procura même la certitude qu'on ne serait pas obligé de faire préalablement la ponction de l'hydrocèle.

Quoique la lithotritie eût parfaitement réussi dans ces cas et dans beaucoup d'autres qu'il serait inutile de rapporter, on ne peut cependant pas se dissimuler qu'une pierre volumineuse doit souvent faire renoncer à l'emploi de cette méthode.

C'est surtout lorsqu'il existe de grosses pierres que le procédé connu sous le nom de *système de la percussion* est appelé à rendre des services. En effet, le nouvel instrument permet d'embrasser un calcul volumineux, et de le faire éclater malgré sa grande dureté : la pierre, une fois morcelée, rentre dans la sphère d'application de la lithotritie proprement dite. Plusieurs fois, en pareil cas, j'ai employé l'instrument courbe et à deux branches : quelques faits de ce genre trouveront place dans le cours de l'ouvrage.

Ici se termine l'énumération des cas dont j'ai spécifié les caractères. J'ai classé ces cas de manière à faire voir que les difficultés et les inconvéniens de la lithotritie augmentent à mesure qu'on s'éloigne des faits primitifs dans lesquels la vessie ne contient qu'une seule pierre ou qu'un petit nombre de calculs très-peu volumineux. En effet, la première condition du succès portant sur le volume et le nombre des pierres, cette circonstance devait servir de base à la classification des faits simples ; je l'appliquerai également à celle des faits compliqués.

La plupart des faits que je viens de citer sont déjà anciens. Deux motifs cependant m'ont engagé à les choisir tels. Le premier, comme je l'ai déjà dit, c'est que j'ai eu le temps d'observer toutes les conséquences de l'opération ; le second c'est qu'il m'importait de détruire l'erreur qu'on a tenté d'accréditer, en soutenant qu'avant la publication de l'instrument courbe, la lithotritie donnait des résultats tout différens, et de faire voir que l'acquisition de ce nouvel instrument n'a pas exercé à beaucoup près autant d'influence qu'on l'a prétendu dans la discussion élevée au sein de l'Académie de médecine.

CHAPITRE II.

APPLICATION DE LA LITHOTRITIE AUX CAS COMPLIQUÉS.

Dans les cas que je viens de présenter, les organes étaient
à peu près sains, et tout se réduisait à bien apprécier les
caractères de la pierre. Dans ceux dont il me reste mainte-
tant à parler, le volume, le nombre et la dureté des calculs
sont toujours un point capital; mais il se présente en outre
d'autres questions fort importantes, qui surgissent de l'état
morbide des organes. Je vais passer rapidement en revue
les circonstances qui méritent le plus d'être signalées ici.

Je ne m'arrêtai pas à cette foule d'obstacles illusoires par
lesquels ont été arrêtés certains médecins, qui les ont donnés
ensuite comme autant de réalités, et qui sont partis de là
pour mettre en avant une multitude de moyens attestant sans
doute leur esprit inventif, mais propres uniquement à surcharger et compliquer la lithotritie. Une telle conduite ne
peut que nuire aux progrès de l'art; car si vous proposez
des procédés ou des instrumens pour écarter des difficultés
qui vous empêchent de passer outre, personne ne pensera que
ces difficultés sont imaginaires; on s'empressera de recourir
à vos moyens, et comme on les jugera bientôt inutiles ou
inapplicables, on sera naturellement porté à croire l'art lui-
même impuissant, tandis qu'il ne s'est agi en effet que du
défaut d'habileté d'un chirurgien mal informé, d'ailleurs,
de la question sur laquelle il ne craignait cependant pas
d'opiner.

Je ne m'étendrai pas non plus sur quelques lésions vitales
ou organiques qui s'observent parfois dans l'urètre des calculeux, et qu'on a représentées comme des complications
fâcheuses, ou même comme des obstacles à l'emploi de la

lithotritie. A peine, au contraire, la plupart de ces états exercent-ils quelque influence sur le traitement de l'affection calculeuse. Les difficultés qu'ils suscitent à la nouvelle méthode n'ont aucune importance, et presque toujours on parvient aisément, soit à les écarter avant l'opération, soit à les faire disparaître en apportant quelque légère modification à l'appareil instrumental ou au procédé opératoire. D'ailleurs, on les retrouvera presque tous dans plusieurs des faits que je vais citer.

Les seules affections dont j'aie à m'occuper ici sont celles de la prostate et de la vessie. Je commencerai par les maladies de la vessie, attendu que ce viscère est le siége le plus ordinaire des désordres immédiats provoqués par le séjour prolongé qu'y font les calculs. Or la vessie des calculeux peut se présenter sous deux états différens. Dans les cas les plus fréquens, ceux qu'on connaît le mieux et qu'on a observés avec le plus de soin, il y a hypertrophie des parois, avec diminution de la capacité du viscère. Dans les autres, au contraire, les parois sont amincies, et la cavité a pris plus d'ampleur.

Première série. — *Cas de calculs avec épaississement des parois de la vessie et diminution de sa capacité.*

ONZIÈME OBSERVATION. Colinet, vigneron, du département de Seine-et-Marne, âgé de cinquante-huit ans, souffrait de la pierre depuis environ trois années, lorsqu'il entra à l'hôpital Necker, le 20 juin 1831. Sa santé était bonne, quoique la présence du calcul déterminât souvent de graves accidens. Le père de ce malade avait eu la pierre, et il était mort après la taille. Aussi l'effroi que cette opération inspirait à Colinet l'avait-il détourné pendant long-temps de recourir aux moyens propres à éclairer sur sa situation. Cependant l'impossibilité de suivre ses travaux et l'inutilité de tous les traitemens médicaux dirigés contre le catarrhe vésical, le déterminèrent à entreprendre quelque chose pour sa guérison. Il vint à Paris, afin de se soustraire à l'opération qu'il redoutait si fort, dans le cas où l'on trouverait une pierre. Plusieurs fois déjà on avait pratiqué le cathétérisme sans résultat. Néanmoins la présence de la pierre fut constatée à l'hôpital Necker. Je m'assurai aussi que l'urètre était irritable, la prostate légèrement engorgée, et l'urine très-chargée de mucosités. Je n'en commençai pas moins l'opération du broiement le 29 juin, et je la continuai les 2 et 6 juillet. La pierre, qui était fort dure et du volume d'une grosse amande, fut broyée, et je ramenai quelques fragmens au dehors. Le malade n'éprouva aucun accident. Deux explorations de la vessie me donnèrent la certitude que la guérison était complète. Colinet sortit le 29 juillet.

Ici l'opération n'a rien offert qui mérite d'être relevé, malgré quelques circonstances qui semblaient parler contre elle. Je ne tins aucun compte du catarrhe vésical ni de l'engorgement prostatique, qui l'un et l'autre étaient peu développés. La destruction du calcul n'exigea qu'un petit nombre de séances. L'opération aurait même pu être terminée en une seule ; mais je pensai qu'il valait mieux la faire en plusieurs séances, chacune très-courte. C'est là, en effet, le plus sûr moyen d'éviter les accidens, surtout lorsque les organes jouissent d'une grande irritabilité, et que déjà il existe une phlegmasie plus ou moins intense.

DOUZIÈME OBSERVATION. M. de Beaufond, de Tours, âgé de soixante-quatorze ans, éprouvait depuis plusieurs années un trouble manifeste dans les fonctions de la vessie. Cependant on n'apercevait chez lui aucun des symptômes caractéristiques de l'affection calculeuse, et l'on s'occupa plus du catarrhe vésical que de toute autre chose. Un traitement approprié fut prescrit par un médecin habile, et suivi quelques mois sans résultat. Plus tard, on pensa que la vessie pourrait bien contenir un corps étranger. Le cathétérisme constata l'existence réelle d'un calcul, et le malade vint à Paris au mois de mai 1835. Il était faible, fort souffrant, et obligé d'uriner très-souvent, passait les nuits sans dormir, et avait de la fièvre, spécialement le soir ; l'appétit était presque nul, l'urine fétide et mêlée d'abondantes mucosités, l'urètre fort irritable.

Mon premier soin fut de diminuer l'irritabilité de l'urètre par l'usage temporaire de quelques bougies, de remédier à une opiniâtre constipation, déjà fort ancienne, et de ranimer les facultés digestives par une alimentation légèrement tonique. Ce traitement préparatoire dura quinze jours, et produisit de bons effets. Alors seulement je commençai l'opération. Le malade redoutait beaucoup la première séance, qui fut courte. Je me bornai à écraser une des pierres, car la vessie en contenait au moins deux, d'un certain volume, et friables. Toute perforation fut inutile. Cette première séance eut tout l'effet physique et moral qu'on en pouvait attendre. Le malade n'éprouva aucun accident, ses inquiétudes se dissipèrent, et il rendit une quantité de gros détritus, avec de petits fragmens. Cinq jours après, l'opération fut reprise, et continuée tous les cinq jours, avec les mêmes précautions, avec le même résultat. A la quatrième séance, je reconnus que la vessie contenait fort peu de chose; en effet, il n'y restait que deux petits fragmens, qui furent écrasés quelques jours après.

Le catarrhe persista pendant les premiers jours du traitement; il alla ensuite en diminuant, et disparut d'une manière complète. L'amélioration la plus remarquable fut celle qui eut lieu du côté de la santé générale; ce qui me fit croire que l'inquiétude avait beaucoup contribué à détériorer cette dernière; car le malade n'eut pas plus tôt acquis la certitude qu'il serait débarrassé de la pierre par la lithotritie, que son état s'amenda notablement.

Quelques jours après la dernière séance, M. de Beaufond se rendit à l'exposition des produits de l'industrie; il y resta trop long-temps, et en revint avec une courbature, à la suite de laquelle il eut quelques accès de fièvre. Ce qui l'effraya beaucoup, c'est que le catarrhe vésical reparut. Mais l'état muqueux des urines cessa avec le dérangement général, et dès lors le malade jouit d'une santé parfaite.

Cette opération a offert plusieurs particularités.

On est frappé de ce qu'il n'a paru aucun accident dans un cas vraiment défavorable, sous le rapport tant de la santé générale que de l'état où se trouvait la vessie. Mais il ne fallut qu'un petit nombre de séances pour détruire les pierres, et c'est là un des principaux élémens de succès. Si M. de Beaufond avait eu beaucoup de calculs, ou une pierre très-volumineuse, l'application de la lithotritie aurait été impossible.

Un des effets les plus remarquables de la lithotritie dans le catarrhe vésical avec dérangement de la santé générale et trouble de toutes les fonctions, est de remonter le moral, de ranimer la vitalité, et de produire, même au début de l'opération, une amélioration manifeste, soutenue et progressive. J'ai vu une multitude de sujets dont j'avais d'abord mal auguré, et chez lesquels l'opération eut tout le succès possible.

La réapparition du catarrhe vésical par suite de la fatigue, de la courbature et des accès de fièvre qui en furent le résultat, n'a rien d'extraordinaire. Lorsqu'un malade a souffert long-temps de la vessie, s'il vient à être atteint d'une maladie quelconque, peu de temps après sa guérison, bien que cette nouvelle affection ne porte point directement sur les organes génito-urinaires, le catarrhe vésical se reproduit pendant quelques jours ; mais rarement persiste-t-il.

Les cas le plus embarrassans, dans l'application de la lithotritie, sont ceux où la vessie, surtout quand il existe en elle un état pathologique quelconque, contient plusieurs calculs, dont on ne peut déterminer d'avance ni le nombre ni le volume. On se trouve ainsi plongé dans une incertitude absolue sur la nature des difficultés, sur la durée et l'issue de l'opération. Les inductions tirées de l'ancienneté de la maladie et des effets qu'elle a produits, ne sont alors qu'un bien faible guide ; le cathétérisme et même les explorations à l'aide des instrumens lithotriteurs, ne fournissent que des données purement approximatives. Je vais citer l'un des cas de ma pratique les plus remarquables eu égard tant au nombre et au volume des pierres contenues dans la vessie, qu'à la durée du traitement.

TREIZIÈME OBSERVATION. M. Dupasquier, de Lyon, âgé de cinquante ans, d'une forte constitution, éprouva, en 1825, à la suite d'un long voyage en poste, des difficultés d'uriner et des douleurs pendant l'émission de l'urine. Le liquide était parfois sanguinolent et chargé de mucosités. A ces désordres locaux se joignit un trouble général des fonctions, et le malade fut même obligé de garder le lit pendant un mois : la convalescence traîna en longueur, et M. Dupasquier continua de souffrir en urinant. Mais les douleurs étaient légères et non continues, il les négligea ; plus tard elles acquirent davantage de vivacité, et reparurent à des époques moins éloignées. On eut recours à une foule de moyens indirects, à des calmans, à des antiphlogistiques, à des eaux minérales, qui n'enrayèrent que faiblement la marche toujours croissante des accidens. En 1829, le malade commença à rendre des *éclats* de pierre, quelquefois assez volumineux, et qui paraissaient être le résultat d'une division mécanique. Enfin, il fut reconnu par le cathétérisme que la vessie contenait des calculs. La sortie spontanée des graviers et des fragmens dont j'ai parlé fit penser que ceux qui existaient encore dans la vessie s'échapperaient de la même manière, et afin de se placer dans des conditions plus favorables, le malade alla aux eaux de Contrexeville. Son attente fut déçue ; un seul gravier sortit.

La lithotritie n'avait point encore été pratiquée à Lyon. Le malade ne voulut pas se soumettre à la taille, aux suites de laquelle un de ses amis venait de succomber. Il vint donc à Paris réclamer l'emploi de la lithotritie ,bien qu'il ne fût pas rassuré à l'égard de cette opération, dont on lui avait fait un portrait fort rembruni. Je n'eus pas de peine à dissiper les inquiétudes qu'il me témoigna durant sa première visite. Mais, à mesure que sa confiance dans la lithotritie s'établissait, je m'effrayais moi-même des difficultés qu'à chaque jour je découvrais. Je reconnus que la vessie contenait un grand nombre de pierres; l'une d'elles s'était engagée jusque dans la partie membraneuse de l'urètre, et cependant elle me parut être assez grosse. La facilité avec laquelle je la repoussai dans la vessie, me donna la certitude que l'orifice interne du canal était fort dilaté. Le malade était d'ailleurs excessivement irritable; sa santé avait souffert, sa constitution était altérée, la plupart des fonctions s'exécutaient mal, la maigreur avait fait de grands progrès, et le visage était décoloré. M. Dupasquier avait, en outre, des palpitations de cœur, qui lui rendaient souvent la respiration pénible. Il éprouvait, pendant la nuit, des souffrances quelquefois assez fortes pour l'empêcher de rester au lit.

Cette réunion de circonstances défavorables me faisait craindre que le malade ne supportât pas la longueur du traitement qu'exigerait la destruction des calculs, et je n'avais à cet égard aucune donnée positive. Le refus formel qu'il avait fait de la cystotomie ne permettait pas de songer à cette opération, et les progrès de la maladie, durant les derniers mois, étaient propres à faire redouter des accidens graves, si l'on ne parvenait à débarrasser promptement la vessie des pierres qu'elle contenait. Il fallut donc tenter la lithotritie, et utiliser quelques dispositions favorables, telles que la grande largeur de l'urètre, et la nature des calculs, qui étaient cassans, bien que durs. La possibilité d'employer un gros instrument me faisait espérer de les écraser avec assez de facilité. Sous ce rapport, l'événement justifia mes prévisions; mais une circonstance à laquelle je n'avais point fait attention d'abord fit suspendre les opérations, et prolongea la durée du traitement. M. Dupasquier ressemblait aux enfans pour la dilatabilité du col de la vessie, qui était fort grande; les fragmens de calculs s'engageaient dans ce col, sans pouvoir franchir ensuite le reste du canal. Leur séjour dans la partie profonde de l'urètre donna lieu à engorgemens testiculaires. L'accident se manifesta aussitôt après la première séance, faite le 15 octobre 1831. J'étais loin de m'y attendre ; l'opération avait été facile et peu douloureuse, l'instrument ne remplissait pas le canal, et les calculs étaient tellement nombreux que je ne fus pas obligé de les chercher ; plusieurs furent saisis et écrasés ; le malade rendit beaucoup de fragmens, et je fus obligé d'en repousser d'autres, qui s'étaient arrêtés au col de la vessie. L'inflammation du testicule, qui se déclara deux jours après, fut combattue par les antiphlogistiques, et elle se termina par résolution. Pendant ce temps, le catarrhe vésical acquit une certaine intensité. Du reste, le malade n'éprouva pas d'autres accidens.

Le 4 novembre, nouvelle séance, dans laquelle je me servis d'un instrument plus volumineux. Une incision fut faite au méat urinaire, pour faciliter et l'introduction du lithotriteur et la sortie des graviers. Je n'eus pas plus de peine que la première fois à parvenir dans la vessie, saisir plusieurs calculs très-durs, mais cassans, et les écraser. La séance dura également fort peu de temps. Cependant le malade rendit beaucoup de débris ; des fragmens s'engagèrent encore dans le col de la vessie, et il fallut les repousser. L'autre testicule, qui s'engorgea, fit suspendre de nouveau l'opération. On combattit les accidens inflammatoires par les moyens généralement mis en usage, et l'engorgement se termina, comme l'autre, par résolution. Le traitement antiphlogistique débilita beaucoup le malade, qui avait déjà perdu une grande partie de ses forces, l'appétit et l'embonpoint. Il y avait donc urgence de débarrasser la vessie, d'autant plus que le courage allait en faiblissant.

Le 23 novembre, nouvelle séance ; plusieurs calculs et fragmens furent successivement saisis et écrasés ; l'un d'eux ne put être broyé qu'après deux perforations ; le malade rendit ensuite une quantité prodigieuse de débris ; deux des plus gros éclats s'arrêtèrent à la fosse naviculaire ; j'en fis l'extraction au moyen du crochet. La santé n'éprouva aucun trouble.

Le 27, l'opération fut reprise, toujours avec la même facilité pour saisir et écraser les calculs, qui se présentaient en quelque sorte d'eux-mêmes dans la pince, d'où je conjecturai que la vessie en contenait encore un grand nombre. Cette séance, non moins courte que les précédentes, ne porta non plus aucune atteinte à la santé, et le malade rendit une grande quantité de détritus avec l'urine. Des fragmens s'arrêtèrent encore dans la fosse naviculaire. Pour prévenir le retour de ce petit accident, il fut arrêté qu'à la prochaine séance on diviserait une seconde fois, et plus profondément, le repli membraneux qui empêchait les calculs de sortir.

Les 3, 9 et 15, nouvelles séances, qui n'offrirent aucune particularité. Toujours les calculs se présentèrent en nombre dans la pince, et à chaque opération plusieurs furent écrasés, presque toujours sans exiger qu'on les perforât, quoiqu'ils eussent un certain volume. La puissance de l'instrument permettait d'employer une grande force pour opérer le brisement.

Tant d'opérations, et si rapprochées, finissaient par fatiguer le malade ; les testicules et leurs cordons étaient surtout d'une excessive sensibilité, qui me faisait craindre le retour d'un mouvement inflammatoire. Aussi ne fut-ce qu'au 29 décembre que je repris le broiement. Plusieurs calculs assez volumineux furent écrasés dans cette séance, qui dura beaucoup plus long-temps que les précédentes. L'amélioration survenue dans l'état du malade permettait d'en agir ainsi. Les détritus et fragmens expulsés à la suite de l'opération auraient suffi pour former une grosse pierre, s'ils avaient été réunis en une seule masse. Le séjour momentané de quelques éclats dans la fosse naviculaire fut le seul accident qui eut lieu.

Les 4, 9 et 16 janvier, l'opération fut continuée. Il ne restait dans la vessie qu'une seule pierre, mais beaucoup plus volumineuse que toutes les autres. Cette pierre n'éclata qu'après plusieurs perforations. Le malade souffrit plus qu'il n'avait fait jusqu'alors, et j'éprouvai aussi plus de difficulté pour saisir et fixer le calcul. Cette circonstance vient à l'appui de ce que j'ai déjà dit, que, plus la pierre a de volume, plus l'opération est difficile et douloureuse. Cependant l'irritation produite par la manœuvre dura peu, et à dater de ce moment, l'amélioration fit des progrès non interrompus; le malade ne témoignait plus qu'une vive impatience de terminer, ce qu'on voit presque toujours dans les traitemens qui se prolongent. Lorsque cette pierre eut été morcelée, de très-volumineux éclats sortirent par l'urètre; le dernier s'arrêta encore à la fosse naviculaire, et y séjourna quelques heures; de là résultèrent une rougeur du gland, avec vive sensibilité, et une infiltration du prépuce, qu'il n'est pas rare de voir dans plusieurs maladies du conduit excréteur de la vessie. Ce fragment avait neuf lignes de long, sur cinq et demie de large, et quatre d'épaisseur. L'extraction que j'en fis amena une amélioration notable. Cependant la vessie contenait encore quelques débris, qui furent écrasés le 25 janvier. Cette séance, qui fut la dernière, ne donna lieu à aucun accident, et dès-lors la santé de M. Dupasquier fut parfaite. Deux explorations me prouvèrent que la guérison ne laissait rien à désirer.

Cette observation présente un grand nombre de particularités dignes d'intérêt.

Le malade rendit de véritables éclats de pierre, absolument comme si on l'eût soumis à l'action d'un instrument propre à diviser. Ces cas ne sont pas rares; j'en ai vu une dizaine. On eût dit que la pierre, d'ailleurs fort dure, avait été brisée. La plupart des fragmens sont alors d'urate d'ammoniaque, ou d'acide urique, très-durs, mais cassans. Ce sont probablement quelques faits de ce genre qui ont accrédité l'emploi de certains lithontriptiques dont on a si souvent vanté l'efficacité. C'est aussi sur eux que des praticiens modernes se .sont appuyés pour préconiser un mode de traitement médical qui ne saurait se soutenir, malgré la manière spirituelle dont on l'a présenté.

Chez les enfans, le col de la vessie est fort dilatable ; il se laisse traverser par des calculs qui ne peuvent franchir le reste du canal. Cette circonstance défavorable à lithotritie s'est offerte ici dans un âge avancé. Elle a été la cause principale des douleurs provoquées par le séjour des calculs dans la partie membraneuse de l'urètre, celle aussi du double engorgement testiculaire qui est venu entraver la marche de l'opération. Je devais signaler un tel fait, qui est fort rare chez l'adulte et le vieillard, et sur lequel j'aurai l'occasion de revenir en ce qui concerne les enfans.

Le méat urinaire est toujours la partie la plus étroite et la moins extensible du canal, quel qu'en soit d'ailleurs le diamètre réel. On se trouve parfois obligé de diviser la petite bride demi-circulaire qui forme cette espèce de retrécissement naturel. Ici, la première incision ayant été trop superficielle, il fallut y revenir. Deux motifs doivent conduire le chirurgien à en pratiquer une, celui de faciliter l'introduction des instrumens, et d'éviter les accidens qu'entraîne souvent une trop forte distension de cette partie, celui aussi d'empêcher les fragmens de s'arrêter à la fosse naviculaire.

J'ai dit que, dans beaucoup de cas où la pierre était peu volumineuse, la santé générale, au lieu de se détériorer par le fait des manœuvres, s'améliorait au contraire d'une manière notable. Mais les choses ne se passent point ainsi lorsque le volume des calculs rend les séances douloureuses, et surtout qu'on est obligé de les multiplier. Quelquefois alors ces opérations deviennent fatigantes, et il y a nécessité de les éloigner; c'est ce qui eut lieu chez

M. Dupasquier, car ce malade n'éprouva de soulagement réel que vers la fin du traitement.

Une chose remarquable surtout dans cette observation, c'est que, malgré le nombre des séances, malgré les douleurs qui résultaient de la manœuvre, soit pour saisir la pierre, soit pour repousser ou extraire les fragmens arrêtés dans l'urètre, malgré enfin le double engorgement des testicules, le malade n'éprouva pas les accidens locaux et généraux que des chirurgiens mal informés ont mis sur le compte de la lithotritie. Ce fait prouve aussi l'inexactitude de ce qu'on a dit sur la lenteur de la guérison et la longueur de la convalescence.

Quelque heureux qu'ait été le résultat de l'opération, il n'est pas moins constant que le cas était très-défavorable à la lithotritie, et sans la répugnance invincible du malade pour la taille, je n'aurais pas hésité à préférer cette dernière méthode.

Je vais citer encore un autre cas dans lequel j'ai aussi pratiqué la lithotritie, pour ainsi dire, malgré moi. Ce cas est d'ailleurs remarquable sous plusieurs rapports ; les détails en seront intéressans.

QUATORZIÈME OBSERVATION. M. Inisan, âgé de quarante-quatre ans, curé de Saint-Sauveur à Brest, éprouvait, depuis environ deux ans et demi, des accidens propres à faire croire à l'existence d'une pierre dans la vessie. Dès son enfance, et jusqu'à l'âge de trente-cinq ans, il avait souffert de violens maux d'estomac, quelquefois accompagnés de vomissemens. Malgré ces douleurs, et des étourdissemens compliqués de céphalalgie susorbitaire, la constitution avait pris un fort développement. Ce fut à table, pendant le dîner, qu'un jour le malade ressentit tout à coup de pressans besoins d'uriner, avec des cuissons et même de la douleur dans l'urètre en les satisfaisant. A partir de ce moment, il ne cessa pas de souffrir, quoiqu'on eût successivement employé tous les moyens propres à calmer l'*irritation;* car les symptômes furent attribués, pendant plus d'un an à une *irritation*, à un *échauffement*. Aux souffrances habituelles se joignaient de temps en temps ces exaspérations temporaires de l'irritabilité et de la contractilité de la vessie d'où résultent des besoins d'uriner plus rapprochés, des douleurs et des efforts considérables pour s'en délivrer ; le liquide rendu était souvent trouble et quelquefois sanguinolent. Ces crises reparaissaient chaque fois que le malade se livrait à un exercice fatigant ou prolongé, surtout lorsqu'il montait à cheval. Bientôt leur durée augmenta, et elles devinrent de plus en plus rapprochées. Dans cet état, le malheureux curé passait plusieurs nuits sans dormir, et parfois même il ne pouvait remplir ses fonctions. Enfin il se résigna à se laisser sonder, malgré la répugnance que cette opération lui inspirait. On eut de la peine à introduire la sonde dans la vessie, quoique la main qui la dirigeait eût beaucoup d'habileté, et ce ne fut qu'à la troisième tentative qu'on y parvint ; mais la pierre se présenta aussitôt, et l'on reconnut même qu'elle était volumineuse. Cette exploration ne donna lieu à aucun accident, et fut moins douloureuse que le malade ne s'y attendait : toutefois l'urine, qui avait été limpide jusque-là, excepté dans les momens de crise, devint successivement muqueuse et purulente.

Après avoir constaté la nature de la maladie, il fallait déterminer les moyens de guérison. Le malade ne voulant pas entendre parler de la taille, on eut recours à la lithotritie. Un premier essai donna des espérances ; la pierre fut saisie et fixée dans la pince. D'autres tentatives n'eurent pas le même résultat : on dut même renoncer à l'emploi de ce moyen, attendu que, chaque fois, il survenait un accès de fièvre. Ce fut alors que le malade vint à Paris. D'atroces souffrances, déjà anciennes, les fatigues d'un long voyage dans une voiture publique, et une pierre très-volumineuse dans une vessie en mauvais état, avaient fortement ébranlé la santé. M. Inisan avait de la fièvre ; l'appétit et le sommeil étaient perdus, l'urine était fétide et chargée de mucosités, les besoins d'uriner se faisaient sentir à des époques rapprochées, et le malade ne pouvait les satisfaire sans éprouver de fortes douleurs. Quelques jours de repos et les moyens usités en pareil cas suffirent pour amener un soulagement notable. Le 29 avril, j'explorai la vessie, au moyen d'une sonde d'abord, et d'un litholabe ensuite. Cette exploration me donna la certitude que le calcul avait un volume considérable, qui rendrait le broiement fort difficile, et peut-être impossible; la friabilité seule de la pierre laissait quelque espérance. Mais un essai de broiement, fait le 4 mai, en présence de M. Keraudren, vint la détruire en grande partie. Cet essai confirma les notions déjà acquises sur le volume de la pierre, qui fut saisie cinq fois, et s'échappa quatre, quoique la pince eût une grande force. L'écartement des branches présentait une ouverture de vingt-six lignes de diamètre. Je parvins cependant à fixer le calcul dans l'instrument, et à pratiquer une perforation de quelques lignes; l'urine sortit accompagnée d'une quantité de détritus plus grande qu'on ne l'aurait présumé. J'eus alors la certitude que le broiement n'était point impossible; mais j'étais autorisé à craindre que la longueur du traitement ne permît pas de le supporter. La cystotomie fut proposée, comme moyen préférable dans ce cas. En effet, le malade étant jeune, la constitution bonne et la vessie ample, la taille hypogastrique présentait des chances nombreuses de succès. M. Inisan ne voulut pas en entendre parler : il aimait mieux mourir, disait-il, que de se soumettre à une si effroyable opération. Cette détermination formelle me décida à faire un second essai de la lithotritie. Le résultat n'eut rien de satisfaisant : la pierre fut saisie cinq fois, et quatre fois elle s'échappa; enfin je parvins à faire une seconde perforation, plus grande et plus profonde que la première. J'avais employé un perforateur plus excentrique. La quantité de détritus expulsée avec l'urine engagea le malade à persévérer dans l'emploi de ce moyen, d'autant plus que l'opération, quoique douloureuse, n'avait été suivie d'aucun accident, pas même de fièvre.

Ce calme physique et cette répugnance extrême pour la taille me déterminèrent à continuer le broiement, bien décidé toutefois à le suspendre, même à y renoncer, si quelques accidens inflammatoires venaient à se déclarer.

Après la huitième séance, M. Jnisan ressentit les contractions spasmodiques de la vessie auxquelles les calculeux sont très-sujets, et qu'il avait éprouvées lui-même plusieurs fois dans le cours de sa maladie. Elles firent suspendre l'opération pendant dix-huit jours. Le viscère était constamment collé sur la pierre, et les besoins d'uriner se faisaient sentir fréquemment. Dans un tel état de choses, l'opération eût été très-douloureuse et difficile. Les spasmes furent combattus par les sangsues, les purgatifs, les opiacés et les boissons adoucissantes. Je repris l'opération avant qu'ils eussent entièrement cessé. Les deux premières séances furent plus douloureuses que ne l'avaient été les précédentes. L'urine, qui était fortement chargée de mucosités et très-fétide, prit subitement un caractère tout particulier : elle acquit une odeur repoussante et spéciale ; sa couleur devint plus foncée, et l'abondance des mucosités augmenta. Cet état dura deux jours. Ce ne fut qu'à la douzième séance que la pierre éclata. Dès-lors, les sensations du malade changèrent, aussi bien que le résultat de l'opération. Jusque-là il n'y avait eu que du détritus fin, mais fort abondant ; l'urine s'accompagna ensuite de fragmens, quelquefois très-volumineux, et en nombre considérable, qui tous furent expulsés avec facilité. Quelques uns de ces éclats avaient cinq à six lignes de diamètre. Après le morcellement de la pierre, les douleurs en urinant diminuèrent, comme aussi celles que le malade éprouvait durant l'opération. Quatre séances furent employées à diviser les éclats, dont les plus gros s'arrêtèrent néanmoins dans la partie membraneuse de l'urètre et à la fosse naviculaire. J'en fis l'extraction au moyen du crochet ou des pinces à deux branches et d'un petit instrument lithotriteur.

Ces quatre séances d'écrasement produisirent un effet vraiment extraordinaire. Les fragmens, joints au détritus, que le malade avait réuni sous forme de boule, constituaient une masse à peu près égale en volume à un œuf d'oie. Tous les accidens cessèrent à la sortie du dernier éclat de cette pierre énorme, et la santé se rétablit avec une grande promptitude. Le malade repartit pour Brest, le 16 août 1831.

Plusieurs considérations se rattachent à ce fait.

Le malade ne souffrait que depuis deux ans et demi, et cependant la pierre offrait un volume considérable; sans être très-dure, elle avait une consistance égale à celle de la plupart des calculs d'acide urique. Ainsi, elle s'était développée beaucoup plus rapidement qu'à l'ordinaire, à moins d'admettre que le malade n'eût point été averti de son existence dès les premiers temps. Ce qui mérite aussi d'être remarqué, c'est l'apparition subite de la douleur pendant le dîner; car, en général, les premiers accidens qu'éprouvent les calculeux se déclarent à la suite de quelque exercice fatigant. A dater du premier jour, les souffrances furent continues, avec les exacerbations qu'on a coutume d'observer chez les personnes atteintes de calculs.

La cause des premiers désordres fut méconnue, comme il arrive tous les jours. Pendant plus d'un an le malade fut soumis à un traitement adoucissant, qui n'eut aucun résultat. Ici, de même que dans la plupart des cas, l'inutilité des moyens mis en usage, et l'augmentation des souffrances, firent enfin songer à l'existence d'une pierre. Il paraît qu'on eut de la peine à introduire la sonde, quoique l'urètre fût libre et large. C'est encore là une circonstance qui se reproduit bien souvent dans le cathétérisme, et qu'on a beaucoup de peine à expliquer, surtout lorsque l'opération s'est trouvée confiée à des mains habiles.

Dans la première tentative de lithotritie, la pierre fut saisie et attaquée; on ne put en faire autant dans les séances suivantes. A quoi attribuer cette différence? La vessie était-elle devenue plus irritable, de manière à gêner la manœuvre? La pierre se présenta-t-elle d'abord par son plus petit diamètre? Au lieu d'être retenue par la pince seule et fermée, le fut-elle par les contractions de la vessie, qui la fixèrent dans la pince, de manière à rendre le broiement possible pendant quelques minutes? Je me borne à présenter ces diverses suppositions.

Le malade redoutait beaucoup le voyage. Cependant il en souffrit moins qu'il ne s'y attendait. Aussi le fit-il tout d'un trait, et pour ainsi dire sans s'arrêter. Lorsque les parois vésicales sont dans un état de contraction permanente, au point de s'appliquer constamment sur la pierre et de chasser l'urine à mesure qu'elle arrive, les mouvemens de la voiture causent toujours moins de douleur que quand l'organe contient du liquide, au milieu duquel la pierre peut rouler.

Avant de commencer, je reconnus sans peine toutes les difficultés que présenterait le broiement d'une pierre si volumineuse, et je n'hésitai pas à proposer la taille. Le malade repoussa cette opération avec tant de force que je ne crus pas devoir insister, l'impossibilité du broiement n'étant point hors de toute contestation. Certainement, c'était un mauvais cas pour la lithotritie. J'avais à redouter des accidens graves, peut-être mortels, et l'on n'aurait pas manqué de les attribuer à l'opération, quoiqu'ils eussent été le seul effet de la position du malade et de son obstination à réclamer une méthode dans les limites de laquelle il ne se trouvait pour ainsi dire point placé. Prolongation du traitement, nombre des opérations, vivacité des douleurs, tout lui fut mis sous les yeux; mais son parti était pris irrévocablement, et je me fis un devoir de céder. L'urètre était large, le courage grand, la volonté ferme et opiniâtre, l'état morbide de la vessie peu ancien ; j'utilisai ces circonstances pour abréger le travail. L'instrument avait trois lignes et demie, la pince était très-forte, elle portait des crochets très-longs, et le perforateur présentait une grande excentricité, de sorte que chaque trou fait à la pierre avait de huit à neuf lignes de diamètre. C'est avec le même instrument, mais avec un perforateur droit, que j'écrasai les fragmens. Je n'avais à redouter aucun accident de fracture ; quelque force que j'employasse, la puissance de la pince était à l'épreuve.

Un de ces retours des accidens de la pierre auxquels le malade était sujet depuis long-temps, fit suspendre l'opération pendant dix-huit jours, et les phénomènes morbides n'avaient même pas entièrement cessé lorsque je repris le broiement. Ce fut alors que survint un changement si remarquable dans la couleur et surtout dans l'odeur de l'urine. Beaucoup de calculeux rendent des urines chargées et fétides ; mais l'espèce de fétidité que j'observai ici m'était encore inconnue ; elle avait quelque chose de repoussant. C'est sans doute elle dont parle Covillard, dans sa première observation, où il dit que *la compagnie fut contrainte de se boucher le nez.* Colot cite un cas non moins remarquable, où l'odeur était si fétide, qu'il lui fut impossible de se servir d'une perruque qui en avait été imprégnée. Les mucosités que rendait notre malade avaient aussi changé de nature ; elles étaient plus épaisses et brunes : on eût dit des espèces de kystes ouverts. Ces symptômes cessèrent au bout de deux jours.

Le séjour des fragmens dans l'urètre, et les manœuvres de l'opération nécessaire pour les retirer, donnent lieu quelquefois à des accidens graves et même funestes. Chez M. Inisan, quelques uns de ces fragmens séjournèrent plus d'un jour dans le canal ; l'extraction en fut très-douloureuse, et l'urètre paraissait avoir été distendu outre mesure. Cependant le malade n'éprouva même pas un accès de fièvre bien marqué pendant toute la durée du traitement, quoiqu'on dût craindre d'autant plus cet accident, qu'il s'était manifesté lors des premières tentatives. L'urètre revint à son état normal, et toutes les fonctions se rétablirent promptement.

Seconde série. *Cas de calculs avec atonie des parois de la vessie et augmentation de sa capacité.*

Les faits nombreux que j'ai observés depuis la publication de mon Traité sur la lithotritie, ont confirmé les vues qu'il m'avait semblé alors utile de développer relativement à un état spécial de la vessie, chez certains calculeux, qui mérite de fixer d'une manière sérieuse l'attention des praticiens ; car le silence des auteurs à son égard est une des lacunes qu'on déplore le plus d'avoir à signaler dans les ouvrages consacrés aux maladies des organes génito-urinaires. Cet état exerce, en effet, une grande influence sur les sensations que la pierre produit, sur la manœuvre de l'opération et sur le résultat qui en découle. Il rend les signes de la pierre nuls, ou différens de ceux qu'on a coutume d'observer. Comme la vessie ne se vide presque jamais entièrement, et que ses parois ne viennent pas s'appliquer sur le corps étranger, le malade n'éprouve point, lorsque l'urine cesse de couler, la douleur, avec sensation spéciale, qui est le signe le plus certain de la présence d'un calcul ; les hématuries sont rares, l'exercice fatigue, mais il ne provoque pas les contractions et les spasmes de vessie qui ont lieu chez les calculeux placés dans d'autres circonstances ; en revanche, l'urine est chargée, épaisse et surtout fétide ; c'est en commençant plutôt qu'en finissant d'uriner que le malade souffre ; on remarque dans sa constitution une faiblesse générale, toujours croissante, qui décèle de graves désordres. Cet état est le plus redoutable qu'on puisse rencontrer ; la vessie se trouve atteinte d'une phlegmasie latente, mais profonde, que la plus légère secousse fait passer au mode aigu et rend funeste. C'est alors surtout que le cathétérisme entraîne quelquefois de grands accidens ; les explorations de la vessie au moyen des nouveaux instrumens et l'opération de la lithotritie auraient les mêmes effets, si l'on venait à méconnaître la situation réelle des choses et à négliger les précautions qu'elle réclame.

La connaissance de cet état est donc de la plus haute importance dans l'application de la lithotritie. On ne se méprendra pas sur son existence si, aux symptômes que je viens d'examiner, on ajoute les données fournies par le cathétérisme. En introduisant la sonde immédiatement après que le malade a uriné, on trouve que la vessie contient encore une certaine quantité de liquide. Celui-ci ne sort qu'avec lenteur et en quelque sorte sans impulsion. Il est même nécessaire parfois d'exercer une pression sur l'hypogastre pour obtenir le départ des dernières gouttes. La sonde procure en même-temps la certitude qu'il n'existe ni rétrécissement de l'urètre, ni tuméfaction de la prostate, ni spasme au col de la vessie, ni aucun obstacle capable de s'opposer à l'expulsion entière de l'urine, si son réservoir se contractait convenablement. Reste à savoir si l'atonie est le résultat d'une phlegmasie profonde ou d'un défaut d'innervation ; cette dernière espèce est rare, et l'examen attentif de l'état général apprend à la distinguer.

J'ajouterai encore que l'état atonique de la vessie est fort insidieux, et que des chirurgiens du plus grand mérite ont été induits par lui en erreur, au sujet de l'application de la lithotritie. Des malades placés dans de telles conditions leur ont paru d'autant plus favorablement disposés, que, la vessie étant grande et pouvant contenir une quantité considérable de liquide, la manœuvre semblait devoir être facile et peu douloureuse ; mais ils ont eu le chagrin de voir succomber les opérés peu de jours après (1).

Ces considérations préliminaires m'ont paru utilement placées en tête d'une série de faits que j'exposerai avec quelques développemens, car les détails ne sauraient être déplacés lorsqu'il s'agit d'un objet si important.

(1) Quatrième *Lettre sur la lithotritie*, p. 56 et suiv.

QUINZIÈME OBSERVATION. M. Gerbaud, de Paris, sexagénaire, éprouvait, depuis environ dix-huit mois, un dérangement dans les fonctions des organes génito-urinaires. Ce dérangement fut progressif, et on l'attribua d'abord à toute autre cause qu'à la pierre. Divers moyens, propres à calmer l'irritation, furent prescrits sans succès. A la fin, les signes rationnels de la pierre devinrent plus prononcés. Je fus appelé, et je m'assurai, par le cathétérisme ordinaire, que la vessie contenait un calcul, qui me parut être peu volumineux et à surface inégale. Je reconnus aussi que la vessie ne se vidait pas entièrement, que l'expulsion de l'urine avait lieu avec lenteur, que ce liquide était coloré, fétide, et qu'il contenait de temps en temps quelques mucosités. Le malade avait perdu de son embonpoint; l'appétit était souvent nul, la digestion troublée, et le sommeil agité. Ces circonstances méritaient un examen attentif; il fallait apprécier l'étendue des désordres. L'opération ne fut décidée que quelques jours après; elle eut lieu le 21 juillet 1829. Un instrument de trois lignes fut introduit avec facilité. En quelques instans, je saisis une pierre plus volumineuse que je ne le pensais, et l'écrasai par la seule pression des branches de la pince. La grosseur de ce calcul, qui égalait celle d'une petite noix, me fit craindre que les fragmens ne fussent trop volumineux pour traverser l'urètre. J'en saisis successivement trois, que j'écrasai sans peine. L'opération dura quatre minutes, et causa peu de douleurs. Quelques éclats furent ramenés avec la pince, d'autres sortirent incontinent avec l'urine. La pierre consistait en oxalate de chaux; mais elle était friable, et le noyau seul offrit un peu de résistance. Cette opération n'entraîna aucun accident. Dès le lendemain, il y eut une amélioration marquée. Le 28, je fis une exploration de la vessie, où je ne trouvai plus de pierre. La santé et l'embonpoint se rétablirent par degrés. Cependant les organes avaient trop souffert pour qu'il fût permis au malade de se livrer sans réserve à ses goûts. Les bains, les

lavemens émolliens, les boissons adoucissantes ou légèrement acidulées, et les alimens doux, de facile digestion,
furent continués encore pendant un certain laps de temps. J'a-
joutai quelques dérivatifs, et ces divers moyens combinés
eurent un succès complet.

M. Gerbaud offrait le premier degré de l'atonie vésicale.
Il me suffira de faire remarquer et la promptitude avec laquelle fut écrasée la pierre, malgré l'opinion qui attribue
une excessive dureté aux calculs d'oxalate calcaire, et les
précautions qui furent prises, tant avant que pendant l'opération. Celle-ci dura très-peu, et je ne me décidai à l'entreprendre qu'après avoir observé le malade durant quelques
jours.

Le fait suivant se rapproche beaucoup de celui-là ; seulement il roule sur un état plus avancé de la maladie.

SEIZIÈME OBSERVATION. M. Michel, de Paris, adulte,
d'une constitution très-affaiblie et d'une irritabilité extrême,
éprouvait depuis plusieurs années des envies fréquentes d'u-
riner, avec douleur pour les satisfaire. Divers moyens furent
employés, pendant long-temps, afin d'enrayer ces accidens,
dont la véritable cause n'avait point été reconnue. A la fin,
la santé commençant à se détériorer, l'urine se chargeant
de plus en plus de mucosités, les douleurs devenant plus
vives, et la marche plus pénible, le malade prit le parti de
se faire sonder. Je reconnus l'existence d'une pierre volumineuse, recouverte d'aspérités, qui me sembla ne pas être
dure. Cette pierre fut broyée et écrasée en trois petites
séances, qui n'occasionèrent aucun accident. Le malade se
rétablit plus promptement qu'on n'y comptait. Le calcul était
aussi d'oxalate calcaire, et cependant très-friable : on aurait
dit une agglomération de petits œufs de grenouille, fortement collés ensemble.

Au début de ma pratique, j'aurais considéré ce malade
comme placé en dehors de l'application de la lithotritie.
Quoiqu'il n'y eût pas chez lui de lésions organiques mani-

festes, la constitution était tellement affaiblie qu'on pouvait redouter l'effet de l'ébranlement produit par l'opération. L'expérience m'a prouvé que la lithotritie réussissait parfaitement dans ces cas ; j'indiquerai ailleurs le point où il faut s'arrêter.

L'observation suivante constate un état plus avancé encore de la même affection, avec des caractères spéciaux. Elle présente d'ailleurs des particularités bien dignes de m'arrêter. J'entrerai donc dans quelques développemens sur ce cas de lithotritie, qui m'a fait éprouver les plus vives émotions, et dont le résultat fut d'un si puissant intérêt pour le corps médical. La célébrité du malade, son immense talent, les éminens services qu'il a rendus à l'enseignement et à la pratique de la chirurgie, sont également propres à rehausser l'éclat de la guérison. Celle-ci eût suffi seule à la gloire de l'opération, qui a prolongé une vie si chère à la science et à l'humanité.

DIX-SEPTIÈME OBSERVATION. Le professeur Dubois éprouvait, depuis longues années, un dérangement dans la sécrétion de l'urine. L'apparition fréquente d'un petit gravier d'acide urique et quelques sensations pénibles à la région des reins, éveillèrent fortement son attention, et il ne négligea rien pour se guérir. Toutes les précautions que pouvaient suggérer la science la plus vaste et le désir de sa propre conservation, furent prises avec une sollicitude inquiète et constante. Plusieurs années s'écoulèrent ainsi dans une observation sévère des lois de l'hygiène et de la médecine prophylactique ; mais cette science qui avait été si utile à tant d'autres, devait rester sans puissance pour celui qui la possédait à un si éminent degré. Un calcul se forma dans la vessie, et y prit un certain développement. L'existence en fut dévoilée par quelques unes de ces sensations qu'éprouvent les calculeux, toutefois avec certaines nuances qui faillirent devenir nuisibles. On sait combien les travaux de l'esprit réagissent sur les hommes même le plus fortement constitués ; Dubois, dont la vie avait été si pleine, n'échappa point à cette influence fâcheuse. Ses fonctions digestives s'étaient sensiblement détériorées, et tous les organes s'en ressentaient ; la vessie surtout avait perdu une grande partie de son énergie, et ne se débarrassait pas entièrement de l'urine, en sorte que la pierre ne se fit sentir d'une manière bien distincte qu'après avoir acquis un volume considérable, et agi profondément sur la poche urinaire. On finit par en constater la présence à l'aide du cathétérisme.

La certitude de l'existence d'un calcul dans la vessie est toujours un sujet d'effroi pour les hommes éclairés. Notre illustre malade en ressentit une vive impression, mais qu'il secoua bientôt en songeant qu'il pourrait éviter l'opération de la taille, sans cependant se condamner aux angoisses qui assiégent les calculeux. La lithotritie lui offrait une ressource qu'il s'empressa de réclamer, sans s'arrêter à quelques préventions dont cette nouvelle méthode était alors l'objet. Il l'avait jugée avec la netteté et la précision rigoureuse qu'on retrouve dans tous les actes de sa vie chirurgicale. Quelques détails d'application lui manquaient néanmoins encore ; il les saisit à la première opération qu'il vit pratiquer, et sa conviction fut complète. Il n'eut pas de peine non plus à fixer son opinion sur le compte des divers instrumens et procédés qu'on présentait déjà comme perfectionnemens des miens, et il les apprécia en juge expérimenté.

Lorsqu'on eut fixé l'époque, il fallut, avant de procéder à l'opération, explorer la vessie, afin de s'assurer de l'état des parties, du volume, de la forme et de la dureté de la pierre. Cette séance préparatoire eut lieu le 2 février 1829. Elle produisit le résultat que j'en attendais, celui de fixer le malade sur toutes les sensations qu'il devait éprouver, et sur les difficultés qui pouvaient se présenter. Sa crainte était d'avoir plusieurs pierres ; on acquit la certitude qu'il n'en existait qu'une seule, du volume d'une petite noix, légèrement aplatie et d'une dureté moyenne. Dès lors on ne conserva plus le moindre doute, ni sur la possibilité, ni sur l'issue de l'opération. Ces données, utiles dans tous les cas, devenaient indispensables avec un chirurgien aussi éclairé que Dubois. L'exploration ne suscita aucun accident; la douleur cessa après la sortie de l'instrument, et le malade conserva seulement pendant quelques heures une cuisson incommode dans l'urètre.

L'opération fut commencée le 9 février. Après l'injection dans la vessie d'une quantité d'eau proportionnée à la capacité du viscère, un instrument de trois lignes fut introduit : il pénétra sans peine ; la pierre fut saisie ; mais, mal fixée dans la pince, elle s'échappa lorsque le broiement commençait. Je la saisis de nouveau, sans plus de bonheur; mais, à la troisième reprise, elle fut enfin fixée et fortement attaquée. Cette manœuvre dura environ cinq minutes, et ne dérangea en rien la santé. L'urine, légèrement teinte de sang, entraîna le détritus. On se borna à quelques précautions hygiéniques.

Le 15, nouvelle séance ; même facilité pour introduire l'instrument et pour saisir la pierre, qui ne s'échappa point, et à laquelle je fis deux perforations profondes. Il s'en détacha un petit éclat, qui fut ensuite saisi et écrasé. Cette opération ne dura pas plus que la précédente, et cependant le malade rendit une bien plus grande quantité de détritus. La santé ne souffrit pas; loin de là même, l'état de la vessie semblait s'améliorer.

Le 19, le broiement fut repris, toujours avec mystère : M. Dubois fils était seul dans le secret, et me servait d'aide. La marche du traitement, le résultat obtenu, l'absence de tout accident, étaient certainement propres à encourager le malade. Dubois, bien pénétré des bons effets de la lithotritie, voyait sa guérison dans un avenir prochain. La troisième séance ne fit que le confirmer dans ces dispositions favorables. Il souffrit même moins qu'auparavant. La pierre éclata;

trois fragmens furent saisis et écrasés ; un quatrième, plus volumineux, fut soumis au broiement. Une grande quantité de détritus et quelques parcelles de pierre sortirent avec l'urine. L'état général était toujours satisfaisant, et Dubois n'avait point encore suspendu ses occupations journalières.

Trois jours après la troisième séance, un devoir de famille le mit dans la nécessité d'accepter une invitation à dîner. Son estomac supporta mal un changement dans l'heure et la composition du repas. Une température défavorable, les cahots de la voiture, toutes ces causes réunies produisirent un dérangement notable, spécialement dans les fonctions digestives. Il y eut plusieurs évacuations alvines, de la fièvre et de l'agitation pendant la nuit ; les besoins d'uriner devin-rent plus rapprochés, et le malade avait de la peine à les sa-tisfaire ; le liquide rendu était peu abondant, muqueux et fétide. Cet état dura cinq jours. Il n'en fallut pas davantage pour éveiller les inquiétudes de la famille et des nombreux amis de Dubois. On fit des conjectures, et l'on mit sur le compte de l'opération, dont alors seulement on eut le soup-çon, des accidens auxquels elle était tout-à-fait étrangère. Le repos, la diète, des boissons appropriées et prises en grande quantité, des lavemens et quelques bains suffirent pour ramener le calme. Toutefois le rétablissement ne fut pas complet ; l'estomac persista dans un état de faiblesse et de sensibilité qui m'inspira quelques craintes. La cause la plus légère donnait lieu à une mauvaise digestion ; le som-meil était souvent troublé et peu réparateur, l'énergie vitale ne revenait pas, il y avait même un dépérissement sensible de la constitution. Ce qui augmentait l'embarras, c'est qu'on ne pouvait point attribuer ces phénomènes à l'affection cal-culeuse ; car le malade souffrait à peine en urinant, et il avait soin d'introduire la sonde, tant pour aider à l'action du viscère, que pour empêcher le séjour de l'urine. Ainsi la véritable cause des désordres demeurait inconnue.

Cependant Dubois voulut être délivré du reste de pierre

que contenait encore la vessie. Le 8 mars, je fis une nouvelle séance très-courte. Deux fragmens, dont un du volume d'une noisette, furent saisis et écrasés. Le malade souffrit peu. Cependant il éprouva encore du malaise la nuit suivante; le pouls devint fréquent, la langue sèche, le sommeil agité. Cette crise se termina le lendemain par une sueur abondante. L'urine resta néanmoins un peu trouble, et la vessie continua de ne pas se vider. On fit quelques injections, qui eurent un bon résultat. Quoi qu'il en soit, les fragmens de calcul ne furent expulsés que lentement, et en petite quantité. Le malade s'en inquiétait beaucoup; car il s'était exagéré les difficultés de la partie de l'opération qui consiste à les extraire. Cette circonstance, la lenteur du retour des forces et surtout la mort d'un ami, qu'on avait soumis, je crois, à quelques essais de lithotritie, entretenaient chez Dubois des idées tristes, qui contribuèrent beaucoup à prolonger la convalescence. A la fin cependant l'équilibre se rétablit; l'appétit, le sommeil et les forces revinrent; le malade put reprendre ses exercices. Mais, cette fois encore, le physique trahit l'activité morale : une course trop longue, faite le 29 mars, fut suivie d'un accès de fièvre, qui donna lieu à une mauvaise digestion. Il y eut pendant quelques jours un malaise général, avec fréquence du pouls, diminution de l'appétit et sueurs nocturnes. Le 28 avril, cet état avait cessé. Je fis une exploration de la vessie ; deux petits fragmens furent saisis, l'un écrasé, et l'autre extrait. Le lendemain une parcelle du premier sortit avec l'urine; le jour suivant, le malade en rendit trois autres.

Le 17, nouvelle exploration. Un fragment fut saisi et écrasé : il m'avait paru être trop volumineux pour que je tentasse de l'extraire entier. Quelques débris en furent expulsés le lendemain. Le malade n'éprouva d'abord aucun trouble dans les fonctions; mais, le troisième jour, sans causes appréciables, les mêmes accidens se reproduisirent : pouls fréquent, sommeil agité et non réparateur, appétit nul, besoins d'uriner rapprochés, douleur pour les satisfaire. Une sueur abondante mit fin, au bout de deux jours, à ce dérangement : il ne resta qu'une atonie plus manifeste des parois vésicales, d'où la nécessité de vider souvent le viscère. Le 26, nouveau trouble des fonctions, dont on ne put découvrir la cause, mais qui n'eut pas de suites. Le 27, je m'assurai que la vessie contenait encore plusieurs parcelles de pierre, dont une fut extraite sur-le-champ.

Les 1er, 7, 16 et 21 mai, je fis l'extraction de ce qui restait, au moyen d'un petit instrument à pinces aplaties et très-minces. La dernière recherche présenta seule quelques difficultés ; j'eus de la peine à saisir le débris. Aussi fut-elle suivie d'un petit accès de fièvre, qui dura deux jours, et se termina, comme les précédens, par des sueurs.

Dès ce moment, le retour à la santé fut plus prompt et mieux soutenu. Mais Dubois reprit ses occupations avec peu de ménagement. A la suite de courses trop longues, il éprouva encore une fois de la fatigue, et aussitôt le pouls s'accéléra, la langue devint blanche, le sommeil fut agité : il y eut un peu de sueur pendant la nuit. On arrêta que le malade passerait quelques jours à la campagne. Il n'en revint que pour subir une dernière recherche. Le 10 juin, on acquit la certitude que la vessie ne contenait plus de pierre. Dès-lors, on ne s'occupa plus que des moyens de rétablir les forces et surtout la contractilité de la vessie. Quelques injections d'eau, le séjour à la campagne, un exercice modéré et un régime approprié, amenèrent ce résultat. La convalescence fut longue néanmoins, et plusieurs semaines s'écoulèrent avant que la vessie parvînt à se débarrasser d'elle-même de toute l'urine qu'elle contenait. De loin en loin, et à des époques indéterminées, Dubois éprouvait un retour des accidens qui s'étaient manifestés pendant le traitement ; l'urine devenait chargée et épaisse, le sommeil était agité, et l'appétit dérangé, état qui d'ailleurs durait peu de jours. C'est vers la fosse iliaque droite, et le long du trajet de l'urètre, que le malade rapportait le point de départ de ces petits dérangemens, qui finirent par s'éloigner de plus en plus.

Plusieurs considérations se rattachent à ce fait important,

1° L'atonie de la vessie existait avant l'opération ; peut-être même avait-elle précédé la formation du calcul ; peut-être aussi la pierre devait-elle naissance à cet état du viscère, qui n'avait pu expulser les graviers à mesure qu'ils descendaient des reins. Dans tous les cas, c'est au défaut de contractions vésicales qu'il faut attribuer l'absence ou l'irrégularité de la plupart des signes rationnels de la pierre, dès le début, mais spécialement celle des fortes douleurs que les calculeux éprouvent lorsqu'ils finissent d'uriner et que les parois de la vessie viennent s'appliquer sur le corps étranger.

2° Cet état anormal de la vessie, cette véritable complication de la maladie calculeuse, rendit l'opération difficile et le traitement beaucoup plus long qu'il ne l'est d'ordinaire. Les fragmens de la pierre, qui, en d'autres circonstances, sont expulsés par la vessie avec facilité et presque toujours sans douleurs, demandèrent à être extraits un à un. J'ai dit que cette partie de l'opération exige un toucher délicat et une main exercée ; mais, ces conditions remplies, les difficultés sont moindres qu'on ne le croit généralement.

3° L'atonie de la vessie et les désordres qui en résultent se lient intimement à l'exercice des autres fonctions. Aussi une fausse digestion, l'impression du froid et la fatigue musculaire ont-elles puissamment contribué ici à aggraver la disposition morbide des parois vésicales. Après les trois premières séances, Dubois rendait le détritus avec quelques difficultés ; mais enfin il le rendait, la vessie se débarrassait de l'urine, et le besoin d'introduire la sonde ne se faisait point sentir. Il n'en fut plus de même après ce dérangement de santé tout-à-fait indépendant de l'opération ; de loin en loin seulement, et comme par hasard, de petits fragmens parvenaient à sortir ; le malade fut obligé de se sonder pour vider la vessie ; il supporta les manœuvres moins bien que précédemment, et je fus dans la nécessité d'abréger les séances, parce que la plus légère surexcitation aurait amené de graves accidens. La phlogose vésicale, cause essentielle de la paralysie, menaçait à chaque instant de s'exaspérer et de passer à l'état aigu. En pareille occurrence, on ne saurait prendre trop de précautions ; car une forte secousse rompt nécessairement l'équilibre ; Dubois ne l'aurait pas supportée dans l'état où il se trouvait, et l'opération eût été impossible si on l'eût différée plus long-temps.

4° Des causes bien différentes ont occasioné les divers accidens qui sont venus prolonger la durée du traitement ; mais on aura remarqué la marche régulière et uniforme des phénomènes morbides. Quel que fût le point de départ, il y avait toujours fréquence du pouls, perte d'appétit, sommeil agité, diarrhée, sueurs nocturnes. Du côté de la vessie aussi, les symptômes ont toujours présenté les mêmes caractères, augmentation de l'atonie, état muqueux, fétidité et forte coloration de l'urine. Vers la fin du traitement, ce trouble des fonctions reparut à des époques plus rapprochées, que le malade eût été soumis ou non à des manœuvres. Quand l'opération fut terminée, le dérangement se reproduisit encore, mais avec une intensité chaque fois décroissante, et à des époques de plus en plus éloignées.

5° On trouve peu de malades chez lesquels le moral ait plus influé sur le physique que chez Dubois. Il était médecin et homme de cabinet. Sa constitution, déjà affaiblie par la maladie, n'était pas d'ailleurs proportionnée au développement de ses facultés intellectuelles. Ce défaut d'équilibre constituait une condition très-défavorable.

6° Ce fait confirme ce que d'autres ont enseigné, la possibilité d'extraire les plus petits fragmens calculeux d'une vessie qui ne se contracte pas. Ainsi disparaît un des principaux argumens qu'on a soulevés contre la lithotritie.

Je ne m'arrêterai pas au jugement que Dubois porta des modifications faites à mes instrumens et à mes procédés, dans l'intention prétendue de perfectionner la lithotritie. Le choix était ici d'une grande importance, et la décision ne fut prise qu'après un mûr examen; car, avant tout, Dubois voulait guérir (1).

Les malades placés dans les conditions dont je m'occupe en ce moment sont exposés à tous les accidens qui résultent d'une paralysie complète de la vessie, alors même qu'on ne les soumet à aucune tentative d'opération. Je citerai à cet égard un fait qui est remarquable sous plus d'un rapport.

DIX-HUITIÈME OBSERVATION. M. Baboin de la Barollière, administrateur des hôpitaux de Lyon, âgé de soixante-six ans, était, depuis plus de quatre années, sous l'influence d'une disposition catarrhale qui affectait d'abord la membrane muqueuse des bronches, pour se jeter ensuite sur la vessie. Cette sorte de métastase sur les voies urinaires avait lieu constamment; mais, chaque fois, l'affection vésicale acquérait un surcroît d'intensité. L'urine devint successivement purulente, fétide et sanguinolente, ce qui fit enfin songer à l'existence d'un calcul, que les docteurs Viricel et Gensoul constatèrent par le cathétérisme. D'après les avis éclairés de

(1) Peu de jours après l'opération, il inséra la lettre suivante dans les journaux : « M. le Rédacteur, permettez moi d'adresser, par la voie » de votre journal, des remercimens à mes confrères pour l'intérêt » qu'ils m'ont témoigné à l'occasion de ma maladie et de l'opération » qu'elle a exigée. Grâces aux soins de mon ami, M. le D. Civiale, je suis » délivré de la pierre, et ma santé s'améliore de jour en jour. Je me fé- » licite de pouvoir ajouter quelque chose aux suffrages qui ont accueilli » la merveilleuse invention de la lithotritie, qui remplace si heureuse- » ment l'une des opérations les plus difficiles et les plus dangereuses de » la chirurgie, et à laquelle M. Civiale a rattaché son nom. Paris, le 4 » mai 1829. » Depuis cette époque la santé du Nestor de la chirurgie française n'a pas éprouvé la moindre altération. C'est une nouvelle preuve vivante des erreurs dans lesquelles ne cessent de tomber les antagonistes de la nouvelle méthode.

ces deux chirurgiens et des docteurs Martin et Sauzet, le malade vint à Paris réclamer l'emploi de la lithotritie. Je le vis le 29 octobre 1831. Il se ressentait des fatigues du voyage, quoiqu'il les eût mieux supportées qu'on ne s'y était attendu. Le 30, je m'assurai que la vessie contenait plusieurs calculs, mais d'un petit volume. L'état de flaccidité du pénis, la grande quantité d'urine contenue dans la vessie, et la fétidité de ce liquide me prouvèrent combien étaient fondées les craintes que j'avais conçues d'après la constitution générale du malade et d'après le peu de douleurs qu'il disait éprouver. Aussi, ce jour-là, me bornai-je à une exploration superficielle de la vessie. Ce que j'avais appris suffisait pour annoncer que le traitement serait long. Rien ne pouvait me faire craindre que des accidens survinssent à la suite du cathétérisme, puisqu'il avait été facile et peu douloureux, et que je m'étais contenté de constater, même avec précaution, l'existence de calculs vésicaux. Cependant les douleurs augmentèrent le lendemain, il y eut un engorgement du testicule gauche, la quantité du mucus contenu dans l'urine devint considérable, on observa des nausées et des mouvemens fébriles; les alimens pris dans cette disposition furent rejetés par le vomissement. L'état des voies digestives ayant empiré, M. Double fut appelé; on prescrivit une diète absolue, des boissons adoucissantes en petite quantité, des lavemens émolliens et quelques bains.

Le 6 novembre, il y avait un peu d'amélioration du côté de l'estomac; mais l'urine était fortement chargée de mucosités brunes, fétides et même purulentes : la vessie ne se vidait pas. J'introduisis la sonde trois fois par jour, et je fis des injections d'eau tiède. Ces moyens produisirent de bons effets : trois jours après, l'urine était améliorée; une légère alimentation avait suffi pour réparer en partie les forces; l'urètre était d'une irritabilité excessive, et la sonde produisit des douleurs, quelques précautions qu'on prît pour l'introduire. C'est surtout au point correspondant à la face antérieure de la symphyse pubienne que ces douleurs se faisaient sentir. L'urètre était serré et contracté au point de rendre quelquefois le passage de la sonde difficile; mais il suffisait d'appliquer le doigt sur les tégumens de ce point du canal pour que le spasme cessât et que la sonde pénétrât avec facilité. Cet état de choses, qu'il n'est pas rare de rencontrer, alla en diminuant à mesure que celui de la vessie s'améliora, et le malade fut enfin ramené à des conditions moins défavorables, quoiqu'avec une extrême lenteur. Le 4 décembre seulement, je me décidai à faire un essai de lithotritie. Dès que l'instrument fut ouvert, des calculs s'engagèrent pour ainsi dire d'eux-mêmes entre les branches; plusieurs furent saisis avec facilité, mais aucun de ceux-là n'avait le volume d'un haricot. Le nombre des pierres me fit craindre que le traitement ne fût long. Cette séance dura peu, le malade souffrit moins qu'il ne le craignait, aucun accident ne survint; mais il ne sortit avec l'urine qu'une petite quantité de détritus et quelques petits fragmens, le tout ne formant qu'une très-faible partie de ce que j'avais écrasé. J'acquis donc la triste certitude que le malade ne rendrait pas naturellement les débris de ses calculs.

Le 8, nouvelle séance; toujours une grande facilité pour introduire l'instrument, charger et écraser les calculs; il y eut peu de douleurs, et il ne se déclara aucun accident. Le malade ne se plaignait que de la diète à laquelle on l'astreignait les jours d'opération. Mais, cette fois encore, il ne rendit qu'une faible partie de ce qui avait été broyé, malgré les injections que l'on continua de faire dans la vessie, et les différentes positions qu'il eut soin de prendre en urinant.

Une troisième séance, qui eut lieu le 14, n'offrit rien de particulier. Je cherchai à m'assurer que la vessie ne contenait point de calculs assez volumineux pour empêcher de les extraire entiers. Il fut décidé qu'on se bornerait désormais à les retirer un à un, au moyen d'un petit instrument dont

les branches de la pince étaient aplaties et la tête du perforateur très-petite.

Ce mode d'extraction fut mis en pratique le 19. Mais il ne
réussit pas aussi bien que je m'y attendais. Deux calculs
furent saisis à la fois. L'instrument ainsi chargé passa dans le
col de la vessie sans déterminer de douleurs; mais il n'en
fut pas de même au dessous de la symphyse des pubis, et à
deux pouces du méat urinaire, j'éprouvai un peu de résistance; l'urètre était distendu et le malade souffrait, toutefois pas assez pour m'obliger à écraser les calculs en cet endroit, afin de les extraire ensuite par parcelles, manœuvre
que l'irritabilité excessive du canal aurait rendue douloureuse
et fatigante. Un sujet moins irritable et moins faible ne se serait
pas ressenti d'une si légère distension de l'urètre; mais ici la
sensibilité du conduit et l'atonie de la vessie augmentèrent,
et la santé générale elle-même reçut une atteinte : il y eut
fréquence du pouls, perte d'appétit et trouble du sommeil.
Cependant l'orage ne tarda pas à s'apaiser.

Le 24, je repris l'extraction des calculs. Un instrument de
deux lignes de diamètre fut employé. Il était assez fort,
quoique d'un petit volume, pour écraser la pierre dans le
cas où l'extraction ne serait pas possible. Cette modification
eut un résultat des plus satisfaisans; l'instrument fut introduit trois fois, et chaque fois je le ramenai chargé; trois calculs entiers et quelques petits fragmens furent retirés dans
cette séance, qui ne dura que peu d'instans, causa peu de
douleurs, et demeura exempte de tout accident.

Le 26, même opération et même facilité pour charger et
fixer les calculs. J'introduisis trois fois l'instrument, et je fis
l'extraction de trois calculs entiers et de deux fragmens assez
gros. Le 28, le malade rendit naturellement quelques débris;
il en était déjà sorti quelques uns par les yeux de la sonde
employée aux injections.

Le 29, autre extraction au moyen d'un instrument n'ayant
qu'une ligne et demie de diamètre. Quatre petits calculs

furent extraits. Une fois l'instrument en ramena deux très-peu volumineux. Le 2 janvier, deux petits fragmens s'engagèrent dans les yeux de la sonde.

Le 4 janvier, extraction de deux calculs au moyen de l'instrument d'une ligne et demie. Un troisième calcul fut saisi, mais il s'échappa au col de la vessie. Je sentis la nécessité de revenir à l'emploi d'un instrument plus fort , celui de deux lignes.

Le 7, le même instrument ramena en trois fois trois petits calculs et deux fragmens.

Le 9, trois calculs un peu plus gros furent extraits ; mais l'irritation de la vessie avait augmenté , l'urine était plus chargée, et le passage des pierres et de l'instrument causait plus de douleurs.

Le 10 , une injection d'eau tiède fut faite pour entraîner les mucosités.

Le 12 , je retirai trois calculs et deux fragmens très-petits.

Le 13, un petit fragment s'engagea dans les yeux de la sonde qui avait servi à faire l'injection.

Le 15, trois nouveaux calculs et deux fragmens furent retirés avec le petit instrument.

Le 17 , même opération, suivie du même résultat ; extraction de trois petits calculs et de deux fragmens, dont un très-petit.

Le 19 , deux calculs beaucoup plus gros furent successivement saisis et extraits ; leur passage à travers l'urètre causa quelque douleur. Le lendemain, le malade rendit naturellement trois petites pierres.

Le 21 , trois nouveaux calculs et un fragment furent retirés avec facilité.

Le 22 , injection d'eau simple dans la vessie.

Le 23 , extraction de trois calculs et d'un fragment.

Le 27 , le malade avait rendu pendant la nuit quelques petits débris ; le matin je retirai trois calculs et un fragment.

Le 29 et le 31 , même opération ; extraction de six calculs, dont deux plus gros. L'un de ceux-ci fut écrasé.

Les 2, 4 et 6 février, je retirai neuf calculs entiers et quatre fragmens.

Le 8, extraction de quatre pierres, dont une fort grosse, ce qui rendit l'opération plus douloureuse que les précédentes. Aussi ne fut-il possible de la reprendre que cinq jours après.

Le 13 , je retirai un fort calcul , dont le trajet dans l'urètre fut aussi très-douloureux, de sorte que je me déterminai à écraser ceux qui restaient encore dans la vessie.

Le 15, un instrument de deux lignes et demie écrasa plusieurs pierres ; la pince ramena quelques débris.

Le 17, un gros fragment, deux petits éclats et un petit calcul furent extraits ; il n'y eut que deux introductions de la pince.

Le 20 , extraction de trois petits calculs et d'un fragment.

Le 23 , deux petits calculs et deux fragmens furent retirés en trois fois.

Le 25, extraction de deux calculs, au moyen du petit instrument. Le bon état du malade permit de prolonger cette séance et d'écraser deux autres calculs, qui m'avaient paru trop volumineux pour sortir entiers. Je me servis d'un instrument de trois lignes.

Le 27, six petits fragmens furent extraits en deux fois.

Le 3 mars, extraction d'un calcul et de plusieurs petits fragmens, à l'aide de deux introductions.

Le 5, trois introductions ; deux calculs et quatre fragmens furent retirés.

Le 7, un calcul fut extrait, et deux autres furent écrasés. La santé était légèrement altérée. Le malade se trouvant menacé du catarrhe pulmonaire auquel il était sujet tous les hivers, je différai l'opération.

Le 12, sept fragmens, dont plusieurs très-petits, furent extraits avec facilité, à la suite de trois introductions ; mais le catarrhe augmenta malgré toutes les précautions. Cependant je crus devoir céder aux instances du malade.

Le 20, un calcul et deux fragmens furent retirés; il y eut deux introductions.

Le 23, quatre calculs très-petits et quatre fragmens furent extraits en deux fois. L'exaspération de la toux et l'oubli de porter un suspensoir donnèrent lieu à un engorgement testiculaire, qui fut suivi d'un petit mouvement fébrile et d'un changement notable dans les caractères de l'urine. Il fallut s'occuper exclusivement de ces nouvelles affections. Le malade fut mis au régime et à l'emploi des moyens thérapeutiques que son état exigeait.

Ce fut le 24 avril que, après la cessation des accidens, je repris l'opération. Ce jour-là, je retirai en une seule fois trois petits calculs et plusieurs fragmens, qui s'étaient très-bien placés dans la pince, de manière que l'extraction causa peu de douleurs, quoique la masse fût considérable.

Le 27, deux autres fragmens assez gros furent extraits. Je reconnus que la vessie contenait encore des calculs assez volumineux pour ne pouvoir traverser l'urètre. Le 30, je les écrasai avec facilité, et la pince ramena un éclat.

Le 3 et le 6 mai, extraction de deux gros fragmens.

Le 9, deux petites parcelles furent seules extraites. Je m'assurai que la vessie contenait encore quelque chose.

Le 11, un gros fragment aplati fut amené au dehors. Il y eut nécessité de l'écraser dans l'urètre, sans quoi l'extraction aurait été douloureuse.

Les 13, 15 et 17, des recherches minutieuses me prouvèrent qu'enfin la vessie était totalement débarrassée. Les sensations du malade le confirmèrent; car l'exercice, soit à pied, soit en voiture, ne déterminait plus aucune douleur. Des injections froides, faites journellement, commencèrent à ranimer la contractilité musculaire de la vessie; la santé s'améliora de jour en jour, et tout fit présager un complet rétablissement.

Le 24 mai, le malade reprit la route de Lyon, dans l'état le plus satisfaisant.

Quatre-vingt-deux calculs entiers avaient été extraits; la plupart étaient fort petits; mais quelques uns avaient un volume tel, qu'il leur eût été difficile de traverser spontanément l'urètre. On peut porter à vingt-cinq ou trente le nombre de ceux que j'écrasai. La masse des fragmens égalait à peu près la moitié de celle que formaient les calculs entiers. Toutes ces pierres étaient composées d'acide urique.

Plusieurs considérations, dont je vais indiquer les principales, se rattachent à ce fait important.

Il y avait peu de temps qu'on soupçonnait la pierre lorsque M. Baboin vint à Paris. Cependant on ne peut guère douter que l'affection ne fût ancienne, et en cherchant à recueillir les souvenirs de ses sensations, le malade les faisait remonter à plusieurs années. Mais je répète qu'elles sont tellement vagues en pareil cas que, sans des circonstances particulières, l'attention du praticien et du malade ne se porterait point sur la vraie cause des accidens.

Tout conduit à croire que la paresse de la vessie précéda la formation des calculs, qui, n'étant point expulsés par le viscère à mesure qu'ils descendaient des reins sous forme de graviers, grossirent peu à peu, et formèrent ainsi une masse dont l'énormité rendit le traitement si long. L'atonie de la vessie s'accrut sous l'influence des calculs et par l'effet de la phlegmasie vésicale.

Cette phlegmasie était profonde lorsque M. Baboin réclama les secours de la chirurgie. L'urine contenait beaucoup de mucosités fétides et quelquefois sanguinolentes, les organes génitaux étaient dans un grand état de relâchement, et l'urètre possédait une excessive irritabilité. Le seul passage de la sonde amena un engorgement testiculaire fort opiniâtre. Ces circonstances, réunies à la disposition catarrhale du malade et au mauvais état de sa santé, me firent penser d'abord qu'il ne fallait pas songer à la lithotritie : la cystotomie était encore moins applicable. Cependant les heureux effets d'un traitement préparatoire et surtout la diminution de l'irritabilité de l'urètre, me firent ensuite espérer que le malade pourrait supporter d'être lithotritié. Les données acquises auraient suffi pour juger du résultat si j'avais pu déterminer préalablement le nombre des calculs que contenait la vessie. Mais l'incertitude où j'étais à cet égard ne me permettait pas de prévoir quelle serait l'issue de l'opération. Ce qui me rassura seulement, ce fut l'amélioration notable et progressive de la santé, malgré la multiplicité des opérations, qui se renouvelaient tous les deux ou trois jours. A l'exception d'un petit nombre, ces opérations, généralement peu douloureuses, ne durèrent que quelques instans. En pareil cas, il convient toujours de faire des séances très-courtes, et de procéder avec les plus grandes précautions.

Vers la fin du traitement, M. Baboin fut attaqué d'un catarrhe pulmonaire, dont il avait coutume d'être affecté chaque hiver. La durée habituelle de ce rhume était d'un mois ; à mesure que la poitrine se dégageait, une phlegmasie survenait dans la vessie, et se prolongeait ensuite un laps de temps indéterminé. Le malade avait des opinions tellement arrêtées sur ce point, qu'il m'en prévint avant de commencer l'opération, et il regretta beaucoup qu'on différât jusqu'à la saison froide et humide, époque à laquelle il se trouvait toujours indisposé. Le catarrhe pulmonaire que j'observai chez lui dura le temps indiqué. Les efforts de la toux contribuèrent beaucoup à exaspérer les accidens de la pierre ; l'urine devint catarrhale ; mais l'état phlegmasique de la vessie ne persista pas long-temps et fut peu intense. Quelques jours de repos et des injections d'eau tiède suffirent pour ramener cet organe à ses conditions ordinaires.

Des personnes qui n'ont peut-être pas dans la lithotritie toute la confiance qu'elle mérite, désespérèrent de la guérison. Elles avaient conseillé au malade de renoncer à ce mode opératoire. La longueur du traitement, le nombre des applications qui avaient déjà été faites, et l'impossibilité de calculer combien d'autres seraient encore nécessaires, leur avaient paru des motifs suffisans pour justifier un conseil d'ailleurs plein d'intérêt pour le malade et pour le chirurgien. Mais il me fut facile de réduire ces argumens à leur juste valeur, et de dissiper les craintes qu'on manisfestait. A défaut de certitude, j'avais de fortes présompsions qui me faisaient penser qu'un assez petit nombre de séances suffiraient pour extraire ce qui restait dans la vessie, et, en effet, le résultat confirma mes prévisions.

Dans beaucoup de cas on n'observe pas les signes rationnels de la pierre, ceux même qui sont considérés comme les plus constans. Chez M. Baboin, ils ont manqué absolument. On ne fut conduit à soupçonner l'existence d'un calcul que par l'apparition du sang dans l'urine, quoique ce phénomène ne soit pas rare quand le catarrhe vésical a acquis une certaine intensité. On sait d'ailleurs que beaucoup de calculeux ne rendent jamais d'urine sanguinolente.

L'irritabilité excessive de l'urètre, tant derrière le scrotum qu'au devant des pubis, et la douleur au passage de la sonde, qu'on observait chez M. Baboin, ne sont pas sans exemples chez les calculeux, ni même chez des personnes qui n'ont point la pierre, mais dont la vessie a éprouvé de profondes lésions. J'ai déjà signalé cette circonstance : il me suffit ici de la rappeler.

L'engorgement du testicule survenu après le cathétérisme, fut attribué par le malade à l'action de la sonde, et cette idée le tourmenta beaucoup : il craignait que l'accident ne se renouvelât chaque fois qu'on introduirait un instrument dans la vessie. Je cherchai à dissiper ses inquiétudes en lui faisant voir que c'était à une exaspération de l'état morbide du col de la vessie, plutôt qu'à la sonde, qu'il fallait attribuer ce phénomène, et l'événement lui prouva que j'avais raison. Beaucoup de sondes et plusieurs instrumens furent introduits dans la vessie, quelquefois avec douleur, et cependant le testicule resta sain. Lorsque le second engorgement testiculaire se déclara, on pensa aussi qu'il dépendait de l'opération, tant on est porté souvent à se créer des causes imaginaires. Il était démontré pour moi que cet accident tenait aux efforts de la toux, à la disposition catarrhale, et surtout à l'omission de l'usage d'un suspensoir. En effet, le malade avait déjà supporté des opérations plus douloureuses sans qu'il se manifestât le moindre mouvement dans les testicules.

Dans la première extraction, j'employai un instrument de deux lignes trois quarts; les branches de la pince étaient très-plates, de sorte qu'elles recouvraient presque entièrement les calculs; mais, au lieu d'un, il y en eut deux de saisis à la fois, ce qui faisait un volume trop considérable. De là le dérangement qu'éprouva le malade. Je fus trompé par la dilatabilité du col de la vessie, qui laissa passer l'instrument sans douleur, quoique, chez le vieillard, cette partie du canal soit très-irritable et peu extensible. Un instrument plus petit, à branches plus minces et plus étroites, me permit d'éviter le retour de cet accident. J'avais en même temps l'attention de faire pivoter le perforateur sur le calcul saisi, et de m'assurer, au moyen des échelles, du volume précis de l'instrument ainsi chargé. Toutes ces précautions étaient commandées par l'état du malade.

C'est surtout dans le cas d'atonie, de paralysie incomplète de la vessie, qu'il faut surveiller avec le plus grand soin les malades soumis à l'application de la lithotritie. Toute négligence peut devenir fatale. Le fait suivant fera sentir l'importance de ce précepte.

DIX-NEUVIÈME OBSERVATION. M. Pignol, de Toulon, âgé de cinquante-neuf ans, se plaignait depuis peu de temps d'un dérangement dans les fonctions de la vessie, de besoins fréquens d'uriner, de difficultés pour les satisfaire, d'une sorte de gêne et même d'une véritable douleur dans les mouvemens. Mais ces symptômes étaient tellement irréguliers qu'on ne chercha pas d'abord à en connaître la cause. Leur persistance, malgré tous les moyens employés, fixa enfin l'attention. On eut recours à la sonde, qui fit reconnaître une pierre. Le malade vint à Paris réclamer l'application de la lithotritie ; il avait refusé obstinément la cystotomie, qu'on lui proposait à Toulon. Malgré son embonpoint, l'affaiblissement de sa constitution et son excessive irritabilité, le voyage lui causa moins de fatigue qu'on ne l'avait craint. Mais un simple cathétérisme, fait avec ménagement, suscita quelques mouvemens fébriles qui se répétèrent les jours suivans. Le malade avait pour ainsi dire perdu connaissance pendant la recherche. Cette particularité, jointe aux notions inexactes qu'il avait acquises sur l'art de broyer la pierre, lui faisait considérer l'opération comme difficile, grave et surtout très-douloureuse. Après m'être assuré de l'état des organes et de l'existence du corps étranger, je cherchai à lui former une opinion plus exacte, ce qui ne fut pas difficile. Tout en constatant la présence de plusieurs calculs, je reconnus aussi que la vessie ne se vidait pas entièrement. La prostate n'avait guère plus de volume que dans l'état normal ; l'urètre était libre, mais très-irritable, surtout au dessous de la symphyse des pubis et au col de la vessie : du reste, grande difficulté dans les mouvemens, trouble des fonctions digestives, fréquence et irrégularité du pouls. Un traitement préparatoire fut prescrit et suivi. Je parvins sans peine à disposer favorablement l'urètre par l'usage de bougies en cire ; des bains, des lavemens, une saignée et le repos suffirent pour placer le malade dans des conditions telles qu'il fût permis d'essayer le broiement. Toute autre opération me paraissait impraticable. Cependant je ne pouvais me faire illusion sur les difficultés qui allaient se présenter. La maladie était ancienne, quoique les souffrances datassent seulement de quelques mois. En effet, le malade avait pissé du sang un an auparavant, à la suite d'une course en voiture. Depuis plus long-temps encore il avait cessé de rendre des graviers. D'ailleurs, l'absence de douleurs vives et d'accidens plus graves tenait à la paresse de la vessie.

Le 27 octobre, je fis ma première tentative. L'urètre étant large, l'introduction d'un instrument de trois lignes ne présenta aucune difficulté. Je n'en rencontrai pas davantage à saisir et fixer un petit calcul, qui fut attaqué et détruit en quelques instans. Une seconde pierre fut saisie et broyée de la même manière. Cette exploration, qui devint le commencement de l'opération, fut très-courte, le malade la supporta beaucoup mieux qu'il ne s'y était attendu, et alors surtout il reconnut qu'on l'avait induit en erreur sur les sensations que fait éprouver la lithotritie. Il n'y eut de remarquable, à la suite de cette tentative, qu'un peu plus de lenteur dans l'émission de l'urine et principalement dans l'expulsion du détritus.

Une seconde séance eut lieu le 2 novembre. J'éprouvai la même facilité pour introduire l'instrument, saisir la pierre et l'écraser. Cette fois le détritus et les fragmens sortirent en abondance de la vessie ; mais on remarqua une plus grande difficulté d'uriner, et le testicule droit s'engorgea. Cet accident, qui fut attribué à la pression d'un bandage destiné à contenir deux hernies inguinales, affecta beaucoup le malade. Il eut de la fièvre, avec agitation et perte de l'appétit et du sommeil. L'amaigrissement fit des progrès rapides ; l'expulsion de l'urine devint de plus en plus difficile. On fut obligé de recourir à la sonde ; mais, comme le malade redoutait beaucoup l'emploi de ce moyen, il faisait tout pour s'y soustraire : à l'inflammation du testicule on opposa les moyens ordinaires ; la douleur et la tension disparurent, mais le gonflement persista. L'urine, qui avait été chargée de mucosités pendant quelques jours, s'éclaircit et devint limpide ; elle sortait avec moins d'efforts, et le malade rendit même quelques petits fragmens de calcul. Enfin, le 3 novembre, l'opération du broiement fut reprise, quoique le testicule conservât encore un peu de tuméfaction. Le malade supporta très-bien la séance, qui dura peu de temps. Plusieurs calculs ou petits fragmens furent saisis et écrasés. Aucun accident immédiat ne se déclara ; mais le lendemain, il y eut un accès de fièvre, avec tension du ventre et plénitude de la vessie, qui ne se débarrassait que du trop-plein. Malgré la répugnance du malade, il fallut introduire la sonde, avec le secours de laquelle on donna issue à une grande quantité de liquide noir, fétide, épais et d'odeur insupportable. Le malade était déjà dans un abattement extrême ; la langue était sèche, et le pouls donnait plus de cent pulsations par minute.

L'urine que je retirai quatre heures après n'avait pas moins mauvais aspect que la première : le soulagement produit par l'évacuation précédente avait été sans influence sur l'état général. Je fis une injection d'eau tiède pour enlever le dépôt, dont il sortit en effet une grande quantité. Pendant quatre jours, l'urine, évacuée toutes les six heures, conserva sa teinte noirâtre, sa fétidité et un sédiment considérable. Les symptômes généraux prirent de l'intensité : il y eut quelques nausées ; la langue, la bouche et le pharynx se couvrirent d'une couche grise, espèce de fausse membrane que j'ai observée plusieurs fois dans ce cas, et qui doit être considérée comme un symptôme grave ; le pouls battait cent vingt fois par minute, avec quelques intermittences ; l'hypogastre était sensible au toucher ; il y avait aussi de la somnolence et de la prostration. On eut recours aux dérivatifs. Je vidais la vessie quatre et même cinq fois par jour, et chaque fois je faisais des injections. Le liquide finit par prendre un aspect plus satisfaisant, et, à dater de ce moment, l'amélioration, tant locale que générale, fit des progrès. A mesure que l'urine revint à l'état naturel, la vessie recouvra une partie de sa contractilité, et je diminuai par degrés la fréquence du cathétérisme et des injections. L'appétit, les forces et l'embonpoint se rétablirent. M'étant assuré que la vessie contenait encore quelques fragmens de calcul, je les écrasai, et le malade finit par en rendre les débris. Deux explorations minutieuses prouvèrent enfin que la vessie était entièrement débarrassée. Son atonie persista néanmoins à un certain degré, de sorte qu'au départ du malade, le 27 février, il lui fut prescrit de continuer l'usage de la sonde et des injections. Pendant la convalescence, un peu de fatigue, causée par une longue course à pied, amena de la fièvre, avec abattement et perte d'appétit, en un mot un dérangement général; le repos suffit pour rétablir l'équilibre.

Je dois noter deux circonstances qui se sont présentées dans le cours du traitement, bien qu'elles soient en quelque sorte étrangères à la disposition morbide dont il s'agit spécialement ici.

1° L'engorgement du testicule fut l'effet de la pression d'un bandage herniaire sur le cordon spermatique. Cette circonstance n'est pas rare. On ne saurait trop recommander aux malades de quitter les bandages pendant toute la durée du traitement, lors même que cette privation devrait les condamner à garder le lit. Je reviendrai sur cet accident, qui est un des plus fréquens qu'on observe après la lithotritie.

2° J'ai vu plusieurs cas dans lesquels le traitement fut interrompu par l'apparition d'une phlegmasie spéciale des voies digestives, avec formation de fausse membrane. Ces cas sont généralement graves. La fausse membrane se détache avec difficulté, et les malades ont de la peine à la rendre tant par la bouche que par l'anus. Souvent il s'en reproduit une seconde, et même une troisième. Cependant le malade s'affaiblit d'une manière rapide. Si les toniques n'arrêtent pas bientôt la marche de l'affection, on doit craindre une terminaison funeste. Dans certaines circonstances, cette espèce de phlegmasie ne se borne pas aux voies digestives, et les voies aériennes en sont atteintes aussi, d'où résulte une toux fort pénible, qui vient encore aggraver l'état du sujet.

Les faits dont je viens de donner l'exposition confirment ce que j'ai dit de l'existence, chez certains calculeux, d'un état spécial de la vessie qui avait échappé à l'attention des praticiens, et dont la connaissance est de la plus haute importance dans l'application de la lithotritie. De ces faits, et autres analogues, que j'ai consignés dans des publications précédentes, on peut conclure :

1° La lithotritie est presque toujours applicable avec certitude de succès quand l'atonie des parois vésicales ne date pas d'une époque reculée, que la vessie se débarrasse encore d'une partie de l'urine, que la phlogose a peu d'intensité, et que d'ailleurs la destruction de la pierre ne doit pas exiger un long traitement.

2° L'amélioration obtenue par un traitement préparatoire, indispensable en pareil cas, l'absence de tout accident immédiat après la première séance, le retour et la régularité de l'émission naturelle de l'urine, sont autant de circonstances qui font augurer favorablement de l'opération. Les circonstances contraires doivent engager le praticien à renoncer au broiement et à choisir d'autres moyens.

3° Dans tous les cas, il faut procéder avec beaucoup de réserve, faire des séances très-courtes, les éloigner les unes des autres, suivre pas à pas la marche du traitement, vider la vessie aussi souvent que le malade en sent le besoin, aller même au devant de ce besoin, et faire des injections dans le viscère. C'est la régularité et la promptitude des soins qui assurent le succès.

Troisième série. *Cas de calculs avec engorgement de la prostate.*

Une complication de l'affection calculeuse beaucoup plus fréquente et plus grave qu'on ne le croit en général, résulte de la tuméfaction partielle ou totale de la prostate. Un long chapitre serait à faire sur ce sujet ; mais, comme je ne pourrais le traiter convenablement ici, je me bornerai à quelques remarques au sujet de l'influence que les lésions prostatiques exercent sur l'application et le résultat de la lithotritie.

Tout engorgement de la prostate produit une déviation de la portion d'urètre qu'embrasse cette glande. Mais il est rare que la prostate se tuméfie en entier ; son corps et son lobe moyen sont les parties le plus communément affectées. En pareil cas, c'est vers le haut que s'opère la déviation de l'urètre. Elle a lieu en haut et sur l'un ou l'autre côté, si la partie médiane et l'un des lobes latéraux se trouvent tuméfiés en même temps. Cette disposition s'est présentée chez un très-grand nombre de mes malades, de l'un desquels je vais sommairement retracer l'histoire.

VINGTIÈME OBSERVATION. En 1825, j'opérai M. Erard, âgé de soixante et douze ans, dont le nom se rattache honorablement à la perfection qu'ont acquise de nos jours divers instrumens de musique. Le malade souffrait depuis long-temps de la pierre ; mais sa constitution ne permettait pas de songer à la taille, pour laquelle il éprouvait d'ailleurs une invincible répugnance. La lithotritie lui inspira moins d'effroi. Je m'assurai que la vessie contenait plusieurs calculs ; mais je reconnus aussi que la prostate était volumineuse, et l'urètre fortement dévié en haut et sur le côté droit. Le fait étant constaté, il devenait facile de combiner la manœuvre de manière à écarter la difficulté ; il n'y avait donc pas lieu de considérer cette particularité comme un empêchement à l'emploi de la lithotritie. Cependant l'opération fut douloureuse, et le traitement interrompu par une fièvre d'accès, qui exigea l'emploi du sulfate de quinine à haute dose.

Lorsque la fièvre eut cédé, l'opération fut reprise ; elle eut un résultat heureux. M. Érard recouvra progressivement la santé et l'aptitude au travail, ainsi que le constatent les améliorations importantes qu'il fit subir depuis à ses instrumens. Je cessai de le voir vers la fin de l'année 1828 ; jusque-là, il avait eu quelques indispositions, les unes produites par un travail trop assidu, les autres conséquences de son ancienne maladie et de son âge avancé. Il avait éprouvé, en outre, un diabète sucré, dont le traitement dura plusieurs mois, et quelques coliques néphrétiques, suivies d'émission de graviers, parfois très-nombreux, puisqu'un matin on en compta douze cents qu'il avait rendus pendant la nuit.

Vers la fin de 1829, M. Érard éprouva quelques symptômes propres à faire soupçonner l'existence d'une nouvelle pierre. Plusieurs de mes confrères furent successivement appelés, et pratiquèrent le cathétérisme sans rien découvrir; l'un d'eux fit même des explorations au moyen des instrumens de la lithotritie, et ne fut pas plus heureux. Le malade continua de souffrir, en disant toujours qu'il avait la pierre. Les accidens s'aggravèrent de plus en plus, et le 6 août 1831, la mort survint au milieu des plus vives angoisses.

D'après ce qui s'était passé, l'autopsie du corps devenait nécessaire. La famille de M. Érard le comprit, et l'ouverture fut faite par MM. Cloquet et Petit; M. Fouquier et moi étions présens. Je ne rapporterai que ce qui a trait aux organes génito-urinaires.

Les reins étaient légèrement tuméfiés; dans l'un d'eux on voyait de petits abcès, des granulations, et une phlogose intense de la membrane du bassinet.

Les uretères étaient dilatés et rouges à l'intérieur.

La vessie, racornie, avait ses parois épaisses; sa membrane interne, d'un rouge noir, présentait des fongosités brunes, une légère ulcération, et les orifices de plusieurs cellules. Elle contenait une pierre aplatie, et du volume d'une amande.

Le corps, le moyen lobe et le lobe latéral gauche de la prostate, fortement tuméfiés, produisaient la déviation de l'urètre dont j'ai parlé.

J'ai déjà dit qu'il arrive bien souvent qu'on ne trouve pas la pierre, au moyen de la sonde, lors même qu'elle a un certain volume, et que les organes sont dans l'état normal. Il n'est donc point étonnant que les divers cathétérismes pratiqués chez M. Érard, n'aient rien fait découvrir. Mais ce qui doit surprendre, c'est qu'on ait exploré la vessie avec un instrument à trois branches, sans rencontrer le calcul. Un tel résultat n'est pas possible : on le concevra sans difficulté si l'on se représente l'action de l'instrument ouvert dans la vessie et dirigé de manière à en visiter les divers points, si l'on se rappelle surtout que la pierre avait un certain volume, et que la capacité de la vessie était fortement diminuée. Il est donc probable que l'instrument n'a point franchi la portion prostatique de l'urètre, et que les explorations ont été faites dans la partie membraneuse de ce canal.

Ainsi les lésions de la prostate apportent des difficultés à l'introduction des instrumens droits dans la vessie. C'est afin d'écarter ces obstacles qu'on a proposé les sondes dites *à redresser*, qui ont été présentées comme étant propres à favoriser le dégorgement de la glande et par suite l'introduction des instrumens. On fondait la possibilité d'obtenir ce résultat sur l'effet que produit la compression employée contre certains engorgemens glandulaires. Mais l'analogie n'est qu'apparente. Pour qu'il y ait compression, il faut que l'organe se trouve adossé à une paroi résistante ; or, la prostate n'est point dans ce cas. Les sondes à redresser peuvent très-bien déplacer et déprimer la glande ; mais elles ne sauraient exercer de compression proprement dite. Elles ne remplissent donc pas le but qu'on se proposait.

D'ailleurs on a beaucoup exagéré les difficultés que l'engorgement de la prostate oppose à l'introduction des instrumens droits. J'ai opéré quelques malades chez lesquels plusieurs de mes confrères, fort habiles du reste, avaient fait d'inutiles tentatives, même après l'emploi des sondes à redresser. Il serait trop long d'énumérer ici tous ces faits ; un seul suffira.

VINGT-UNIÈME OBSERVATION. M. Dufossé, de Paris, âgé de cinquante-cinq ans, et d'une forte constitution, éprouvait depuis plusieurs années des accidens propres à faire

soupçonner l'existence de la pierre. Il s'adressa à un chirurgien fort habile, qui ne trouva pas de corps étranger, au
moyen de la sonde. Plus tard, le calcul fut reconnu par un
autre chirurgien. Plus tard encore, M. Dufossé consulta l'un
de mes confrères qui s'occupe de lithotritie : on fit plusieurs
tentatives soit avec une pince spéciale, soit avec l'instrument
de M. Jacobson : il fut impossible de saisir la pierre à l'aide
de ces instrumens courbes, et l'on ne put parvenir à faire pénétrer aucun instrument droit dans la vessie. Après plusieurs
mois de tâtonnemens et d'essais inutiles, je fus appelé. Je
trouvai le malade dans les conditions les plus défavorables ;
la santé était ruinée, et les organes génito-urinaires profondément lésés. Mon premier soin fut de calmer les accidens, qui
me paraissaient avoir pour cause les tentatives dont je viens de
parler, et de remonter les forces par un traitement approprié. Je reconnus ensuite que la pierre, quoique volumineuse, n'appartenait pas à la catégorie de celles qu'il est
impossible d'attaquer ; la prostate était fortement tuméfiée,
et la vessie atteinte d'un catarrhe assez intense. Malgré ces
deux circonstances défavorables, j'eus recours à la lithotritie, et le résultat répondit parfaitement à mon attente.
Je ne rencontrai même pas les difficultés que paraissait
indiquer l'insuccès des essais de mon confrère ; car, indépendamment des tentatives inutiles dont je viens de faire
mention, il avait eu recours à une longue série de moyens,
entre autres à un appareil qui lui est particulier, pour redresser l'urètre à sa partie prostatique, et détacher la pierre,
qu'il croyait suspendue au sommet de la vessie. La marche
régulière de l'opération chez un sujet où tous les auxiliaires
de la lithotritie avaient eu si peu de succès, me prouva que
ces auxiliaires n'avaient pas une grande utilité, et qu'on
faisait souvent beaucoup de bruit pour triompher d'obstacles
qui n'existaient pas. En effet, la prostate était engorgée chez
M. Dufossé ; mais elle ne l'était pas au point qu'on ne pût
redresser, même avec facilité, la partie du canal embrassée

par elle ; il suffisait d'abaisser la main lorsque l'extrémité de l'instrument était parvenue à la fin de la partie membraneuse. Il n'y avait ici qu'une tuméfaction du corps de la glande, et par conséquent l'urètre n'offrait qu'une simple déviation en haut. Du reste, l'intérieur de la vessie ne présentait aucune trace de lésions. La manœuvre était donc assez simple ; mais, en raison de l'irritabilité excessive des organes, je fis des séances très-courtes, ce qui prolongea la durée du traitement, qu'aucun accident ne vint d'ailleurs entraver.

SECTION III.

ACCIDENS DE LA LITHOTRITIE.

La plupart de ceux qui ont proposé ou adopté un procédé quelconque pour la guérison des calculeux, se sont trompés d'une étrange manière lorsqu'ils ont entrepris de juger les différentes manières d'opérer introduites par l'usage. Presque toujours ils ont confondu les accidens et les dangers inhérens à l'opération elle-même avec ceux qui sont propres à chacun des procédés, ou à son mode d'application. C'est à cette manière d'envisager la question que doivent être attribuées, et tant d'illusions que l'expérience seule a pu détruire, et les longues controverses qui se sont élevées relativement à l'appréciation de procédés tour à tour prônés et tombés dans le discrédit. En partant d'un faux point de vue, et se laissant aller à l'entraînement qu'inspirent la plupart du temps ces sortes de plaidoiries, il était impossible que l'on parvînt à s'entendre. Ne soyons donc pas surpris de voir des chirurgiens d'un mérite incontestable différer d'avis sur un point qui ne semble cependant pas devoir fournir matière à de semblables dissidences.

Lorsqu'on veut tracer un exposé des circonstances que peuvent présenter les méthodes ayant trait à l'extraction ou à la destruction des calculs, il est nécessaire de commencer par établir quelques distinctions.

Ainsi, la cystotomie nous présente des accidens de trois sortes :

1° Ceux qui sont inhérens à l'opération elle-même, quelque procédé qu'on mette en usage, comme les convulsions, l'anéantissement ou le défaut de réaction, la série des accidens inflammatoires, les dépôts dans le tissu cellulaire pelvien, quelques désordres consécutifs dans la vessie, les reins et les autres principaux organes de l'économie. Viennent ensuite tous ceux qui dépendent de l'incertitude ou de l'insuffisance des ressources de l'art.

2° Ceux qui sont propres à chaque procédé, ou du moins qu'on observe après l'avoir appliqué : savoir, dans la taille hypogastrique, la lésion du péritoine, le décollement de la partie supérieure et antérieure de la vessie, et l'infiltration d'urine ; dans la taille périnéale, l'hémorrhagie, la lésion du rectum, et les difficultés pour extraire la pierre ; dans la taille recto-vésicale, la communication entre le rectum et la vessie.

3° Ceux qui tiennent plus particulièrement au chirurgien, ou qui sont la conséquence de lésions organiques imprévues. Ici se présente la longue liste des malheurs qui sont survenus parce que l'opérateur n'avait pas toutes les qualités requises. Je citerai les perforations de la vessie par les tenettes, le bistouri ou l'extrémité du lithotome, les pierres laissées dans la vessie, etc.

On comprend sans peine qu'il ne faut pas rapporter à un procédé ce qui appartient à un autre, ni mettre sur le compte de l'opération en général ce qui tient exclusivement à l'opérateur.

Sous ces divers rapports, la lithotritie est dans le même cas que la cystotomie. Mais sa nouveauté fait que des circonstances identiques à tous égards ont cependant exercé bien plus d'influence sur ses destinées. Elle est appelée à remplacer, dans la plupart des cas, l'une des opérations les plus importantes, celle à laquelle se rattachent presque toutes les illustrations chirurgicales. Or on ne renonce pas facilement aux vieilles habitudes, et d'ailleurs l'application de la nouvelle méthode présente quelquefois des difficultés; elle exige toujours des études spéciales et des expériences suivies. Il n'en a pas fallu davantage pour détourner quelques praticiens de l'adopter. D'autres ont fait des tentatives dont l'issue n'a point été satisfaisante, dont il est même parfois résulté des accidens qui ont fait attribuer à la lithotritie des inconvéniens ou des dangers qu'elle n'a pas. Telle est la source de plusieurs écrits en diverses langues, dont le cachet est la légèreté avec laquelle une si grave matière s'y trouve traitée. Presque à chaque page on s'aperçoit que les auteurs ne connaissent ni les instrumens, ni le procédé opératoire, ni les résultats que produit l'opération; ils avaient été généralement induits en erreur par les circonstances que je viens d'indiquer, ou par quelques publications faites en France pour soutenir des intérêts privés, et dans lesquelles n'ont été respectées ni les bienséances, ni la vérité, ni cette sévérité dont un écrivain consciencieux ne s'écarte jamais. Tant qu'on s'est borné, dans ces miésrables pamphlets, à des insinuations malveillantes ou à des discussions purement générales, je n'y ai pas attaché plus d'importance qu'ils n'en méritaient; car quelle réponse faire à des injures, à des personnalités, quand on sait ce qu'on doit au public et à soi-même? Mais d'autres écrits, tout en conservant les formes scientifiques, ont eu évidemment pour but de déprécier la lithotritie. L'effet en était d'autant plus à craindre, que les attaques partaient de plus haut, qu'elles étaient dirigées avec plus d'art, que la nouvelle méthode était présentée sous un jour plus faux. Il convenait donc de répondre à ceux-là, et de signaler les erreurs qui y avaient été commises. C'est ce que j'ai essayé de faire dans ma quatrième Lettre. Depuis lors, soit que les faits fussent reconnus insignifians ou inexacts, la marche progressive de la nouvelle méthode a été peu entravée, et la voix des nombreux malades chaque jour guéris par elle a enfin couvert les chuchotemens d'une opposition qui n'avait jamais su employer que des moyens désavoués par la science et par la loyauté. Cependant je n'en crois pas moins nécessaire de revenir en peu de mots sur ce sujet.

De même que les opérations cystotomiques, la lithotritie offre des accidens qui lui sont inhérens, quelques uns qui se rattachent essentiellement au procédé dont on a fait choix, et une foule qui sont le fait du chirurgien. Je n'insisterai ici que sur ceux de la première et de la troisième catégorie, les autres devant être discutés dans la seconde partie de cet ouvrage, à l'occasion du parallèle entre les divers procédés lithotritiques.

CHAPITRE PREMIER.

ACCIDENS SUPPOSÉS OU IMAGINAIRES DE LA LITHOTRITIE.

Ici se rapportent non seulement une foule d'accidens auxquels je crois ne pouvoir pas donner d'épithète plus convenable que celle de *supposés*, soit parce qu'ils n'existent réellement point, soit parce qu'ils dépendent d'une tout autre cause que l'opération, mais encore certaines circonstances qu'on a prétendu tourner contre la lithotritie, quoique la plupart ne s'y rattachent par aucune liaison, que plusieurs n'aient avec elle d'autre rapport qu'une simple coïncidence de temps, et que d'autres, en assez grand nombre, reconnaissent pour cause principale un mauvais emploi ou l'abus de la méthode.

§ I. *Reproches sans fondement adressés à la lithotritie.*

Dans plusieurs lieux , notamment à l'Hôtel-Dieu de Paris , on s'est servi presque exclusivement des instrumens dont j'ai fait ressortir l'inutilité et même les dangers. Le résultat de ces tentatives, souvent hasardées, ou faites peut-être sans les précautions nécessaires , a été tel qu'on pouvait le prévoir : on a eu de la peine à introduire les instrumens dans la vessie : la pierre n'a point été fixée; certaines parties de l'appareil ont été forcées ou brisées; la vessie a même été pincée.

Pour expliquer le contraste de ces résultats avec les succès que j'obtenais chaque jour, on a eu recours à des moyens divers, dont je vais passer en revue les principaux.

On a prétendu que l'application de la lithotritie n'avait été faite que sur des malades *de choix*. Cette assertion , énoncée en des termes si vagues , peut induire en erreur : il importe donc d'en déterminer rigoureusement la valeur.

Comme toutes les opérations chirurgicales, la lithotritie, pour être faite avec succès , exige une réunion de circonstances que j'ai fait connaître. Il n'était donc pas juste de présenter comme des cas *de rebut* ceux dans lesquels cette méthode n'est point applicable.

Les obstacles qui s'opposent à l'emploi de la lithotritie sont produits par le nombre et le volume des pierres , par les altérations des organes génito-urinaires , et quelquefois par la réunion de ces diverses circonstances. Le cathétérisme ordinaire ne fournit à cet égard que des données incertaines : l'exploration de la vessie au moyen de mes instrumens procure des renseignemens plus positifs. J'y ai eu recours dans les cas douteux, et j'ai été à même de mieux apprécier le nombre, le volume et la dureté des pierres, ainsi que le degré des lésions que la vessie avait subies. De là il est résulté que j'ai pu distinguer mieux les cas dans lesquels la lithotritie était applicable, de ceux qui en repoussaient l'emploi. Or les détracteurs de la nouvelle méthode ont présenté ces explorations préliminaires de la vessie comme des opérations réelles, et ils ont rangé parmi les cas d'insuccès ceux dans lesquels j'avais constaté l'impossibilité de broyer la pierre. Voilà comment les mêmes personnes ont pu, sans s'arrêter à l'étrange contradiction dans laquelle elles tombaient, soutenir d'une part que je choisissais les malades pour appliquer la lithotritie, et prétendre de l'autre que tous les sujets auxquels j'ai donné des soins, ceux même qui n'étaient point calculeux, avaient été soumis à cette méthode.

Mais on ne s'en est point tenu là. On a attribué à la lithotritie la mort de plusieurs malades que je n'avais pas opérés (1).

Passant ensuite à des argumens plus spécieux, on a tenté de faire croire que l'application de la lithotritie offrait des difficultés presque insurmontables, et l'on s'est appuyé sur ce que des chirurgiens habiles ont essayé cette méthode sans succès. Mais un tel fait ne prouve rien. On peut être fort habile chirurgien, sans parvenir à exécuter une opération que l'on ne connaît qu'en théorie, et qu'on ne prend point la peine d'étudier : ce qui le prouve surtout, c'est que d'autres chirurgiens dont les prétentions ne s'élèvent pas si haut ont exécuté la lithotritie avec dextérité et bonheur. Sans doute il y a des cas où cette méthode présente des difficultés ; mais, en offrît-elle de plus grandes encore, serait-ce là un motif suffisant pour la rejeter ? Une longue expérience a déjà constaté que l'étude et l'exercice parviennent à surmonter facilement tous les obstacles. Ceux qui ont eu recours à de

(1) Dupuytren avait annoncé à l'Académie des Sciences la mort d'un malade opéré par moi : or ce malade se portait bien, et c'est son frère qui avait péri d'une maladie étrangère à la pierre. M. Amussat a dit aussi à l'Académie de Médecine qu'un autre malade avait succombé par suite de l'application de ma méthode : non seulement ce malade n'était pas mort, mais il n'avait même pas été opéré.

pareils moyens n'ont pas songé que la lithotritie est une invention récente ; qu'ici, comme pour toute autre opération, il y a un début, et que rarement, dans la pratique chirurgicale, on commence par des chefs-d'œuvre. Nous n'avons qu'à prendre la cystotomie pour exemple. Quoiqu'on s'en occupe de temps immémorial, et qu'elle fixe d'une manière toute particulière l'attention des aspirans, les plus habiles, en se mettant à l'œuvre, sont loin de briller. Plusieurs de ceux qui tracent aujourd'hui avec tant d'assurance les préceptes de l'art, ne sauraient peut-être même pas saisir la pierre si on leur mettait les tenettes en mains : c'est une vérité devenue triviale, et que la prévention seule a pu faire oublier aux détracteurs de la lithotritie. Et d'ailleurs, comment ceux aux yeux de qui la lithotritie a le tort immense de présenter des difficultés dans son application et d'exiger des études spéciales, ont-ils pu, en se posant comme juges des résultats de l'opération, négliger deux circonstances qui leur semblaient à eux-mêmes d'un si grand poids, et qui, bien qu'elles aient été fort exagérées, ont dû nécessairement exercer beaucoup d'influence ? Ils considèrent les faits comme provenant tous de mains auxquelles la lithotritie aurait été familière, et insistent avec une sorte de complaisance sur les échecs éprouvés par des chirurgiens qui avaient eu la présomption de déployer d'emblée, dans une opération délicate et qu'ils connaissaient mal, la dextérité dont ils faisaient preuve dans celles que l'habitude leur rendait familières. Mais il fallait qu'à tout prix la nouvelle méthode parût appelée, par la nature même des choses, à demeurer la propriété exclusive de quelques individus, sans même qu'on lui fît un mérite de n'avoir point cherché, comme celles des Colot et des Rau, à s'envelopper de mystère (1). Et fût-il

(1) Avec quelque éloquence que Senac ait défendu la conduite des Colot, on ne peut que la blâmer, et diverses tentatives qu'on a faites de nos jours pour couvrir de mystère certains procédés de la lithotritie

vrai encore qu'elle dût rester confinée dans un petit nombre de mains, n'aurait-elle pas cela de commun avec toutes les grandes opérations, spécialement avec la taille, qui, tout en cessant d'être un honteux monopole, n'est cependant jamais descendue dans le domaine de la chirurgie vulgaire? Les attaques véhémentes dont l'art de broyer la pierre a été l'objet, pourraient donc bien n'avoir pas été inspirées par la seule philanthropie.

On a dit que des malades soumis à la lithotritie étaient morts dans l'année qui avait suivi leur guérison. Il n'y a rien à répondre à de pareils argumens, qui montrent les tristes ressources auxquelles ont été réduits les détracteurs de ma méthode. N'est-il pas absurde, en effet, de vouloir rendre une opération responsable de l'invasion ultérieure d'une autre maladie, d'attribuer la mort à une opération qui n'a pas été faite, de présenter comme une opération réelle les recherches préliminaires qui sont indispensables pour s'assurer si on peut l'entreprendre? N'est-il pas ridicule de présenter comme des malades *de rebut* ceux chez lesquels le broiement n'est point exécutable? Quel est le moyen thérapeutique qu'on puisse raisonnablement employer dans tous les cas? La lithotritie ne doit point être pratiquée, en effet,

ne sont pas moins répréhensibles. En vain a-t-on invoqué des antécédens, l'injustice du public, les tracasseries des médecins. Ce sont là de purs prétextes pour détourner l'attention du véritable motif. Senac dit que la médecine était jadis un art caché auquel on ne parvenait à se faire initier qu'en jurant de ne pas révéler les secrets du maître, et il cherche à justifier cet usage par les malheurs dont l'ignorance et la témérité de quelques médecins rendent l'humanité tributaire. Mais le mystère n'est pas propre à prévenir ces malheurs, et il ne fait qu'alimenter la crédulité publique, égale au moins à la hardiesse des charlatans. Personne ne contestera à Senac que le public n'ait été dans tous les temps injuste et ingrat envers les médecins et les chirurgiens; mais ceux-ci doivent-ils donner à leur tour l'exemple de l'injustice? Un salaire est-il ce qu'ils doivent exclusivement rechercher en échange des services qu'ils rendent à leurs semblables? Une récompense plus digne leur est réservée.

chez tous les malades affectés de la pierre : ceux qui ont trop
temporisé, chez lesquels une ou plusieurs pierres ont, par
leur long séjour dans la vessie, produit des altérations organiques profondes, et fortement détérioré la santé générale,
ceux-là ne peuvent pas toujours espérer de trouver guérison
dans l'emploi de ma méthode. Mais ce qu'il y a d'avéré, c'est
que les obstacles qui se sont présentés jusqu'ici sont tous
les résultats de l'ancienneté de la maladie, en sorte qu'il
suffit, pour rendre générale l'application de la lithotritie, que
les malades se fassent opérer aussitôt que la pierre donne
des signes de sa présence. Or il est facile de s'assurer si
elle existe ou non, et il n'y a aucun avantage à la garder
long-temps.

En disant que je n'ai opéré que des malades de choix, on
me reproche d'avoir évité un écueil bien redoutable pour
ceux qui font des découvertes : c'est de trop généraliser
et de devenir exclusifs. Ce qui prouve qu'on ne s'est pas
même entendu sur cette expression *malades de choix*,
c'est qu'on a pris la taille pour point de comparaison.
Or les mêmes circonstances ne sont point également favorables aux deux opérations. Cooper, par exemple, a
assigné pour cause des difficultés et de la longueur de la
cystotomie le petit volume de la pierre, qui se cache dans
les replis de la vessie; mais les cas de petites pierres sont
ceux où la lithotritie réussit le mieux. De même, Colot dit
avoir trouvé des difficultés à pratiquer l'opération de la
taille chez un sujet dont la vessie était grande et profonde,
ce qui serait au contraire un état de choses favorable à la
lithotritie. J'ai d'ailleurs opéré avec succès par cette méthode
plusieurs malades chez lesquels on avait jugé la taille impraticable. Ainsi des cas de rebut pour la cystotomie peuvent
devenir des cas de choix pour la méthode du broiement, et
vice versâ. En prenant la taille pour terme de comparaison
dans les reproches dirigés contre la lithotritie, on a fourni
une excellente occasion d'établir l'incertitude de la première

et la certitude de la seconde. En effet, quand un malade
subit la cystotomie, on ne peut jamais répondre du succès,
quelles que soient les conditions dans lesquelles il se trouve;
toutes les explorations qu'on peut faire en pareil cas ne
conduisent qu'à des probabilités. Dans la lithotritie, au contraire, les chances sont rigoureusement calculées. Avant de
commencer l'opération, le chirurgien sait ce qu'il en doit
espérer ou craindre. Cette précision est une des acquisitions
les plus remarquables de la chirurgie moderne, dans des
circonstances principalement où tout avait été problématique
jusqu'à ce jour. Il sera donc difficile de comprendre qu'on
ait trouvé là un motif de déprécier la nouvelle méthode; car
dire d'une opération, qu'en dehors des cas bien déterminés
où l'on peut la pratiquer, il n'y a plus pour elle que vague,
incertitude et doute, c'est en faire le plus bel éloge, l'apo-
logie la plus complète.

§ II. *Accidens attribués à la lithotritie, qui dépendent de
l'opérateur.*

1° Il y a plus de douze ans que je pratique la lithotritie,
et j'ai opéré plusieurs centaines de malades placés dans les
conditions les plus variées. Cependant il ne m'est jamais arrivé de briser un instrument dans la vessie. D'autres ont
eu ce malheur, dit-on, et plusieurs exemples en sont même
venus à ma connaissance. Mais, si quelque chose a lieu de
surprendre, c'est qu'il n'ait pas été plus fréquent; car on
a mis une sorte d'obstination à faire usage d'instrumens
faibles, compliqués, et d'une construction vicieuse. Plus
d'une fois j'ai relevé les défauts d'appareils qu'on vantait
comme d'admirables perfectionnemens, dont le mécanisme
est même séduisant lorsqu'on les voit agir sur table contre
des pierres factices, d'une dureté et d'une forme calculées pour
en démontrer la puissance, mais dont on trouve l'emploi difficile et dangereux dès qu'on opère dans la vessie et sur de
véritables calculs urinaires. Rien n'était plus facile que de pré-

voir l'événement ; mais il a fallu qu'une triste expérience vînt établir l'exactitude de mes remarques. Or il serait au moins injuste d'attribuer à une opération des malheurs qui sont l'unique résultat de la fausse direction que plusieurs de mes confrères ont imprimée à leurs travaux , et du refus qu'ils ont fait de croire à l'existence d'un danger qui leur avait été signalé cent fois. On a cru pouvoir élever des doutes à cet égard ; mais quelle est la vérité que le scepticisme se croie obligé de respecter ? En vain on a invoqué des témoignages , même honorables , à l'appui d'opinions contraires à celle que j'ai professée ; ces témoignages reposent sur l'erreur, qui s'accrédite avec d'autant plus de facilité qu'on a trop souvent un vif intérêt à lui donner l'apparence du vrai.

La fracture des instrumens est-elle plus à craindre quand on a recours à la percussion ? Dans ce procédé , et surtout dans celui de la pression, on développe , par l'emploi d'un agent mécanique , une force dont il n'est pas toujours possible de calculer exactement le degré , mais qui a souvent une intensité considérable. Si l'on allait trop loin , assurément l'appareil pourrait se briser ou être forcé. L'accident a même eu lieu entre les mains d'un chirurgien habile. Mais nous ne devons point nous arrêter à un fait isolé. Pour que la fracture puisse avoir lieu, il faut ou qu'on se serve de mauvais instrumens, ou qu'on dédaigne les précautions qu'il n'est pas habituel de négliger dans les opérations chirurgicales.

C'est donc sans le moindre fondement que , dans quelques écrits et dans la discussion de l'Académie , on a présenté la fracture des instrumens comme un moyen de déprécier la lithotritie , puisque cet accident n'arrive jamais à celui qui procède avec les connaissances et la circonspection nécessaires.

2° Il paraît que la membrane muqueuse de la vessie a été pincée et arrachée dans certains essais de lithotritie ; on a même ajouté que la poche urinaire aurait été quelquefois perforée. Mais, dans ces divers cas, tantôt on avait employé des instrumens plus propres à percer la vessie qu'à fixer la pierre, comme je l'ai démontré dans mes *Lettres sur la lithotritie;* tantôt on avait eu recours à un procédé qui devait nécessairement amener un semblable résultat. Les pinces ordinaires ont des crochets fort longs et disposés de manière à ce qu'ils chevauchent les uns sur les autres, sans se toucher, quand on ferme l'instrument. Ils ne pourraient donc pincer la vessie, alors même qu'on ne prendrait aucune précaution. Mais on a voulu employer des pinces dont les branches, d'égale longueur, ont des crochets très-courts, s'appliquant les uns contre les autres (1), disposition essentiellement vicieuse, dont j'avais signalé les dangers, que l'expérience est venue mettre en évidence.

A cette première circonstance s'en joint une autre, non moins défavorable, sur laquelle je dois aussi appeler de nouveau l'attention. Lorsqu'on pratique la lithotritie, on fait préalablement une injection destinée à écarter les parois vésicales, à faciliter le jeu de l'instrument, et à diminuer beaucoup les douleurs de l'opération, puisqu'elle permet de manœuvrer dans l'eau, et par conséquent d'éviter les frottemens de la pince contre la surface interne de la poche urinaire. Au lieu de ce procédé rationnel, qui a pour lui la sanction de l'expérience journalière, on en a employé un autre, qui consiste à laisser échapper l'injection, afin qu'en se contractant la vessie ramène la pierre dans l'instrument ouvert au col, où se forme, dit-on, une sorte d'entonnoir. Les personnes qui n'avaient point d'idées arrêtées ont pu se laisser séduire par cette conception théorique; mais, en réalité, elle a donné naissance à un procédé éminemment défectueux. D'abord le chirurgien se trouve forcé de manœuvrer sur la partie la plus irritable de la vessie; ensuite ce viscère, lorsqu'il entre en contraction, vient embrasser la pince, quel-

(1) On peut voir ces pinces représentées dans l'ouvrage de M. Leroy.

quefois avec assez de force pour rendre tout mouvement difficile et douloureux. On s'expose donc ainsi à froisser et pincer la membrane muqueuse en fermant l'instrument, et cela d'autant plus que les prôneurs d'un si mauvais procédé faisaient usage en même temps des appareils défectueux dont je viens de parler, et qu'ils n'ont cessé de présenter comme des perfectionnemens signalés. Mais, parcè que l'accident est arrivé au milieu d'un tel concours de circonstances, faut-il en accuser la lithotritie? Non sans doute. Il ne tenait qu'à ce qu'on s'était servi de mauvais instrumens et d'un procédé repoussé par la théorie aussi bien que par la pratique.

Ainsi le pincement de la vessie n'est point un accident propre à l'art de broyer la pierre, puisque les instrumens et le procédé que j'ai fait connaître permettent de l'éviter et toujours et sûrement. Je n'ai pas besoin d'insister sur la nécessité de procéder constamment avec lenteur et ménagemens ; la violence et la brusquerie qu'emploient certaines personnes ne peuvent qu'entraîner des suites fâcheuses.

L'arrachement d'une partie de la membrane muqueuse vésicale n'a point d'autre origine. La même manœuvre a pu seule y donner lieu. Seulement il constate un degré de plus dans la faute commise par l'opérateur (1). J'ignore quelle serait la sensation qu'éprouverait le malade si une partie de sa vessie venait à être serrée ou comprimée par un instrument, car il ne s'est jamais rien présenté de semblable dans ma pratique ; mais je suis porté à croire qu'il se manifesterait alors une douleur qui serait un indice propre à éveiller la sollicitude du chirurgien.

Quant à la perforation de la vessie, dont il a été cité

___

(1) La *Clinique des hôpitaux* (T. 3, n° 36, 4 novembre 1828), à l'occasion d'une opération que j'avais faite un mois auparavant à l'hospice de perfectionnement, dit : « M. Leroy, qui, *quoique lithotriteur*, est plein » de franchise et de talent, avoue qu'il lui est *très-souvent* arrivé d'em- » porter des portions de membrane muqueuse vésicale. »

un exemple, on a quelque raison d'être surpris qu'elle soit représentée comme un accident propre à la lithotritie. Deschamps cite des cas dans lesquels la vessie fut percée au moyen des tenettes et du conducteur, introduits sans pré- caution. Saviard, Bromfield et Bell parlent aussi de vessies qui furent perforées par l'instrument tranchant. Un chirurgien de nos jours a percé, dit-on, la vessie en poussant un instru- ment fermé contre la paroi postérieure de ce viscère. Mais la lithotritie et la cystotomie peuvent-elles être rendues respon- sables de pareilles fautes? Personne ne le pensera. Si l'on était en mesure d'adresser des reproches fondés à la première de ces deux méthodes, on n'irait point en chercher de si absurdes.

3° Les mêmes remarques sont applicables aux déchirures de l'urètre et du col de la vessie par l'instrument mal dirigé au moment où l'on cherche à l'introduire. J'ai cité, dans ma quatrième *Lettre sur la lithotritie*, un fait grave de ce genre, qui prouve jusqu'à quel point l'erreur peut alors être portée, et combien sont dangereuses les violences auxquelles cer- tains chirurgiens ont trop souvent recours.

On a observé quelques autres accidens de la même nature, mais moins graves, qui me paraissent être résultés de ce que l'opérateur, ayant oublié de desserrer la vis de pression, et de fermer l'instrument pour le retirer, avait ensuite exercé de trop fortes tractions. Cette partie de l'opération est fort simple, et l'on ne conçoit guère la possibilité d'y commettre des erreurs, à moins de supposer un homme assez téméraire pour mettre en jeu des instrumens dont il ignorerait le méca- nisme et tenter une opération qu'il n'aurait point étudiée. Telle paraît bien avoir été, en effet, la source de quelques accidens malheureux dont on tire parti aujourd'hui pour attaquer la nouvelle méthode; mais peut-on avec bonne foi s'en prendre à la lithotritie?

Ici je dois prévenir une objection qu'on pourrait me faire. J'ai signalé un événement malheureux qui était résulté de l'emploi de la pince d'A. Cooper pour extraire des calculs de l'urètre et de la vessie. Dans le cas auquel j'ai fait allusion, le calcul avait été saisi par le talon des branches, ce qui donnait à l'extrémité de ces dernières un écartement considérable. Peut-être le chirurgien tira-t-il sur l'instrument avec trop de force ; quoi qu'il en soit, l'urètre fut déchiré dans une grande partie de son étendue, et le malade succomba. Bien que la pratique du chirurgien anglais n'offre rien de semblable, je n'ai point hésité à mettre l'accident sur le compte de l'instrument, parce que celui-ci ne fournit aucun moyen de savoir comment la pierre a été saisie, ni même de parvenir à s'en débarrasser, du moins dans un cas semblable à celui dont il s'agit ici. Dans les instrumens de la lithotritie, au contraire, tout est calculé ; on a des échelles qui font connaître avec exactitude le degré d'écartement de la pierre ; on est à même d'écraser ou de repousser le calcul, soit au col de la vessie, soit dans l'intérieur de l'urètre. Il ne serait donc pas équitable de mettre sur le compte de l'appareil instrumental et du procédé opératoire des accidens qui sont uniquement du fait de l'opérateur, et qu'on peut toujours éviter en se conformant à des règles qui sont aussi sûres que faciles à suivre.

On ne procède pas de même, il est vrai, avec l'instrument courbe ; mais je reviendrai ailleurs sur ce point.

4° Lorsqu'il s'agit d'apprécier les inconvéniens de la lithotritie, les lésions de la prostate peuvent être considérées comme une ligne de démarcation entre ce qu'on doit attribuer à la méthode et ce qu'il faut rejeter sur l'opérateur. Les accidens peuvent avoir, en effet, l'une et l'autre de ces deux origines.

Dans presque tous les faits qu'on a invoqués, et notamment dans celui que j'ai rapporté en-publiant ma quatrième *Lettre sur la lithotritie*, la lésion prostatique était évidemment l'effet d'un vice du procédé opératoire, de l'emploi d'instrumens imparfaits. On ne pouvait voir en elle qu'une faute du chirurgien, et non un accident de la méthode ; mais il est juste de reconnaître que le passage répété des instrumens ordinaires de la lithotritie sur une prostate déjà fatiguée par la présence du calcul, peut augmenter l'irritation au point de rendre l'émission de l'urine plus douloureuse. D'ailleurs cette irritation dispose éminemment les testicules à s'engorger.

§ III. *Accidens mis sur le compte de la lithotritie, et qui lui sont étrangers.*

1° La péritonite, l'infiltration d'urine et la phlegmasie des veines du bassin ont été rangées au nombre des accidens de la lithotritie ; mais il serait bien difficile de saisir les rapports qu'on veut établir entre ces phénomènes morbides, la manœuvre de l'opération, et l'influence exercée par elle sur les organes avec lesquels les instrumens se trouvent mis en contact. En effet, il faudrait une lésion même assez profonde de la vessie, de la prostate, de l'urètre, pour que l'urine pût s'infiltrer dans le tissu cellulaire pelvien, et y produire les graves désordres qu'on observe après la taille. Il faudrait que l'inflammation des organes qui supportent l'action des instrumens fût bien vive pour aller se communiquer aux tissus voisins et déterminer une péritonite. Il faudrait des lésions non moins considérables pour que la phlegmasie se propageât aux vaisseaux sanguins et donnât naissance à une phlébite. Or l'existence de ces lésions, de ces phlegmasies intenses, est une supposition gratuite. On ne citerait point un seul cas de lithotritie convenablement exécutée où rien de pareil ait été vu. De tels accidens ne peuvent être le résultat que d'événemens étrangers à l'opération, ou de circonstances qui la proscrivent. Voici l'un des faits sur lesquels on s'est appuyé pour les admettre : je l'emprunte à la thèse de M. Blandin.

VINGT-DEUXIÈME OBSERVATION. Un homme, âgé de trente ans environ, par une de ces aberrations d'idées dont les organes génitaux sont fréquemment la cause et l'objet, avait introduit dans son urètre la tige d'une graminée qui, s'étant brisée, était tombée dans la vessie, où elle avait donné lieu à la formation de calculs. Le malade entra à l'Hôtel-Dieu. La sonde faisait sentir plusieurs pierres; la vessie n'était pas assez contractée pour rendre l'opération difficile; mais le malade était excessivement méticuleux et doué d'une intelligence assez obtuse. Je pratiquai l'opération sur le lit rectangle. La sonde, ayant été introduite, fit reconnaître dans le col la présence d'un calcul, qu'il fallut repousser pour faire pénétrer la pince droite à trois branches. Une pierre fut saisie de suite, sans recherches, et à cela il n'y avait pas grand mérite, car la vessie en était remplie, elles venaient d'elles-mêmes se placer dans la pince. Deux pierres avaient déjà été écrasées par la pression des pinces et du foret. Une troisième ayant paru plus dure, je fis usage de l'archet, et, pour cela, j'employai l'instrument avec l'étau immobile. La perforation achevée, je venais de détourner la vis qui fixe les deux canules et de produire l'écrasement de la pierre, en fermant la pince, lorsque le malade, qui jusqu'à cet instant s'était tenu tranquille, fit tout à coup en arrière un mouvement brusque assez étendu; l'instrument, retenu par l'étau, ne put suivre ce mouvement, et la portion qui se trouvait dans la vessie fut ramenée dans l'urètre. Par bonheur, dans cet instant, la pierre était écrasée et l'instrument fermé; car si le calcul eût été dans son entier, il est probable que le col de la vessie eût été déchiré. J'avais omis de placer sur les épaules du malade la sangle rembourrée que l'on arrête sur les côtés du lit rectangle, laquelle aurait borné l'étendue du mouvement du bassin en arrière, si elle n'avait pu l'empêcher entièrement. Mais cette sangle, M. Heurteloup lui-même n'en faisait alors usage que quand il voulait faire basculer le lit pour saisir la pierre avec plus de facilité. Cet incident, qui causa parmi les spectateurs dont l'amphithéâtre était rempli un moment de vive anxiété, ne fut suivi d'aucun fâcheux résultat immédiat. Deux séances encore eurent lieu, dans lesquelles plusieurs pierres furent écrasées. A la fin de l'une d'elles un fragment volumineux s'arrêta dans la fosse naviculaire, et fut extrait par l'élève interne de la salle. On voyait au centre une portion de la tige d'herbe qui avait servi de noyau. Quelques jours plus tard, une pierre s'engagea dans le col de la vessie, et s'avança jusqu'à la portion membraneuse de l'urètre, où elle séjourna sans qu'on pût la déloger; elle ne s'opposait point au passage de l'urine, mais sa présence ne permettait pas à l'instrument lithotriteur d'entrer dans la vessie. L'opération fut donc suspendue.

Huit jours s'écoulèrent, après lesquels le malade, sortant du bain, et revenant à la salle, en traversant le pont de l'Hôtel-Dieu, vêtu seulement d'une capote, fut pris de froid. Une pneumonie se manifesta, que ni la saignée ni l'émétique à haute dose ne purent maîtriser.

A l'ouverture du corps, on trouva dans l'urètre une pierre entière. La portion membraneuse de ce canal et sa portion prostatique étaient enflammées : les veines qui partaient de cette région contenaient du pus. Les deux poumons étaient enflammés : leur intérieur était parsemé d'un grand nombre de ces petits abcès que l'on rencontre dans ces organes lorsque, par suite d'une phlébite, du pus en nature circule avec le sang. La vessie contenait une vingtaine de pierres, grosses comme des avelines, qui, jointes entre elles par la tige de graminée, avaient l'apparence d'un chapelet.

Si l'on n'avait pas cru voir entre la lithotritie et la cystotomie des rapports qui n'existent certainement point, on se garderait bien d'attribuer à la première de ces opérations des effets qu'elle ne saurait produire. Quoi qu'il en soit, le fait précédent présente deux circonstances relatives à la lithotritie qui doivent être signalées, la distension du col de la vessie et le séjour des fragmens dans l'urètre.

Le premier de ces accidens ne saurait être mis sur le compte de la lithotritie, puisqu'il résulta uniquement d'un procédé spécial, qu'on persistait alors à employer. A plusieurs reprises, j'ai appelé l'attention sur les inconvéniens, les dangers même de ce qu'on appelle le *point fixe* ou l'*étau immobile*, et sur l'inutilité du lit rectangle, dont les prétendus avantages ont été si étrangement exagérés. Ce que la théorie m'avait fait prévoir, l'expérience l'a confirmé, et dans la pratique même du chirurgien qui s'est montré le plus ardent promoteur de ces innovations. Espérons que de nouveaux faits, semblables à celui qui vient d'être cité, feront renoncer pour toujours à des appareils accessoires qui n'ont pour résultat définitif que de compliquer l'opération du broiement. Déjà on ne se sert plus de quelques uns d'entre eux, et les autres sont réservés aux cas qui en rendent l'emploi indispensable; encore ont-ils été beaucoup modifiés, comme je l'ai dit en parlant du point fixe dans l'application du procédé par la percussion.

Quant au séjour des fragmens de calculs dans l'urètre, c'est une circonstance sur laquelle je reviendrai.

2º Pendant que les calculeux subissent l'opération du broiement, toutes sortes de maladies peuvent survenir chez eux. On a prétendu considérer ces affections intercurrentes comme des accidens de la lithotritie. Mais elles n'ont aucune liaison avec la cause qu'on leur assigne, et l'on ne peut les rattacher à la nouvelle méthode, à moins de prétendre que l'application de la lithotritie doit garantir les opérés de toute maladie quelconque. Cependant il est certaines phlegmasies articulaires, que j'ai indiquées ailleurs, et qui paraissent avoir des rapports plus directs qu'on ne serait porté à le croire avec l'état des organes urinaires. On a beaucoup parlé des connexions de la goutte avec l'affection calculeuse, et de l'influence que ces deux maladies exercent réciproquement l'une sur l'autre. Quelques faits dont j'ai été témoin me semblent parler en faveur de cette opinion; mais je dois me borner ici à un simple énoncé, et laisser au temps le soin de confirmer ou de réfuter les opinions qui ont été émises.

CHAPITRE SECOND.

ACCIDENS INHÉRENS A LA LITHOTRITIE.

Il me reste maintenant à parler des accidens réels de la lithotritie, de ceux qui peuvent survenir quoique l'opération ait été pratiquée aussi méthodiquement que possible. Je les réduis aux suivans :

1° Le séjour et même seulement l'introduction ou le passage d'un corps étranger dans l'urètre, produisent une irritation plus ou moins vive, une phlegmasie superficielle, qui est presque toujours suivie d'un léger écoulement. C'est ce qu'on observe à la suite de l'emploi des bougies ou des sondes destinées à rétablir soit le diamètre du canal, soit l'émission de l'urine (1).

Les instrumens de la lithotritie, et plus rarement les fragmens de calculs, agissent sur la membrane muqueuse à la manière des bougies et des sondes. Aussi, voit-on quelque-

(1) Il est un fait pratique qui se présente journellement, et dont on ne tient aucun compte, quoique la plupart des auteurs le signalent ; c'est que la simple introduction d'une bougie molle dans l'urètre amène quelquefois un écoulement de sang, des difficultés d'uriner, des accès de fièvre et un engorgement des testicules. Or, parce que ces accidens se sont manifestés après quelques opérations de lithotritie, on s'empresse de les ranger parmi les attributs exclusifs de la nouvelle opération. Cette erreur doit être renversée. Il s'agit moins ici d'un phénomène inhérent à l'opération que d'une disposition spéciale de l'individu, et ce qui l'atteste bien c'est qu'on ne l'observe que dans un petit nombre de cas. D'ailleurs on chercherait en vain le moindre rapport entre lui et la manœuvre opératoire. J'ai en ce moment à l'hôpital un malade chez lequel l'introduction d'une bougie a provoqué cet accident, qui n'a pas reparu après l'opération. Au reste, la même chose arrive aussi quelquefois dans la taille.

fois un léger écoulement urétral succéder à l'application de la nouvelle méthode. Mais ce phénomène est loin de se présenter toujours, comme on l'a dit : il n'a d'ailleurs qu'une bien faible importance, et ne mérite pas qu'on s'y arrête.

2° L'irritation de la membrane muqueuse urétrale devient une cause prédisposante d'inflammation des organes génitaux, notamment des testicules et des cordons spermatiques. L'orchite n'est point rare, en effet, pendant le traitement des calculeux par la lithotritie. Elle s'observe fréquemment aussi dans l'urétrite et dans le cours des divers traitemens mis en usage pour rétablir le diamètre normal du conduit excréteur de l'urine, aussi bien qu'après la cystotomie. Cependant je ferai observer que l'engorgement testiculaire ne survient point dans la grande majorité des cas. Tous les individus qui ont subi la lithotritie n'y sont pas également exposés. On ne le voit guère que chez ceux qui ont négligé de porter un suspensoir, et de garantir, soit leurs testicules d'être froissés dans le lit ou pendant la marche, soit leurs cordons spermatiques d'être comprimés par un bandage herniaire. Aussi, tous les jours, des malades s'en préservent-ils dans des circonstances où l'on avait tout lieu de craindre qu'ils n'en fussent atteints, tandis qu'on le voit éclater chez d'autres qui paraissaient devoir en être exempts, parce que leur urètre avait fort peu souffert. J'ai vu l'orchite se déclarer long-temps après l'opération, lorsque le malade, étant guéri, croyait pouvoir renoncer à l'usage du suspensoir. Je l'ai vue de même se développer à la suite d'un coït trop rapproché du moment de l'opération. Mais, je le répète, les faits m'autorisent à penser que la manœuvre de la lithotritie n'a été qu'une cause prédisposante, qui presque jamais n'eût suffi seule pour déterminer le mouvement inflammatoire.

L'orchite n'a rien de grave alors : seulement elle force le malade de garder le repos, fait différer l'opération, et prolonge ainsi la durée du traitement. La douleur qu'elle occasione au début se dissipe bientôt, et fait place à un simple sentiment de gêne.

Lorsque l'engorgement testiculaire est attaqué à temps et d'une manière convenable, il se termine presque toujours par résolution. Rarement la suppuration a-t-elle lieu. Jamais je n'ai observé la terminaison par induration.

Chez quelques uns de mes malades, l'affection du testicule se compliqua d'un commencement d'hydrocèle ; mais le liquide accumulé dans la tunique vaginale disparut avec l'inflammation.

Ainsi, la tuméfaction du testicule, considérée comme accident de la lithotritie, est sans doute un événement défavorable, puisqu'elle fait différer l'opération et prolonge la durée du traitement, mais jamais elle n'entraîne de suites graves.

Je dois noter cependant qu'il est certains calculeux dont les testicules sont comme bosselés et très-douloureux au toucher. Cette particularité s'observe principalement dans les cas de lésions profondes au col de la vessie. Ici la phlegmasie dure plus long-temps ; on doit même en craindre la récidive, et le dégorgement complet ne s'opère qu'avec beaucoup de lenteur. Si donc la pierre était volumineuse, si l'opération devait exiger beaucoup de séances, et si les manœuvres causaient une douleur vive, peut-être vaudrait-il mieux recourir à la taille, qui exposerait moins à provoquer l'inflammation de l'organe déjà malade.

3° Il peut se manifester dans l'urètre, par suite de la lithotritie, d'autres accidens qui méritent une plus sérieuse attention. Ce canal n'a pas les mêmes dimensions dans toute son étendue : l'orifice extérieur, la courbure sous-pubienne et le milieu de la portion spongieuse sont les parties les plus étroites et les moins extensibles ; elles s'opposent quelquefois à la sortie des fragmens de calculs. De là des accidens inflammatoires et nerveux, qu'il est urgent de faire cesser. Nous verrons plus loin qu'à ces dispositions de l'urètre doivent être attribués les accidens qu'ont présentés l'emploi du percuteur, tel qu'il fut mis en vogue d'abord, et celui de quelques autres instrumens auxquels l'expérience a fait renoncer.

Avant que l'expérience eût fait connaître la gravité des désordres que peut produire le séjour des fragmens dans le canal, on avait eu quelquefois à combattre des accidens graves, dont il paraît même que la mort à été la suite dans deux ou trois circonstances. Aujourd'hui, l'opinion des praticiens doit être bien arrêtée sur ce point : dès qu'un fragment de pierre s'engage dans l'urètre, il faut l'extraire, l'écraser s'il a trop de volume, ou le repousser dans la vessie. Dans un travail précédent sur la lithotritie urétrale (1), j'ai exposé les moyens de reconnaître la présence des fragmens, ainsi que celle des calculs qui séjournent ou se développent dans l'urètre ; j'ai indiqué les divers procédés à l'aide desquels on parvient à en faire l'extraction ou à les repousser, et je suis entré dans les détails d'un assez grand nombre d'observations qui s'y rapportent. Je puis donc me dispenser de revenir ici sur ce sujet. Cependant les faits qui se sont présentés depuis m'ont offert une particularité qu'il importe de ne point passer sous silence. Lorsque les fragmens se sont arrêtés dans la partie membraneuse du canal, il vaut souvent mieux les repousser dans la vessie que de chercher à les écraser dans le lieu même qu'ils occupent ; car les manœuvres sont toujours plus douloureuses dans l'urètre que dans la vessie. Aux moyens dont j'ai déjà donné l'indication pour faire rentrer ces fragmens, j'ajouterai les injections, qui réussissent fréquemment, et sans presque occasioner de douleur. C'est même par elles qu'il convient toujours de commencer. On introduit une grosse sonde jusqu'au calcul, et l'on pousse le liquide avec lenteur, le malade étant placé comme pour l'opération de la lithotritie. Lorsque l'eau a pris cours dans la vessie, on la pousse avec force, et l'on appuie simultanément sur la sonde, de manière à la faire entrer

---

(1) Troisième *Lettre sur la lithotritie.*

dans la poche urinaire en même temps que le fragment, si la première colonne de liquide n'a pas suffi pour déterminer la rentrée du corps étranger.

Je dois faire aussi une remarque sur les effets du séjour des fragmens de calculs dans l'urètre.

Quelques heures après une séance de lithotritie, je fus rappelé auprès d'un malade, qui avait de la peine à uriner. La partie spongieuse de l'urètre était obstruée par un fragment de pierre, dont je fis l'extraction. Au bout de quatre heures, on m'appela de nouveau : le malade croyait sentir un autre fragment engagé dans le même endroit; il n'avait pas rendu une seule goutte d'urine. Je m'assurai, au moyen d'une sonde ordinaire, qu'il n'existait point de corps étranger, et que l'obstacle était formé uniquement par la contraction des parois du canal dans le point où le fragment avait séjourné. Une pression douce et graduée mit fin au spasme, et, sans que la sonde pénétrât plus avant, l'urine sortit par un gros jet, avec tant de force et de promptitude, qu'il fut impossible de la recueillir, et que la chambre s'en trouva inondée. A dater de ce moment, le malade urina comme dans l'état naturel.

Ce fait, qui doit être signalé comme un des cas les plus remarquables de ce qu'on appelle *rétrécissement spasmodique*, mérite aussi quelque attention sous le rapport du diagnostic des fragmens calculeux arrêtés dans l'urètre. Ce qui eut lieu là dans la portion spongieuse du canal, se présente assez souvent au col de la vessie, sujet sur lequel j'aurai occasion de revenir.

Je ne terminerai pas ce qui est relatif au séjour des fragmens de calculs dans l'urètre, sans rappeler que c'est principalement chez les enfans qu'on observe cet accident, qui rend chez eux l'opération beaucoup plus douloureuse. Il constitue même une des circonstances auxquelles on doit surtout s'attacher quand on veut préciser les limites de l'application de la lithotritie chez les sujets en bas âge. On ne doit pas perdre de vue qu'à cette époque de la vie, le col de la vessie est fort dilatable, et qu'il laisse très-souvent passer des fragmens trop volumineux pour pouvoir ensuite traverser l'urètre. J'ai bien rencontré la même disposition chez quelques malades d'un âge plus avancé ; mais c'est une exception assez rare.

4° Les accidens qui peuvent se manifester dans la vessie, à la suite de la lithotritie, n'ont pas été appréciés convenablement. Ils soulèvent d'importantes questions, dont quelques unes ont assez de gravité pour qu'il convienne de les examiner avec quelques détails.

Il est des sujets chez lesquels un développement anormal des vaisseaux capillaires dispose la membrane muqueuse de la vessie à laisser exhaler, sous l'influence du moindre frottement, une quantité de sang qui n'est jamais assez considérable pour inspirer de l'inquiétude, mais qui suffit quelquefois pour donner lieu à des caillots, dont la présence rend l'émission de l'urine difficile et complique l'opération. Cette exhalation sanguine, qu'on a désignée sous le nom d'hémorrhagie, a été mise en regard de l'hémorrhagie qui s'observe après la cystotomie. Mais, entre les deux accidens, il n'y a qu'un rapport de lieu ; leur nature et leur portée sont tout-à-fait différentes. En effet l'écoulement sanguin qui survient après la lithotritie est le même que celui qu'on remarque, chez les calculeux, après le cathétérisme ou à la suite de l'exercice forcé. Il n'a point de gravité, et cesse de lui-même. Dans le cas où les caillots que contient la vessie gêneraient l'émission de l'urine et la manœuvre nécessaire pour saisir les petits calculs ou les fragmens, les injections offriraient au chirurgien un moyen sûr d'écarter toutes les difficultés. Si ceux qui ont hasardé de tels rapprochemens avaient été en position d'observer quelques faits, ils se seraient bien gardés de comparer ensemble deux choses si disparates. Il n'en faut pas davantage pour prouver que la lithotritie n'est pas suffisamment connue, même des hommes qui s'arrogent la mission d'en discuter les avantages et les inconvéniens.

J'ai dit précédemment que les effets les plus ordinaires de la pierre sont de produire l'hypertrophie des parois vésicales, de diminuer la capacité du viscère, et de stimuler sa contractilité, d'où résultent des besoins fréquens d'uriner, des efforts douloureux lorsque, le liquide cessant de couler, les parois de la vessie viennent s'appliquer sur le corps étranger, et par suite une sécrétion plus ou moins abondante de matières muqueuses, que le malade rend avec l'urine. L'action des instrumens lithotriteurs, dans les divers temps de l'opération, ne peut manquer de provoquer la contractilité de la vessie, ce qui est utile dans des cas que je ferai connaître, mais nuisible dans d'autres, parce qu'il s'ensuit de là un accroissement des accidens de la pierre, c'està-dire des besoins d'uriner plus rapprochés, des douleurs plus vives quand il s'agit de les satisfaire, des angoisses plus rudes lorsque l'urine cesse de couler, et la sécrétion plus abondante des mucosités qu'on observe quelquefois pendant le cours du traitement. La manœuvre de la lithotritie peut donc alors aggraver les symptômes primitifs, et par suite provoquer tous les désordres auxquels l'affection calculeuse donne naissance lorsqu'elle arrive à son dernier période. On doit surtout tenir compte de cette circonstance quand le volume et la dureté du calcul exigent un traitement long, et qu'après chaque séance les contractions vésicales sont fortes et prolongées. Souvent, en pareil cas, il ne faut pas hésiter à pratiquer la taille, de préférence à la lithotritie. C'est sans doute cette série de symptômes qu'on avait en vue lorsqu'on a parlé d'une inflammation de la vessie, qui a été rapprochée de la cystite qu'on observe après la taille et à laquelle succombent tant d'opérés. Mais je ferai encore observer qu'on ne peut raisonnablement établir aucun rapport entre deux états si différens. Que, plus d'une fois, des opérations faites sans ménagemens, et des séances d'une à deux heures, comme celles qu'on persiste aujourd'hui même à faire, aient provoqué de véritables cystites aiguës qui se sont terminées d'une manière fâcheuse, on ne saurait le nier, puisqu'il y a malheureusement des faits pour l'attester ; mais je ne cesserai de répéter qu'il ne faut pas confondre les accidens d'une opération avec les suites de quelques manœuvres hasardées : l'art et le chirurgien sont ici deux choses fort distinctes.

J'ai dit que l'application, même rationnelle et méthodique, de la lithotritie, pouvait aggraver temporairement les douleurs des calculeux ; mais les cas dont il s'agit ici se trouvent sur les limites de la sphère d'application de la nouvelle méthode. A la pierre s'y trouve déjà jointe l'une de ces lésions organiques qui peuvent le plus contribuer à faire que la lithotritie ne soit point applicable avec sûreté. Le chirurgien ne saurait donc agir avec trop de prudence, et il lui importe beaucoup de savoir s'y prendre à temps pour recourir à la cystotomie. J'ai indiqué les moyens les plus certains de connaître le point où l'on doit s'arrêter dans les tentatives de lithotritie, ceux par conséquent d'apprécier les circonstances où ces tentatives ne pourraient plus avoir qu'une influence défavorable sur l'état des choses. L'accident dont je parle est presque une affaire de tact. Puisqu'on connaît les circonstances susceptibles de donner lieu à sa manifestation, il faut savoir s'arrêter dès qu'on juge qu'il y aurait danger à aller plus loin.

Je ne reviendrai point sur ce que j'ai dit d'un état diamétralement opposé de la vessie, dont les parois amincies ont perdu leur ressort, tandis que la cavité intérieure est devenue plus ample. En prenant les précautions dont j'ai fait l'énumération, on n'aura point à craindre de voir se manifester les accidens qui ont été présentés comme une suite inévitable de la lithotritie, quoiqu'ils se rattachent d'une manière essentielle à un état morbide de la vessie dont les caractères et l'importance avaient été méconnus.

L'espèce de recrudescence d'inflammation qui peut avoir lieu dans ce cas de phlegmasie latente de la vessie, avec amincissement de ses parois, débute quelquefois par des difficultés d'uriner, et même par une rétention complète d'urine, qui se déclarent après la lithotritie. Le malade, qui avait été tourmenté par de fréquens besoins d'uriner pendant l'opération, n'en éprouve plus dès qu'on a retiré l'instrument, et lorsque plus tard il les voit reparaître, la faculté de les satisfaire n'est plus à sa disposition. Cet incident s'explique par l'irritation que la présence et les mouvemens du lithotriteur causent au col de la vessie; car de là résulte un resserrement spasmodique, analogue à celui qu'aurait déterminé la présence d'un fragment de pierre dans la partie spongieuse de l'urètre, et dont les contractions du corps de la vessie sont insuffisantes pour triompher.

A la vérité, cette circonstance n'est pas la seule où l'on observe le spasme du col de la vessie. L'usage immodéré de certaines bières, l'abus du coït, l'action des cantharides, une résistance trop prolongée aux besoins d'uriner, peuvent aussi le produire, et on le voit également à la suite du cathétérisme ou de l'introduction des bougies. Mais il a surtout lieu après la lithotritie, et principalement chez les sujets irritables, qui ont la prostate plus ou moins tuméfiée, et chez lesquels l'opération a été longue et douloureuse.

Cette sorte de rétention d'urine n'a rien de grave. On en prévient les effets par un moyen aussi simple que facile, qui consiste à vider la vessie, après l'opération, au moyen d'une sonde ordinaire. Il est même fort rare qu'on soit obligé d'y revenir à plusieurs fois. Mais c'est là un point sur lequel il importe d'avoir l'œil ouvert, et jamais on ne doit quitter le malade sans s'être assuré qu'il a uriné après l'opération. J'ai vu l'omission de ce précepte entraîner les plus graves accidens.

Au reste, la rétention d'urine et les conséquences de l'atonie vésicale, quoique les plus fréquens et les plus importans parmi tous les accidens auxquels peut donner lieu l'application de la lithotritie, sont cependant ceux sur lesquels les adversaires de la nouvelle méthode ont le moins insisté. Rien n'atteste mieux combien est grande la malheureuse propension des hommes à raisonner d'après les seules suggestions de la théorie et sans préalablement interroger l'expérience.

5° On a beaucoup exagéré les douleurs qui accompagnent la lithotritie, et pour cela on s'est appuyé de faits qui, exposés d'une manière inexacte, ou mal interprétés, pouvaient induire en erreur les esprits sans défiance.

En disant que les douleurs de la lithotritie surpassent celles de la lithotomie, et que chaque séance est suivie d'un ou plusieurs accès de fièvre ou de mouvemens nerveux, on a émis deux assertions auxquelles l'expérience donne un démenti formel.

J'ai opéré un grand nombre de malades qui n'ont pas éprouvé le moindre mouvement fébrile pendant le cours entier du traitement, et la plupart de ceux qui étaient placés dans des conditions très-favorables à l'opération, n'ont même ni interrompu leurs occupations, ni rien changé à leurs habitudes. C'est là un fait à la connaissance de tout le monde, et cependant on l'a nié tout crûment, car il n'eût pas été habile, en effet, de présenter comme accident ordinaire ce qui n'est qu'une exception peu commune. Des accès de fièvre ont eu lieu, à la vérité, chez quelques uns de mes malades ; mais ils se sont presque toujours terminés le premier jour par la sueur. Chez un très-petit nombre, ces accès ont reparu, lorsque le frisson n'avait pas été suivi de sueurs abondantes. Peut-on être admis à dire que la lithotritie est très-douloureuse parce qu'elle entraîne quelquefois un ou même plusieurs accès de fièvre ? Tous les chirurgiens savent que le cathétérisme ordinaire et même la simple introduction d'une bougie molle dans l'urètre, peuvent déterminer le même accident. Chacun convient cependant que ces opérations ne font ordinairement pas naître de bien vives douleurs. L'application des caustiques dans l'urètre est peu douloureuse aussi, et néanmoins les malades qui y sont soumis ont parfois des accès de fièvre. Je pourrais multiplier encore les exemples ; tous ne feraient que confirmer, ce qu'on sait fort bien d'ailleurs, que les opérations, même très-légères, qu'on pratique sur les organes génito-urinaires, sont quelquefois suivies d'une vive réaction, bien qu'elles n'aient point occasioné de douleurs notables. Du reste, ce mouvement réactionnaire est d'une faible importance ; presque toujours il cesse de lui-même ; il ne réclame de traitement spécial que dans des cas compliqués, où la fièvre est entretenue par une autre cause. Ainsi le sulfate de quinine a été administré avec succès contre une fièvre qui, après une séance de lithotritie, avait éclaté par un concours de circonstances dont on ne pouvait se rendre compte ; les accès se reproduisaient avec régularité tous les jours. Si cette fièvre avait dépendu seulement de l'opération, elle n'aurait pas manqué de reparaître à la suite de chaque séance, et cependant il n'en fut pas ainsi. Il y a plus : si les accès fébriles tenaient d'une manière exclusive à l'opération, s'ils n'étaient point fomentés par une disposition individuelle temporaire, leur fréquence devrait être proportionnée aux douleurs ressenties par le malade : or l'expérience prouve encore qu'il en est autrement. On a vu des séances peu douloureuses être suivies d'accès de fièvre, tandis que d'autres, beaucoup plus pénibles, n'amenaient rien de semblable. J'ai répété cette observation une multitude de fois. Cependant j'ai remarqué que les accès étaient plus fréquens après la première séance, parce qu'une vive impression morale vient s'y joindre à la sensation physique. L'opération n'est donc qu'une cause accidentelle, dont on peut, sinon calculer, du moins déterminer l'influence et prévenir les effets. Ainsi, l'expérience m'a appris que les accès de fièvre se manifestent surtout lorsqu'on prolonge les séances. Depuis que j'ai réduit la durée des miennes à cinq minutes environ, mes malades n'ont presque jamais la fièvre, ou s'il y a un léger paroxysme, il se dissipe promptement et ne se renouvelle point. La méthode ne doit pas être rendue responsable d'accidens qui tiennent à l'oubli des préceptes consacrés par l'expérience.

6° Les organes de la digestion, déjà influencés par les douleurs de la pierre, le sont aussi par celles de l'opération, qui ont le même caractère, un peu plus développé seulement. Cette influence n'a point été assez appréciée. Lorsque les souffrances sont grandes, la digestion éprouve un trouble; et souvent elle s'exécute d'une manière imparfaite, avec un développement de gaz intestinaux qui incommodent beaucoup certains malades. On observe en même temps un enduit particulier sur la langue, qui a une teinte pâle et d'un blanc sale, sans être précisément ce qu'on appelle chargée. Du reste le malade n'a point, en général, de mauvais goût dans la bouche. La même particularité se présente pendant le cours du traitement, dans les cas peu nombreux où l'opération a causé des douleurs vives et prolongées. Elle mérite toujours d'être prise en considération. Ainsi que l'irrégularité et l'intermittence du pouls, elle annonce une disposition spéciale des organes, l'influence qu'ils exercent sur d'autres fonctions, et la nécessité de procéder avec ménagement.

CHAPITRE III.

LA LITHOTRITIE PEUT-ELLE, PAR ELLE-MÊME, DEVENIR UNE CAUSE DE LA MORT?

Maintenant que nous avons étudié et apprécié les principaux accidens de la lithotritie, il nous est permis d'aborder un problème dont plusieurs fois déjà on a tenté la solution, celui de savoir si cette opération peut être suivie de la mort.

En présentant ainsi la question, on ne saurait y répondre d'une manière satisfaisante; car la mort peut avoir lieu à la suite de la moindre opération chirurgicale. Ainsi on a vu la saignée, l'ouverture d'un abcès superficiel, une piqûre, l'introduction d'une bougie molle dans l'urètre, devenir cause occasionelle d'accidens qui ont eu cette funeste terminaison. Deschamps, entre autres, cite le cas d'un homme qui mourut pendant qu'on lui coupait le filet du prépuce. Il n'est donc pas étonnant que la mort arrive après la lithotritie, comme après un simple cathétérisme. Quelques personnes, envisageant le problème sous ce point de vue, se sont crues fondées à déclarer que la nouvelle méthode peut être mortelle, et ceux qui se sont fait un système de l'attaquer s'empressent d'ajouter qu'elle l'est souvent.

Mais si l'on pose la question comme elle doit l'être, si on l'examine d'une manière plus rationnelle et plus méthodique, on se trouve en droit de répondre au contraire : Non certainement la lithotritie n'est point capable de produire des lésions organiques et vitales telles que la mort doive s'ensuivre, lorsqu'on l'a exécutée suivant les règles, et seulement dans les cas où elle est applicable. Cette décision repose sur des faits nombreux; mais il s'agit ici d'une chose trop importante pour que les développemens dans lesquels je vais entrer paraissent superflus.

Toutes les fois qu'on pratique la lithotritie dans des circonstances favorables et où la maladie calculeuse ne présente aucune complication, on peut assurer au malade qu'il obtiendra guérison, à moins qu'un de ces événemens placés en dehors des calculs de la prévoyance humaine ne vienne fondre sur lui. Par cela seul, la question se trouve jugée. Car, de deux choses l'une : ou il n'y aura pas d'accidens propres à la lithotritie, ce qui est le plus probable, ou, s'il en survient, ils ne seront point de nature assez grave pour compromettre la vie. Analysons cependant d'autres faits d'où ressortira la confirmation du jugement qui vient d'être porté.

On demandera peut-être pourquoi la lithotritie ne guérit

pas toujours les malades qui s'y soumettent, et pourquoi son application a été quelquefois suivie d'accidens qui se sont même terminés par la mort. Voici la réponse qui peut être faite à ces deux questions :

La nouvelle méthode a une sphère au-delà de laquelle elle perd une partie ou la totalité de ses avantages, et devient même inapplicable. Si donc on la met en pratique, comme on l'a fait quelquefois, dans des cas qui ne soient pas de son ressort, on ne doit pas s'étonner de ce qu'elle ne produise pas toujours les heureux effets qui lui sont attribués. Or il y a deux séries principales de cas dans lesquels le chirurgien est exposé à pratiquer la lithotritie au milieu de circonstances défavorables.

Dans l'une de ces séries, l'incertitude et l'impuissance des moyens que l'art possède pour établir le diagnostic n'ont pas permis de découvrir certaines particularités qui doivent nécessairement nuire au succès de l'opération. Telles sont la plupart des maladies des reins, qui existent presque toujours dès avant le traitement, et dont il est impossible de préciser la gravité, ou même de constater l'existence. Tels sont encore certains états morbides de la vessie. Je me borne ici à rappeler cette circonstance, dont je me suis déjà occupé.

Dans l'autre série, au contraire, le chirurgien a la conscience de la pénible position où il se trouve. Il n'ignore pas que le résultat de l'opération est incertain, que des accidens graves peuvent survenir, et cependant l'humanité lui prescrit de recourir à un moyen incertain. C'est là du moins ma croyance, ma religion. L'examen successif des divers cas fera voir si je me trompe.

Il est malheureusement trop commun de rencontrer des malades qui ont laissé prendre un développement excessif à la pierre, chez lesquels existent déjà des lésions organiques d'une certaine gravité, qui sont placés, en un mot, dans des conditions telles que la nouvelle méthode, sans être tout-à-fait inapplicable, n'offre cependant que des chances relatives de succès. Ici le doute est permis. Cependant la guérison, bien qu'incertaine, est plus probable par la lithotritie que par la cystotomie. Dès lors l'intérêt du malade impose au chirurgien l'obligation de préférer la méthode qui laisse le plus de latitude à l'espérance, et son devoir lui commande d'autant plus impérieusement d'y recourir, qu'alors même que ce moyen ne réussit pas, il entraîne des suites infiniment moins graves que l'autre. En effet, un malade chez lequel la lithotritie a échoué peut encore ou obtenir sa guérison de la taille, ou conserver sa pierre et continuer de vivre quelque temps, tandis que la cystotomie tue presque toujours quand elle ne guérit pas. J'ai déjà rapporté un grand nombre de faits qui appuient cette doctrine.

Mais, en suivant ainsi la ligne dont l'humanité lui prescrit de ne pas s'écarter, le chirurgien sème pour ainsi dire des dangers devant la nouvelle méthode, que des esprits prévenus ou malveillans jugeront ensuite d'après l'issue, sans avoir égard aux circonstances dans lesquelles l'opération a été faite, tandis que l'équité et la bonne foi veulent qu'on l'apprécie uniquement d'après les résultats qu'elle donne dans les limites rigoureuses de son application.

Je saisis avec empressement cette occasion de rapporter un fait qui est remarquable sous plus d'un rapport, et qui surtout contraste d'une manière frappante avec les opinions émises, en mon absence, devant l'Académie de médecine.

VINGT-TROISIÈME OBSERVATION. Le Ch. del Turco, sexagénaire, éprouvait depuis plus de vingt ans un dérangement dans les fonctions de la vessie, qui était produit par une coarctation considérable à la courbure de l'urètre. Plusieurs moyens avaient été dirigés à diverses reprises contre ce rétrécissement; mais on n'avait point obtenu le résultat désiré, et le malade était réduit à faire journellement usage de bougies. Il y a environ deux ans que les phénomènes morbides augmentèrent et prirent un caractère qu'ils n'avaient point eu jusque-là; le malade disait toujours qu'il éprouvait quelque chose de particulier. A ces sensations nouvelles se joignirent bientôt les symptômes d'un catarrhe vésical, et ce fut au catarrhe, ainsi qu'au rétrécissement, qu'on rapporta tous les accidens. Ceux-ci continuèrent de faire des progrès, malgré les moyens mis en usage. Bientôt la voiture, la marche et les mouvemens devinrent insupportables.

Lorsque j'arrivai à Florence, le 21 avril 1835, le malade n'était pas sorti de sa chambre depuis quatre mois; à peine même quittait-il le lit. Je fus d'autant plus frappé, que je m'attendais à le trouver dans des conditions très-favorables, d'après les renseignemens écrits qui m'avaient été adressés. J'en fis la remarque, et l'on me répondit qu'il avait paru nécessaire d'en user ainsi, parce que je ne serais point venu si l'on m'avait déclaré la vérité.

En procédant à un examen plus attentif, je constatai, comme complications de l'affection calculeuse, une lésion ancienne de la prostate, un rétrécissement urétral, un catarrhe purulent de la vessie, un catarrhe pulmonaire fort avancé, l'irrégularité et l'intermittence du pouls, la perte de l'appétit et du sommeil, une fièvre continue, une grande faiblesse, et un amaigrissement considérable. Le malade, qui était grand mangeur, se trouvait réduit à deux potages par jour. Son moral n'était pas dans de meilleures dispositions.

Une pareille réunion de circonstances me parut d'abord devoir éloigner toute idée d'une opération quelconque. Je consacrai même cinq jours entiers à observer le malade avant de procéder à l'exploration de la vessie. Cette exploration eut lieu enfin, le 27 avril, en présence de MM. les professeurs Nespoli, Mazzoni, Sarti et Romanelli. La pierre me parut peu volumineuse, autant du moins qu'on pouvait en juger par l'emploi du cathéter ordinaire. Mais la surface interne de la vessie était inégale, bosselée et d'une excessive irritabilité. Mes confrères de Florence connaissaient déjà toutes ces particularités. Il fut constaté que la cystotomie n'était point applicable, que, vu la marche rapide des accidens depuis quelques semaines , le malade ne tarderait pas à succomber si on l'abandonnait à la nature et à la médecine , et que , malgré le petit volume de la pierre , l'application de la lithotritie n'était cependant qu'une ressource extrême et fort incertaine. Cette délibération fut prise à l'unanimité.

Tout traitement préparatoire spécial devenait inutile ici. Le malade faisait habituellement usage des sondes flexibles : je l'engageai à les quitter plusieurs fois par jour, pendant quelques heures ; mais les parois de l'urètre tendaient telle-ment à revenir sur elles-mêmes, qu'on éprouvait souvent de la peine à passer une sonde qui avait joué en toute li-berté quelque temps auparavant. Lorsque la difficulté était trop grande , on en introduisait une petite , qui était rem-placée quelques instans après par une autre d'un volume plus considérable.

Dans de telles conjonctures, il convenait de ne rien négliger pour qu'on n'attribuât pas à l'opération un événement fâcheux que tant de causes pouvaient amener. Mais les lenteurs com-mençaient à inquiéter le malade, à qui l'on avait même dit officieusement que je me proposais de repartir sans l'opérer. C'est ce qui me détermina à entreprendre immédiatement l'opération. La première séance eut lieu le lendemain 28 , en présence de MM. Nespoli et Romanelli ; je la fis très-courte au moyen d'un instrument courbe : la pierre fut saisie et divisée ; le malade souffrit moins qu'il ne s'y attendait ; quelques débris blancs sortirent par les yeux de la sonde. Ce résultat suffit pour remonter le moral du malade, et me donner à moi-même quelque confiance ; je ne doutai plus que l'opération ne réussît ; car la pierre était petite et friable , et la première séance n'avait été suivie d'aucun accident.

Le 30 , nouvelle opération, qui eut le même résultat quant à l'état du sujet. Mais , sous le rapport de la destruc-tion de la pierre, cette séance fut moins heureuse que la première. Un fragment s'engagea dans l'urètre tandis que le malade était sans sonde : je le repoussai au moyen d'une injection.

Le 2 et le 4 mai, je fis deux nouvelles séances, qui eurent un plein succès. Ce fut même à dater de ce moment que les urines commencèrent à s'éclaircir, les souffrances locales à se calmer, et l'abattement à diminuer. L'amélioration fit des progrès les jours suivans. Le malade était seulement inquiété par la présence dans l'urètre de quelques débris, dont les uns furent repoussés et les autres extraits. Des injections, répétées plusieurs fois par jour, en amenèrent au dehors plus qu'il n'en était sorti jusqu'à ce jour. Le lendemain de la quatrième séance, le malade eut une selle naturelle, ce qui ne lui était point arrivé depuis fort long-temps; les mouvemens devinrent aussi plus libres et moins douloureux.

. Le 6, nouvelle séance; un gros fragment fut saisi et écrasé en quelques instans. Les injections entraînèrent beaucoup de débris, et afin qu'il ne pût s'en loger aucun dans l'urètre, j'introduisis, immédiatement après la séance, une grosse sonde, qui resta dans le canal jusqu'à ce que la partie la plus fine du détritus eût été expulsée.

Le 8 et le 11, nouvelles séances, toujours très-courtes, mais de moins en moins douloureuses. Le malade consentit à ce que M. Sarti fût présent; jusque-là il n'avait voulu admettre que MM. Nespoli et Romanelli, qui ont suivi le traitement dans toutes ses phases.

Le temps étant devenu extrêmement froid, l'affection catarrhale du poumon s'exaspéra : la toux devint opiniâtre et l'oppression considérable. Heureusement cet état dura peu et ne réagit point sur la vessie, comme je le craignais beaucoup. Mais déjà ce viscère était entièrement débarrassé de la pierre, et aussitôt que la température s'adoucit, le malade quitta sa chambre. Le 15, pour la première fois, il sortit en voiture, et, malgré sa faiblesse, monta l'escalier avec assez de facilité. Comme la chaleur avait subitement acquis une grande intensité, il ne resta qu'une demi-heure dehors, pour n'en point être incommodé. Les jours suivans, il fit des promenades de plus en plus longues , et sans fatigue ; ses forces revenaient d'une manière régulière, et lorsque je quittai Florence, le 21 mai, son état, qu'on avait cru désespéré, était aussi satisfaisant qu'on pût le désirer. Je m'étais assuré, par trois explorations, que la vessie ne contenait plus rien ; la dernière, faite à sec, c'est-à-dire sans injection préalable, fut plus douloureuse, et donna lieu à un petit mouvement de fièvre, qui ne se reproduisit pas. Avant de partir, je prescrivis l'usage des moyens propres à entretenir la liberté de l'urètre , précaution indispensable pour prévenir la formation d'une nouvelle pierre. Quant à l'affection catarrhale des voies respiratoires et aux autres maladies dont M. del Turco était atteint, je ne pouvais rien ajouter aux soins éclairés qu'il avait déjà reçus des praticiens habiles dont j'ai fait connaître les noms , et qui voulurent bien les lui continuer. La cause principale des désordres qui l'avaient jeté dans une si misérable position était écartée, et le retour à la santé s'opéra d'une manière rapide , comme j'en fus informé deux mois après.

DEUXIÈME PARTIE.

DE LA CYSTOTOMIE.

PREMIÈRE SECTION.

HISTOIRE, APPAREIL INSTRUMENTAL ET PROCÉDÉ OPÉRATOIRE DE LA CYSTOTOMIE.

CHAPITRE PREMIER.

APERÇU HISTORIQUE SUR LA CYSTOTOMIE.

Il n'en est pas de la cystotomie comme de la lithotritie. Je pourrai négliger ici des détails qui, tout minutieux qu'ils ont pu paraître, étaient cependant nécessaires. On connaît généralement la cystotomie, et mon intention n'est pas d'en donner une histoire, même abrégée, mais d'indiquer d'une manière sommaire les procédés sur lesquels le choix des praticiens s'est porté de préférence. J'exposerai seulement avec soin quelques changemens qui m'ont paru mériter plus de confiance qu'on n'a coutume de leur en accorder. Je m'attacherai aussi à tracer un tableau exact des accidens et désordres auxquels cette opération donne lieu, et les résultats qu'on peut attendre de son emploi. En un mot, j'envisagerai la cystotomie sous un point de vue essentiellement pratique.

L'invention de la taille se perd dans la nuit des temps. On y fut probablement conduit par l'observation de la marche que la nature suit quelquefois lorsqu'en provoquant des abcès dans le voisinage du col de la vessie, elle ouvre une voie par laquelle peuvent arriver au dehors des calculs trop volumineux pour traverser l'urètre. Nous ignorons quel fut, chez les anciens, l'état de cette partie de l'art chirurgical. Les notions que Celse, Prosper Alpin et quelques autres nous ont transmises, sont loin de suffire pour en donner une idée précise. Ce qui paraît démontré, c'est que les Égyptiens pratiquaient la cystotomie, et que, quand la pierre était petite, ils cherchaient à l'extraire par l'urètre. De là deux méthodes fort distinctes, dans l'une desquelles on retirait la pierre par les voies naturelles, tandis que, dans l'autre, on se frayait une route à travers les tissus pour arriver jusqu'à la vessie.

La petitesse du diamètre de l'urètre et l'imperfection des moyens alors usités permettaient rarement de recourir à la première de ces méthodes. La seconde, au contraire, fut généralement employée jusqu'à l'époque de la lithotritie. Elle a donné naissance à un grand nombre de procédés.

L'un est celui dont Celse nous a laissé la description, et qui consiste à se servir du doigt introduit dans l'anus pour ramener et fixer le calcul au col de la vessie, à pratiquer au périnée une incision en forme de croissant, et à faire ensuite l'extraction du corps étranger. Ce procédé n'est applicable qu'à un petit nombre de cas. Lorsqu'on en eut enfin reconnu les inconvéniens et les dangers, on le remplaça par un autre plus rationnel et susceptible d'être employé dans des circonstances plus variées.

Faire une incision verticale au périnée, dilater et souvent déchirer le col de la vessie, introduire ensuite dans ce viscère des instrumens capables de charger et d'extraire la pierre, telles furent les modifications principales que subit d'abord la cystotomie. Elles constituent le procédé connu sous le nom de *grand appareil* (1). Cette opération, quelque dé-

---

(1) Cette manière d'opérer, décrite pour la première fois par Marianus Sanctus, élève de Jean des Romains, a été jusqu'à ce jour généra-

fectueuse qu'elle soit, obtint la préférence sur celle des anciens. Octavien da Villa en fit part à Laurent Colot, dans la famille de qui elle demeura pour ainsi dire héréditaire pendant un siècle et demi. Quoique décrite dans plusieurs ouvrages élémentaires, elle ne cessa d'être un monopole que quand les chirurgiens gagnant maîtrise à Paris furent parvenus à voir manœuvrer l'un des Colot, en pratiquant un trou au plancher des salles dans lesquelles ces cystotomistes exécutaient leurs opérations à l'Hôtel-Dieu et à la Charité.

Cependant le grand appareil ne réunit pas tous les suffrages, et le procédé de Celse comptait encore plus d'un défenseur lorsque Jacques de Beaulieu apporta des changemens importans à la taille périnéale. Il propposa, d'après Franco, de donner une direction oblique à l'incision, et de la prolonger en ce sens jusque dans l'intérieur de la vessie. De là résulta la *taille latéralisée*. Ce nouveau procédé a des avantages marqués sur les deux autres. Aussi devint-il bientôt un sujet de méditations pour tous les praticiens, qui le modifièrent diversement.

La taille latéralisée était généralement adoptée pour l'extraction de la pierre à travers le périnée, lorsqu'au commencement du dix-neuvième siècle on proposa de revenir aux incisions verticales et horizontales en forme de croissant. Plus rationnellement pratiqués que ne le faisaient Celse et Jean des Romains, ces anciens procédés, ainsi modifiés, constituent aujourd'hui ce qu'on appelle les *tailles médiane, recto-vésicale* (1), *bilatérale* et *quadrilatérale*, dénominations

---

lement attribuée à ce dernier. Mais M. Bonino, auteur d'une biographie des médecins piémontais, a trouvé dans les archives de la Faculté de Turin des documens qui établissent qu'elle a été imaginée par Batista da Rapallo, mort en 1510, et lui-même maître de Jean des Romains. Une étrange erreur a été commise par M. Baggionili, archiviste de la ville de Verceil, quand il a confondu la taille avec la lithotritie, et qu'il a attribué l'invention de cette dernière à Jean des Romains.

(1) Quelle est la découverte chirurgicale dont on ne trouverait pas

indiquant, les unes le nombre des incisions que l'on fait, les autres la direction qu'on imprime à ces incisions et les organes qu'elles intéressent. Ainsi le moment où la cystotomie allait descendre du haut rang qu'elle occupait dans le cadre des opérations chirurgicales, et se voir restreinte dans les limites d'un assez petit nombre de cas, fut celui où plusieurs chirurgiens redoublèrent d'efforts pour imaginer de nouveaux instrumens et créer de nouveaux procédés dont les avantages ont été singulièrement exagérés. Rien ne prouve mieux l'incertitude d'une opération quelconque que la multiplication des procédés opératoires ou des instrumens, et la divergence d'opinions, entre des praticiens également recommandables, sur la valeur des résultats obtenus par ces divers moyens. Il importe cependant de faire remarquer qu'on s'est montré bien peu avare du nom de *procédé*, en l'appliquant à des modifications presque imperceptibles, à des changemens sans importance. Mais le véritable but de ceux qui agissaient ainsi était de fixer sur eux l'attention publique, et, pour arriver plus sûrement à leurs fins, tous ont eu recours au moyen qu'emploient encore aujourd'hui les hommes jaloux d'attirer sur leur propre personne l'intérêt qui s'attache à la lithotritie, c'est-à-dire qu'ils n'ont rien épargné pour présenter sous un faux jour et déprécier les instrumens et procédés usités avant eux, afin de faire croire à la supériorité de ceux qu'on proposait d'y substituer, tactique qui, sans avoir le mérite de la nouveauté, a suffi pour entretenir cette branche de la chirurgie dans une sorte d'anarchie.

des traces en fouillant dans les livres anciens? Mais de vagues indices, des opinions aventurées, quoique l'histoire doive les enregistrer, ne fondent pas un droit réel de priorité, et l'on a vu plus haut que Dupuytren n'élevait aucun doute à cet égard. Ainsi, jusqu'aux travaux de MM. Sanson et Vacca, la taille recto-vésicale n'a été qu'un projet stérile en résultats, quoique indiquée déjà par Vegetius, dont Haller dit (*Bibl. chirurg.*, l. I, p. 100): *jubet per vulnus recti intestini et vesicæ aculeo lapidem ejicere.*

Voilà ce que l'on a fait en particulier à l'égard de la taille bilatérale et de la taille recto-vésicale. Cette dernière, introduite par M. Sanson, fut adoptée avec empressement par Vacca, qui lui a fait subir divers changemens, dont l'un constitue ce qu'on appelle la *taille médiane*. Cependant, malgré les éloges qu'on lui a prodigués en France, et surtout en Italie, elle n'a point eu de grands succès jusqu'ici.

En sera-t-il de même pour la taille bilatérale, qui comptait parmi ses auteurs et promoteurs l'un de nos chirurgiens les plus justement célèbres, celui dont la perte récente a été si vivement sentie par tous les amis de l'art? Rien n'a été négligé pour faire prévaloir cette manière d'opérer, ni la dextérité en la mettant à l'épreuve, ni l'attention de ténir cachés les accidens auxquels elle donne lieu (1). Proposée par Chaussier, d'après une interprétation d'un passage de Celse, elle fut successivement adoptée par Béclard et par Dupuytren. Ce dernier l'a présentée comme un perfectionnement remarquable de la chirurgie moderne, et c'est par ses soins surtout qu'elle a acquis de la célébrité. On ne saurait néanmoins partager l'enthousiasme qu'elle a inspiré à plusieurs chirurgiens, notamment à M. Riberi de Turin. Une seule application et des faits en petit nombre ne suffisent pas pour juger définitivement une opération de cette importance, comme a cru pouvoir le faire le praticien piémontais. Mais ce qu'on est en droit de dire, c'est que déjà l'expérience semble prouver qu'elle ne mérite pas tous les éloges dont on l'a entourée à son berceau, et que les résultats ob-

____

(1) On verra plus loin dans quelles graves erreurs a jeté le désir d'accréditer la taille bilatérale. Ces erreurs, que j'avais signalées déjà dans ma quatrième *Lettre sur la lithotritie*, ont été mises en toute évidence par les soins de ceux même qui m'avaient opposé des dénégations. Dupuytren, en mourant, a voulu que la vérité fût connue. Elle ressort d'un tableau que je reproduirai, et qui donne des résultats établis sur les documens les plus authentiques.

tenus de son emploi ne surpassent guère en avantage ceux qu'ont procurés les autres manières de tailler.

Les difficultés qu'on éprouve souvent pour extraire la pierre à travers les incisions périnéales conduisirent Pierre Franco, vers le milieu du seizième siècle, à imaginer un autre procédé, qui porte le nom de *taille hypogastrique*. Mais ce procédé a toujours été réservé, du moins jusqu'à ces derniers temps, pour un certain nombre de cas particuliers.

Ainsi l'on connaît aujourd'hui deux principales manières d'amener au dehors une pierre contenue dans la vessie, après lui avoir frayé une route artificielle à travers les parties molles, soit au dessous, soit au dessus du pubis. Je vais les passer en revue l'une après l'autre.

CHAPITRE II.

APPAREIL INSTRUMENTAL ET PROCÉDÉ OPÉRATOIRE DE LA TAILLE PÉRINÉALE.

La taille périnéale exige que le malade soit placé sur une table élevée, ou sur une commode recouverte d'un matelas. On le couche à la renverse, de manière à faire saillir le périnée, en écartant les membres inférieurs, ployant fortement les genoux sur les cuisses, et celles-ci sur le ventre, soulevant un peu la tête et les épaules, et tenant le reste du corps sur un plan horizontal. Le malade est fixé dans cette situation :

1° par des liens, à l'aide desquels on attache les pieds avec les mains ;

2° par des aides, au nombre de six, ou au moins de de cinq, dont quatre se tiennent sur les côtés du lit, deux assujettissent, en l'éloignant de celui du côté opposé, le membre inférieur déjà lié avec le supérieur correspondant,

et deux autres, placés derrière les précédens, préviennent
tout mouvement de la partie supérieure du tronc. Au besoin,
un seul aide suffit pour ce dernier office, qu'il vaut même
mieux confier au médecin ordinaire, ou à un ami, qui pourra
consoler et encourager le malade. Le cinquième aide a pour
fonction de tenir le cathéter et de relever le scrotum. Le
sixième présente et reprend les instrumens. Ces deux derniers, qui concourent plus directement que les autres à l'o-
pération, doivent en bien connaître tous les détails.

Ces premières dispositions étant prises, et le périnée rasé,
on introduit dans la vessie un cathéter, au moyen duquel
l'opérateur et l'un ou plusieurs des assistans constatent de
nouveau l'existence de la pierre, après quoi on confie le
cathéter à l'aide. Ici commencent les différences dans la
manière de procéder, suivant le mode qu'on adopte.

§ I. *Taille latéralisée.*

La tige du cathéter est verticale, et sa plaque a une légère inclinaison vers l'aine droite. De cette manière, la rainure de l'instrument correspond à la direction qu'on doit
donner à la plaie. Celle-ci commence sur le raphé, à huit ou
dix lignes au devant de l'anus. On la prolonge jusqu'au milieu de l'espace compris entre l'ouverture anale et la tubé-
rosité de l'ischion gauche. Elle peut être rendue plus longue
encore sans inconvénient. On la fait d'un seul trait, au
moyen d'un bistouri droit, tenu de la main droite, comme
une plume à écrire, entre le pouce, l'index et le médius,
pendant que de la main gauche on tend les tégumens, dont
la mobilité rendrait la division difficile et inégale. Ce premier trait divise la peau et le tissu cellulaire qu'elle recouvre.
Un second, de moitié au moins plus court, divise l'aponévrose
superficielle du périnée, l'entrecroisement des muscles
bulbo-caverneux, sphincter externe et transverse, l'aponévrose moyenne du périnée, et jusqu'à l'urètre, à une petite
distance du prolongement bulbaire, qu'il ne faut pas intéres-

ser. La pointe du bistouri, conduite par le bord externe de l'index de la main gauche préalablement enfoncé dans la plaie jusque sur le cathéter, se place dans la rainure de cet instrument, ce qu'on reconnaît sans peine par le frottement. On divise l'urètre ; il convient de donner à l'incision une étendue de quatre à cinq lignes, afin que l'on puisse découvrir plus facilement le cathéter. En la pratiquant, on a soin que la pointe de l'instrument avance directement vers le col de la vessie, et sans trop s'approcher de l'anus, dans la crainte de le blesser. C'est encore pour se mettre à l'abri d'un pareil accident qu'on a proposé avec raison de diviser la partie membraneuse de l'urètre en procédant de bas en haut et d'arrière en avant. Cette pratique m'a parfaitement réussi. Elle permet d'ailleurs d'éviter les petites saccades que la pointe du bistouri fait sur la rainure du cathéter lorsqu'on agit autrement.

Dès que la section est terminée, le doigt indicateur de la main gauche, toujours placé dans l'angle supérieur de la plaie, appuie sur la rainure du cathéter ; l'ongle et une partie de la pulpe de ce doigt s'y logent même, et servent de guide pour y insinuer l'instrument au moyen duquel on se propose de fendre le col de la vessie. Cet instrument consiste en un couteau particulier, un gorgeret tranchant, ou un cystotome caché. Le cystotome caché est généralement préféré par les Français. Il permet, en effet, d'exécuter la section avec plus de sécurité et de précision, avantage d'autant plus précieux que les autres instrumens exposent plus qu'on ne le pense à des accidens. A la faveur de la rainure du cathéter, on l'introduit dans l'intérieur de la vessie. Si l'on se servait du gorgeret, l'incision du col aurait lieu pendant l'introduction ; avec le couteau ou le cystotome, elle s'opère tandis qu'on retire l'instrument. Voici comment on procède : Après s'être assuré que l'extrémité de la lame du couteau ou la languette du cystotome est engagée dans la rainure du cathéter, le chirurgien retire le doigt de la plaie, saisit la plaque du cathéter, et l'abaisse de manière à en relever l'extrémité cannelée; dès qu'elle est horizontale, à partir du point sur lequel appuie la pointe du cystotome, il pousse ce dernier, qui glisse dans la cannelure, ou plutôt les deux instrumens entrent ensemble dans la vessie; car, à mesure qu'on abaisse la plaque du cathéter, son extrémité vésicale pénètre plus avant dans le viscère. L'épaisseur bien connue du périnée, la profondeur à laquelle l'instrument a pénétré, et surtout la sortie de l'urine par la plaie, indiquent assez qu'on est arrivé dans la poche urinaire. Le chirurgien relève alors le cathéter; il place le cystotome de manière que la direction de la lame soit parallèle à la plaie des tégumens, applique le pouce et l'indicateur de la main gauche au point d'union de la bascule au manche, pose la main droite sur le manche, appuie sur la bascule préalablement disposée de manière que l'incision ait justement l'étendue qu'on veut lui donner, et, après avoir engagé le malade à ne faire ni effort ni mouvement, il tire horizontalement à lui; l'incision se trouve ainsi faite.

§ II. *Taille bilatérale.*

On tient le cathéter dans une direction verticale, sa rainure correspondant au raphé; puis, avec un bistouri ordinaire, ou à double tranchant, on pratique, à environ cinq lignes au devant de l'anus, une incision en forme de croissant, dont les extrémités occupent le milieu de l'espace compris entre l'ouverture anale et chacune des tubérosités sciatiques. On divise les tégumens, le tissu cellulaire sousjacent et les parties que j'ai indiquées en décrivant la taille latéralisée, avec cette différence qu'ici l'incision a lieu des deux côtés, au lieu de n'intéresser que le gauche, comme dans l'autre procédé. Mais, lorsqu'on est arrivé à la rainure du cathéter, c'est suivant la direction longitudinale qu'on divise la partie membraneuse de l'urètre, toujours dans une étendue de quatre à cinq lignes, et dans l'espace com-

pris entre le bulbe et l'anus, qu'il faut s'abstenir d'intéresser. Pour découvrir cette rainure, et y placer le cystotome,
on procède ainsi que je l'ai dit. Mais ici le procédé bilatéral
donne lieu à quelques observations dont il ne sera pas inutile de faire mention.

Le cystotome double, dont on fait usage, a plusieurs inconvéniens qu'il importe de signaler. Je vais transcrire ce que
Dupuytren et M. Bégin ont écrit, dans le *Dictionnaire de
médecine et de chirurgie pratiques*, sur l'application de
cet instrument. Le passage sera facile à comprendre, en se
rappelant que le cystotome à deux lames, perfectionné par
Dupuytren, et spécialement disposé pour cette espèce de
taille, présente une courbure longitudinale assez prononcée,
et que les lames, en s'écartant, décrivent aussi une courbure, mais latérale, de sorte que l'instrument ouvert offre
une face concave en tous sens, et une autre face convexe en
tous sens aussi, résultat tout naturel de la rencontre de
deux courbes formant une croix.

« L'ongle du doigt indicateur gauche sert alors de guide
» au cystotome, qui, tenu de la main droite, le pouce ap-
» puyé en dessus, et les deux doigts suivans placés en des-
» sous, est présenté à la rainure du cathéter, la convexité de
» la courbure répondant en bas à l'anus. Le contact des deux
» corps métalliques étant bien reconnu, le chirurgien saisit
» de la main gauche la plaque du cathéter, et, élevant cet
» instrument contre la symphyse, glisse sur lui le cystotome
» jusque dans la vessie. Cela fait, le cathéter est relevé ;
» puis le cystotome est retourné, de telle sorte que sa con-
» cavité, de supérieure qu'elle était, [devienne inférieure
» et corresponde à l'anus. Le chirurgien, tenant ensuite cet
» instrument à la manière ordinaire, presse de la main droite
» sur l'une et l'autre bascule, et le relève, non pas hori-
» zontalement, mais en inclinant par gradation son manche
» en bas, jusqu'à ce que ses lames soient entièrement sor-
» ties. »

La courbure du cystotome n'est d'aucune utilité pour le faire glisser dans la rainure du cathéter : le mouvement de rotation nécessaire pour retourner l'instrument et en placer la concavité du côté de l'anus, est douloureux et prolonge la durée de l'opération. L'expérience a appris aussi que les instrumens tranchans courbés sur leur plat coupent mal. Celui-ci est en outre très-faible, inconvénient d'autant plus grave que la division du col de la vessie exige souvent une certaine force; car on a vu quelquefois l'instrument se fracturer, et si cet accident arrive avec le lithotome caché ordinaire, à plus forte raison doit-on y être exposé quand on se sert du cystotome de Dupuytren. D'ailleurs il ne faudrait pas moins que la précision du compas pour obtenir de cet instrument une incision parfaitement régulière ; quelques essais suffiront pour convaincre de la difficulté d'y réussir avec la main seule. Or, si l'on ne décrit pas la courbe voulue, la plaie manque de la régularité nécessaire. Il y a plus encore : le système de Dupuytren fait toujours commencer l'incision trop près du bas-fond de la vessie.

En livrant ces remarques aux praticiens, je leur propose un autre cystotome à lames droites, dont la gaîne se termine par une crête dirigée obliquement en haut, et servant à guider l'instrument dans la rainure du cathéter. Les lames s'abaissent également à mesure qu'elles s'ouvrent : on retire l'instrument sans le retourner, et l'on tire horizontalement à soi. Ce procédé est à la fois plus simple, plus sûr et plus prompt.

Il est un autre changement que m'ont suggéré l'examen de la plaie faite aux tégumens et quelques hémorrhagies survenues après l'emploi du procédé de Dupuytren, qui ne met pas, comme on l'avait prétendu, à l'abri de cet accident. Afin que le malade fût moins exposé aux dangers de l'hémorrhagie, j'ai combiné ensemble les tailles médiane et bilatérale. Lorsqu'on fait une incision au périnée, quelle qu'en soit la direction, les tégumens se rétractent à tel point, qu'il en résulte constamment une ouverture ovale. Dans le cas dont il s'agit, il y a tout avantage à ce que le grand diamètre de cette ouverture soit parallèle au raphé; d'abord l'incision est plus facile à pratiquer, ensuite elle offre un plan plus incliné aux liquides qui sortent de la vessie, et, enfin, en opérant sur la ligne médiane, on a plus de chances de ne rencontrer aucun gros vaisseau. Or, l'ouverture des tégumens ainsi faite offre tout autant d'étendue qu'on peut le désirer, et n'oppose pas le moindre obstacle aux manœuvres qui terminent l'opération par le procédé bilatéral.

On peut commencer l'incision à quinze lignes de l'anus, plus loin même, en n'intéressant que les tégumens, et la prolonger jusqu'à cette ouverture. Le premier trait divise la peau et la couche celluleuse qu'elle recouvre. Le second commence au niveau de la partie postérieure du bulbe, qu'il faut bien prendre garde d'intéresser, ne se prolonge pas au delà de cinq à six lignes, et divise une lame très-mince de tissu cellulo-fibreux, désignée sous le nom d'aponévrose superficielle du périnée, l'entrecroisement des muscles bulbo-caverneux, transverse et sphincter externe, une autre couche appelée aponévrose moyenne du périnée, et la partie membraneuse de l'urètre. Par ce second temps, la rainure du cathéter est mise à nu. L'opération s'achève ensuite comme dans le procédé ordinaire. Seulement, lorsqu'on termine l'incision transversale au moyen d'un cystotome double, un aide exerce une légère traction sur la peau, afin d'agrandir, s'il est besoin, le diamètre transversal de la plaie, et de garantir les tégumens de l'action des lames du cystotome.

Je le répète, l'opération ainsi faite est d'une exécution plus facile et plus simple que quand la première incision a la forme d'un croissant au devant de l'anus. Dupuytren lui-même paraissait en avoir senti les avantages; car, dans les derniers temps, il a opéré un malade, à l'Hôtel-Dieu, par un procédé différent de celui qu'il avait l'habitude de suivre.

Les modifications qu'il adopta ne me semblent cependant pas heureuses. Je n'ai point assisté à l'opération ; mais si le compte qu'en a rendu un journal (1) est exact, l'incision verticale aurait été prolongée jusque dans l'intérieur de la vessie, et le col de ce viscère ainsi divisé sur quatre points.

Quelque procédé qu'on ait mis en usage, dès qu'une communication se trouve établie entre les tégumens et l'intérieur de la vessie, on introduit par la plaie, d'abord le doigt, qui fait connaître la disposition des parties, puis un gorgeret mousse et des tenettes de forme et de grandeur variables ; on retire le gorgeret, on ouvre les tenettes, et l'on cherche la pierre. Quelquefois elle se présente sur-le-champ, et en quelque sorte d'elle-même ; on la charge, et on l'extrait, après avoir reconnu, par un léger mouvement de rotation, que les parois vésicales n'ont pas été pincées. On s'assure ensuite qu'il n'y a point d'autres calculs, soit au moyen des tenettes, soit par l'emploi du bouton ; on fait une injection, on retire les tenettes, et lorsqu'on a acquis la conviction que la vessie est entièrement débarrassée, on délie le malade, on le nettoie, et on le reporte dans son lit, où il doit rester de quinze à quarante jours, rarement moins, souvent beaucoup plus.

CHAPITRE III.

APPAREIL INSTRUMENTAL ET PROCÉDÉ OPÉRATOIRE DE LA TAILLE HYPOGASTRIQUE.

La taille hypogastrique remonte, comme je l'ai dit, jusqu'au seizième siècle ; mais elle n'a point marché à l'égal des procédés par lesquels on extrait la pierre au dessous du pubis. De loin en loin seulement, quelques chirurgiens se

(1) *Lancette française*, n° 63. 27 mai 1834.

sont occupés d'elle ; mais leurs travaux, approuvés par les uns, critiqués par les autres, n'ont pas été, malgré l'importance qu'ils pouvaient avoir, suivis d'une manière assez continue, ni dans un but assez déterminé, pour conduire à un résultat définitif. Aussi l'application de la taille hypogastrique et ses avantages réels sont-ils encore aujourd'hui un sujet de controverse. Une circonstance surtout, qu'on a perdue de vue, et qui cependant a contribué d'une manière puissante à décréditer cette manière d'extraire la pierre, c'est la gravité des cas dans lesquels on y a eu recours, souvent même après que les autres méthodes avaient échoué.

La possibilité de constater avec plus de précision l'état des calculeux qui doivent être opérés, et les restrictions que l'emploi de la lithotritie apporte à l'application de la taille, font espérer que les praticiens finiront par fixer leur opinion sur ce point, comme elle l'est déjà sur plusieurs autres qui étaient en litige il n'y a pas encore un grand nombre d'années. Je décrirai avec quelques détails l'appareil instrumental et le procédé opératoire, en négligeant la partie historique, qui a été parfaitement traitée par plusieurs auteurs.

§ I. *Appareil instrumental.*

On a proposé et quelques chirurgiens emploient encore beaucoup d'instrumens divers pour pratiquer cette opération. Je n'indiquerai ici que ceux qui sont pour ainsi dire spéciaux, et dont on a suffisamment constaté l'utilité. Ce sont une sonde à dard, un aponévrotome et un crochet suspenseur. Les autres dont on peut avoir besoin diffèrent peu de ceux qu'on emploie dans la taille périnéale.

Sonde à dard. — Cet instrument, dont j'ai produit la figure, est fort ingénieux et d'une incontestable utilité. Il donne à la taille hypogastrique un degré de précision et de certitude qu'on ne saurait obtenir de tous les autres moyens dont l'usage a été conseillé. Mais, telle qu'on

l'a employée jusqu'à ce jour et qu'on la trouve encore dans
le commerce, la sonde à dard a trop de faiblesse et court
le risque de se casser, ce qui est arrivé plus d'une fois ; elle
est trop mince pour remplir convenablement l'urètre et empêcher le liquide injecté dans la vessie de couler entre elle
et les parois du canal ; l'eau peut s'échapper aussi entre
le dard et la gaîne ; l'extrémité vésicale de l'instrument
n'offre pas de point d'appui à la vessie pendant l'incision ;
enfin sa courbure n'est pas celle qui convient dans la pratique actuelle de l'opération. A l'appui de ces reproches, je citerai le fait suivant, qui s'est présenté à l'Hôtel-Dieu de Paris.

VINGT-QUATRIÈME OBSERVATION. Un malade d'environ quarante ans, qui souffrait de la pierre depuis plusieurs années,
fut admis dans cet hôpital. Il y resta long-temps avant qu'on
prît aucune détermination à l'égard du moyen par lequel on
chercherait à le débarrasser. Enfin, on choisit la taille hypogastrique, qui fut faite le 21 février 1831. Toutes les précautions avaient été prises pour assurer le succès ; mais il
se présenta des difficultés imprévues, qui empêchèrent l'exécution et l'issue d'être telles qu'on l'espérait. Une partie du
liquide injecté pour remplir la vessie s'écoula pendant qu'on
introduisait la sonde à dard et qu'on incisait les tégumens de
l'hypogastre : on eut beaucoup de peine à faire saillir le bec
de la sonde ; les tenettes furent introduites plusieurs fois
sans qu'on parvînt à saisir la pierre, ni même à la sentir ; des
anses d'intestin parurent dans la plaie et créèrent de nouvelles difficultés. Après vingt minutes de travail, on parvint
à retirer une petite pierre. Dupuytren, qui s'était élevé avant
l'opération contre l'emploi de la sonde dans l'urètre pour
procurer écoulement à l'urine, en plaça cependant une. Le
malade succomba.

On n'a pas changé la courbure que frère Côme avait donnée
à la sonde à dard, et qui est celle de la plupart des algalies
ordinaires. Cette courbure suffisait dans le procédé du frère,
qui introduisait l'instrument par une plaie faite au péri-

née, de sorte qu'il avait la facilité de le rapprocher autant qu'il le voulait de la face postérieure du pubis. Aujourd'hui, que nous l'introduisons par l'urètre, il doit avoir une courbure plus prononcée et décrire un cercle moins étendu, afin que son extrémité vésicale puisse venir se placer derrière les pubis, entre la pierre et la partie antérieure de la vessie. Cette disposition met le chirurgien à même d'éviter la lésion du péritoine, et le dispense d'imprimer à l'extrémité extra-vésicale de la sonde un abaissement considérable, qui fatiguerait l'urètre. On ne saurait donc déterminer la courbure avec trop de précision : c'est dans ce but que j'en ai donné la figure. On voit que la partie courbée, à peu près circulaire, forme environ les deux septièmes d'un cercle de quatre pouces de rayon, qu'en d'autres termes la courbure a une étendue telle que la tangente de son extrémité est perpendiculaire à la portion rectiligne de l'instrument. Le dard, en sortant de la gaîne, entre les doigts de l'opérateur, décrit la même courbe qu'elle, et se rapproche ainsi de la symphyse des pubis, de telle sorte que le chirurgien ne court aucun risque de piquer l'angle supérieur de la plaie, ni moins encore de pénétrer avec le dard dans la cavité abdominale, ainsi qu'on l'a vu quelquefois.

J'ai dit que le petit volume de cet instrument avait pour effet de le rendre sujet à se fracturer, et de laisser entre lui et les parois de l'urètre assez d'espace pour permettre que l'injection préalablement faite dans la vessie s'écoulât. Les sondes dont je me sers ont deux lignes et demie à trois lignes et un quart de diamètre, et par conséquent une solidité qui suffit dans tous les cas. Elles remplissent à peu près le canal, et ne permettent pas au liquide de s'échapper. De plus, leur extrémité vésicale, en raison de son volume et de la surface lisse et arrondie qu'elle présente, expose moins à contondre la paroi antérieure de la vessie, contre laquelle cette extrémité vient s'appuyer pendant les premiers temps de l'opération.

L'ouverture par laquelle le dard sort de la gaîne, et qui, dans la sonde à dard ordinaire, occupe le centre de l'extrémité vésicale, doit être plus rapprochée de la concavité, afin qu'il reste derrière le dard une surface arrondie et assez étendue pour soutenir la vessie pendant qu'on fait l'incision. Une telle disposition mérite la préférence sur tous les moyens qu'on a proposés pour arriver au même but. Elle réussit d'autant mieux que le chirurgien, en saisissant le dard, appuie l'indicateur et le pouce de la main gauche sur l'extrémité de la sonde coiffée par la vessie, et maintient le tout immobile jusqu'à ce que, l'incision étant terminée, il ait introduit l'indicateur de la main droite dans la poche urinaire, pour la soutenir.

Une autre disposition de la sonde à dard, qu'il importe de ne pas négliger, c'est que son extrémité annulaire soit garnie d'un appareil propre à empêcher le liquide de s'écouler avant que la vessie n'ait été ouverte.

Dans les opérations nombreuses que j'ai faites, l'instrument auquel j'ai l'habitude de recourir m'a paru satisfaire à toutes les exigences.

Quant aux changemens qu'on a proposés pour obtenir, à l'aide de moyens mécaniques, soit un plus grand développement à l'extrémité vésicale de la sonde à dard, soit la possibilité d'en changer instantanément la courbure, ils ne me paraissent pas remplir le but qu'on avait en vue. D'ailleurs ils ont l'inconvénient de compliquer l'instrument : or, on ne saurait trop se mettre en garde contre les instrumens compliqués.

Aponévrotome et gorgeret suspenseur. — On a conseillé divers moyens pour diviser l'aponévrose abdominale. Le plus utile, celui qui simplifie le plus l'opération et permet d'agir avec le plus de sûreté, est l'aponévrotome, dont je donne, d'après M. Belmas, la figure à côté de laquelle on voit celle du gorgeret suspenseur proposé par le même chirurgien. Ce dernier instrument a aussi des avantages incontestables : il offre une gouttière dans laquelle les tenettes, le bouton, la curette, etc., glissent avec facilité ; il met l'angle supérieur de la plaie, celui qui correspond au péritoine, à l'abri de l'actiondes instrumens pendant la manœuvre et surtout pendant l'extraction de la pierre ; enfin la forme arrondie de son crochet fait qu'il fatigue la vessie beaucoup moins que ceux dont on se servait jadis. Cependant l'expérience m'a suggéré de lui faire subir quelques légères modifications. La partie qui sert de manche n'était point assez courbée, et n'avait pas un volume suffisant pour que la main de l'aide pût la fixer d'une manière solide. La gouttière n'avait pas assez de largeur dans les cas de grosse pierre. De même aussi la partie droite de la lame de l'aponévrotome était trop mince pour qu'il fût possible de la tenir immobile entre les doigts. Il m'a été facile de parer à ces petits inconvéniens, dont il ne reste aucune trace dans les figures que je donne.

Je ne puis quitter l'appareil instrumental de la cystotomie sans présenter quelques réflexions sur les *tenettes* ordinaires et sur le *bouton*.

Les tenettes ayant une haute importance dans l'opération, on s'explique difficilement pourquoi les chirurgiens n'ont pas cherché à faire disparaître les dispositions vicieuses que présentent celles dont l'usage est consacré. En effet, elles ont le grave inconvénient d'occuper un espace considérable et de grossir ainsi le volume du corps à extraire. De plus, leurs mors sont trop épais, trop creux et trop courts ; le bord seul de la cuiller s'applique sur la pierre, qui s'échappe avec d'autant plus de facilité, que ce bord est lisse, arrondi et sur un plan horizontal. Lorsque les tenettes sont ouvertes, elles représentent exactement un triangle, dont le sommet correspond à la jonction des deux branches, et la base à leur extrémité. Celles que j'y ai substituées, et que j'ai fait représenter, ont des cuillers épaisses d'une ligne, légèrement recourbées dans le sens de leur longueur, et non par les côtés, de sorte que l'ouverture donnée par l'écartement des branches est légèrement ovoïde, et que la partie la plus large correspond au milieu de la portion aplatie des cuillers. De là résulte que les tenettes s'appliquent exactement sur la pierre, quels qu'en soient le volume et la forme, et qu'elles ajoutent peu à sa grosseur. Les anciennes, celles à cuillers profondes, doivent être réservées pour l'extraction des fragmens de pierre ou des petits calculs. Il en est d'autres qu'on a proposées dans ces derniers temps, et qui ont également l'avantage de bien fixer la pierre ; mais elles sont moins solides et plus compliquées.

Quant au bouton, c'est un instrument avantageux dans plusieurs circonstances. Avec son secours, on parvient à reconnaître l'existence de pierres qui avaient échappé aux recherches avec les tenettes, et à extraire des fragmens qui, sans lui, seraient peut-être restés dans la vessie. Mais, tel qu'on le trouve chez les fabricans, il a des parois trop épaisses à l'extrémité formant la cuiller, sa concavité n'est point assez profonde, et ses bords ne sont pas assez arrondis. J'ai fait disparaître ces légers inconvéniens.

II. *Procédé opératoire.*

La simplicité introduite dans l'appareil instrumental se retrouve aussi dans le procédé opératoire. En effet, la taille hypogastrique se pratique aujourd'hui avec une promptitude et une précision qui étonnent les assistans. Ainsi que je l'ai fait dans la description des instrumens, je me bornerai à indiquer sommairement le procédé dont je me sers, et qui est à peu de chose près celui qu'emploient plusieurs de mes confrères. Quant aux différences, je reviendrai sur celles qui offrent quelque intérêt.

Le malade est couché horizontalement sur un lit ou sur une table de deux pieds et demi de hauteur, recouverte d'un matelas, d'un drap et d'un petit coussin sur le point correspondant au sacrum ; la tête est appuyée sur des oreillers, les jambes sont légèrement fléchies et écartées, et les pieds reposent sur un plan moins élevé que la table, dont l'extrémité correspond au tiers supérieur des cuisses ; un aide intelligent, et bien au courant de l'opération, s'établit entre les jambes. Cette situation est la plus commode pour le malade.

L'opérateur se place au côté droit. Il rase l'hypogastre, introduit dans la vessie une sonde ordinaire, qui lui sert à reconnaître et à faire constater de nouveau l'existence de la pierre ; puis, au moyen d'une seringue remplie d'eau tiède, il fait une injection dans la vessie, en procédant avec beaucoup de lenteur; car le liquide poussé avec force provoque le viscère à se contracter avant que ses parois soient arrivées au degré d'écartement dont elles sont susceptibles. Lorsque le malade exprime un besoin pressant d'uriner, on s'arrête. Si le liquide sort entre la sonde et le canal, on exerce une légère pression sur la verge. On retire la sonde ordinaire, on introduit celle qui porte le dard, et on la place de manière que l'extrémité vésicale corresponde à la partie inférieure de la région hypogastrique. Si l'embonpoint n'est pas excessif, on la sent très-distinctement à travers les parois abdominales. On en confie le pavillon à l'aide placé entre les jambes du malade, qui le maintient exactement dans la position déterminée par le chirurgien. Celui-ci, de la main gauche, tend les tégumens de l'abdomen ; puis, de la droite armée d'un bistouri ordinaire, il fait une incision, qui commence à deux ou trois pouces du pubis, et finit à la partie moyenne de cette éminence. Par ce premier trait, il divise les tégumens, qui sont assez denses, et le tissu cellulaire graisseux sous-jacent, dont l'épaisseur varie depuis quelques lignes jusqu'à deux pouces, et même davantage. Un second trait diviserait au besoin ce qui pourrait rester de tissu graisseux au devant de l'entrecroisement fibreux qui constitue la ligne blanche. Le même bistouri, conduit le long du doigt indicateur de la main gauche placé à l'angle inférieur de la plaie , sert à percer la partie inférieure de cette aponévrose, immédiatement derrière le pubis , et dans l'étendue de six à huit lignes. On quitte le bistouri , on glisse l'extrémité recourbée de l'aponévrotome dans l'ouverture , et on la fait passer derrière l'aponévrose, qu'on fend en poussant par petites saccades. Il faut avoir soin que l'extrémité de l'instrument longe la face postérieure du plan aponévrotique , et qu'elle chasse ainsi le péritoine au devant de la partie tranchante, ce qui présente d'autant plus de facilité que la membrane séreuse adhère d'une manière très-lâche aux parois abdominales. L'étendue de l'incision de la ligne blanche sera proportionnée à la hauteur présumée de l'insertion du péritoine et au volume de la pierre; elle est ordinairement de quinze lignes à deux pouces.

Ainsi se trouve mis à découvert le tissu cellulaire lâche, rougeâtre, graisseux et floconneux , qui sépare la face postérieure des pubis et la face antérieure de la vessie. En appliquant le doigt sur cette dernière, on sent aisément l'extrémité de la sonde, si même elle ne fait pas déjà, au travers de la plaie, une saillie sensible à l'œil. Au même instant, le chirurgien prend le pavillon de la sonde de la main droite, l'abaisse davantage, pour faire saillir dans la même proportion l'extrémité vésicale et la rapprocher du pubis; il embrasse cette extrémité avec le pouce et l'indicateur de la main gauche, et commande à l'aide préalablement chargé de tenir la sonde, d'en pousser le dard. Celui-ci sort entre les deux doigts du chirurgien, dans l'étendue de deux à trois pouces , suivant la profondeur de la plaie. On confie de nouveau le pavillon de la sonde à l'aide , et, au moyen d'un bistouri droit, qu'on fait glisser dans la rainure du dard , on divise d'arrière en avant la face antérieure de la vessie , depuis le point où elle a été piquée jusqu'auprès du col. On quitte alors le bistouri , on introduit le doigt indicateur de la main droite dans la vessie , en lui faisant faire le crochet, et on le dirige vers l'angle postérieur de la plaie ; la vessie se trouve ainsi suspendue. L'aide fait rentrer le dard dans sa gaîne, et retire la sonde. Le chirurgien prend le gorgeret suspenseur de la main gauche, l'introduit dans la vessie, le ramène dans l'angle supérieur de la plaie, et, lorsqu'il est convenablement placé, le confie à un aide intelligent placé à la gauche du malade : cet aide le tient dans un état d'immobilité absolue et dans une direction à peu près verticale. L'opérateur, ayant alors les deux mains libres, introduit le doigt, pour reconnaître la situation de la pierre, apprécier son volume, et s'assurer que l'incision de la vessie est assez prolongée du côté du col. Si l'ouverture était trop petite, on l'agrandirait au moyen d'un bistouri droit boutonné, dont on dirigerait le tranchant le long du doigt déjà placé dans la vessie. Cependant il ne faut pas la pousser trop loin en ce sens, car on aurait à craindre de léser le lacis veineux situé à la partie supérieure du col de la poche urinaire.

Lorsque toutes ces dispositions sont faites, on prend des tenettes proportionnées au volume du corps à extraire, on les introduit par la gouttière du gorgeret suspenseur, et on charge la pierre. Avant de commencer l'extraction, on s'assure, au moyen du doigt, que le corps étranger est avantageusement placé dans les tenettes, chose d'autant plus facile que le sujet est plus maigre. L'extraction doit se faire avec lenteur et sans brusquerie. Cette partie de l'opération, la plus importante et la plus délicate, commande beaucoup de ménagemens ; car c'est d'elle que peuvent naître les plus grands désordres.

SECTION II.

APPLICATION DE LA CYSTOTOMIE.

Il serait inutile de présenter une longue suite de faits relatifs à la cystotomie , et d'appliquer à cette opération, quand bien même la chose pourrait avoir lieu, toutes les distinctions que réclamait l'exposé des faits de la lithotritie. La taille est trop connue pour exiger tant de détails. D'ailleurs les différences des cas sont moins importantes ici , soit sous le rapport de l'exécution , soit sous celui des résultats. Ainsi, par exemple, il est à peu près indifférent au lithotomiste d'extraire une pierre ayant douze ou seulement huit lignes de diamètre, et si la vessie contient plusieurs calculs, un de plus ou un de moins n'entraîne pas des conséquences semblables à celles qu'on a vues découler de la même circonstance dans la lithotritie , dont l'application est astreinte à des conditions plus précises et renfermée dans des limites plus circonscrites. Je me bornerai donc à un petit nombre d'observations sur chacune des particularités qui peuvent s'offrir : ce seront comme autant de jalons pour les rapprochemens que j'aurai dans la suite à établir.

CHAPITRE PREMIER.

APPLICATION DE LA CYSTOTOMIE AUX CAS SIMPLES.

VINGT-CINQUIÈME OBSERVATION (1). Patrisse , jeune enfant de cinq ans et demi, d'une bonne constitution , était affecté de la pierre depuis l'âge de trois ans. La taille périnéale fut

(1) *Leçons orales* , T. II , p. 377.

pratiquée avec la plus grande facilité, et le calcul qu'on retira par ce moyen avait à peu près la forme et le volume d'une petite amande ; il ne s'écoula que très-peu de sang. Durant les premiers jours, le malade éprouva, dans la région épigastrique, quelques douleurs que l'on fit disparaître au moyen de sangsues, de bains, de cataplasmes émolliens et de boissons adoucissantes. Cependant ces douleurs reparurent bientôt, ayant particulièrement leur siége dans l'abdomen ; la langue était légèrement rouge sur les bords. Dupuytren prescrivit alors l'application sur le ventre d'un linge enduit d'onguent mercuriel. Deux bains furent administrés, ainsi que des lavemens faits avec la décoction de têtes de pavot. Enfin douze sangsues furent posées sur l'hypogastre, et dès-lors on n'observa plus aucun symptôme d'irritation gastro-intestinale. L'urine avait commencé à s'écouler goutte à goutte le troisième jour qui suivit l'opération ; le cinquième jour, le prépuce parut un peu tuméfié ; le dixième, on s'aperçut que l'œdème avait gagné le pénis tout entier et le scrotum. On appliqua des résolutifs sur ces parties ; le gonflement persista jusqu'au dix-huitième jour. Dès ce moment, il se dissipa promptement, et l'urine s'écoula en totalité par la verge. Enfin, le 19 mai, vingtième jour après l'opération, l'enfant sortit de l'hôpital, complétement guéri.

La cystotomie fut simple et facile dans ce cas. Le malade était dans les conditions les plus favorables, et l'opération confiée aux mains les plus habiles. Cependant la guérison n'eut lieu que le vingtième jour. Il survint des douleurs à l'épigastre et dans le bas-ventre : on fut obligé de recourir plusieurs fois aux sangsues et aux calmans. Dès les premiers jours, il se manifesta du gonflement au prépuce ; l'œdème gagna toute la verge, et persista jusqu'au dix-huitième jour. Alors seulement la totalité de l'urine passa par l'urètre.

VINGT-SIXIÈME OBSERVATION (1). M. B..., âgé de soixante-

(1) *Leçons orales*, T. II, p. 405.

trois ans , serrurier , d'une assez bonne constitution , d'un tempérament lymphatico-sanguin , avait toujours joui d'une bonne santé , quoique se livrant habituellement à des travaux pénibles , lorsqu'il y a quelques années , il commença à rendre des graviers, sans cependant éprouver de douleurs. Au commencement de 1827 , il ressentit pour la première fois des douleurs dans la vessie et un peu de difficulté à uriner. Lorsqu'il se fatiguait beaucoup, il était pris d'hématurie. Le besoin d'uriner devint de plus en plus fréquent ; il ne pouvait plus le maîtriser. Les douleurs continuaient après l'émission, et se faisaient sentir au bout de la verge. B... vint à Paris pour y consulter Dupuytren. Il fut reçu à l'Hôtel-Dieu le 22 août 1829.

Ce malade présentait tous les signes rationnels de l'existence des calculs ; la sonde, introduite dans la vessie, fit reconnaître la présence d'un corps dur, sonore, résistant. Il ne pouvait plus rester de doutes sur la nature de l'affection. B... assurait que ses urines étaient claires et limpides ; Dupuytren ayant donné l'ordre de les conserver, on reconnut qu'au bout de vingt-quatre heures, elles avaient fourni un dépôt abondant de matières purulentes. Cette circonstance est défavorable , mais elle ne contre-indique cependant pas l'opération. L'état général du malade paraissant bon , on le prépara par des bains, la diète et un doux purgatif.

Le 27, B... est descendu à l'amphithéâtre : on pratique le cathétérisme , et les élèves distinguent parfaitement le bruit produit par le choc de l'instrument contre la pierre. Tout étant disposé, Dupuytren exécute la taille bilatérale et extrait un petit calcul en forme de rondelle, puis deux autres de même volume. On s'assure avec le doigt qu'il n'en existe plus ; on pousse deux injections , qui sont sans résultat. Le malade est reconduit à son lit. L'opération a été rapide.

Vers les deux heures de l'après-midi , Dupuytren vint voir le malade : il le trouva dans un grand état de souffrance , ayant des frissons, et faisant des efforts pour aller à la garderobe. L'hypogastre est tendu et douloureux ; il s'écoulait quelques filets de sang par le canal de l'urètre. On pense qu'une hémorrhagie interne s'est faite , et cette idée acquiert d'autant plus de probabilité , que le malade a constamment rapproché ses cuisses. On examine la plaie : elle est fermée par un caillot; on enlève celui-ci avec le doigt, ainsi que quelques autres situés plus profondément. On introduit par la plaie une sonde dans la vessie, et l'on injecte de l'eau tiède. Pendant cette opération , les douleurs deviennent plus vives ; l'évacuation procure un notable soulagement. Les injections sont répétées, et l'on parvient par leur moyen à débarrasser la vessie de tout le sang qu'elle contient. A peine le malade est-il changé de linge , qu'il s'endort profondément. Dupuytren ne regarde pas cette hémorrhagie comme dangereuse, le malade n'ayant perdu qu'environ douze onces de sang. Si elle avait eu lieu au dehors , elle aurait été utile : on peut la considérer dans ce cas comme saignée déplétive, mais surtout comme saignée locale, qui prévient les inflammations. Ses effets seraient même avantageux, si l'on pouvait n'obtenir que la quantité de sang voulue.

Le 28 , le malade est dans un bon état : il a dormi une partie de la nuit. L'hémorrhagie ne s'est point renouvelée ; elle s'est arrêtée sans qu'on fût obligé de recourir à la compression. Le ventre est tendu et un peu douloureux. On applique vingt sangsues aux aines. (*Chiend. édulc. nitré, cataplasme sur l'abdomen.*)

Le 29, toutes les fonctions s'exécutent bien ; le ventre n'est point sensible; pas de symptômes fébriles. Le corps est couvert d'une assez bonne sueur : le pouls est faible et imperceptible. (*On accorde quelques cuillerées de bouillon dans la tisane.*) La plaie est belle.

Le 30 , le pouls s'est relevé. B... est sans douleurs , sans frisson ; mais il a de la tendance au sommeil ; la langue est un peu sèche. Au milieu de la nuit, les facultés intellectuelles paraissent se troubler. On ordonne de la limonade vineuse et des demi-bains émolliens, de vingt-cinq minutes ; si l'état le permet, aussitôt après le bain on appliquera deux vésicatoires aux jambes. (*Bouillon coupé, à cause de la faiblesse du malade.*)

Le 31. On n'a pas appliqué les vésicatoires, parce qu'il s'est manifesté un peu d'amélioration. La faiblesse est toujours grande, les réponses sont lentes, la tendance au sommeil est moins prononcée.

Le 3 septembre, le malade assure toujours qu'il ne souffre pas. Cependant il est accablé, abattu ; il a une fièvre lente continue ; il maigrit. Les urines commencent à couler par l'urètre. La plaie est en bon état. Le ventre reste dur et tendu. On applique des sangsues à l'épigastre, et on continue les demi-bains. Dupuytren diagnostique une inflammation du tissu cellulaire de la vessie.

Le 5, neuf jours après l'opération, B..., quoique faible, paraît assez bien. Il n'a pas encore été à la selle ; on lui fait prendre un lavement rendu purgatif par l'addition d'une once de miel de mercuriale. On lui permet quelques cuillerées de vieux vin et de bouillon.

Pendant deux ou trois jours, le malade va assez bien ; mais bientôt il perd le sommeil ; l'amaigrissement fait des progrès sensibles ; le dévoiement se manifeste et devient très-abondant ; une escharre se forme au sacrum. C'est en vain qu'on administre le quinquina et qu'on cherche à ranimer les forces par les toniques ; le pouls se montre de plus en plus misérable, le délire survient, il dure vingt-quatre heures, et le malade expire le 17 au matin, vingt-un jours après l'opération.

L'ouverture du corps fut faite trente-deux heures après la mort ; cadavre sans raideur, chairs molles, escharre peu large et peu profonde au sacrum, amaigrissement considérable.— *Crâne.* Les membranes sont saines ; la substance cérébrale est dure, sablée et injectée. Il n'y a qu'une petite quantité de sérosité.— *Poitrine.* Adhérences celluleuses anciennes au sommet du poumon gauche ; les bronches sont un peu rouges.—*Abdomen*. La membrane muqueuse de l'estomac offre , au grand cul-de-sac , une large plaque d'un rouge pâle; en cet endroit elle est ramollie , et s'enlève au moindre effort. Ce ramollissement présente au moins une surface de trois pouces carrés. Dans le duodénum , on distingue quelques petites rougeurs ou membranes, qui deviennent de plus en plus nombreuses à mesure qu'on descend dans l'intestin. Bientôt on commence à rencontrer çà et là quelques ulcérations peu larges , superficielles; elles sont très-multipliées vers la fin de l'intestin grêle; le cœcum lui-même est rempli d'ulcérations. Le péritoine est enflammé ; dans plusieurs endroits il est épaissi, dans d'autres il est couvert de flocons albumineux. La cavité du petit bassin contient environ une livre et demie de sérosité purulente. — *Appareil génito-urinaire*. La plaie qui va du périnée à la vessie ne présente aucune trace de cicatrisation ; elle est aussi large que le premier jour. Tout le périnée est infiltré de sang. Le tissu cellulaire qui entoure le rectum est infiltré de pus. La putréfaction, qui est déjà fort avancée , ne permet pas de reconnaître le vaisseau lésé. Du pus mêlé à du sang existe tout autour de la plaie. La prostate n'est pas entièrement divisée. L'ouverture du col de la vessie paraît être de quatorze lignes. La muqueuse qui tapisse cette poche est rouge , épaissie, injectée , très-notablement phlogosée : elle est presque en tous ses points recouverte par une fausse membrane qui y adhère intimement; les uretères sont sains. Point de calculs.

Il n'y avait pas de lésion à la vessie avant l'opération. Le malade assurait que son urine était claire et limpide. Dupuytren la trouva , au contraire , chargée de matières purulentes ; mais on l'avait conservée pendant vingt-quatre heures, et personne n'ignore avec quelle facilité l'urine de quelques calculeux se décompose , surtout au mois d'août. L'opération fut simple , facile , rapide et habilement faite. On n'attacha pas d'importance à l'hémorrhagie interne. Les premiers accidens se calmèrent, et l'état du malade parut assez satisfaisant. Cependant des symptômes généraux, qui n'offraient d'abord rien de grave, devinrent plus sérieux, et, malgré les soins les plus rationnels, le malade succomba au vingt-unième jour de l'opération. On découvrit dans les tissus voisins de la plaie la cause principale de la mort. Quoique ces sortes de désordres ne se manifestent point, pendant la vie, par des signes spéciaux, l'absence de tout travail de cicatrisation est une circonstance très-ordinaire qui se retrouve dans tous les cas où les phénomènes morbides acquièrent de la gravité. Il arrive même que la plaie, qui paraissait se fermer, se rouvre lorsque les choses prennent une fâcheuse tournure.

VINGT-SEPTIÈME OBSERVATION (1). C...., âgé de quarante-huit ans, boulanger, avait éprouvé à plusieurs reprises, dans son enfance, de la difficulté pour uriner. Cette dysurie, après quelques mois d'existence, avait cessé subitement, sans qu'aucun calcul eût été rendu, du moins à la connaissance du malade. Vers la fin de 1822, celui-ci fut de nouveau affecté du même mal ; toutefois il n'avait préalablement ressenti aucune douleur néphrétique. L'excrétion de l'urine devint en quelques mois extrêmement fréquente et douloureuse, souvent même incomplète : plus d'une fois elle fut suspendue pendant l'espace de vingt-quatre heures.

L'urine ne tarda pas à devenir catarrhale et à déposer un sédiment puriforme. Lorsque le malade entra à l'Hôtel-Dieu, le 25 février 1826, les symptômes précités étaient portés au plus haut degré d'intensité ; les envies d'uriner se répétaient tous les quarts d'heure ; de longs et douloureux efforts précédaient l'écoulement de quelques gouttes d'urine mêlée de sang ; ce n'était que quand le malade suspendait ces efforts que l'excrétion avait lieu. Pendant et sur-

(1) *Leçons orales*, t. ii, p. 395.

tout après l'excrétion, une vive cuisson se faisait sentir à l'extrémité du canal et au devant de l'anus, au col de la vessie, comme le disait le malade lui-même. Il n'était pas rare qu'il eût des selles involontaires, et que, pour alléger ses souffrances, il exerçât des tractions sur sa verge et une forte pression sur le périnée, au devant de l'anus.

Le soir même de son entrée, C... fut sondé. La vessie contenait une assez grande quantité d'urine, qui fut évacuée. Alors, en promenant la sonde d'arrière en avant et latéralement, par un mouvement de rotation, on sentit distinctement le choc d'un corps solide, qui se déplaçait aussitôt, mais qu'on ne tardait pas à rencontrer de nouveau au même endroit. Le cathétérisme fut renouvelé le lendemain matin, par Dupuytren, et la pierre fut jugée d'un volume et d'une consistance médiocres. La vessie contenait une assez grande quantité d'urine : la pierre fut rencontrée par la convexité de la sonde, presque immédiatement en arrivant dans l'organe, vers son bas fond. (*Bain tiède, émulsion, quart de lavement émollient.*)

Le 4 mars, l'état général est fort bon. (*Bain tiède, quart de lavement le soir.*) On rase le périnée.

Le 5, le malade est descendu à l'amphithéâtre, placé sur le lit, et sondé de nouveau par Dupuytren, qui retrouva aussitôt la pierre. La vessie était presque pleine, le malade ayant retenu son urine. L'opération fut immédiatement pratiquée. Il s'écoula une assez grande quantité de sang noir, venant du plexus veineux qui entoure le col vésical et la prostate ; mais cet écoulement s'arrêta presque aussitôt. La pierre fut sentie et saisie ; mais, défavorablement chargée, elle ne put être extraite d'abord. Dupuytren l'abandonna, la saisit de nouveau, et l'extraction s'en fit alors sans difficulté. Elle avait été prise par son plus petit diamètre, qui était de dix lignes environ ; le plus grand en avait au-delà de quinze ; sa forme était ronde.

Le malade fut reporté dans son lit, et couché les cuisses

demi-fléchies sur le bassin, un peu écartées, et soutenues par des oreillers. Tout écoulement de sang avait cessé.

Quelques heures après l'opération, le malade éprouva un frisson léger, qui dura un quart d'heure, et des douleurs assez vives dans le testicule droit et le trajet du cordon correspondant; mais cette douleur ne tarda pas à se dissiper, et le malade n'en ressentit plus d'autre que celle qui dépendait du passage de l'urine à travers la plaie. A huit heures du soir, réaction fébrile légère. (*Décoction d'orge émulsionnée, diète absolue, potion calmante.*)

Le 6, au matin, le malade a dormi une partie de la nuit: il n'éprouve aucune douleur; l'hypogastre est à peine sensible à la pression; l'urine coule en totalité par la plaie; elle est un peu sanguinolente, et elle a entraîné au dehors un caillot de sang veineux. Pouls presque naturel. Le soir, à huit heures, le pouls offre un peu de fréquence; chaleur à la peau, soif, douleur dans la région hypogastrique. (*Cataplasmes, fomentation émolliente, potion calmante, diète absolue.*)

Le 7, au matin, pouls accéléré et un peu dur; langue enduite à son centre d'une couche jaunâtre; bouche un peu pâteuse; quelques douleurs encore vers la région hypogastrique et vers l'ombilic. (*Vingt sangsues au périnée, continuation des topiques émolliens.*)

Le 8, le malade a dormi quelques heures pendant la nuit; son pouls conserve encore un peu de fréquence. La douleur de l'hypogastre a diminué; mais le malade en ressent d'autres dans le testicule et dans le trajet du cordon testiculaire droit, jusqu'à l'anneau. Ces douleurs, qui ne sont accompagnées ni de gonflement ni de rougeur, augmentent cependant par la pression; elles sont assez fortes pour troubler le sommeil. (*Cataplasmes émolliens.*) Le soir, à six heures, le malade éprouve dans le canal une assez vive cuisson, et rend par cette voie quelques gouttes d'urine. (*Cataplasme autour des bourses, suspensoir, sirop diacode un gros.*)

Le 9, le malade se plaint de douleurs à l'épigastre et d'un peu de tendance aux nausées ; sa langue est très-chargée, sans offrir de rougeur ni à sa pointe ni à ses bords. Céphalalgie sus-orbitaire. Depuis l'opération, il n'y a point eu de selles. Le pouls est un peu fréquent, sans être développé. Quelques gouttes d'urine continuent à s'écouler par la verge. (*Quart de lavement, boissons légèrement acidulées.*)

Le 10, le malade a eu pendant la nuit une excrétion alvine ; son mal de tête s'est dissipé ; la bouche est moins pâteuse, la langue se nettoie ; douleurs nulles. (*Continuation des boissons acidulées et très-légères, fécule au lait.*) Les urines s'écoulent en entier par la plaie.

Le 12, le malade éprouve de nouveau des symptômes d'embarras gastro-intestinal, mais d'ailleurs aucun signe d'inflammation. (*Une cuillerée à café d'huile de ricin.*)

Le 13, le malade a eu plusieurs selles, un peu d'agitation fébrile et quelques coliques ; mais ces légers accidens se sont dissipés rapidement. (*Décoction d'orge émulsionnée.*)

Le 15, il est dans un état parfait ; la langue est nettoyée, le pouls naturel, le ventre sans douleurs. L'urine se partage entre le canal et la plaie. Celle-ci suppure à peine, et commence à se rétrécir. (*Deux soupes.*)

Le 20, les deux tiers au moins de l'urine passent par le canal ; état général parfait. On augmente la quantité des alimens.

Du 20 au 25, la plaie se rétrécit considérablement, et ne laisse plus passer que quelques gouttes d'urine.

Le 30, toute l'urine s'écoule par la verge.

Le 15 avril, jour de la sortie du malade, la plaie est presque entièrement cicatrisée.

Ici on remarqua les variations que présentent les symptômes de la pierre chez certains sujets. Cependant l'état général du malade fut jugé bon avant l'opération. Le hasard fit qu'il se présenta, dans le cours de cette dernière, une circonstance qui n'est pas rare, et qu'on ne saurait éviter; la pierre, quoique petite, fut mal saisie; il fallut la lâcher, pour la prendre dans un autre sens, et l'extraction en devint dès-lors plus facile. Quoique l'opération n'eût pas été laborieuse, il y eut des frissons quelques heures après. Ce phénomène est très-fréquent, et beaucoup plus grave qu'on ne le dit; par là débute une série d'accidens sur lesquels je reviendrai. Mais ce qu'il y eut surtout de particulier dans ce cas, c'est la douleur du testicule et du cordon spermatique, qui parut d'abord cesser, puis revint, et persista avec assez d'intensité pour troubler le repos, pour exiger un traitement spécial. Les symptômes inflammatoires et nerveux ne furent pas graves, dit-on; cependant on crut devoir recourir aux opiacés et aux sangsues. Quant aux symptômes qui se manifestèrent du côté de l'estomac et du canal intestinal, on les observe fort souvent. Quarante jours après l'opération, la plaie n'était pas encore entièrement cicatrisée. Le malade a-t-il guéri entièrement? L'observation n'en dit rien. Il arrive bien souvent que ces fins de traitement, dont on ne tient pas compte, se prolongent beaucoup, et dégénèrent même en infirmités, quoiqu'on ait déclaré le malade guéri à sa sortie de l'hôpital.

CHAPITRE II.

APPLICATION DE LA CYSTOTOMIE AUX CAS COMPLIQUÉS.

VINGT-HUITIÈME OBSERVATION. M. Rogniat, ancien magistrat, âgé de soixante-cinq ans, éprouva, disait-il, en 1828 et 1829, quelques dérangemens dans l'émission de l'urine, et rendit une douzaine de graviers assez gros. Cette circonstance éveilla son attention; il se soumit à un régime sévère, et fit usage de quelques eaux minérales. Sous l'influence de ces moyens, les graviers cessèrent de paraître, et le malade se crut guéri : il ne tint même pas compte des besoins plus fréquens d'uriner, ni de quelque difficulté à les satisfaire. Vers l'automne de 1829, à la suite d'un voyage, ces incommodités augmentèrent, et l'urine devint noire. M. Rogniat en fut un peu effrayé ; mais il se crut encore guéri le lendemain, lorsque l'urine, par l'effet du repos et de quelques calmans, eut repris sa couleur naturelle. Un certain laps de temps après, nouveau voyage, mêmes accidens, même inquiétude, même résultat. Le malade ne pouvait pas se persuader qu'il eût la pierre, puisqu'il n'éprouvait point, disait-il, de douleurs dans les reins, qu'il ne sentait pas de pesanteur au périnée, et qu'il ne ressentait aucune douleur réelle dans la vessie. Ce qui le rassurait surtout, c'est qu'il prétendait avoir rendu tous les graviers, et croyait le repos, les bains, les boissons abondantes, des moyens suffisans pour faire cesser les accidens. Il ne concevait pas d'ailleurs qu'une cause de souffrance qui agit constamment, ne produisît que des effets temporaires. C'est à l'aide de ces raisonnemens, bien naturels, mais démentis par l'expérience, qu'il repoussa toujours l'idée de la pierre, et se contenta de recourir aux remèdes qu'on est convenu de diriger contre ce qu'on nomme des irritations. Lorsque les accidens se calmaient pendant quelques jours, il faisait honneur de ce résultat à l'action des moyens mis en usage, et quand il les voyait reparaître, il les attribuait à des variations atmosphériques, à une influence rhumatismale, ou à l'oubli de quelqu'une des nombreuses précautions dont il avait contracté l'habitude. Rarement songeait-il à la pierre, et toutes les idées qui pouvaient s'y rapporter étaient précipitamment écartées. A la fin, cependant, les symptômes prirent un tel degré de gravité, qu'il fallut se résoudre à supporter l'introduction de la sonde. La vessie contenait plusieurs pierres, dont il fut impossible de déterminer le nombre et le volume. Toutefois la santé générale était encore assez bien conservée ; on ne remarquait aucune lésion organique profonde , et les mucosités contenues dans l'urine n'étaient pas de trop mauvaise nature. Je dus tenter l'emploi de la lithotritie, car le malade frémissait au seul nom de la taille. Mais , comme il convenait de prendre des précautions pour ne pas fatiguer la vessie, les séances furent très-courtes et éloignées les unes des autres.

Le traitement fut interrompu pendant un mois par un de ces retours en quelque sorte périodiques de douleurs vives dont le malade avait été plusieurs fois attaqué. Cette sorte de crise eut beaucoup de violence, et s'accompagna de symptômes cérébraux, qui donnèrent des inquiétudes pendant quelques heures. Quarante sangsues, appliquées à l'anus , produisirent une déplétion salutaire. A la reprise de l'opération, la vessie conservait une grande sensibilité, qui rendit la manœuvre beaucoup plus douloureuse. Cependant le traitement fut continué avec succès , et il ne se manifesta pas de mouvement fébrile. Mais les douleurs étaient plus vives, les besoins d'uriner plus rapprochés , et le dépôt catarrhal plus abondant; le sommeil , souvent interrompu , ne réparait plus les fatigues de la journée, l'appétit diminuait, le pouls était souvent accéléré , le malade avait de l'inquiétude , la vessie contenait encore plusieurs pierres. L'impossibilité de déterminer le nombre des opérations à faire et la crainte que l'état du malade ne s'aggravât, me déterminèrent à lui proposer la taille ; mais il la repoussa encore , et je fus obligé de temporiser. Deux nouvelles applications de la lithotritie n'eurent pour ainsi dire aucun résultat , à cause des douleurs qu'elles firent éprouver, et de l'obligation où je fus de retirer l'instrument peu d'instans après l'avoir fait pénétrer dans la vessie. Alors seulement M. Rogniat sentit la nécessité de mettre fin aux souffrances, et comprit qu'il n'y avait que l'extraction de la pierre qui pût amener un tel résultat. On se hâta de profiter de ses dispositions favorables. Dans une consultation entre MM. Double, Lisfranc, Nauche, Rousseau, Carron du Villars et moi , il fut arrêté qu'on pratiquerait l'opération par le périnée, et qu'elle serait faite sur-le-champ.

Comme le malade était faible, et que la perte d'une certaine quantité de sang aurait pu lui devenir funeste, il convenait de combiner le procédé de manière à écarter cet accident. La réunion du procédé médian pour les tégumens, les tissus sous-jacens et la partie membraneuse de l'urètre, et du procédé bilatéral pour la division du col de la vessie, offrait, sous ce rapport, toutes les garanties que l'on pouvait désirer. L'exécution fut prompte et facile, malgré l'épaisseur du périnée et l'induration notable du col de la vessie. Je fis aisément l'extraction de plusieurs fragmens de pierre et d'un calcul assez gros, mais à peine attaqué. L'opération ne dura que quelques instans, et le malade fut reporté dans son lit. Il n'y avait eu aucun accident primitif. Les premiers jours se passèrent de manière à n'inspirer aucune inquiétude sur le résultat définitif. Mais lorsque le temps de la suppuration arriva, on eut à regretter un défaut de réaction vitale, et la plaie resta blafarde. Cependant le pouls était bon, et le sommeil satisfaisant; il y avait absence de tout symptôme fâcheux du côté des voies urinaires ; mais une toux survenue les premiers jours de l'opération présentait une certaine intensité, et contrariait le travail de la cicatrisation. On prescrivit le lait d'ânesse et des potions calmantes, qui produisirent peu d'effet. Le quatorzième jour, il survint un affaissement physique et moral très-marqué, avec plus de faiblesse et de fréquence dans le pouls. On fit prendre dix-huit grains de sulfate de quinine, de l'eau de Seltz et du vin de Bordeaux. Le premier jour, il y eut de l'amélioration, l'état du malade alla progressivement de mieux en mieux ; la convalescence fut longue néanmoins, et le rétablissement complet n'eut lieu que deux mois après l'opération.

Trois circonstances surtout me paraissent avoir contribué à ralentir la guérison de M. Rogniat :

1° L'ancienneté de la maladie, qui avait occasioné des désordres fort étendus.

2° Les deux modes de traitement auxquels le malade fut successivement soumis pour la destruction et l'extraction des pierres. Certainement les diverses applications de la lithotritie avaient en partie débarrassé la vessie, et rendu par conséquent la taille moins longue et moins laborieuse qu'elle ne l'aurait été si la vessie avait contenu toutes les pierres; mais on doit dire aussi qu'elles avaient fatigué le malade, et que le mal qui résulta de là compensa au moins le bien qui rendit la cystotomie plus facile.

3° La toux qui survint quelques jours après l'opération. Il n'est pas rare que l'un ou plusieurs des principaux organes de l'économie s'affectent à la suite de la taille, complication qui fait périr un certain nombre d'opérés. Les affections pulmonaires, en particulier, exercent une influence d'autant plus fâcheuse que la toux est plus forte et plus fréquente; car cette toux trouble singulièrement le travail de la cicatrisation. Or ici elle reparut même à la fin de la convalescence, notamment après une mauvaise digestion qui amena pendant quelques jours un dérangement notable dans la santé encore chancelante de M. Rogniat. Une chose digne de remarque aussi, c'est que l'urine devint sur-le-champ catarrhale, et que le malade éprouva de fortes cuissons en la rendant, ce qui lui fit craindre le retour des accidens qu'il éprouvait avant l'opération. Ce phénomène est presque constant; toutes les fois qu'une affection catarrhale, pulmonaire ou même laryngée, se déclare pendant le traitement, ou peu après la guérison d'un catarrhe vésical, ce dernier reparaît et persiste même quelque temps après que la première a disparu.

Deux autres considérations importantes se rattachent au fait qui vient d'être exposé.

M. Rogniat n'est pas le seul malade qui ait cherché à se faire illusion sur la nature de son affection. J'en ai vu bien d'autres qui prétendaient ne point avoir la pierre, parce qu'ils ne redoutaient rien tant que l'idée d'une telle maladie; beaucoup ont été victimes de cette obstination, et quelques uns ont failli la payer de leur vie.

J'ai dit ailleurs que les cas les plus embarrassans, dans l'application de la lithotritie, sont ceux où la vessie contient plusieurs pierres dont on ne peut déterminer le nombre et le volume. Dans une telle conjoncture, en effet, il peut arriver ce qui s'est présenté ici, que le traitement devienne trop long et trop fatigant, que les effets de la pierre s'exaspèrent, et que le malade ne soit plus en état de supporter les douleurs de la lithotritie, qui procède d'une manière trop lente. Il faut alors recourir à la taille; c'est la marche la plus rationnelle, celle que commande l'intérêt bien entendu du malade. Qu'on ne s'inquiète point du parti qu'en pourront tirer les adversaires de la lithotritie.

VINGT-NEUVIÈME OBSERVATION. Protot, âgé de vingt-deux ans, d'une bonne constitution et d'un tempérament sanguin, était sujet, depuis quinze ans, à un dérangement des fonctions de l'appareil urinaire, et avait fréquemment rendu de petits calculs. Le 5 avril 1822, il entra à l'Hôtel-Dieu, présentant tous les symptômes ordinaires de la pierre dans la vessie. Il souffrait beaucoup en urinant, et son urine, qui ne contenait pas de sang, laissait déposer une grande quantité de mucus. On le mit à une diète sévère, et on lui fit prendre plusieurs bains. Le 12, on le sonda, et l'on reconnut la présence de la pierre. Le 15, on pratiqua l'opération de la taille latérale. Les parties molles du périnée ayant été incisées jusqu'à la portion membraneuse de l'urètre, on ouvrit le canal, de manière à permettre l'introduction du lithotome caché, que l'on porta ensuite jusque dans la vessie. On ouvrit alors l'instrument, et en le retirant on divisa la prostate, dans l'étendue d'un peu plus d'un pouce. La pierre, qui paraissait très-grosse, fut extraite avec beaucoup de difficulté. Après plusieurs essais infructueux, qui se prolongèrent pendant huit ou dix minutes, les couches extérieures du calcul cédèrent et purent être enlevées. L'extraction du reste eut lieu alors sans qu'on fût obligé d'employer la force; mais, comme beaucoup de fragmens échappaient aux mors des tenettes, on employa quelques minutes à débarrasser la vessie, à l'aide d'injections d'eau tiède.

Le malade fut reporté dans son lit. Quoique très-abattu, il passa assez bien la journée. Vers le soir cependant il éprouva, dans le bas-ventre, quelques douleurs qui paraissaient être occasionées par des gaz intestinaux. Le 17, il survint des vomissemens, et le malaise ressenti dans le bas-ventre augmenta. On appliqua quarante sangsues sur l'abdomen, et l'on fit prendre abondamment des boissons délayantes.

Pendant la nuit, les symptômes diminuèrent un peu, mais il n'y eut pas de rémission distincte. Le 18, on appliqua quarante nouvelles sangsues, vingt sur l'abdomen, et autant au périnée : après quoi on administra un bain. Le 19, le vomissement avait cessé; mais les traits étaient profondément altérés, le pouls filiforme, la peau chaude et sèche, la langue desséchée. On eut recours de nouveau aux sangsues, aux purgatifs, aux bains et aux fomentations. Tout fut inutile : le malade mourut le 21.

A l'ouverture du corps, on trouva les parties qui environnaient la plaie baignées d'un liquide purulent et brunâtre. Tout le tissu cellulaire du bassin était infiltré de pus épais. Cette infiltration s'étendait même jusqu'aux régions lombaires, et remplissait les fosses iliaques. Le péritoine présentait, dans tous les points correspondans aux parties qui viennent d'être indiquées, d'abondantes productions pseudo-membraneuses, qui faisaient adhérer entre eux les intestins grêles et la vessie. Les autres parties du corps étaient saines : seulement les reins paraissaient contenir un peu plus de sang qu'à l'ordinaire.

Dans cette observation, nous voyons qu'on fut obligé de faire un violent effort pour retirer la pierre, qui finit par céder à la pression des tenettes; mais les tentatives infructueuses avaient causé beaucoup de mal, plus même, j'en suis convaincu, que l'introduction réitérée de l'instrument pour débarrasser la vessie des fragmens du calcul. Les conséquences naturelles de cette manœuvre s'ensuivirent : les tissus qui environnent la vessie, tiraillés et froissés par les tractions violentes exercées sur la pierre, furent frappés immédiatement de gangrène, ou au moins d'une suppuration gangréneuse, favorisée d'ailleurs par le contact de l'urine. Les émissions sanguines ne pouvaient avoir aucun effet pour prévenir ou diminuer les désordres, le mal matériel produit par l'opération étant au dessus de tous les moyens, antiphlogistiques ou autres.

La taille périnéale a des limites qu'on ne peut point dépasser. De là résulte très-souvent une disproportion, même assez grande, entre le diamètre de l'ouverture et le volume du corps à extraire. Or cette disproportion, que j'ai déterminée rigoureusement dans mon ouvrage sur la lithotritie, est une source féconde de difficultés dans l'opération, et la cause principale des nombreux accidens qui y succèdent. Le fait qui vient d'être rapporté donne un aperçu de ces difficultés, qui peuvent être beaucoup plus grandes encore, et quelquefois même absolument insurmontables. C'est alors surtout qu'il y a indication de recourir à la cystotomie sus-pubienne, bien que la pierre ne soit pas non plus toujours facile à extraire par dessus les pubis. En établissant ce précepte, je ne fais même pas allusion à ces cas graves dont j'ai cité plusieurs exemples dans mon *Traité de la lithotritie*, et sur lesquels j'aurai d'ailleurs occasion de revenir encore ; car ce sont là des circonstances, malheureusement trop fréquentes, où les ressources de l'art deviennent de toute inutilité.

SECTION III.

ACCIDENS DE LA CYSTOTOMIE.

Les accidens qui peuvent se manifester par suite de la cystotomie étant connus de tout le monde, il me suffira d'indiquer sommairement les principaux, en faisant d'ailleurs observer qu'ici, comme pour la lithotritie, il importe beaucoup de distinguer ceux qui sont essentiellement liés à l'opération, de ceux qui ne sont qu'éventuels et surtout de ceux qui dépendent plus particulièrement du chirurgien.

On distingue les accidens de la cystotomie en *primitifs*, qui se déclarent pendant l'opération ou dans les premiers momens écoulés à sa suite, et en *consécutifs*, qui ont lieu quelque temps après.

CHAPITRE PREMIER.

ACCIDENS PRIMITIFS DE LA CYSTOTOMIE.

1° Plusieurs circonstances fâcheuses peuvent se présenter tandis que l'on pratique la division des tissus du périnée.

D'abord, il est possible qu'on rencontre de grandes difficultés pour introduire le cathéter, soit qu'elles tiennent à la position du malade, soit qu'elles dépendent de la direction imprimée à l'instrument, ou de l'état d'éréthisme et de spasme dans lequel les préparatifs de l'opération mettent les calculeux. Deschamps parle de ces difficultés comme d'une chose fort ordinaire, et cite (1) un cas où il eut même

(1) T. III, p. 197.

de la peine à introduire les instrumens, tant la vessie était contractée : après être enfin parvenu à terminer l'incision, il ne
put faire pénétrer ni les tenettes ni le bouton, et le cathéter, présenté de nouveau, se trouva également arrêté ; on
fut obligé de renoncer à l'extraction de la pierre, et le malade mourut quinze ou dix-huit jours après. L'ouverture du
cadavre donna la certitude que le col de la vessie avait été
divisé. A cette occasion, Deschamps rappelle une autre circonstance où le même malheur lui serait arrivé s'il n'avait
eu la précaution de laisser le cathéter dans la vessie, même
après l'incision du col. Il rapporte également (1) un cas dans
lequel Tolet, n'ayant pu réussir à introduire le cathéter, fit
l'incision du périnée sans guide.

On a vu d'habiles chirurgiens manquer la rainure du cathéter, en plaçant le lithotome ou le bistouri, et faire l'incision à côté. Moreau, Cowper, Pye, frère Côme, Scarpa, etc.,
en citent des exemples. Deux des plus remarquables, et qui
ont entre eux beaucoup de rapports, méritent d'être signalés.
L'un est cité par Béclard (2) ; l'autre se trouve dans une
lettre adressée à Bussy en réponse aux attaques dirigées par
ce chirurgien contre Vacher, de Besançon. Dans ce dernier
cas, après trois quarts d'heure d'inutiles recherches pour
trouver la pierre, il fut enfin reconnu que l'instrument tranchant n'avait pas pénétré dans la vessie, et que les tenettes
s'ouvraient au devant et sur les côtés de la prostate, entre
cette glande et le rectum. Chez un autre malade, dont parle
frère Côme (3), « on avait fait fausse route, dit-il ; car on
» avait cherché inutilement, pendant quarante-huit heures,
» deux pierres qui furent extraites, un an après, par la taille
» hypogastrique ». Il se voit souvent, dit Scarpa (4), que
l'instrument de Hawkins sorte de la cannelure du cathéter, et

(1) T. III, p. 112.
(2) *Archives générales de médecine*, T. III, p. 632.
(3) p. 140.
(4) p. 12.

aille s'insinuer entre la vessie et le rectum (1). J'ai rapporté un fait du même genre dans mon ouvrage sur la lithotritie. Depuis peu, il en est venu d'autres à ma connaissance. On dira peut-être qu'un tel accident est le fait du chirurgien, plutôt que de l'opération. J'accorde volontiers qu'il en soit parfois ainsi; cependant la difficulté que présente cette partie de la cystotomie y contribue aussi pour beaucoup. Or cette difficulté ne saurait être contestée, puisqu'elle a fixé l'attention des maîtres de l'art. Scarpa dit positivement que l'accident est arrivé nombre de fois, même à des praticiens habiles et très-exercés aux grandes opérations de la chirurgie. Deux fois, on a vu, à l'Hôtel-Dieu de Paris, Dupuytren, dont personne n'a jamais été tenté de contester la dextérité, éprouver de grandes difficultés pour trouver la rainure du cathéter avec son cystotome double (2). Quelques chirurgiens attentifs, s'apercevant à temps de l'erreur, ne font ni fausses routes, ni incisions ou recherches inutiles; mais il résulte tout au moins de là que la durée de l'opération se trouve allongée. D'autres, au contraire, ont fait des recherches minutieuses, dont les suites n'ont cependant pas été aussi funestes qu'on pourrait le penser.

J'ai déjà dit plus haut qu'il n'est pas rare qu'au moment d'exécuter l'opération, on ne retrouve plus la pierre avec le cathéter. Il y a même des calculs très-volumineux qu'on ne rencontre point à cet instant décisif. Les recherches multipliées et variées auxquelles on est alors obligé de se livrer, ont au moins le grave inconvénient de prolonger la durée de l'opération, et d'ajouter de fortes douleurs à celles qui attendent le malade, si même elles ne suffisent pour produire des accidens fâcheux, ainsi que j'en ai été témoin.

---

(1) M. Crosse en cite un cas remarquable.

(2) *Clinique*, T. I, numéros 76 et 78. — On a cherché naguère à écarter cet inconvénient en donnant au cathéter, dans l'étendue de la courbure, un renflement qui a permis d'agrandir la rainure.

2° On a de la peine à comprendre l'assurance avec laquelle quelques personnes affirment qu'il est possible aujourd'hui d'éviter l'hémorrhagie, dans la taille périnéale ; car les procédés qui paraissent mettre le mieux à l'abri d'un pareil accident en sont très-souvent suivis.

En effet, la taille latérale y expose quelquefois coup sur coup. « J'avais opéré de la pierre, dit Dupuytren (1), à peu
» près dans le même temps, un jeune homme à Sens et un
» enfant à l'Hôtel-Dieu de Paris. Ils furent pris tous deux
» d'hémorrhagie, quoique l'opération eût été facile chez
» l'un et chez l'autre.» Voici comment Deschamps s'exprime sur le même sujet (2) : « Cet accident a lieu dans toutes les
» méthodes d'opérer au périnée. On l'observe dans la taille
» de Celse ; il était assez fréquent dans celle de Marianus ;
» la pratique journalière prouve, d'une manière incontesta-
» ble, qu'il arrive le plus souvent dès la première inci-
» sion..... Quel lithotomiste est à l'abri d'ailleurs des varia-
» tions si fréquentes dans la situation, la distribution et le
» diamètre des artères ? »

La taille bilatérale, dont on faisait surtout consister la supériorité en ce qu'elle expose peu aux hémorrhagies, n'a pas été plus que les autres exempte de ce grave inconvénient, même entre les mains de l'habile chirurgien qui l'a popularisée. Plusieurs des malades opérés par Dupuytren ont eu effectivement des hémorrhagies, dont quelques unes sont devenues cause de la mort (3).

La pratique journalière fournit, sous ce rapport, les faits les plus concluans, qui viennent détruire les illusions dont on s'était bercé. D'une part, quelques recherches spéciales, entreprises tout récemment, n'ont fait que corroborer l'opinion des cystotomistes les plus expérimentés, des Des-

---

(1) Thèse sur la lithotomie, p. 25.
(2) T. III, p 166 .
(3) Gazette des hôpitaux, n° 93, T. VI. — Répertoire. — Leçons orales. —Mém. sur une nouv. manière de prat. l'opér. de la pierre.

champs (1), des Colot (2), des Louis (3), des Pouteau (4), des Lecat, sur la fréquence et la gravité de l'hémorrhagie, à part même certaines particularités d'organisation qui peuvent se rencontrer, notamment celles qu'ont signalées Shaw (5) et le docteur Michet (6). D'un autre côté, le peu d'efficacité des ressources de l'art en pareil cas est constatée aujourd'hui, soit que le sang vienne d'un tronc artériel, soit que des vaisseaux ou des plexus veineux le fournissent, comme dans un cas rapporté par Brodie (7), où une hémorrhagie veineuse fit périr le malade en peu d'heures.

Mais ce n'est pas seulement après la taille périnéale qu'on voit survenir des hémorrhagies. Thornhill, Pye, frère Côme, etc., en citent plus d'un exemple après la cystotomie sus-pubienne, et presque toujours les malades y ont succombé. J'ai vu deux cas de ce genre. Dans l'un, le sang continua de couler jusqu'à la mort, et toutes les recherches furent inutiles pour découvrir le point d'où il venait. Quant à l'autre malade, j'ai appris qu'il était mort aussi au bout d'un laps de temps assez court.

Quoi qu'on puisse penser des diverses explications qui ont été données de ces faits, il n'en sont pas moins avérés. Que l'hémorrhagie se déclare immédiatement après l'opéraration, ou un peu plus tard, que le sang vienne de tel point ou de tel autre, il n'en est malheureusement pas moins certain que l'accident a lieu beaucoup plus fréquemment qu'on ne le pense ou plutôt qu'on ne le dit aujourd'hui. Aux faits qui viennent d'être rapportés, et qui n'établissent que trop cette triste vérité, j'en pourrais joindre plusieurs tout récens, qu'il me semble cependant plus à propos de ré-

(1) Ouvrage cité.
(2) Traité de l'opér. de la taille, p. 5, 131.
(3) Acad. chirurg., p. 384.
(4) Taille au niveau, p. 46.
(5) Lond. med. and surg. journal. 1826.
(6) Gazette médicale, T. II, n° 13. 1831.
(7) Lectures, p. 276.

server pour mes recherches de statistique. Je n'en citerai qu'un , dont je tire la relation d'un ouvrage anglais , parce qu'à l'époque où il eut lieu , l'auteur, M. King , était interne à l'Hôtel-Dieu , et qu'en cette qualité ses rapports avec Dupuytren l'ont mis à même de mieux saisir la pensée de notre grand chirurgien. La manière dont M. King narre les faits prouve qu'il a bien observé , et en même temps qu'il a su respecter la vérité , tout en rendant justice aux talens de son maître. Cette observation est fort importante en ce qu'elle montre que ce n'est pas seulement l'hémorrhagie qui peut être suivie de fatales conséquences , et que les moyens nécessaires pour l'arrêter entraînent fort souvent des suites fâcheuses, remarque qui n'avait point échappé à la sagacité de Dupuytren , et qui contraste d'une manière frappante avec les assertions si absolues qu'on a émises devant l'Académie de médecine.

TRENTIÈME OBSERVATION. Pathiot , soldat , âgé de quarante-six ans , entra le 3 mars 1823 à l'Hôtel-Dieu. Cet homme était pléthorique , et sa robuste constitution n'avait éprouvé aucune atteinte des fatigues de la vie militaire. Depuis plus de vingt ans il était sujet à des douleurs de reins et à la gravelle , et, pendant les sept dernières années , il avait éprouvé des symptômes manifestes de pierre , dont une interruption brusque du jet de l'urine lui décéla indubitablement un jour la présence. Des douleurs violentes se faisaient sentir à l'extrémité de la verge , et il éprouvait fréquemment des envies d'uriner. La plus légère secousse en marchant ou le moindre cahot d'une voiture produisaient une douleur atroce et l'écoulement d'une urine sanguinolente. Il était souvent obligé , assurait-il , de vider sa vessie vingt ou trente fois par nuit , et il n'éprouvait quelque minutes de calme que quand il se tenait dans un repos parfait. Comme il avait une légère bronchite , lors de son entrée à l'hôpital, on le saigna et on lui appliqua un vésicatoire au bras : on le mit à une diète légère , et on le prépara pour l'opération, qui fut pratiquée le 2 avril. Les intestins avaient été évacués préalablement à l'aide de l'huile de ricin.

Dupuytren opéra par la méthode latéralisée. La prostate fut divisée avec le lithotome caché, et en moins de quarante-cinq secondes, une pierre arrondie, d'environ un pouce un quart de diamètre, fut extraite. L'incision de la prostate avait à peu près un pouce, et, comme le chirurgien n'avait eu besoin de faire aucun grand effort d'extraction, on demeura persuadé que le malade ne courait aucun danger. On le mit au lit aussitôt, et on lui ordonna une infusion de tilleul et d'oranger.

Dans le courant de la journée, il s'écoula environ deux livres de sang par la plaie, et l'on fut obligé de procéder au tamponnement pour arrêter l'hémorrhagie. Le malade passa une assez bonne nuit, et parut bien le lendemain matin. Le 4 avril, il n'avait ni douleurs ni fièvre, et on le considérait comme hors de danger. Cependant il paraissait très-abattu : on lui permit un peu de bouillon. Le 5, on enleva la canule et la charpie qui avaient servi au tamponnement. Il y avait un peu de mal de tête, et la peau était sèche. Le 6, ces derniers symptômes furent plus marqués ; le malade prit six grains de calomélas, qui produisirent trois selles. Le 7, le mal de tête avait cessé, et la peau était moins sèche ; mais la langue était blanche et chargée ; le malade avait rendu un peu d'urine par l'urètre. Le 8, il parut évidemment lutter contre une affection grave ; il avait l'air inquiet et vomissait fréquemment. Le vomissement, quoique suivi d'une douce moiteur, revint dans la soirée, accompagné de frissons et d'une anxiété extrême. On prescrivit de l'eau de Seltz. Le 9, pouls petit et fréquent, langue sale et sèche, soif vive, et sentiment de chaleur dans les voies aériennes. Comme l'hypochondre droit était un peu douloureux à la pression, on y appliqua quarante sangsues, et on administra six grains de calomélas. Plusieurs évacuations copieuses suivirent ce laxatif, mais sans amélioration sensible. Le 10, même état. Le 11, douleur vague, profonde et vive, dans la lésion lombaire, sur laquelle on pose quarante sangsues. Le 12, le malade se plaint d'une soif ardente : sa figure est décomposée, son œil inquiet et creux, sa peau sèche, son pouls filiforme. Il éprouve continuellement des nausées et délire par momens. Tous ces symptômes restèrent à peu près les mêmes jusqu'à la mort, arrivée le 15. A l'ouverture du corps, la seule altération qui parût se rattacher à cette fatale terminaison, était l'aspect de la plaie, dont les lèvres offraient une couleur foncée et un léger enduit de pus brun. Il existait une demi-douzaine de petits tubercules dans le poumon droit.

3° Le rectum est quelquefois intéressé dans la taille périnéale, ainsi que le constatent des fait nombreux cités par Louis (1), Pouteau (2), Colot (3) et Saucerotte (4). A ces faits déjà anciens je pourrais en ajouter d'autres qui prouveraient que l'accident n'est pas fort rare non plus de nos jours, et que les chirurgiens les plus expérimentés n'ont pas su toujours s'en garantir. Les graves inconvéniens qu'il entraîne sont trop faciles à apprécier pour que j'insiste sur ce point. Aussi me contenterai-je de faire remarquer que si, dans certains cas, la lésion du rectum peut être imputée au chirurgien, il en est d'autres où des circonstances impossibles à prévoir l'ont rendue inévitable malgré l'habileté de l'opérateur.

4° Le bas-fond de la vessie a quelquefois été incisé par l'instrument tranchant. Ce viscère a même été perforé d'outre en outre, ainsi que Bell et Bromfield en citent des exemples. Dans le cas rapporté par ce dernier chirurgien, les intestins parurent dans la plaie périnéale. Deschamps et Sa-

(1) Acad. de Chirurg. T. IX, p. 386.
(2) Taille au niveau, p. 54.
(3) P. 188.
(4) Mélanges, p. 569.

viard parlent aussi de malades chez lesquels les parois de la vessie furent pincées, déchirées, détruites par les tenettes.

Quelle que soit la gravité de pareils accidens, il me suffit de les noter. Souvent sans doute la responsabilité a dû peser sur l'opérateur seul. Cependant l'habileté bien connue de quelques uns des chirurgiens auxquels un si grand malheur est arrivé, ne permet pas de douter qu'il ne soit, quelquefois au moins, fort difficile de l'éviter. Souvent d'ailleurs il se rattache à des dispositions anormales ou morbides contre lesquelles l'art ne pourrait rien, quand bien même on parviendrait à les constater d'avance.

5° Ainsi que le rectum, les conduits éjaculateurs, l'extrémité des canaux déférens et celle des uretères, peuvent être intéressés dans la taille périnéale ; mais il est rare que ces accidens aient lieu. La plupart d'entre eux se rattachent à des procédés spéciaux, ou dépendent du chirurgien, plutôt qu'ils ne sont inhérens à la méthode. Je ne fais que les signaler ici, parce que je serai obligé d'y revenir en traitant des accidens consécutifs. Rarement, en effet, entraînent-ils des conséquences immédiates, et peut-être est-ce pour cela qu'ils n'ont pas fixé l'attention des praticiens autant qu'ils le méritent.

6° Quant à la lésion du péritoine, qu'on a observée dans quelques cas de taille périnéale, elle est trop en dehors de l'exécution ordinaire de cette opération pour que je doive m'en occuper sérieusement ici. Mais la taille hypogastrique en est fréquemment accompagnée, quelque ferme assurance qu'on ait pu donner du contraire. On l'a vue, durant ces dernières années, se reproduire dans la plupart des hôpitaux de Paris et entre les mains des praticiens les plus exercés. Cependant, je m'empresse de l'ajouter, il a été mis hors de doute aussi, par la pratique de nos jours, qu'elle n'est pas aussi grave que l'avaient pensé divers auteurs. Il est vrai qu'à cet égard les modernes n'ont fait que confirmer une vérité déjà bien établie par de nombreux exemples consignés dans les ouvrages de Douglas, Cheselden, Thornhill et Morand. Scarpa parle d'une femme dont l'existence se prolongea plus de quarante jours encore après cet accident. Un de nos confrères, M. Oudet (1), et plusieurs malades des hôpitaux civils ou militaires de Paris, y ont également survécu. Dans le cas tiré de ma pratique, ainsi que dans celui qui est cité par Morand, il y eut rupture plutôt que lésion de l'enveloppe intestinale, résultat dû aux efforts inouïs que font quelques malades pendant l'extraction de la pierre.

Les hypothèses n'ont point été épargnées, suivant l'usage, pour expliquer la lésion du péritoine dans la cystotomie suspubienne, et souvent ensuite on est parti de l'une d'elles pour promettre que l'accident ne se verrait plus. Avant l'invention de la sonde à dard cette lésion n'avait, dit-on, d'autre cause que l'imperfection du procédé alors usité, et l'instrument de frère Côme devait en garantir. Mais, depuis quelque temps, on proscrit la sonde à dard, et l'on en revient au procédé des anciens, auquel on a seulement fait subir quelques modifications sans importance, ce qui n'empêche pas qu'on nous promette également que le péritoine ne sera plus désormais intéressé. Peut-être y aurait-il de l'imprudence à partager l'entière sécurité des honorables confrères qui, dans cette circonstance, comme dans tant d'autres, se montrent si faciles à croire ce qu'ils désirent.

7° Une fois la division des tissus opérée, on s'assure par le toucher de l'état des parties. Chez les enfans et chez les adultes maigres, le doigt arrivant sans peine dans la vessie, on obtient ainsi une exploration complète, en même temps qu'on dilate la plaie par le moyen le plus doux et le plus certain. Il n'en est pas de même chez les sujets chargés d'embonpoint. De là des difficultés dans l'opération et de graves accidens consécutifs, d'autant plus difficiles à éviter, que le chirurgien demeure dans une sorte d'incertitude sur l'état

(1) J'ai cité cette observation dans les Fascicules de l'Académie de Médecine pour 1835.

des parties. Lorsque le col de la vessie est dur et épais, ce qui arrive assez souvent chez les vieux calculeux, on éprouve des difficultés pour introduire les tenettes ou tout autre instrument (1). Au lieu de les porter directement dans la vessie, on va froisser ou irriter le col, on peut même se fourvoyer entre la prostate et le rectum, et faire des recherches inutiles (2). J'ai vu un malade chez lequel cette particularité s'était présentée.

Il est d'autres difficultés provenant de l'existence au col de la vessie de tumeurs qu'on n'avait point découvertes au préalable, ainsi que Deschamps (3) en rapporte des exemples. Ces cas sont plus fréquens qu'on ne serait tenté de le croire. J'en ai observé de très-remarquables, que je ferai connaître dans un travail spécial.

8° L'une des parties les plus importantes de la cystotomie, celle dont la manœuvre produit les plus vives douleurs et les plus grands désordres, celle qui devient la principale source des accidens consécutifs dont je m'occuperai plus tard, est celle où l'on procède à la recherche et à l'extraction de la pierre. Assurément on n'aurait pas dû s'attendre à ce qu'elle fût omise dans des ouvrages destinés à faire le parallèle de la taille et de la lithotritie. Quoi qu'il en soit, si la manœuvre qu'elle exige est quelquefois simple et facile, les cas sont malheureusement trop nombreux dans lesquels plusieurs circonstances, notamment la disproportion entre la grandeur

(1) Deschamps, T. III, p. 197.

(2) On conseille quelquefois de prescrire à un aide d'introduire le doigt dans le rectum, afin de soulever le bas-fond de la vessie, et de rendre ainsi la pierre plus facile à saisir. Mais il n'y a qu'un petit nombre de sujets maigres ou jeunes chez lesquels on puisse atteindre le bas-fond de la vessie. Il peut arriver, quand on a suivi ce précepte, que le doigt de l'aide soit saisi par les tenettes. Deschamps, qui en cite un exemple (T. III, p. 214), fait remarquer avec raison qu'on retire bien peu d'utilité de l'introduction du doigt dans le rectum, non seulement dans ce cas, mais encore dans beaucoup d'autres analogues.

(3) T. III, p. 226.

de la plaie et le volume du corps à extraire, suscitent les plus grandes difficultés et entraînent les résultats les plus graves. Cependant je n'entends parler ici que des cas ordinaires, dans lesquels l'une et l'autre opération peuvent être tentées; car les autres, ceux qui constituent une classe pour ainsi dire distincte, doivent être réservés pour un chapitre spécial.

On se rend difficilement raison, en théorie, des difficultés qui peuvent survenir pendant la recherche et l'extraction, avec les tenettes, d'une pierre de volume et de forme ordinaires. Par suite de l'incision, le liquide contenu dans la vessie s'écoule, et les parois du viscère, en se contractant, viennent s'appliquer plus ou moins immédiatement sur le calcul. Or il ne paraît guère possible que les tenettes introduites en de telles circonstances ne rencontrent pas instantanément le corps étranger, puisque celui-ci occupe alors toute la cavité de l'organe. Cependant les choses ne se passent point ainsi : la pratique prouve que souvent on rencontre, pour charger et même pour trouver la pierre, de grandes difficultés, attestées par les faits nombreux dont les auteurs sont remplis (1), et que les progrès dont la cystotomie est redevable aux travaux des modernes n'ont point écartées. Nous voyons, en effet, les praticiens les plus expérimentés se livrer à des recherches prolongées pour extraire une petite pierre, et même ne point en trouver une de volume ordinaire. N'arrive-t-il pas fréquemment aussi, quand le calcul s'est brisé, ou qu'il y en a plusieurs dans la vessie, qu'une partie de ces corps étrangers échappe aux recherches et reste dans le viscère? Ainsi Colot (2), Pye, Mo-

(1) M. Crosse cite, dans son Appendice, un cas où l'on fit pendant trois quarts d'heure d'inutiles recherches avec les tenettes pour trouver une pierre du volume d'un œuf de pigeon, qui sortit d'elle-même le jour de l'opération. Il ajoute que dans beaucoup d'autres circonstances les choses se sont passées de la même manière.

(2) Colot (p. 174) parle d'un malade auquel il retira quatre pierres le jour de l'opération ; la vessie en contenait encore deux, qu'on ne trouva

rand(1), Deschamps (2) et tous ceux qui ont publié des recueils d'observations avouent qu'il leur est arrivé de laisser des pierres dans la vessie, et que tantôt ils s'en sont convaincus par l'ouverture des corps, tantôt ils ont été forcés de faire une nouvelle exploration avant l'entière cicatrisation de la plaie; quelquefois même il a fallu opérer de nouveau, lorsque le malade se croyait entièrement guéri. Aux faits anciens je pourrais en ajouter une foule d'autres qui ont été recueillis de nos jours dans la pratique de nos meilleurs maîtres (3), et qui attestent que cette partie de l'art n'est pas plus avancée aujourd'hui qu'elle ne l'était du temps des Colot. Les tenettes sont sans doute un instrument propre à ces sortes d'explorations; mais ce qu'il y a de défavorable, c'est l'état des parois de la vessie, ainsi que je le démontrerai dans la troisième partie de cet ouvrage. Sous ce point de vue donc, l'art n'a rien gagné, et les modernes sont tout aussi exposés que l'étaient les anciens, non seulement à faire de très-longues recherches pour trouver une petite pierre, mais encore à laisser des calculs dans la vessie. Les contractions vésicales ne sont même pas la seule et unique cause de cet accident; car il peut dépendre aussi ou des dispositions anormales du viscère, ou d'autres événemens graves, dont l'apparition inopinée ne laisse pas le temps de continuer les recherches.

que deux jours après. Il en cite un second (p. 167) auquel il retira vingt-deux pierres le jour de l'opération, et quelques jours plus tard quatre autres qui avaient échappé aux premières recherches.

(1) Morand (p. 268) nous fait connaître un cas dans lequel il s'y reprit à trois fois pour extraire les corps étrangers que contenait la vessie.

(2) T. III, p. 223, 226 et suiv.

(3) A l'hôpital Saint-Louis, en 1825, M. Cloquet ne parvint à extraire de la vessie d'un malade qu'une partie de la pierre, qui s'était brisée. Le 31 mars 1821, Dupuytren, à l'Hôtel-Dieu, laissa un grand nombre de petits calculs dans une vessie d'où il en avait déjà retiré deux cent cinquante. Quelque temps après, le même chirurgien opéra un enfant qui avait deux calculs : l'un fut brisé, et des fragmens restèrent dans la vessie; on les retira le sixième et le douzième jour de l'opération. C'était le troisième malade opéré par la taille bilatérale.

Ainsi des hémorrhagies, des défaillances, des convulsions n'ont pas permis de prolonger les manœuvres de l'extraction autant qu'il aurait été nécessaire. Parfois aussi l'opérateur éprouve alors un trouble qui paralyse tous ses moyens, et ce n'est pas uniquement celui qui débute dans la carrière que le défaut de présence d'esprit peut rendre incapable de terminer l'opération ; les chirurgiens les plus intrépides ne sont point exempts d'une telle faiblesse, ainsi qu'on l'a vu à l'Hôtel-Dieu il y a quelques années. Il s'est même passé à cet égard des choses qu'on refuserait de croire si l'on n'en avait pas été témoin.

Des difficultés pour saisir et extraire la pierre, et, par suite, des accidens peuvent dépendre aussi de la forme et du nombre des calculs.

Les pierres oblongues et aplaties ne sont pas rares. La manière dont elles se placent dans les tenettes peut rendre l'extraction difficile et amener des accidens. On a vu, en effet, des pierres, qui avaient été saisies par leur grand diamètre, refuser de passer à travers la plaie, quoiqu'elles eussent réellement un volume assez faible. D'autres se placent en travers, de manière à dépasser de beaucoup le rebord des cuillers, et occasionent des déchirures le long du trajet de la plaie.

Si les calculs sont multiples, on peut en saisir plusieurs à la fois, et croire qu'il s'agit d'une grosse pierre, assez volumineuse pour ne pouvoir sortir par l'ouverture périnéale. Deschamps cite un cas de ce genre, dans lequel on eut recours à la taille hypogastrique. L'opérateur peut effectivement se trouver fortement embarrassé ; car il n'est pas aussi facile qu'on l'a dit de s'éclairer au moyen du doigt ou du bouton ; on saisit la pierre comme on peut, et non comme le conseillent ceux qui ne font de la chirurgie que dans leur cabinet.

9° Certains malades tombent en défaillance à la vue de l'appareil d'une opération quelconque. L'événement a eu lieu quelquefois pour la taille ; son moindre inconvénient est de faire ajourner l'opération. Mais il y a un autre genre de syncope beaucoup plus grave : c'est celle qui résulte de l'affaiblissement progressif du malade pendant le cours même de l'opération. Celle-là tient à la perte d'une grande quantité de sang, à la violence et à la durée de la douleur. Elle peut être portée au point de ne pas permettre qu'on termine sur-le-champ. Heureusement elle est rare.

10° « Un des accidens les plus graves qui puissent avoir lieu » pendant l'opération de la taille, dit Deschamps, c'est l'état » convulsif du malade. De tous ceux qui en ont été attaqués, » je n'en ai vu aucun échapper à la mort ». Les convulsions qui surviennent peu de temps après l'opération ne sont guère moins dangereuses ; j'en ai cité un exemple dans mon ouvrage sur la lithotritie. Cet accident a pour principales causes l'état nerveux du sujet et les douleurs qu'il ressent. On doit donc le redouter d'autant plus que ces deux circonstances sont prononcées à un plus haut degré.

CHAPITRE II.

ACCIDENS CONSÉCUTIFS DE LA CYSTOTOMIE.

Ce n'est guère ni au moment de l'opération, ni immédiatement après, qu'on voit se déclarer les principaux accidens et les désordres les plus graves. Ils n'ont lieu en général que quelque temps après. De là vient qu'on leur donne l'épithète de consécutifs. Il y en a de plusieurs sortes, dont je ferai la récapitulation succincte.

1° Quelques malades périssent peu de temps après l'opération la mieux faite, et sans qu'il soit survenu aucun accident, du moins apparent. Notre spirituel chansonnier Désaugiers succomba ainsi, une heure environ après la taille, quoique celle-ci eût été exécutée de la manière la plus méthodique. M. Blandin rapporte deux exemples semblables.

Les auteurs anciens et modernes en citent pareillement un grand nombre. Moi-même, j'en ai indiqué plusieurs. Le malade tombe subitement dans un état de prostration profonde et d'inexprimable angoisse, le pouls devient petit et serré, les extrémités se refroidissent, la figure se décolore, la respiration se fait avec peine, et la mort arrive, tantôt sans secousses, tantôt précédée de quelques mouvemens nerveux. Toutes les ressources de l'art demeurent inutiles. Il n'est pas rare cependant de voir quelques symptômes locaux se joindre à cet état général, par exemple, des phénomènes cérébraux, la suffocation, des vomissemens, des déjections alvines. La vie se prolonge alors un peu : on cherche à remplir les indications qui se présentent, mais sans succès, et, le second ou troisième jour, le malade succombe. Ce qu'il y a de remarquable, c'est qu'on ne trouve aucune trace de lésion dans les organes qui paraissent être le plus vivement affectés.

Il me semble que la mort doit être attribuée à la commotion que l'économie animale a reçue par le fait même de l'opération, et qui est en effet bien plus forte qu'on ne saurait le penser. La vie a été comme frappée d'une stupeur dont elle ne saurait plus se relever.

2° Souvent on observe après la taille un accident fâcheux qui a de l'analogie avec le précédent, et qui en est même quelquefois la conséquence. C'est le défaut de réaction vitale. Toute plaie guérit de deux manières, tantôt par l'adhésion immédiate des tissus divisés, tantôt par une inflammation spéciale. Le premier de ces deux modes a lieu fort rarement dans la cystotomie, et le second est celui qu'on observe la plupart du temps. Mais fréquemment aussi la nature reste plongée dans une complète inertie. Sans avoir un mauvais aspect, la plaie ne change pas ; il ne s'y fait aucun travail, quoiqu'on ne puisse découvrir la cause d'un engourdissement qui contraste parfois d'une étrange manière avec la constitution du sujet, et dont la terminaison est ordinairement la mort. L'ouverture du corps n'en rend pas toujours raison ; cependant elle dévoile quelquefois l'existence de lésions organiques profondes , qui n'avaient point été soupçonnées avant l'opération.

3° Il ne faut pas confondre cet état avec un autre , analogue sous certains rapports , qui se voit assez fréquemment après la taille. Aucun accident primitif n'est survenu , l'opération a été simple et facile , la plaie est belle, la suppuration s'établit , la cicatrisation marche , et l'on paraît fondé à compter sur un succès complet, quand tout à coup, et sans cause appréciable , un changement subit s'opère dans l'état de la plaie et du malade : le pouls devient fréquent, la langue se couvre d'un enduit muqueux blanc et épais ; il y a perte d'appétit, malaise général et faiblesse progressive ; la plaie semble s'agrandir ; elle devient blafarde, boursouflée , douloureuse. A ces symptômes s'en joignent quelquefois d'autres du côté du cerveau , de la poitrine, de l'abdomen. Dans certains cas , on n'aperçoit rien de particulier, et , après la mort, qui arrive presque constamment , on découvre tantôt des infiltrations d'urine ou des abcès dans le bassin, tantôt , et le plus ordinairement , la décomposition complète des reins. Rarement d'autres organes essentiels à la vie sont-ils le siége de désordres qu'on n'avait pas toujours soupçonnés.

Ce n'est pas sans intention que je me suis borné à énumérer quelques symptômes généraux au sujet des lésions organiques graves qui compliquent si souvent l'affection calculeuse et spécialement la cystotomie. Ces lésions n'ont pas de signes caractéristiques qui puissent les faire reconnaître. A chaque instant on court le risque de les confondre les unes avec les autres, et c'est presque toujours par la seule ouverture des cadavres qu'on apprend à les distinguer.

4° L'hémorrhagie consécutive à l'opération de la taille ne le cède en rien , sous le rapport de la gravité, à celle qui se manifeste pendant le cours de l'opération. Presque toujours les malades y succombent, soit que les ressources de l'art n'aient point été appliquées à temps, soit qu'elles aient été inutiles, ou même qu'elles aient donné lieu à d'autres accidens. Il serait oiseux d'ajouter des faits nouveaux à ceux qu'on trouve déjà en si grande profusion dans les auteurs. D'ailleurs il n'y a point ici de doctrine à établir ; personne, pas même pour appuyer les nouveaux procédés qui ont été conseillés, ne s'aviserait de contester sérieusement ni la fréquence ni la gravité d'un accident qu'il suffit en conséquence d'énoncer.

Mais une circonstance dont on ne s'est point assez occupé, c'est le désordre qui résulte, pour l'émission de l'urine, de la formation des caillots dans la vessie. L'écoulement de sang qui s'effectue n'est pas assez considérable pour constituer une hémorrhagie proprement dite ; la plaie et l'urètre ne sont pas obstrués au point qu'il y ait rétention complète d'urine, comme dans le cas dont je parlerai plus loin ; mais le malade éprouve des besoins fréquens d'uriner, qu'il ne peut satisfaire complétement : de loin en loin seulement il rend quelques petits caillots, tantôt par la verge, et tantôt par la plaie. De là résulte pour lui un état fort pénible et une longue série de désordres. J'ai vu des caillots sortir ainsi le vingt-septième jour après l'opération. Cet accident, beaucoup trop négligé, est souvent la cause principale du trouble qui s'observe dans les fonctions et dont on ne soupçonne pas la source. Les faits que j'ai observés ne sont point assez nombreux pour me permettre d'établir aucune règle générale de thérapeutique ; je dirai seulement que les injections d'eau tiède dans la vessie m'ont été d'une grande utilité. On peut obtenir de bons effets d'une petite sonde flexible placée dans la plaie du périnée.

A côté de cette espèce de strangurie, ou au moins de dysurie, on doit placer celle qui survient quelquefois peu de temps après l'opération, par suite du gonflement des lèvres de la plaie, et surtout de l'état d'éréthisme, soit de l'urètre, soit des tissus dont les manœuvres ont occasioné la contusion. Cette autre dysurie est moins rare qu'on ne le pense, et depuis que mon attention s'est portée sur elle, j'ai eu l'occasion de soulager quelques malades à qui elle faisait éprouver, depuis l'opération, des angoisses dont on ne pouvait assigner la cause (1). Elle est une des principales causes de l'infiltration d'urine et des phlegmasies du tissu cellulaire pelvien.

5° L'état du bas-ventre, disait Pouteau, est la boussole du bien et du mal après la taille. Boyer a reconnu, avec les plus grands praticiens, que l'inflammation de la vessie et des tissus qui l'environnent est le plus fréquent et le plus redoutable de tous les accidens susceptibles d'éclater chez les calculeux soumis à la cystotomie. Il dit qu'elle fait périr les trois quarts au moins des malades qui succombent après l'opération. Le nom de Boyer en a imposé aux partisans aveugles de la cystotomie, qui n'auraient pas manqué de crier à l'exagération si cette proposition était venue d'ailleurs. Les accidens inflammatoires qui, après la taille, se déclarent dans l'excavation pelvienne, ont, en effet, une gravité d'autant plus effrayante que les ressources de l'art sont presque toujours inutiles contre eux. Ils peuvent survenir au bout d'un laps de temps plus ou moins long, et pré-

(1) C'est pour ne pas éloigner les uns des autres quelques accidens qui ont ensemble de grands rapports, au moins quant à leurs effets, et surtout parce que j'ai vu cette dysurie se reproduire quelque temps après l'opération, qu'il m'a paru convenable de la placer ici. Car, à proprement parler, elle rentre dans la catégorie des accidens primitifs de la cystotomie. On a vu quelquefois la tuméfaction du trajet de la plaie et des parties voisines portée au point de ne laisser aucune issue à l'urine, qui était obligée de sortir par l'urètre, non toutefois sans douleurs ni sans efforts. Le passage du liquide par la voie naturelle continue jusqu'à ce que le gonflement cesse, à moins que la cicatrisation ne s'opère par première intention, cas heureux, mais bien rare, où le malade continue d'uriner par la verge, et où la guérison marche avec une promptitude et une régularité qu'on n'observe pas quand la plaie vient à être baignée par la sécrétion rénale.

senter des différences notables dans leur marche et leurs symptômes, suivant qu'ils affectent plus particulièrement la vessie, le péritoine, le tissu cellulaire, les vaisseaux, etc. Les bornes que j'ai dû m'imposer ne me permettent pas d'en offrir un tableau complet, qui exigerait trop de développemens. Ce qu'il m'importe surtout de noter ici, c'est que leur gravité et leur fréquence sont confirmées chaque jour par la pratique des plus habiles chirurgiens, ce qui contredit formellement les calculs spécieux de la théorie et les assertions beaucoup trop rassurantes de quelques écrivains du jour.

Si, faisant abstraction du procédé mis en usage, on étudie seulement le travail de l'opération, tel que je l'ai exposé dans un précédent chapitre, si l'on se représente les effets de la manœuvre sur les tissus qu'on vient de diviser au moment où les parois vésicales se contractent avec le plus de force, si l'on se rappelle surtout les longues recherches qu'il faut souvent faire, et les violences qu'entraîne quelquefois l'extraction de la pierre, si enfin on tient compte de l'action d'une urine âcre qui baigne continuellement une plaie étendue et des parties contuses, la proposition de Boyer n'aura rien qui puisse surprendre, quand bien même on n'aurait pas eu l'occasion d'en vérifier l'exactitude par sa propre expérience.

A l'égard de la gangrène, de la suppuration, des collections purulentes et de quelques autres désordres spéciaux, qui ont été considérés par divers auteurs comme autant d'accidens de la taille, il ne me paraît pas convenable de les isoler. Ce sont des suites naturelles de l'inflammation, et qui varient en raison de son intensité, des tissus qu'elle envahit de préférence, de l'état général du sujet, et de l'action des modificateurs auxquels on a recours. Si l'on voulait noter toutes les manières dont cette inflammation peut se terminer, et en faire autant d'accidens de l'opération, il faudrait établir une multitude de distinctions qui n'auraient aucune utilité pratique et ne feraient que compliquer la question.

Morand a dit, d'après Maggili et autres, que les accidens inflammatoires partent de la plaie, et que l'inflammation se propage ensuite de proche en proche aux tissus de l'excavation pelvienne, au péritoine, aux uretères, aux reins, et même à des organes étrangers aux fonctions urinaires. L'expérience justifie pleinement cette assertion. Frère Côme avait aussi remarqué que, dans la plupart des cas de mort après la taille, le tissu cellulaire qui avoisine la plaie, notamment du côté des pubis et du col de la vessie, était enflammé ou détruit. L'infiltration purulente gagne souvent le rectum, et frère Côme l'a même vue s'étendre jusqu'aux vertèbres lombaires. Mais, la plupart du temps, l'inflammation se concentre vers le col de la vessie, où apparaissent des abcès fréquemment assez volumineux. On sait que toutes ces inflammations se terminent avec promptitude par la gangrène.

On avait entrevu les avantages dont une ouverture faite à la partie la plus déclive pourrait être, en pareil cas, pour donner issue *à la collection purulente ou à celle qui se préparerait.* Plus d'une fois j'ai pu me convaincre qu'en effet cette pratique a d'heureux résultats ; mais elle perd toute son utilité quand on n'y a pas recours en temps opportun. Le fait suivant en fournira la preuve.

TRENTE-UNIÈME OBSERVATION. Termissier, âgé de vingt-deux ans, entre le 12 mars 1825 à l'Hôtel-Dieu. On apprit de lui que, depuis son enfance, il avait éprouvé de la douleur et des difficultés en urinant, mais qu'à de certains intervalles les symptômes avaient été intermittens. On le sonda en 1845, et l'on reconnut la présence d'une pierre dans la vessie ; mais, comme les accidens n'étaient pas très-graves, on n'employa aucun moyen curatif. Au moment de son entrée à l'hôpital, le malade éprouvait des souffrances réellement intolérables : les douleurs les plus atroces revenaient à de courtes périodes. La violence des contractions des muscles abdominaux et de ceux du périnée, chaque fois que l'urine s'amassait dans la vessie, déterminait la sortie involontaire des matières fécales. En un mot, tous les symptômes ordinaires de la pierre existaient à un très-haut degré. Le malade étant pléthorique, on le prépara par des purgatifs et une diète sévère, jusqu'au 29 mars, jour où l'opération fut pratiquée par la méthode bilatérale.

La pierre, qui avait le volume d'une grosse noix et une forme globuleuse, ne put être extraite qu'en employant beaucoup de force, et au milieu de violentes contractions convulsives des muscles du bas-ventre. Comme le malade n'avait perdu que peu de sang pendant l'opération, une saignée fut pratiquée quelque temps après; on appliqua un large cataplasme sur l'abdomen, et on administra une potion antispasmodique. Cependant la nuit fut mauvaise. Le lendemain, on fit une nouvelle saignée, qui parut procurer du soulagement. Mais, le 2 avril, le malade se plaignit d'un sentiment de malaise à la partie postérieure du bassin; son pouls était fréquent, et sa peau chaude. Le 3, application de quinze sangsues sur le point douloureux. Le 5, frisson et fièvre violente, avec grande agitation (*sept sangsues, une once de sirop diacode*). Les jours suivans, les mêmes symptômes persistèrent, quoique l'urine coulât librement par la plaie, et malgré l'application de nombreuses sangsues. Le 10, on reconnut qu'un foyer de pus s'était formé dans le tissu cellulaire de la région fessière gauche; une large ouverture donna issue à une grande quantité de ce liquide, qui avait une odeur fétide et était mêlé de gaz. La figure exprimait l'anxiété et l'accablement; le pouls était mou, mais rapide, la langue blanche, et la peau couverte d'une abondante sueur. Le 11 et le 12, les symptômes devinrent plus alarmans; la petitesse du pouls, la sécheresse de la langue et l'affaiblissement général ne laissèrent aucun doute sur l'issue fatale. Le malade expira le 13.

A l'ouverture du corps, faite trente-six heures après la

mort, la peau de toute la partie postérieure du tronc avait une teinte livide, et au dessous de cette membrane le tissu cellulaire était partout infiltré de pus épais, concret et jaunâtre. Le grand dorsal et le grand fessier du côté gauche étaient également baignés de pus, qui s'étendait, au dessous d'eux, jusqu'au muscle pyramidal. Les reins étaient un peu pâles, mais d'ailleurs sains : le droit et son uretère offraient un peu plus de volume que ceux du côté opposé. La vessie était vide et contractée ; sa membrane muqueuse avait une teinte brunâtre, et présentait un peu d'épaississement. La portion prostatique de l'urètre était percée d'une ouverture horizontale, dont les lèvres offraient des traces évidentes de contusion. Les parties molles du périnée étaient divisées par une incision semi-lunaire, un peu au devant de la paroi antérieure du rectum. Quelques uns des ganglions lymphatiques du bassin étaient dans un état de suppuration. Il y avait aussi un peu de pus dans le tissu cellulaire disséminé entre les muscles de la partie supérieure de la cuisse droite.

6° La plupart des auteurs ont parlé de l'infiltration d'urine après la cystotomie. Ils l'ont attribuée à des causes diverses, et combattue de différentes manières. Ce n'est donc pas sans quelque surprise qu'on a vu nier dernièrement qu'elle pût avoir lieu. Il est bien certain, pour la taille périnéale, que, quels que soient et le procédé qu'on emploie et l'habileté de l'opérateur, l'urine s'infiltre souvent dans le tissu cellulaire de la plaie, et qu'elle s'étend quelquefois très-loin, au pourtour de la vessie, baignant le tissu cellulaire sous-péritonéal, dans la direction des uretères, au pourtour du col de la vessie, entre celui-ci et le rectum, où se forment des abcès, fréquemment très-vastes, dont la terminaison est trop souvent fâcheuse. Cette infiltration est plus commune après la taille hypogastrique, et les désordres qu'elle peut entraîner vont même plus loin qu'on ne l'a pensé; car une fois j'ai vu le corps du pubis droit être frappé de carie dans l'étendue d'un pouce environ, à partir de la symphyse.

La marche et l'intensité des accidens que l'infiltration urinaire détermine dans la cystotomie, varient tellement qu'il est bien difficile de s'y reconnaître, en sorte qu'on ne découvre souvent qu'après la mort cette cause de désordres, dont on n'avait même pas eu le soupçon pendant la vie. C'est à cela sans doute qu'il faut attribuer et le vague des opinions, la plupart contradictoires, qu'on a émises sur son compte, et l'inutilité des moyens qui ont été proposés contre elle.

Il est des cas aussi où l'infiltration, au lieu de se circonscrire, et de donner lieu à des collections, s'étend au loin avec une rapidité effrayante, et frappe de mort tous les tissus qu'elle atteint. C'est ce qu'on voit surtout dans beaucoup d'observations récentes, recueillies notamment en France et en Angleterre. Je n'accumulerai point les faits pour prouver, contrairement aux assertions de quelques modernes, non la possibilité, mais la fréquence de cet accident; on me permettra néanmoins d'en citer un, remarquable sous plusieurs rapports, que j'emprunte à la pratique de Dupuytren.

TRENTE-DEUXIÈME OBSERVATION. Chénaud, âgé de soixante-trois ans, assez robuste et d'une bonne constitution, entra le 8 février 1825 à l'Hôtel-Dieu. Il se plaignait d'élancemens à l'extrémité du pénis, et d'une vive douleur en urinant, accompagnée de ténesme et d'évacuation involontaire des matières fécales. Les efforts pour vider la vessie étaient presque continuels, de sorte qu'on pouvait dire que cet homme présentait la plus pénible incontinence d'urine. Ces symptômes existaient depuis six ans; mais, depuis quinze mois, ils avaient acquis une violence telle, que le malade se trouva forcé d'abandonner ses occupations. Le 9, on le sonda, et on reconnut qu'il avait une grosse pierre dans la vessie. Le 14, l'opération fut faite par la méthode bilatérale. La pierre ne put être extraite qu'en employant beaucoup de force, et avec d'atroces douleurs, quoiqu'elle eût été saisie dans le sens le plus favorable. Elle avait trois pouces de long, près d'un pouce d'épaisseur, deux pouces de large à l'une de ses extrémités, et un pouce et un quart à l'autre. L'opération dura un quart d'heure, et le malade, qui avait perdu dix onces de sang, fut recouché dans un état d'accablement extrême. Un peu de sang s'écoula par la plaie, avec l'urine, pendant la journée, et la nuit il y eut un peu de sommeil. Le 15, les traits étaient profondément altérés, le pouls fréquent et petit, la langue blanche et sèche. Le malade accusait un malaise vague et de la pesanteur à l'hypogastre. On appliqua cinquante sangsues et de larges cataplasmes sur l'abdomen. Le 16, les forces paraissaient brisées; il y avait de temps en temps des hoquets et des renvois; cependant l'urine s'échappait convenablement par la plaie. Dans la nuit, l'abdomen se tuméfia : le malade semblait comme hébété. Le 17, pouls faible et filiforme, peau couverte d'une sueur froide et visqueuse, respiration difficile, ventre ballonné, langue sèche; mort dans la journée.

A l'ouverture du corps, l'abdomen était distendu, tant par des gaz intestinaux que par la présence, dans le sac péritonéal, d'une demi-pinte environ de liquide, sanguinolent sur quelques points et puriforme sur d'autres. La vessie était très-ample. La prostate présentait une ouverture horizontale, qui la divisait en une lèvre supérieure, formée en partie par la glande elle-même, mais principalement par la paroi antérieure de la vessie, et continue en devant avec l'urètre, et une lèvre inférieure composée de la presque totalité de l'épaisseur de la prostate, unie antérieurement à un petit lambeau triangulaire de l'urètre. Toute la largeur de la glande était intéressée, et l'ouverture avait été produite en partie par lacération. La dissection du périnée, depuis la peau jusqu'à la vessie, présenta l'ouverture extérieure contenant une matière sanieuse, de couleur noirâtre. Au dessous de l'aponévrose superficielle, les muscles étaient entièrement convertis en cette sanie. De ce point, le désordre s'étendait sur les côtés de la vessie et tout autour du bassin, dont le tissu cellulaire était infiltré du même pus sanieux, jusque dans la fosse iliaque droite. Là le muscle iliaque baignait dans ce liquide, ainsi que les uretères. Il y avait un peu de pus, de meilleure qualité, aux environs du rein gauche. Les uretères avaient environ un tiers de plus d'ampleur qu'à l'ordinaire ; leur membrane muqueuse était grisâtre. Celle de la vessie offrait inférieurement deux taches d'un rouge foncé, qui ressemblaient à de légères ulcérations.

A côté de ce fait, je pourrais en placer plusieurs autres, dans lesquels la terminaison a été également funeste, quoique l'opération eût exigé une manœuvre moins laborieuse.

Ayant été à même d'observer plusieurs de ces cas malheureux, je me suis trouvé conduit à quelques remarques, sur lesquelles je reviendrai, dont le résultat a été de me suggérer des moyens propres à faire reconnaître l'infiltration avant qu'elle ait exercé de grands ravages, et d'y appliquer un traitement plus heureux.

7° La cystotomie périnéale entraîne quelquefois à sa suite une ecchymose du scrotum. Il est rare qu'on voie cet accident acquérir de la gravité, et les parties devenir le siége d'une inflammation, qui paraît s'être alors terminée toujours par la gangrène. En pareil cas, ce n'était pas seulement du sang, mais un mélange d'urine et de sang qui constituait l'épanchement.

8° Toutes les fois qu'on détermine une irritation vive et prolongée ou répétée dans l'urètre, spécialement au col de la vessie, les testicules ont de la tendance à s'enflammer. Cette inflammation n'est pas rare après la taille, surtout lorsque l'extraction du calcul a été laborieuse, le col de la vessie fortement tiraillé ou déchiré, et l'extrémité des cordons spermatiques froissée, soit par les tenettes, soit par la pierre. Tout état morbide du col de la vessie, antérieur à l'opération, contribue puissamment aussi à provoquer l'orchite, qui complique et aggrave la cystotomie d'une manière notable. Les auteurs , Covillard entre autres , en rapportent plusieurs exemples. Dans l'un de ceux qui se sont présentés dernièrement en Angleterre , les deux testicules furent atteints l'un après l'autre ; cependant il n'y en a d'ordinaire qu'un seul qui se tuméfie. Une chose digne de remarque, c'est qu'ici l'inflammation se termine par suppuration bien plus souvent qu'il ne lui arrive de le faire dans les orchites survenues après la lithotritie. On peut lire dans Deschamps (1) un cas remarquable de cystotomie qui fut suivie d'un abcès du testicule.

9° J'ai indiqué les diverses lésions que les conduits et réservoirs du sperme peuvent éprouver , soit pendant l'incision des parties molles , soit pendant l'extraction de la pierre. Souvent ces lésions n'entraînent pas immédiatement de suites fâcheuses , ce qui explique sans doute pourquoi on ne s'est pas attaché à les observer ; mais , dans quelques cas , elles réduisent le sujet à l'impuissance. On trouve quelques exemples de ce fait dans les auteurs. J'en ai vu un fort remarquable : le testicule avait éprouvé des désordres tellement graves, que l'on jugea utile de recourir à la castration, peu d'années après l'opération de la cystotomie.

10° L'incontinence d'urine est moins rare qu'on ne l'a dit après la taille périnéale. Deschamps et Pouteau surtout en ont recueilli plusieurs qui présentent beaucoup d'intérêt. On en trouve également d'autres dans Lecat, frère Côme et Tolet. J'ai observé cette incontinence chez un enfant bien constitué : l'opération avait cependant été peu laborieuse et couronnée d'un plein succès. Je l'ai vue aussi persister pendant plusieurs années chez quelques autres malades. Les auteurs ne sont pas d'accord sur les circonstances qui peuvent la produire : les uns l'attribuent à une dilatation trop considérable du col de la vessie, d'autres à l'incision de cette partie, quelques uns au volume excessif

(1) T. III , p. 224.

de la pierre. Ce qu'il y a de constant, c'est qu'elle peut survenir après l'opération la plus simple. « Sur plus de soixante » malades que j'ai taillés, dit Pamard, j'en connais dix-huit » qui, après les opérations les plus simples et les plus heu- » reuses, sont restés avec des incontinences d'urine. » Pamard faisait dépendre cet accident du lithotome caché.

11° Il n'est pas rare d'observer la suppression d'urine après la taille, ce qui me paraît devoir être attribué à l'influence que l'irritation de la vessie exerce sur les reins. Il est digne de remarque, en effet, qu'une irritation modérée de la vessie est presque toujours accompagnée d'accroissement de la sécrétion urinaire, tandis qu'une plus vive diminue ou suspend au contraire le travail des reins. J'ai eu nombre de fois l'occasion de m'en convaincre. Pouteau avait déjà fait quelques recherches sur la manifestation et la gravité de cet accident, qu'il expliquait en disant que l'inflammation de la vessie se communique aux reins par les uretères.

Toutes les fois que la suppression d'urine se présente après la taille, on doit craindre une terminaison funeste. L'un des tableaux que j'ai reçus des opérations faites dans une ville d'Italie, porte que, sur huit morts, cette suppression avait eu lieu cinq fois. Cependant il me paraît que, quand les reins sont exempts de lésions organiques, elle est beaucoup plus rare qu'on ne le croit, et l'erreur commise sous ce rapport tient à ce que, dans beaucoup de cas, on a confondu ensemble la suppression et la rétention d'urine. Mais lorsque les reins sont frappés de lésions organiques, la suppression n'est malheureusement que trop fréquente. Or on ne saurait mettre en doute l'influence fâcheuse que la cystotomie exerce sur les altérations rénales, si même elle ne les détermine pas trop souvent. Ici, néanmoins, se présente une question sur laquelle je reviendrai plus loin.

12° Il n'est pas rare, après la taille périnéale, et même après la cystotomie suspubienne, que l'urine continue de passer par la plaie, dans quelques circonstances d'ailleurs que l'opération ait été faite, et sans nul égard au procédé mis en usage. Ainsi Méry cite plusieurs exemples de ces fistules urinaires, qu'il attribue à la manière de faire l'incision, spécialement à la taille latéralisée, après laquelle Le Cat, Pouteau et Colot disent également qu'elles sont fréquentes. Baseilhac, au contraire, déclare qu'elles sont rares quand on emploie ce procédé, tandis qu'à la suite des autres, on les voit par centaines. Tous les auteurs anciens sont donc d'accord sur la fréquence de l'accident, et ils ne diffèrent entre eux qu'à l'égard de la cause qu'ils lui assignent. Les faits qui se sont présentés de nos jours, soit dans les hôpitaux, soit dans la pratique civile, confirment aussi cette vérité, que ne sauraient altérer les déductions théoriques qu'on a fait valoir dans quelques discussions. Ce qui a pu induire en erreur sur la fréquence des fistules urinaires, c'est qu'en recueillant les détails d'une opération cystotomique pour les publier, on n'attend presque jamais que la plaie soit entièrement cicatrisée ; on se contente de dire à la fin, comme dans les registres des hôpitaux, que le malade est en voie de guérison ; le point capital une fois établi, on donne le fait comme si la guérison était complète, et on ne s'occupe plus de ce qui peut advenir ensuite (1).

On dira sans doute que, dans certains cas, la fistule ne constitue qu'une simple infirmité, qui n'exerce pas beaucoup d'influence sur l'état du sujet. Mais il en est d'autres aussi où elle a davantage de gravité, plus même que la présence d'une pierre dans la vessie. Cette proposition, émise par

---

(1) Ce n'est pas seulement en ce qui concerne les accidens consécutifs, que cette précipitation à publier les faits est devenue une source d'erreurs. Elle a même empêché de connaître le résultat définitif de l'opération. En effet, si, comme l'usage en est trop répandu de nos jours, on imprime les détails de cette dernière immédiatement après qu'elle a été exécutée, il sera d'autant moins possible de se faire une idée quelconque de l'issue, que, quand elle vient à être défavorable, l'auteur se garde bien d'en parler davantage.

Scarpa , ne peut être taxée d'exagération, surtout lorsqu'il s'agit d'une fistule établissant communication entre le rectum et les voies urinaires. Mais lors même que la fistule serait simple, doit-on compter pour rien les résultats dégoûtans qu'elle entraîne, et qui sont d'autant plus fâcheux que la plupart des moyens mis en usage pour y porter remède, restent sans effet, aujourd'hui même qu'on les a tant perfectionnés et qu'on les applique avec une force et une persévérance si remarquables? Chacun se rappelle que le sort d'un procédé cystotomique sur lequel on fondait de grandes espérances, devait être fixé par les résultats obtenus dans le traitement des fistules urinaires. Or maintenant, s'il est rare qu'on parvienne à guérir ces sortes de fistules, outre l'infirmité dont elles sont la source, le passage de l'urine à travers des ouvertures artificielles devient une cause permanente d'irritation ; des abcès et des clapiers se forment, envahissant quelquefois le périnée, le scrotum et la partie interne des cuisses, envoyant même souvent des fusées beaucoup plus loin. C'est alors surtout qu'on voit des pierres se former le long des trajets fistuleux, fait attesté par d'assez nombreux exemples, qu'il serait trop long de reproduire ici et pour lesquels je renvoie aux ouvrages de chirurgie, spécialement à ceux de Tolet, de Colot, de Méry, de Ledran, de Le Cat, de Pallucci, de Pouteau, de Baseilhac, de frère Côme, de Scarpa et de Deschamps.

13° Indépendamment des fistules proprement dites, où une voie artificielle persiste entre la vessie et l'extérieur, il y a des cas aussi où la cicatrice ne se complète que dans un point et où l'orifice interne de la plaie reste béant. Covillard, Louis et frère Côme citent des exemples de ce fait, que j'ai eu moi-même occasion d'observer. Covillard parle entre autres d'une pierre qui vint se loger dans l'espèce d'entonnoir, y détermina un abcès, et se fraya ainsi une issue par le périnée. Hoin rapporte également (1) le cas fort re-

(1) Mém. de l'Ac. de Dijon, tom. I, p. 275.

marquable d'un malade qu'il opérait pour la troisième fois et chez lequel il retira un calcul médiocre d'une cavité qui s'était formée au devant de la prostate et au bas du col de la vessie; ce malade étant venu à mourir un mois après, on reconnut que la cavité était assez grande pour contenir un petit œuf et communiquait avec les tégumens par une petite ouverture provenant de la dernière taille. L'observation, qui présente plusieurs autres particularités intéressantes, a été reproduite par Deschamps (1). J'ai été à même de constater qu'il n'y avait rien d'exagéré dans ce qu'on a dit de la dilatation de la partie membraneuse de l'urètre, et ma troisième *Lettre sur la lithotritie* contient des faits qui prouvent que cette partie du canal est très-dilatable.

14° Les effets de la manœuvre cystotomique ne se bornent pas aux tissus qui ont été atteints pendant l'opération. En examinant la cause de la mort après la taille, nous verrons effectivement qu'un grand nombre d'opérés succombent à des lésions autres que celles des organes urinaires, et que ces lésions sont tantôt produites, tantôt seulement aggravées par l'opération, dont on peut en conséquence les considérer comme des accidens plus ou moins directs. Je me borne ici à faire cette remarque, pour ne pas répéter ce que j'aurai à dire ailleurs. J'ajouterai seulement que la diversité dans la manière d'envisager les faits ne saurait détruire les rapports qui existent entre l'opération et des phénomènes auxquels Colot donnait l'épithète de sympathiques; car cet auteur expliquait la fièvre, les vomissemens et les convulsions par la sympathie existant entre la vessie et les autres organes, tandis qu'il attribuait à un *reflux de sérosité* quelques états morbides du cerveau et du poumon.

Les vomissemens, après la cystotomie, méritent de fixer l'attention des praticiens. On en trouve des cas fort curieux dans les auteurs, spécialement dans Baseilhac et frère Côme. J'en ai vu aussi de très-remarquables. Tantôt le vomissement

(1) T. III, p. 266.

tient à des lésions organiques profondes, tantôt il n'est accompagné d'aucune lésion organique quelconque, et dépend seulement de la douleur ; quelquefois même il survient sans cause appréciable : les boissons ne passent pas, comme on dit vulgairement ; elles s'accumulent dans l'estomac, jusqu'à ce qu'un mouvement réactionnaire survienne et les fasse rejeter. Je ne parle pas ici des vomissemens qui se rattachent à la péritonite ; ceux-là sont fréquens, et tous les praticiens les ont observés.

15° Au nombre des accidens qu'on remarque après la taille, bien que la maladie à laquelle ils se rallient paraisse avoir peu de rapports avec cette opération, se présente l'affection vermineuse, dont les effets contribuent si puissamment à aggraver la cystotomie. On sait que, dans beaucoup de localités, un grand nombre d'enfans opérés succombent à une maladie vermineuse, tandis qu'ailleurs cet accident est fort rare ; mais je n'ai pas appris qu'on soit parvenu à connaître la cause d'une telle différence. Quant aux adultes et aux vieillards, les accidens vermineux sont rares chez eux. Tantôt les vers sortent par l'anus, ou même par la bouche, tantôt ils se rassemblent en quantité considérable dans un point du canal intestinal.

Les accidens de la cystotomie, tant primitifs que consécutifs, dont je viens de présenter un rapide aperçu, sont presque tous la conséquence de l'opération elle-même. Il en est peu qu'on puisse mettre uniquement sur le compte du chirurgien. Ce qui le prouve, c'est que, pour la plupart, un praticien habile et expérimenté, opérant dans les circonstances les plus heureuses, ne saurait assurer d'avance qu'ils n'auront pas lieu. Combien de fois n'a-t-on pas vu le résultat démentir des promesses inconsidérées? J'en ai donné deux exemples remarquables dans ma quatrième *Lettre sur la lithotritie.*

Chacun de ces accidens a son genre de gravité, subordonnée d'ailleurs à une foule de circonstances que j'ai indi-

quées et à plusieurs autres dont je me réserve de parler plus
loin. Quant à leur fréquence absolue, il est difficile de la
déterminer d'une manière rigoureuse, la plupart d'entre
eux ayant été omis ou incomplétement signalés dans les
recueils d'observations que nous devons à nos prédécesseurs.
Cependant il est un moyen d'arriver, sinon à l'exacte vérité,
du moins à des approximations. Ainsi beaucoup de faits relatés dans les livres sont certainement incomplets; mais
beaucoup d'entre eux énoncent la terminaison définitive de
l'opération. Or, la connaissance de la cause de la mort chez
les calculeux soumis à la cystotomie fait connaître d'une
manière indirecte la fréquence et la gravité des accidens
qui peuvent accompagner l'opération. J'approfondirai cette
question lorsque je chercherai à établir quelle est la cause de
la mort après la taille, et là j'insisterai spécialement sur les
faits que j'ai recueillis pour arriver à la solution de la plupart des problèmes qui se rattachent à l'affection calculeuse.
Ce qu'il m'importait de bien faire ressortir en ce moment,
c'est que les accidens de la cystotomie sont et fréquens
et graves, puisque le chiffre de la mortalité qu'ils entraînent est fort élevé.

TROISIÈME PARTIE.

PARALLÈLE ENTRE LA CYSTOTOMIE ET LA LITHOTRITIE, ET ENTRE LES DIVERS PROCÉDÉS DE L'UNE ET L'AUTRE MÉTHODE.

PREMIÈRE SECTION.

PARALLÈLE ENTRE LA CYSTOTOMIE ET LA LITHOTRITIE.

Dans la première Partie, j'ai indiqué d'une manière sommaire le procédé opératoire de la cystotomie et de la lithotritie. Ces notions préliminaires étaient indispensables pour qu'on pût suivre les détails de l'opération dans les divers cas où les deux méthodes sont également applicables. Ici mon but est d'appeler l'attention sur les particularités que chacune d'elles présente, et de les mettre en regard, afin qu'on apprécie mieux ce que les deux opérations ont de commun et ce qui les distingue l'une de l'autre. Les faits que j'ai exposés me serviront de base, et rendront ma tâche plus facile, en me dispensant d'entrer dans des développemens qui ne pourraient être que des répétitions; car ils embrassent toutes les circonstances qui se rencontrent le plus fréquemment dans la pratique, et j'ai eu soin de les choisir parmi des malades placés dans les conditions qu'on considère en général comme offrant le plus de chances de guérison.

CHAPITRE PREMIER.

PARALLÈLE ENTRE LA CYSTOTOMIE ET LA LITHOTRITIE DANS LEUR APPLICATION AUX CAS SIMPLES.

§ I. *Préparation du malade.*

Les praticiens les plus expérimentés de tous les temps ont attaché une certaine importance à ce qu'ils appellent la préparation des malades destinés à subir la taille, et qui consiste à changer plus ou moins les dispositions physiques et morales du sujet, à corriger les vices qui peuvent exister en lui, à régler les modificateurs de l'économie de manière à garantir celle-ci de toute action capable d'exercer une influence quelconque sur le résultat de l'opération. Ainsi ils ont porté leur attention sur le régime, sur le traitement médical, sur la saison et la température, enfin sur une multitude d'autres circonstances qui, bien que sans portée appréciable dans l'état ordinaire de la vie, peuvent acquérir quelque importance après l'ébranlement que l'opération imprime à la machine entière. Ce ne serait pas, en effet, sans de graves inconvéniens qu'on négligerait ces précautions préliminaires. Cependant il n'est pas moins incontestable que les circonstances qui viennent d'être relatées varient, quant à l'influence qu'elles exercent, non seulement suivant leur nature, leur intensité et l'état du sujet, mais encore selon la force et la violence de la secousse occasionée par l'opération. Cette vérité n'a point été assez sentie, et j'aurai occasion d'en démontrer la haute importance. Ici je dois me borner à faire observer que l'application de la lithotritie, étant, pour ainsi dire, exempte du grand ébranlement inséparable de la cystotomie, exige beaucoup moins que cette dernière qu'on ait recours à des précautions préliminaires. Ainsi on a vu qu'elle peut être faite dans les extrêmes de la température et malgré l'existence de lésions organiques ou de maladies chroniques graves, surtout lorsque ces affections sont de nature à ne pas ressentir directement l'influence de la manœuvre.

Il est juste néanmoins de noter qu'en général l'application de la lithotritie exige, comme on l'a vu, une préparation spéciale, rarement utile dans la cystotomie. Mais le traitement médical proprement dit se réduit presque à rien ; il ne faut guère que des soins hygiéniques. Quant au traitement local, on se contente d'apaiser l'irritation de l'urètre, si elle est très-vive, en prescrivant l'usage des bougies. La durée de ce traitement préparatoire varie selon l'état du sujet et aussi suivant la durée ou les difficultés présumées de l'opération (1). Si la pierre peut être détruite en une ou deux séances, la préparation est rarement nécessaire. J'ai opéré quelques malades immédiatement après avoir constaté l'existence d'un calcul, et même sans les prévenir de ce que j'allais faire (2) : aussi plusieurs ont-ils été fort surpris d'apprendre en même temps, et qu'ils avaient la pierre et qu'ils venaient d'en être délivrés. J'ai dit qu'une disposition spéciale de

(1) Il y a des cas d'urgence dans lesquels on néglige toutes ces précautions, ce qui n'empêche pas l'opération d'être suivie d'un plein succès, malgré les circonstances défavorables au milieu desquelles on la fait. Mais ce sont là des exceptions pour la plupart inexplicables, des espèces d'anomalies semblables à celles dont on voit des exemples après l'emploi de toutes les méthodes curatives.

(2) Quelques uns de mes confrères ont eu recours à cette espèce de ruse, mais dans des vues et dans des circonstances différentes ; le résultat n'en a point été heureux. Sous prétexte de sonder le malade d'une autre manière, pour mieux reconnaître la situation de la pierre, on a introduit un instrument de lithotritie dans la vessie, et sur-le-champ on a commencé l'opération. Cette manière d'agir a-t-elle contrarié les malades, qui réclamaient d'autres soins, ou bien a-t-on trop précipité la manœuvre, dans des cas moins simples que ceux auxquels j'ai fait allusion ? Ce qu'il y a de certain, c'est que cette sorte de supercherie n'a pas eu de succès, et qu'il est venu à ma connaissance qu'elle a causé deux fois la mort.

17

l'orifice extérieur de l'urètre exige souvent, dans la lithotritie, un petit débridement qui est ordinairement inutile dans la cystotomie, quoique Deschamps en cite un exemple (1).

En général donc, la cystotomie réclame des précautions plus grandes et un traitement préparatoire plus rigoureux : il faut apporter plus de sévérité dans l'examen des circonstances capables de modifier le résultat de l'opération; la prudence veut qu'on évite les températures extrêmes ; la plupart des lésions organiques graves, celles même qui ne portent pas sur l'appareil urinaire, si elles n'interdisent point absolument l'opération, comme le veut M. Martineau, commandent au moins la plus grande circonspection. Il en est de même des désordres fonctionnels, spécialement du trouble des voies digestives et des dispositions morbides, telles que les congestions sanguines vers le cerveau ou le poumon ; la plupart de ces états, lors même qu'ils ne sont pas assez graves pour contre-indiquer l'opération, exigent préalablement des traitemens spéciaux', que les praticiens modernes ont peut-être trop négligés, comme il paraît ressortir de l'étude des causes de la mort après la cystotomie.

§ II. *Préliminaires de l'opération.*

S'agit-il de la cystotomie, on s'attache presque toujours à ce que le malade ignore le moment de l'opération; mais l'inquiétude de ses proches, le mystère qu'on lui fait de tout, et les précautions dont on l'environne font qu'il devine la plupart du temps ce qu'on cherche le plus à lui cacher, et la pensée continuelle de l'une des plus terribles opérations de la chirurgie, dont il ne manque presque jamais de rembrunir encore le tableau, le met trop fréquemment dans une disposition morale, toujours défavorable, qui a quelquefois entraîné les suites les plus graves (2).

(1) T. III, p. 38.
(2) Deschamps, T. III, p. 45.

Très-rarement l'opération se fait dans la pièce que le malade occupe. Or, en pénétrant dans ce qu'il appelle en général le lieu du supplice, l'aspect de ce lit élevé, la vue des préparatifs et des assistans, en un mot tous ces apprêts qu'on a comparés à ceux de l'échafaud, et qui sont capables de faire trembler les plus déterminés, font sur lui une impression qu'on ne saurait décrire : l'appareil instrumental, qu'on a soin de soustraire à ses regards, est sans cesse présent à son esprit.

La position pénible et surtout effrayante qu'on lui donne sur la table, les ligatures destinées à l'assujettir, le nombre des aides chargés de le contenir, la nécessité de raser la partie sur laquelle l'opération va être faite, ces diverses circonstances, moins graves par elles-mêmes que par les craintes qu'elles fomentent, ont fait dire avec raison que tous les momens du malade sont empoisonnés par des idées plus tristes les unes que les autres. Quelques personnes ne peuvent supporter la vue d'un tel spectacle sans défaillir : d'autres s'enfuient, ainsi qu'on l'a vu tout récemment à l'hôpital de Pavie ; beaucoup refusent de se soumettre à l'opération. Et cependant l'appareil est bien moins effrayant aujourd'hui qu'il ne l'était à une époque encore peu éloignée de nous !

De son côté, le chirurgien est loin d'être rassuré. En commençant une opération de la taille, sait-il positivement, comme le dit Deschamps, ce qu'il va faire ? Peut-il prévoir tous les obstacles qui se présenteront ? Certainement les règles sont tracées, et il n'en ignore aucune ; mais leur application est si sujette à varier que de cela seul peuvent résulter d'insurmontables difficultés. La pratique des plus grands chirurgiens est là pour l'attester, et nous avons pu nous en convaincre de nos jours. Aussi la cystotomie est-elle restée confinée entre les mains d'un petit nombre de praticiens, qui trouvent souvent dans leur expérience des ressources que le génie seul ne sait pas toujours suggérer ou utiliser. Il ne faut pas perdre de vue non plus la nécessité du concours d'aides intelligens et bien au courant de la manœuvre ; car la maladresse ou l'inadvertance d'un seul peut faire manquer l'opération ou la rendre extrêmement laborieuse. Ainsi un mouvement inattendu soit du cathéter, dans la taille périnéale, soit de la sonde à dard ou du suspenseur, dans l'opération par dessus les pubis, a plus d'une fois entraîné des suites graves, comme Deschamps en fait la remarque, et comme j'ai eu l'occasion d'en voir quelques exemples remarquables.

La prétention que certains auteurs modernes affichent de généraliser la pratique de la cystotomie est-elle, d'après cela, bien fondée ? Ne s'est-on pas fait illusion sur la prétendue facilité d'exécuter cette opération et sur les avantages qu'on espérait tirer de là pour refouler la lithotritie, qui est, dit-on, plus difficile ? N'a-t-on pas enfin consulté plutôt les spéculations méthodiques du cabinet que les instructions si nuancées de l'expérience, et plutôt écouté les caprices de la passion que la voix calme de la raison ? La pratique pourrait bien, en effet, ne pas confirmer une pareille doctrine, qui est en opposition directe avec l'expérience des siècles passés. Il suffit d'ailleurs de comparer les fautes commises par les chirurgiens qui n'ont encore acquis aucune dextérité dans l'opération, pour se convaincre qu'elle repose sur de pures illusions.

Dans la lithotritie, au contraire, un seul aide suffit : le malade demeure couché sur son lit, et par là se trouve réalisé le rêve de Morand. Le changement ne consiste qu'à placer un coussin sous le sacrum. Pour tout appareil, on n'a qu'une sonde, une seringue et un instrument monté : seulement on tient en réserve le tour et l'archet, ou les accessoires du procédé dont on veut faire usage, et qui n'ont rien d'effrayant. Il convient même de montrer ces divers instrumens au malade, s'il en témoigne le désir, et de lui expliquer l'usage auquel on les destine. C'est à la simplicité de l'appareil, à l'absence surtout des instrumens tranchans, qu'il faut attribuer le calme de la plupart des calculeux qui doivent être soumis à la lithotritie. Quelquefois même il n'y a pas d'inconvénient à les prévenir du moment où aura lieu l'opération, qu'ils comprennent et avec laquelle ils se familiarisent. Le chirurgien, de son côté, n'a qu'une seule crainte, celle de ne pas réussir, si des circonstances imprévues se présentent ; mais, pourvu qu'il procède avec précaution, aucun accident grave n'est à redouter, le malade se retrouvera dans l'état où il était auparavant, et l'irritation locale qui peut avoir été excitée cessera d'elle-même au bout de quelque temps.

§ III. *Moyens d'arriver jusqu'à la pierre.*

Dans la cystotomie, on introduit un cathéter, au moyen duquel on constate de nouveau l'existence du calcul. Nous avons vu que cette recherche, recommandée avec raison par tous les praticiens, peut être fort longue. On a même quelquefois de la peine à sentir la pierre, ce qui tient à l'insuffisance de l'instrument et à la position des malades. L'exploration peut être fort douloureuse, et suivie d'accidens graves, même de la mort : j'en ai cité plusieurs exemples.

La division des tissus du périnée, pour pénétrer dans la vessie, ne se fait qu'en plusieurs temps, soit qu'on se borne à l'usage du bistouri ordinaire, soit qu'on emploie successivement un bistouri et un lithotome caché. Avec quelque précision et quelque dextérité qu'on agisse, une voie artificielle d'un pouce et demi à quatre pouces de profondeur, et d'un à trois pouces d'étendue, ne peut être ouverte en un instant, et sans causer de violentes douleurs ; car il s'agit d'une plaie large et profonde faite à des tissus naturellement fort irritables, et dont la sensibilité a d'ailleurs été exaltée par les souffrances de la pierre.

Vient ensuite l'introduction du doigt pour reconnaître l'état des parties et commencer la dilatation de la plaie, puis celle du gorgeret conducteur et des tenettes dans une plaie toute fraîche, dont ces instrumens irritent, froissent et tiraillent les bords. C'est alors que commencent les manœuvres pour trouver et saisir la pierre, manœuvres toujours douloureuses, et souvent suivies d'accidens dont il est facile de se rendre raison.

A peine l'incision du col est-elle opérée que, la plupart du temps, la vessie se contracte violemment; le liquide qu'elle contient s'échappe, et les parois du viscère s'appliquent avec force sur la pierre. Or c'est précisément ce moment qu'on choisit pour procéder à la recherche du corps étranger avec les tenettes, dont les mors, continuellement en contact avec la surface interne de la vessie, pour le trouver et le charger, exercent sur cette surface un froissement, un grattement douloureux, auxquels on attribue avec raison une grande partie des accidens inflammatoires qui s'observent ensuite. Une fois la pierre engagée dans les tenettes, le frottement n'en est pas moins pénible pendant les divers mouvemens qu'il faut exécuter, à part même les cas où l'on vient à pincer les parois vésicales entre la pierre et les branches de l'instrument. Cette partie de l'opération est accompagnée de douleurs inexprimables, dont on s'étonne qu'il ne soit pas fait mention dans les parallèles qu'on a essayé d'établir entre la cystotomie et la lithotritie (1). En effet, considérées d'une manière générale, la recherche et l'extraction de la pierre, dans la cystotomie, sont regardées à juste titre comme ce qu'il y a de plus difficile et de plus important; car le salut du malade dépend d'elles dans la grande majorité des cas. « C'est ici, dit Deschamps (2), que le chirurgien doit faire

____

(1) On a de la peine à comprendre qu'il ait été dit et soutenu que toutes les douleurs et tous les dangers de la taille se concentrent dans l'incision. Avec du calme et du sang-froid, on se serait épargné un si choquant paradoxe; mais c'est là un inconvénient presque inévitable dans toute discussion orale.

(2) T. III, p. 199.

» usage de toute sa dextérité, de sa prudence, de son habi-
» tude d'opérer. » A cet égard, l'expérience confirme chaque jour l'opinion des anciens; et si, parfois, on parvient
aisément à trouver et saisir la pierre avec les tenettes, dans
une foule d'autres cas, les difficultés et par suite les accidens se multiplient à l'infini. Ces difficultés s'expliquent fort
bien lorsque la pierre est volumineuse, ou qu'il existe quelque disposition organique capable de gêner le mouvement
des tenettes, circonstance dont je m'occuperai plus loin;
mais aucune explication satisfaisante n'a été donnée pour
les cas trop fréquens où les mêmes difficultés se présentent
quoique la pierre soit petite et que les organes soient sains.

La manœuvre offre aussi une particularité qui mérite
attention. Les tenettes s'introduisent dans la vessie de bas
en haut et d'avant en arrière. D'après cette direction, la
recherche de la pierre se fait principalement vers le sommet
du viscère, où on la trouve rarement. S'il existe une tuméfaction de la prostate, une fongosité, ou l'un de ces replis
membraneux dont j'ai plusieurs fois constaté la présence au
col de la vessie, les tenettes agissent sur eux de manière à
donner plus d'excavation au bas-fond de la vessie.

Je dois également signaler quelques autres circonstances,
en particulier les deux états différens de la vessie que j'ai
indiqués, et qui exercent une grande influence pendant la
recherche de la pierre.

1° Après l'incision du col, la vessie se contracte avec énergie, chasse le liquide qu'elle contient, et vient s'appliquer
fortement sur la pierre. Soit que cette contraction gêne le
mouvement des tenettes, soit qu'en se contractant d'une
manière irrégulière, les parois vésicales étreignent et par là
isolent en quelque sorte le calcul, le chirurgien, qui ne le
trouve pas, est obligé de multiplier les recherches, de recourir à divers instrumens, et l'opération, qui paraissait
devoir être simple, facile et prompte, devient ainsi longue,
difficile et douloureuse. Lorsqu'enfin on est parvenu à dé-

couvrir la pierre, de nouvelles difficultés se présentent pour la saisir. On conçoit combien il doit être difficile alors de faire passer les mors des tenettes entre ce corps étranger et les parois de la vessie, qui s'appliquent sur lui avec force. Ce n'est que par des tentatives multipliées qu'on réussit à l'isoler, à le dégager. De là les divers mouvemens de rotation, d'inclinaison ou de légère traction, qu'il faut exécuter après qu'on a saisi une partie quelconque de la pierre. C'est dans de tels cas qu'on observe cette longue série de difficultés qui compliquent gravement la cystotomie, et qui sont la principale cause des accidens ultérieurs.

2° Quelquefois la vessie demeure dans un état d'inertie complète pendant l'opération; ses parois s'affaissent et se laissent déprimer par la pierre, qui, enchâssée en quelque sorte, échappe aux recherches avec les tenettes. Deschamps cite un cas très-remarquable, dans lequel il fut obligé de suspendre l'opération; au bout d'un quart d'heure, la contractilité de la vessie fit, dit-il, ce qu'il n'avait pu obtenir de l'introduction des différens instrumens, ni de celle du doigt dans le rectum; la pierre put alors être saisie, puis extraite, et le malade guérit. Mais ce chirurgien célèbre tire de là une conséquence générale qui ne me paraît pas juste; il en conclut que l'introduction réitérée des tenettes n'est point dangereuse, comme on l'avait prétendu, pourvu qu'on agisse avec précaution : or, dans le cas sur lequel il se fonde, l'inertie complète de la vessie paralysait jusqu'à un certain point l'action des tenettes sur la surface interne du viscère, tandis qu'en toute autre circonstance, le frottement répété de l'instrument est toujours nuisible, avec quelques ménagemens qu'on procède. Du reste, c'est dans ces cas de relâchement ou de collapsus des parois vésicales qu'on est surtout exposé à pincer le viscère, en cherchant à saisir la pierre.

3° Le petit volume de la pierre peut devenir une source de difficultés dans les recherches avec les tenettes. Les auteurs citent, en effet, beaucoup d'exemples de très-petits calculs qui ont échappé pendant long-temps à l'instrument, de sorte qu'une opération qui paraissait devoir être simple et facile, est souvent devenue par cela seul grave pour le malade et pénible pour le chirurgien. L'expérience journalière prouve que ces faits ne sont pas fort rares. Il s'en est présenté un naguère dans l'un des hôpitaux de Paris (1). Charles Bell en cite un autre (2). J'ai vu plusieurs fois la pierre, soit enveloppée par une duplicature de la vessie, soit cachée derrière la prostate ou une tumeur du col de la vessie, même dans l'urètre, ne pouvoir être saisie. L'opérateur se trouve alors dans une position pénible, réduit à faire pendant long-temps des recherches inutiles, mais fatigantes, qui peuvent entraîner les suites les plus graves. Il y a même des malades chez lesquels on ne parvient pas à découvrir la pierre, et qui par conséquent ont subi l'opération en pure perte. Le fait est arrivé à l'Hôtel-Dieu, il y a quelques années. J'ai été consulté pour un malade qui avait subi deux fois la taille dans l'espace de deux mois ; sa vessie contenait deux petits calculs, dont l'un avait échappé aux recherches avec les tenettes. J'ai cité plusieurs autres faits du même genre. Mais, lors même qu'on parvient alors à débarrasser le malade de la pierre, le résultat n'est pas toujours heureux, comme l'atteste un fait remarquable qui s'est passé dernièrement à Londres, et qui, étant devenu l'occasion d'un procès, a reçu trop de publicité pour qu'il soit nécessaire d'en reproduire ici les détails. On se rappelle que B. Cooper, neveu du célèbre chirurgien de ce nom, et qui promet de marcher sur les traces de son oncle, fit, en 1828, à l'hôpital de Guy, une opération de la taille qui dura près d'une heure, à cause de la difficulté qu'il eut pour trouver la pierre ; le malade mourut, et dans les débats de l'affaire, où furent entendus les premiers chirurgiens de Londres, on

(1) Lancette française, T. V, n° 72, 1834.
(2) Illustrations of the great operations of surgery, 1821, p. 118.

allégua le petit volume du calcul pour expliquer comment l'opération avait pu durer si long-temps.

Dans certaines circonstances une très-petite pierre s'est échappée, à l'insu du chirurgien, avec l'urine ou avec des caillots de sang, et, faute de s'en être aperçu, on s'est livré à d'inutiles recherches (1). Il s'est présenté, de nos jours, quelques cas analogues, dans lesquels on pensa même d'abord que la pierre n'existait pas, et que l'opération avait été faite sans nécessité.

Quant à l'extraction, les difficultés qu'elle présente et les douleurs qui l'accompagnent, dépendent de la forme et du volume du calcul. S'il n'y a pas disproportion entre celui-ci et la grandeur de l'ouverture, l'extraction est facile et le malade souffre peu. Je dirai plus loin ce qui arrive quand cette disproportion a lieu. On recherche ensuite si la vessie ne contient pas d'autres pierres. S'il en existe, il faut les extraire et réitérer les explorations jusqu'à ce qu'on ait acquis la conviction que le viscère est entièrement débarrassé. Là se termine l'opération proprement dite, puisqu'il ne reste plus qu'à délier le malade et à le reporter dans son lit, après avoir lavé les parties ensanglantées.

Dans la lithotritie, tout est différent. On fait une injection d'eau tiède dans la vessie, en s'arrêtant aussitôt que le malade manifeste le besoin d'uriner, et on retire la sonde pour introduire l'instrument. Comme le volume de celui-ci est proportionné au diamètre du canal, l'introduction cause peu de douleur. Quand le lithotriteur est arrivé dans la vessie, on ouvre la pince dans une étendue proportionnée au volume présumé de la pierre. On sent et on saisit le calcul avec d'autant plus de facilité et d'autant moins de douleur, qu'il est plus petit et que les parois de la vessie se trouvent écartées par l'injection. Les mouvemens de demi et de quart de rotation qu'on imprime à la pince, soit pour trouver le corps

____

(1) Deschamps, T. III, p. 212.

étranger, soit pour l'engager entre les branches, se faisant dans l'eau, la face interne de la vessie éprouve peu ou point de frottement. En tout cas, ces mouvemens sont d'autant plus bornés, qu'il n'est pas nécessaire de fermer la pince pour savoir si la pierre est tombée entre ses branches, puisque le perforateur donne à cet égard pleine et entière certitude. Le corps étranger une fois reçu dans l'instrument, on le saisit en rapprochant les branches, et dès lors il se trouve fixé. Là se bornent les douleurs de cette partie de l'opération. L'écrasement, et la perforation, si elle devient nécessaire, sont très-peu douloureux ; l'écrasement se fait d'une manière instantanée ; quant à la perforation, elle est plus lente, mais peu pénible.

Si la vessie ne contient qu'une ou deux petites pierres, l'opération peut être terminée en une séance de cinq minutes. Si le calcul a plus de volume, ou s'il y en a plusieurs, il faut un nombre proportionné de séances. Arrive-t-il qu'on ne puisse pas saisir du premier coup le corps étranger, et qu'il devienne nécessaire de réitérer la manœuvre, celle-ci n'est jamais ni aussi pénible ni aussi grave que celle à laquelle on est obligé de recourir, dans la même occurrence, lorsqu'on a fait choix de la cystotomie.

§ IV. *Suites de l'opération.*

Le malade qui vient de subir la taille, et chez lequel aucun accident n'est survenu pendant l'opération, est placé dans un lit préparé pour le recevoir, au milieu d'une chambre spacieuse, aérée, recevant peu de jour, et éloignée du bruit. On a soin de le soustraire à toutes les impressions vives : par conséquent on écarte de lui ses proches, ses parens, ses amis, du moins pendant les premiers momens. L'opérateur peut s'éloigner au bout de quelques heures ; mais il laisse à sa place un chirurgien instruit, attentif et habitué à ces sortes d'opérations, qui veille constamment le malade durant huit à quinze jours. Celui-ci, malgré les cuissons et les douleurs qu'il ressent dans le trajet de la plaie et dans l'urètre, ce qui avait engagé Colot à y placer une canule, se remet peu à peu de la vive secousse produite par l'opération ; les souffrances s'apaisent, et le besoin de repos se fait sentir ; parfois même il survient un peu de sommeil. Du reste, l'urine, d'abord rare, coule ordinairement par la plaie, et quelquefois par la verge ; de l'un et l'autre côté, elle produit de la cuisson et de la douleur, qui peuvent même devenir très-fatigantes, surtout lorsque les besoins sont rapprochés et qu'il sort quelques caillots de sang. Cet état de choses persiste le lendemain. La fièvre, qui se déclare les jours suivans, et qui est proportionnée à la réaction, n'exige presque jamais de traitement spécial. Mais le malade continue d'uriner par la plaie, et, quels que soient les moyens de propreté qu'on emploie, il est impossible de le tenir à sec : on est obligé de le changer et de le laver à chaque instant. La position qu'on lui donne, sur le dos, et l'immobilité qu'on lui prescrit, deviennent tellement fatigantes, qu'il ne peut s'y astreindre : c'est là sans doute la principale raison qui avait déterminé Tolet et quelques autres chirurgiens à proposer de le mettre sur le côté.

Du sixième au huitième jour, dans les cas les plus simples, les chances d'accidens et de dangers diminuent : le malade entre en convalescence ; on lui permet une nourriture légère, dont on augmente progressivement la quantité et la consistance, suivant l'état, l'âge et les dispositions individuelles. Du quinzième au vingtième jour, l'urine commence à reprendre son cours par les voies naturelles. La plaie se cicatrise, et du vingtième au quarantième jour, la guérison est achevée. Déjà le malade a recouvré un peu de vigueur, et il commence à prendre de l'exercice ; ses forces croissent rapidement, et à la fin du second mois il est revenu à son état normal.

Telle est la marche ordinaire que, dans quelques cas heureux, la nature suit pour réparer les désordres inséparables de la cystotomie, alors même que l'opération a été exempte de tout accident. Ici, tous les secours de l'art se bornent à de la surveillance et à des soins de propreté. La nature fait tous les frais ; il faut la suivre, et non la contrarier.

Mais rarement les choses se passent-elles si bien. Tantôt, comme on l'a vu chez le premier des malades que j'ai cités, il survient, à l'hypogastre ou dans l'abdomen, des douleurs assez fortes pour réclamer des soins spéciaux (1) ; tantôt le prépuce s'œdématie, les lèvres de la plaie se gonflent, et le cours de l'urine a de la peine à se rétablir. Quelquefois l'opération la plus simple et la plus facile, celle qui n'a entraîné aucun désordre apparent, se termine d'une manière fâcheuse, au moment où l'on s'y attend le moins. L'habile professeur de la pratique duquel j'ai tiré à dessein la plupart des faits de taille cités dans cet ouvrage, a vu souvent des cas semblables même après les opérations les plus heureuses et exécutées avec la plus rare habileté. L'observation que j'ai rapportée p. 227 en fait foi. D'ailleurs, il arrive assez fréquemment qu'à la suite de ces opérations simples éclatent les accidens consécutifs dont j'ai fait un examen sommaire, et qui se terminent si souvent d'une manière fâcheuse. « Je n'ai jamais » oublié, dit Deschamps (2), et probablement je n'oublierai » jamais deux tailles que j'ai faites à l'hôpital de la Charité, » en 17... En trois à quatre minutes j'opérai de la pierre » deux petits enfans parfaitement bien portans. Aucune dif- » ficulté ne se présenta dans l'une et l'autre opération ; la » pierre, chez l'un et l'autre malade, fut trouvée, saisie et » retirée en un clin d'œil ; mes deux petits malades furent

---

(1) Pouteau conseillait les applications froides et résolutives, surtout chez les enfans. Deschamps propose une potion antispasmodique, notamment si le malade présente quelques indices de spasmes. Ledran vantait beaucoup l'huile d'amandes douces.

(2) T. III, p. 392.

» couchés salle Saint-Raphaël. Des particularités sur les-
» quelles je crois devoir étendre un voile épais, ne me per-
» mirent de les secourir en aucune manière ; j'eus la douleur
» de les voir périr d'inflammation. A l'ouverture de leurs
» cadavres, je trouvai les intestins enflammés et la vessie ra-
» cornie, au point que leurs membranes avaient deux à trois
» lignes d'épaisseur. »

Il me suffit d'énoncer l'apparition possible de ces désordres. Des relevés de statistique feront connaître approximativement la proportion des cas dans lesquels ils surviennent.

Quant à la lithotritie, le malade qui vient d'être opéré se
lève immédiatement après qu'on a retiré l'instrument ; il
urine, et se met dans un bain, où il urine encore. La sortie
du liquide s'accompagne quelquefois d'une vive cuisson.
Ordinairement l'urine est teinte de sang, et contient la partie
la plus fine du détritus, ou les fragmens les moins volumineux, dont l'expulsion est en général peu douloureuse. La
sensation désagréable que produit l'émission des premières
urines diminue à mesure qu'on s'éloigne du moment de
l'opération. Bientôt le liquide reprend sa couleur naturelle,
et lorsque l'irritation du col de la vessie est calmée, des
fragmens plus gros sortent à leur tour, presque toujours sans
douleur.

Après le bain, plusieurs malades se mettent au lit pendant
quelques heures. D'autres restent debout, et continuent
même de vaquer à leurs occupations, lorsqu'elles ne causent pas de grandes fatigues. Cependant il convient de prescrire un régime doux le jour de l'opération. Le sommeil de
la nuit n'est pas sensiblement troublé, et le lendemain,
l'opéré se ressent à peine de ce qu'il a éprouvé la veille. Si
un reste d'irritation persiste, on prescrit un second bain,
des lavemens émolliens, des boissons abondantes et un régime doux. Si le malade veut sortir, il évitera de se fatiguer,
et portera un suspensoir, à l'usage duquel il devra s'assujettir
pendant toute la durée du traitement.

Quand la pierre a été entièrement écrasée, les fragmens sortent plus promptement, et la guérison est complète. Le surlendemain de l'opération, toute espèce de douleur a disparu, et, quelques jours après, on constate que la vessie est débarrassée. Lorsque, le troisième ou le quatrième jour, le malade continue d'uriner fréquemment et avec une sensation douloureuse, il est à peu près certain que le viscère contient encore un reste de pierre : on fait une nouvelle séance, et les choses se passent comme la première fois, mais d'une manière moins pénible pour l'opéré. Il en est ainsi dans les séances suivantes; lors même qu'elles se multiplient, les dernières produisent moins d'irritation que les premières, parce que la vessie s'accoutume au contact des instrumens, et que l'opération devient d'autant plus facile, d'autant moins douloureuse, que la pierre a été plus attaquée, qu'elle se trouve réduite en fragmens. Un calcul ainsi morcelé rentre dans le cas des petites pierres, qui sont toujours favorables à l'application de la lithotritie, pourvu que la vessie n'en contienne pas un trop grand nombre.

Ainsi rien n'est plus rare, après la pratique de la lithotritie, que d'observer des accidens dans les cas favorables, les seuls dont il s'agisse ici. S'il en survient, ils sont si légers qu'à peine y doit-on faire attention, car ils cessent d'eux-mêmes. A l'égard des chances de mort, il n'y en a pas, au moins de rationnelles. On n'observe pas non plus de convalescence ; dès que le dernier fragment de la pierre est sorti, le malade se trouve dans un état de santé parfaite.

CHAPITRE II.

PARALLÈLE ENTRE LA CYSTOTOMIE ET LA LITHOTRITIE DANS LEUR APPLICATION AUX CAS COMPLIQUÉS.

Les calculeux qui doivent subir ou la cystotomie ou la lithotritie, sont loin de se trouver tous dans des conditions aussi favorables que ceux dont je viens de parler. En effet, les caractères physiques de la pierre n'ont rien de constant, et les circonstances qui peuvent compliquer l'affection calculeuse sont aussi nombreuses que variées sous le point de vue de leur nature et de leur gravité. Il importe donc d'apprécier l'influence que chacune de ces particularités peut exercer, soit sur l'exécution, soit sur le résultat de l'opération par l'une et l'autre méthode. Et la première chose à remarquer, sous ce rapport, c'est que plusieurs d'entre elles peuvent être constatées d'avance, tandis qu'on ne saurait parvenir à reconnaître préalablement les autres.

§ I. *Particularités relatives à la pierre.*

1° *Nombre et volume des pierres.* — J'ai fait connaître les divers modes d'exploration par lesquels on parvient à déterminer, au moins d'une manière approximative, le volume et le nombre des calculs vésicaux. Supposons maintenant qu'on s'est assuré que la vessie contient, ou une grosse pierre, ou un grand nombre de calculs, et voyons quelles différences présentent alors les deux opérations.

La lithotritie n'est point inapplicable aux cas où une vessie saine renferme beaucoup de calculs. Loin de là même, l'opération peut ne présenter aucune difficulté, et ne pas entraîner d'accident. Dans ma seconde *Lettre sur la lithotritie*, j'ai cité l'histoire du baron de Zach, dont la vessie contenait quarante pierres, et que j'ai guéri en le lithotritiant. On a lu précédemment celle de M. Baboin, à qui je retirai plus de cent petits calculs, sans qu'il survînt le plus léger accident. J'ai opéré avec non moins de succès quelques autres malades qui avaient aussi plusieurs pierres, même assez volumineuses. D'autres praticiens ont également rapporté des faits de ce genre.

Il convient cependant de reconnaître que le traitement est alors beaucoup plus long. J'ajouterai même que la circonstance est d'autant plus défavorable à la lithotritie, que, n'ayant aucun moyen de déterminer d'avance combien la vessie contient de pierres, nous ne savons absolument rien non plus sur le nombre des opérations qui seront nécessaires pour les détruire toutes. Or, malgré les indices qu'on peut tirer, soit de l'ancienneté de la maladie, soit des divers modes d'exploration, il arrive quelquefois que la longueur du traitement décourage les malades, et qu'on est obligé de recourir à la cystotomie. J'en ai cité un exemple (p. 214).

Ainsi l'impossibilité de déterminer au préalable le nombre des calculs contenus dans une vessie (1), donne à la lithotritie un caractère d'incertitude dont il faut tenir compte, et qui apporte même des restrictions à l'application de cette méthode. Car deux choses peuvent avoir lieu en pareil cas : tantôt la manœuvre accroît la sensibilité de la vessie, spé-

---

(1) Je dois prévenir une objection qui a déjà été faite et qu'on pourrait chercher à reproduire. Ce que je dis de l'impossibilité d'arriver à une détermination préalable du nombre des pierres contenues dans la vessie n'implique pas contradiction avec l'énumération que j'ai faite des calculs existans chez plusieurs malades. Ainsi que je l'ai dit à la fin de ma troisième *Lettre sur la lithotritie*, on peut compter les pierres à mesure qu'on les écrase ; c'est même la chose du monde la plus simple, lorsqu'on détruit entièrement ces corps étrangers sans les lâcher, ou qu'on les extrait entiers.

cialement de son col , et exaspère les symptômes ordinaires de la pierre , au point que , les séances devenant de plus en plus douloureuses, la prudence commande de s'arrêter; tantôt, au contraire , et c'est ce qui arrive le plus ordinairement lorsqu'il n'y a point hypertrophie des parois vésicales , les organes paraissent s'accoutumer à la présence des instrumens, les douleurs et les symptômes de l'affection calculeuse, au lieu d'être aggravés par les manœuvres , diminuent sensiblement, et le malade finit par se familiariser tellement avec la lithotritie, qu'il s'y soumet sans la moindre répugnance. On a vu, dans l'observation du baron de Zach, qu'immédiatement après chaque séance nous déjeunions ensemble. Plusieurs autres malades se sont tellement habitués à l'opération , qu'ils continuaient de vaquer à leurs affaires , sans même prendre de précautions. Ce résultat s'obtient d'autant plus sûrement qu'on procède avec plus de ménagemens. Il y avait déjà long-temps que le fait était acquis à la science, en ce qui concerne l'urètre; l'application de la lithotritie l'a mis en évidence aussi pour la vessie. Ainsi, parmi les attaques dirigées contre la nouvelle méthode , tombent d'elles-mêmes toutes celles qui reposaient sur la somme considérable de douleurs qu'on prétendait résulter de la nécessité où le chirurgien se trouve, chez certains malades , de réitérer plusieurs fois l'opération. Nous verrons plus loin que les seuls cas où la lithotritie cause des douleurs vives, sont ceux où elle cesse d'être applicable.

Il est donc beaucoup d'occurrences où la multiplicité des calculs vésicaux n'apporte de changement à la manœuvre qu'en ce sens qu'il faut alors des séances plus nombreuses. C'est un inconvénient, sans doute, mais ce n'est pas un motif d'exclusion absolue, comme on l'a prétendu.

D'ailleurs cette même circonstance n'est pas plus favorable à la taille qu'à la lithotritie. La nécessité d'introduire les tenettes un grand nombre de fois prolonge l'opération et la rend plus grave, en provoquant des accidens et des désordres que j'ai eu soin d'indiquer. Qui doutera que, dans une des observations dont j'ai rapporté les détails, la répétition si fréquente de la manœuvre, pour extraire plus de deux cents calculs, n'ait été la cause principale de la mort du malade? Or les cas de ce genre ne sont pas rares. J'en ai recueilli plusieurs dans la pratique particulière, et mes tableaux de statistique en contiennent quelques autres. Il arrive alors ce qui a lieu fréquemment lorsque les tenettes brisent la pierre, ou que l'opération se prolonge par une cause quelconque : la nécessité d'en finir avec des recherches qui épuisent le malade ne permet pas de les multiplier autant qu'il le faudrait, et on laisse souvent des calculs ou des fragmens dans la vessie. Les auteurs et l'expérience journalière l'attestent d'une manière trop formelle pour qu'on puisse conserver le moindre doute. Ceux qui ont glissé sur une circonstance aussi fâcheuse, ne l'auraient certainement pas fait, s'ils avaient eu occasion de voir et de soigner un certain nombre de ces malades qui, après avoir échappé aux dangers d'une première opération, se trouvent obligés d'en subir une seconde quelques semaines après, ou de ceux chez lesquels on a été forcé de faire des recherches nouvelles avant la cicatrisation de la première plaie. En pareil cas, le malheur du malade réagit sur le chirurgien, qui ressent plus vivement qu'on ne pourrait le croire ce qu'il y a d'affligeant dans l'incertitude des procédés de l'art. Ses regrets ne sont pas moins vifs lorsque, la première opération s'étant terminée par la mort, il apprend, par l'ouverture du cadavre, qu'il avait laissé des fragmens de pierre ou de petits calculs dans la vessie.

Dans les cas extrêmes, la multiplicité des calculs est peut-être plus défavorable encore à la cystotomie qu'à la lithotritie; car, outre que celle-ci peut s'arrêter quand elle veut, ou qu'elle est avertie qu'il y aurait danger d'aller plus loin, elle n'agit jamais que sur les voies naturelles, et non sur un trajet artificiellement et douloureusement ouvert, dont les dilacérations et les meurtrissures sont bien autrement à redouter, sans compter la différence que les deux méthodes offrent entre elles eu égard à leur influence sur tous les départemens de la vie nerveuse, sensitive ou intellectuelle.

Lorsqu'au lieu de calculs multiples, il s'agit d'une grosse pierre friable, qui cède et s'écrase dans les tenettes, malgré toutes les précautions qu'on peut prendre, la cystotomie présente beaucoup d'incertitude, de grandes difficultés et des dangers de plusieurs sortes. La nécessité d'introduire un grand nombre de fois les tenettes rend la manœuvre d'autant plus pénible pour le malade, que des fragmens s'arrêtent dans la plaie : on est obligé de multiplier les recherches, et de faire des injections, sur l'efficacité desquelles Deschamps élève des doutes qui ne me paraissent pas fondés ; car les injections ont d'ailleurs l'avantage d'entraîner le sang qui peut se trouver dans la vessie et qui rend les recherches plus difficiles. Quelquefois, la pierre se divise en fragmens anguleux et irréguliers, qui meurtrissent, coupent et déchirent le trajet de la plaie, surtout lorsqu'ils dépassent le rebord des cuillers, ce que Deschamps regardait comme la cause de la perte de la plupart des opérés. Dans certains autres cas, la vessie se contracte avec tant de force sur les éclats de la pierre, qu'il est impossible de faire passer les tenettes entre celle-ci et les parois du viscère. Deschamps cite également un fait de ce genre, où l'on fut obligé de renoncer à l'extraction.

Ainsi une grosse pierre qui se brise dans les tenettes est toujours une circonstance d'autant plus fâcheuse que non seulement l'opération en devient plus longue, plus pénible et plus dangereuse, mais encore qu'on est exposé à laisser des fragmens dans la vessie. Car ici, de même que quand les calculs sont multiples, le chirurgien le plus habile ne saurait répondre de tout extraire.

Ce qui prouve le mieux qu'en pareil cas les difficultés tiennent à l'opération elle-même, c'est qu'on les voit se reproduire entre les mains les plus habiles. Frère Côme opéra un homme de loi : malgré des recherches prolongées, il ne trouva point de pierre le jour de l'opération ; mais, le lendemain et le surlendemain, il retira deux calculs : deux jours après, il fit de nouvelles recherches, et découvrit quatre autres pierres, de la grosseur d'un marron ; aucun de ces corps étrangers n'avait de facettes. Dans la troisième opération faite par Dupuytren d'après le procédé bilatéral, la pierre se brisa : des fragmens restèrent dans la vessie, et furent extraits plusieurs jours après. Dans deux autres opérations de taille, faites à l'hôpital Saint-Louis, en 1825 et en 1834, une partie des pierres ou des fragmens resta dans la vessie, ce qui fut constaté par l'ouverture des corps. J'ai opéré, il y a quelques années, un ancien pharmacien des armées, nommé Hardy, qui avait déjà subi la cystotomie en 1791, à l'hôpital de la Charité ; un fragment de pierre avait échappé lors de la première opération. Les cas de ce genre se présentent tous les jours dans la pratique ; j'aurai occasion d'en citer plus d'un.

Le but de la lithotritie étant de morceler les calculs vésicaux au point que l'urètre puisse leur livrer passage, la friabilité de ces corps, loin de lui nuire, comme à la cystotomie, lui est au contraire utile. En effet, plus la pierre s'écrase aisément, plus aussi l'opération est prompte, facile et régulière. Cette particularité, jointe à beaucoup d'autres, établit une différence énorme entre les deux opérations, dont chacune a ses caractères propres et s'applique à des cas spéciaux, qu'on ne saurait trop s'attacher à bien déterminer préalablement.

Mais quand la pierre est à la fois volumineuse et dure, la cystotomie mérite généralement la préférence sur la lithotritie, dont alors, comme je l'ai dit, l'application devient difficile, la manœuvre douloureuse, et le résultat incertain. Les faits que j'ai cités, en les prenant parmi beaucoup d'autres, ont mis cette vérité dans une parfaite évidence. Il n'y a pas même d'exception pour les cas où l'on a recours aux moyens qui permettent d'attaquer les calculs avec le plus de force, et dont l'action *cassante* ou *pulvérisante* est le plus étendue. Deux circonstances également défavorables se trouvent alors réunies; non seulement la destruction de la pierre exige un grand nombre de séances, mais encore la manœuvre est presque toujours douloureuse, et sa prolongation exerce l'influence fâcheuse dont j'ai parlé, notamment sur les tissus qui en reçoivent l'atteinte directe. Des faits très-concluans prouvent incontestablement que, dans beaucoup de cas semblables, la cystotomie offre, au contraire, une ressource précieuse; c'est une doctrine qui ne peut avoir de contradicteurs. Les cystotomistes les plus éclairés l'ont tous proclamée, et je ne m'en suis jamais écarté, quoiqu'on ait dit le contraire.

Ce serait ici le lieu de fixer exactement les limites où cesse l'application possible de la lithotritie, et où la cystotomie devient la seule opération praticable. Mais cette fixation n'est pas aussi aisée à établir qu'on se l'imagine. La difficulté vient principalement de l'imperfection des moyens auxquels on a recours pour faire les explorations. J'ai indiqué, dans la première partie de ce livre, les améliorations dont l'art s'est enrichi sous ce rapport. Elles sont dues aux instrumens de la lithotritie, dont l'emploi peut mettre le praticien à portée de prendre une détermination rigoureuse et raisonnée. On a déjà vu que, dans plusieurs cas de taille, dont j'ai donné à dessein la relation, il y avait eu préalablement des essais de lithotritie. De ces faits il résulte qu'entre les circonstances où la nouvelle méthode doit être exclusivement employée et celles où elle est évidemment inapplicable, il s'en trouve une série d'autres, fort douteuses, sur lesquelles j'hésite d'autant moins à ramener un instant l'attention, que les deux opérations étant, à la rigueur, possibles alors, il y a lieu de les mettre en parallèle l'une avec l'autre.

Lorsqu'une pierre ayant vingt à trente lignes de diamètre n'est pas très-dure, et qu'elle n'a point produit de lésions organiques profondes, la lithotritie n'est pas absolument impossible. J'ai opéré avec succès plusieurs malades qui réunissaient ces diverses conditions, qu'aujourd'hui surtout la percussion a rendues moins défavorables. Cependant on ne peut se dissimuler, et il convient d'en prévenir le malade, que la manœuvre est toujours douloureuse et surtout fort difficile : il y a souvent du temps de perdu ; l'opération ne peut être terminée qu'après un certain nombre de séances, dont chacune produit une forte secousse dans l'économie ; les organes, au lieu de s'accoutumer, comme dans les cas favorables, au contact des instrumens, sont au contraire assez ébranlés pour qu'après l'opération ils demeurent plus agacés qu'auparavant, et les douleurs, tant celles qui résultent du broiement que celles qui sont dues à la présence de la pierre, ne diminuent que vers la fin du traitement, lorsque le calcul est réduit en parcelles dont une partie a été expulsée. Quelquefois même ces douleurs augmentent au point qu'il devient prudent de cesser toute tentative de broiement ou d'écrasement.

C'est en pareil cas aussi qu'on observe les accès de fièvre dont il a été tant parlé, les exaspérations temporaires du catarrhe vésical et des autres symptômes de la maladie, les dérangemens de la santé générale, en un mot les accidens que des personnes mal informées sans doute ont attribués à la lithotritie en général, tandis qu'ils ne sont que le résultat de son emploi dans des cas où elle cesse d'être applicable parce que la manœuvre y prend le caractère de violence qui caractérise la cystotomie. Là, en effet, la nouvelle méthode perd la majeure partie de ses avantages. Il convient donc de n'y avoir recours qu'avec beaucoup de réserve, lors même qu'on aurait quelque espoir de parvenir, avec son secours, à délivrer le malade de la pierre.

De son côté, la cystotomie, tout en offrant une précieuse ressource dont on doit tirer parti, présente aussi des difficultés. Elle cause de vives douleurs; des désordres considérables sont le résultat d'une manœuvre répétée, prolongée, et surtout rendue laborieuse, tant par la difficulté de charger convenablement une grosse pierre avec les tenettes, que par la disproportion existante entre le volume du calcul et la grandeur de l'ouverture qui doit lui donner passage.

Cependant il est important et juste de faire remarquer que l'augmentation du volume de la pierre n'influe pas autant sur la cystotomie que sur la lithotritie. Le traitement préparatoire, les apprêts de l'opération et les effets moraux qu'ils produisent sur le malade, sont absolument les mêmes que dans le cas d'une petite pierre. Peut-être même l'émotion est-elle moindre alors; car, le malade souffrant davantage, le besoin qu'il éprouve de se débarrasser lui fait envisager l'appareil avec moins d'effroi. Le commencement de la manœuvre ne diffère qu'en ce qu'on donne un peu plus d'étendue aux incisions. Enfin les difficultés réelles ne commencent qu'au moment de charger et d'extraire la pierre. A la vérité, ces deux derniers temps de l'opération suffisent à eux seuls pour donner à la taille toute la gravité qu'on lui connaît. J'ai fait un exposé succinct des cas où la cystotomie seule est possible; j'ai cité aussi quelques faits qui résument les difficultés qu'on peut rencontrer et les lésions qui en résultent. Mais, quelles que soient les unes et les autres, elles ne suffisent pas, quoiqu'on en dise, pour faire rejeter une opération qui est alors la seule et unique ressource de l'art. Tous les efforts du chirurgien doivent tendre à perfectionner la manœuvre, à trouver les moyens d'écarter les obstacles; et quelques faits récens permettent de concevoir l'espérance qu'on y parviendra.

Ici s'arrête le parallèle de la cystotomie et de la lithotritie sous le rapport des grosses pierres, puisque l'une des deux méthodes cesse d'être applicable. Or on ne saurait établir aucune comparaison entre une opération devenue impossible et une autre qui est encore praticable, quelque peu nombreuses qu'en soient les chances de succès.

2° *Forme, dureté et noyau des pierres.* — J'ai déjà parlé de l'influence que la forme des pierres exerce sur les manœuvres de la lithotritie, et j'aurai encore occasion de revenir sur ce sujet ; mais je dois faire remarquer dès à présent que, depuis l'acquisition d'instrumens à deux branches, agissant à la manière des tenettes, la forme des pierres plates et longues, qu'on parvenait difficilement à fixer dans le litholabe, n'est plus une circonstance défavorable à la nouvelle méthode.

Il n'en est pas de même de la dureté excessive des calculs. On trouve quelques pierres si consistantes que les moyens les plus énergiques agissent sur elles avec trop de lenteur pour qu'il ne convienne pas de renoncer à la lithotritie, surtout lorsqu'elles offrent en même temps un certain volume, ou que la vessie en contient plusieurs, et que ce viscère est d'ailleurs fort irritable. Il est un certain nombre de cas dans lesquels j'ai eu à regretter de n'avoir pas pris sur-le-champ le parti de recourir à la cystotomie, attendu que le traitement par la lithotritie fut très-long, chaque séance ne donnant qu'un faible résultat. Plusieurs malades sont cependant guéris ; mais d'autres ont été forcés de se soumettre à la taille après avoir subi diverses tentatives infructueuses de broiement. J'ai décrit en détail quelques uns de ces faits. De leur rapprochement il résulte qu'en général les cas auxquels ils se rapportent sont plus favorables à la cystotomie qu'à l'autre méthode.

L'excessive friabilité des calculs est une circonstance défavorable dans la cystotomie, et leur défaut absolu de consistance peut même donner lieu à des erreurs graves dans les recherches avec le cathéter ; car la sensation ou le bruit causé par leur rencontre avec la sonde, sont les seuls moyens qu'on ait d'en constater l'existence.

Si donc la pierre se trouve réduite à une sorte de pâte molle, comme on en a vu plusieurs exemples, et surtout si alors elle est peu volumineuse, le cathéter n'a pas la moindre prise sur elle. N'ayant pu reconnaître par le cathétérisme la présence du corps étranger chez un malade que je soupçonnais d'être calculeux, j'explorai la vessie au moyen d'un petit instrument à trois branches. Les parois du viscère étaient molles et flasques ; la pince n'exécutait pas ses mouvemens de rotation en toute liberté, mais je n'éprouvais pas la sensation particulière que produit toujours la rencontre d'une pierre ; à la fin cependant je crus sentir quelque chose, et je fermai l'instrument avec précaution : je reconnus alors que j'avais saisi une substance assez molle pour ne point empêcher les branches de se rapprocher, et sans la possibilité de faire tourner le litholabe sur lui-même, j'aurais cru avoir embrassé une tumeur molle et fongueuse. La pince ramena un peu de matière calcaire, dont le malade rendit bientôt après une quantité plus considérable. La même particularité s'est offerte plusieurs fois, entre autres l'année dernière, chez un malade nommé Poullard, de Courville, que divers praticiens avaient sondé sans reconnaître la pierre, quoiqu'elle eût un certain volume. Il était facile, en effet, de se méprendre sur la nature du corps contre lequel la sonde heurtait. Mais le souvenir des faits du même genre dont la pratique m'avait déjà présenté des exemples, ne me laissa pas long-temps dans le doute ; une exploration à l'aide du litholabe changea mes soupçons en certitude, et un petit nombre de séances suffirent pour réduire en débris un volumineux calcul, sans consistance, qui était compliqué d'un catarrhe vésical intense. C'est encore là un des cas où la nouvelle méthode a une incontestable supériorité sur l'ancienne.

On sait qu'un certain nombre de pierres se développent autour d'un noyau venu du dehors, et dont la nature peut varier beaucoup. Quelques uns de ces noyaux, étant faciles à écraser, broyer ou morceler, n'apportent point d'obstacle à l'emploi de la lithotritie. Ainsi, j'ai opéré des malades dont la pierre contenait des haricots, des pois, des brins de paille, ou des morceaux de bois, et l'opération n'a rien offert de particulier. Ces cas rentrent dans la catégorie de ceux que j'ai passés en revue. On a donc eu tort de les considérer en masse comme excluant l'application de la nouvelle méthode. Mais quelques uns d'entre eux présentent des particularités sur lesquelles il convient de s'arrêter. Une aiguille, une épingle, un fragment de baguette de fusil, un cure-oreille métallique, ou d'autres corps de même nature, peuvent avoir servi de noyau au calcul qu'il s'agit d'extraire. Il y a donc des précautions à prendre et des renseignemens précis à recueillir pour fixer le choix de la méthode en faveur de laquelle on se décidera. Si le chirurgien parvient à découvrir ces circonstances, elles influeront sur sa détermination ; mais elles sont beaucoup plus rares qu'on ne le pense. Aucune ne s'est présentée dans ma pratique, quoique j'aie visité plus de cinq cents calculeux. D'ailleurs, la pierre étant presque toujours formée alors d'une substance calcaire friable, on parvient sans peine à la diviser, à la morceler. Sous ce point de vue la lithotritie ne rencontre point de difficultés. Reste à faire l'extraction du noyau. Or c'est principalement la nature et les qualités physiques de ce corps qu'il faut prendre en considération pour déterminer le point où il convient d'abandonner la nouvelle méthode.

Je ferai d'abord observer que, dans la cystotomie, cette particularité modifie la manœuvre sous deux points de vue principaux.

En premier lieu, la pierre étant très-friable, elle se brise par la pression des tenettes, le corps étranger qui lui sert de noyau reste isolé, on éprouve de grandes difficultés pour le saisir, et l'opération offre presque toujours beaucoup d'incertitude. On a vu Dupuytren, à l'Hôtel-Dieu, faire pendant près d'une heure des recherches inutiles pour extraire une sonde. Ailleurs, d'autres chirurgiens n'ont pas toujours été plus heureux ; le hasard les a bien servis quelquefois ; mais combien n'a-t-il pas fallu de peines et de douleurs pour arriver enfin à extraire des corps de forme irrégulière et défavorable ?

En second lieu, lorsque le corps servant de noyau est long, ses extrémités peuvent dépasser la circonférence de la pierre, et devenir soit une cause d'accidens graves, soit une source de difficultés insurmontables au moment de l'extraction. Les auteurs citent de nombreux faits à l'appui de ce que j'avance.

Mais il s'en faut de beaucoup qu'avant de pratiquer l'opération, le praticien connaisse toujours la nature du noyau, et soit ainsi préparé d'avance à écarter les difficultés qui pourraient naître de là. La présence d'un corps étranger au centre de la pierre étant en général le résultat d'un penchant vicieux, les malades n'en font l'aveu qu'après ou pendant l'opération. La nécessité de terminer promptement, lorsqu'on procède par la taille, ne laisse pas au chirurgien le temps de réunir toutes ses ressources. Ce n'est donc que par des tâtonnemens, par des manœuvres prolongées et réitérées, qu'on est quelquefois parvenu à extraire ces corps étrangers après avoir soumis le malade à la cystotomie. Des faits cités par Louis, Desault et M. Roux, constatent que la plupart du temps on a rencontré de grands obstacles, et je viens de dire que l'opération a été plus d'une fois inutile, ce dont on trouvera la preuve dans ma quatrième *Lettre sur la lithotritie.*

Ce n'est pas seulement pour saisir le corps étranger et l'extraire par l'incision, que les difficultés sont grandes. On n'en rencontre guère moins pour s'assurer de son existence, lorsqu'on n'a point recours aux instrumens de la lithotritie. Un fait cité dans le *Journal hebdomadaire* (1), prouve que toutes les recherches sont quelquefois inutiles, même chez la femme, où l'introduction du doigt dans le vagin peut-être d'un si grand secours. Dans le cas dont il s'agit, on ne trouva pas un bout de sonde dans la vessie d'une femme ; la malade mourut quelque temps après, et le bout de sonde, incrusté de matière calcaire, fut aperçu derrière le col de la vessie.

Dans la plupart de ces circonstances, l'emploi des instrumens de la lithotritie offre des avantages incontestables. C'est donc à eux qu'il convient de recourir, d'abord pour reconnaître le corps étranger, ensuite pour en faire l'extraction par les voies naturelles. Plusieurs fois j'ai été appelé pour retirer de la vessie des sondes ou des bougies que l'inattention du malade y avait laissé pénétrer, aussi bien que d'autres corps qu'une imprudente curiosité ou des passions perverties avaient amenés dans le réservoir de l'urine. Quelquefois j'ai connu d'avance la nature de ces corps; mais plus souvent j'ai été réduit aux notions fournies par les symptômes généraux de l'affection calculeuse. J'ai cité, dans ma seconde *Lettre sur la lithotritie*, deux cas d'extraction de sonde et de bougie au moyen des instrumens lithotriteurs. Déjà auparavant j'en avais fait connaître d'autres, dans lesquels il s'était agi de retirer des haricots, des pois, une barbe d'épi ou des brins de paille. Ces derniers formaient la base de calculs qui furent détruits par la lithotritie, après quoi j'amenai les noyaux eux-mêmes au dehors par des procédés dont j'ai donné la description. Cependant la manœuvre peut présenter alors des difficultés, provenant les unes du défaut de sensation produite par le contact de l'instrument avec le corps à extraire, les autres de la manière dont ce corps se présente dans la pince. On écarte les premières par le toucher, en se servant d'instrumens bien faits. Quant

(1) 14 mars, 1828, n° 24, p. 453.

aux autres, on les surmonte, ou du moins on les atténue, soit en saisissant le corps par la partie la plus favorable, soit en comprimant et aplatissant, par la pression de la pince, celle qu'on est parvenu à saisir, de manière à en diminuer assez le volume pour qu'il devienne facile de la faire passer à travers l'urètre. Dans le cas de la bougie dont j'ai parlé, je fus assez heureux pour saisir de suite ce corps par son extrémité : aussi fut-il extrait avec la plus grande facilité. Quant à la sonde, je la saisis par le milieu; mais, en tirant fortement sur la pince, je parvins à l'aplatir assez pour en rendre l'extraction possible, quoiqu'elle fût ployée en deux.

S'il s'agissait d'un corps solide et non flexible, son contact avec les instrumens procurerait, comme dans le cas de pierre, des indices utiles. Cependant on ne pourrait agir qu'avec incertitude : on serait d'ailleurs obligé de répéter la manœuvre jusqu'à ce qu'on eût saisi le corps par l'une de ses extrémités. Les pinces à crochets fort courts, avec un perforateur très-libre, sont les instrumens dont alors on se sert avec le plus d'avantage.

S'il était question d'un corps métallique sur lequel l'aimant eût de l'action, au lieu d'un perforateur ordinaire, on pourrait employer une tige aimantée, ainsi que je l'ai fait souvent dans une longue série d'expériences sur le cadavre. Non seulement on saisirait ainsi le corps avec plus de facilité, mais encore, par des mouvemens répétés de va-et-vient et en tirant à soi la tige aimantée, il se placerait pour ainsi dire de lui-même entre les branches de la pince et dans la position la plus avantageuse.

Je le répète néanmoins, dans ces divers cas, l'emploi des nouveaux instrumens peut être accompagné de grandes difficultés, ou même de pas réussir. Mais on jugera cette circonstance avec moins de sévérité qu'elle ne l'a été dans quelques discussions, si l'on veut bien mettre en balance ce qu'on a obtenu des instrumens de la lithotritie et ce qu'on peut espérer des autres moyens employés jusqu'à ce jour.

3°. *Situation des pierres.* — Il me reste à examiner les cas où la pierre occupe une position insolite , soit dans la cavité, soit dans les parois de la vessie ; presque toujours alors il existe simultanément des lésions organiques , dont je m'occuperai par la même occasion.

Dans les circonstances ordinaires , la pierre , obéissant à son propre poids et aux dispositions naturelles de la vessie , occupe la partie du réservoir qu'on appelle son bas-fond. Cette règle souffre néanmoins des exceptions , alors même que le viscère n'offre rien d'anormal. Ainsi, on trouve quelquefois le calcul pour ainsi dire appendu au sommet de la vessie , contre les lois de la pesanteur. Tel était le cas du malade de B. Cooper, et cette situation de la pierre fut alléguée pour expliquer les difficultés et la longueur de l'opération. Mais c'est surtout par suite d'états spéciaux de la vessie que le corps étranger subit des déplacemens.

J'ai indiqué la formation d'une poche ou excavation derrière le col de la vessie, entre la prostate et le rectum, par les effets même du séjour de la pierre , que les contractions vésicales poussent continuellement vers ce point. L'excavation est d'autant plus vaste, et la pierre s'y cache d'autant mieux, que le moyen lobe ou le corps de la prostate a plus de développement. Cette disposition , résultat de deux lésions organiques simultanées , apporte à l'application de la lithotritie des obstacles proportionnés au degré des lésions elles-mêmes : si celles-ci sont considérables , l'opération peut devenir impraticable, ainsi que je l'ai dit, et je n'ai plus à revenir là-dessus.

Mais, en pareil cas, la cystotomie offre aussi des difficultés. Il peut même se faire qu'elle devienne inutile, parce qu'on ne parvient point à trouver la pierre avec les tenettes, ce dont les auteurs citent plus d'un exemple. Dans la taille périnéale principalement, on se rend très-bien raison de ces difficultés ; si l'on se rappelle les effets de la tuméfaction du corps de la prostate et la direction des tenettes au moment de la recherche de la pierre, on conçoit que celle-ci étant alors logée entre la prostate et le rectum, à la partie antérieure du bas-fond de la vessie, et que les tenettes venant à aplatir la prostate, cette glande coiffe et couvre le corps étranger au point que, même ayant beaucoup de volume, il échappe à toutes les recherches, comme le constate le fait suivant, auquel j'en pourrais joindre beaucoup d'autres.

TRENTE-TROISIÈME OBSERVATION. Un homme opulent fit venir auprès de lui, dans une ville de province, l'un des plus célèbres praticiens de la capitale. Une pierre avait été reconnue dans sa vessie, par un homme habile. La présence du corps étranger fut également constatée au moment de l'opération. On parvint à l'extraire sans difficulté : il ne portait aucune trace de contact avec d'autres pierres. Cependant une cystite se déclara, et donna lieu à une péritonite ; le malade succomba le douzième jour. A l'ouverture du corps, on trouva trois autres pierres, logées dans le bas-fond de la vessie, derrière une barrière transversale élevée verticalement à la base du trigone vésical, et haute de treize lignes. Cette barrière était prolongée en arrière par l'orifice vésical des uretères, et par un pincement de la paroi postérieure de la vessie. Sa partie antérieure était formée par la prostate engorgée et faisant une forte saillie dans la cavité vésicale. L'enceinte morbide emboîtait et fixait trois volumineux calculs, qui se correspondaient par de larges facettes, et qui avaient détruit une grande étendue de la membrane muqueuse sous-jacente. La pierre extraite dans l'opération avait existé et pris naissance hors de la cavité qui renfermait les trois autres, en avant de la barrière prostatique et sur le col de la vessie lui-même. On en voyait la preuve non équivoque dans sa forme, sa nature tout à fait différente, et l'état de la membrane muqueuse de ce même endroit, sur lequel on ne pouvait douter que l'action des instrumens ne se fût exercée (1).

J'ai appliqué la lithotritie à plusieurs cas de ce genre, et, toutes les fois que la tumeur a permis d'employer un instrument droit, j'ai éprouvé, pour trouver la pierre, moins de difficultés qu'on ne le pense, ce que j'attribue à la direction de l'instrument au moment des recherches. En effet, il ne s'introduit pas de bas en haut, comme les tenettes dans la taille périnéale, mais bien de haut en bas ; quand, la prostate ayant beaucoup de volume, on est obligé d'abaisser la main au point que l'extrémité de l'instrument se porte de bas en haut, comme les tenettes, cette direction cesse aussitôt qu'on atteint la vessie, et, dans celle que prend alors le lithotriteur, il comprime la glande de haut en bas. Si l'on ouvre le litholabe, et qu'on exerce un mouvement de traction dans la vessie déjà remplie d'eau, la pince se place dans l'excavation, et y découvre le calcul.

Du reste, que la tumeur située au col de la vessie résulte d'un engorgement de la prostate, ou qu'elle ait une toute autre nature, une multitude de circonstances accessoires contribuent à faire varier soit le choix, soit le mode d'application de la méthode curative.

J'ai eu l'occasion de traiter plusieurs calculeux chez lesquels la pierre était accompagnée de tumeurs fongueuses aux parois de la vessie. Tantôt ces tumeurs m'ont paru pouvoir être enlevées ou détruites, et j'ai indiqué les résultats de ma pratique dans une Lettre adressée à l'Académie des Sciences. Tantôt je les ai jugées trop volumineuses pour qu'il fût praticable de les attaquer, et alors quelques uns des malades ont été taillés, tandis que les autres ont conservé leur pierre, ainsi que leur tumeur. Mais, dans presque tous les cas, je suis parvenu à établir un diagnostic exact, par des explorations faites avec les instrumens de la lithotritie. Il

______

(1) *Revue médicale*, avril, 1831. — On peut voir un cas presque analogue, rapporté par Weisc, dans Haller, *Bibl. chir.*, t. IV, p. 131 *et seq.*

importe d'autant plus de signaler ce résultat, que les moyens ordinairement employés ne fournissent que des notions vagues et incomplètes, non-seulement pour connaître l'existence de la pierre, à l'égard de laquelle la pratique journalière prouve sans réplique qu'ils induisent en erreur, mais encore pour apprécier la nature des lésions organiques concomitantes. Ajoutons que les auteurs parlent de plusieurs cas où ces moyens n'ayant pas permis de distinguer la pierre, et les malades ayant cependant été taillés, on n'a trouvé que la tumeur dans la vessie.

4° Enkystement des pierres. — L'examen de la situation insolite des pierres vésicales me conduit tout naturellement à une question fort grave, qui a déjà fixé l'attention d'un grand nombre de praticiens, et qu'on agite souvent encore dans les discussions du jour, quoiqu'elle présente beaucoup de vague et d'incertitude. Je veux parler des pierres enkystées et chatonnées. Comme il m'est impossible de traiter ici cette question avec tous les développemens dont elle serait susceptible, et qui trouveront mieux leur place dans un ouvrage que je me propose de publier incessamment sur les maladies des organes urinaires, je n'en examinerai que les sommités, c'est-à-dire ceux des principaux points par lesquels elle se rattache à l'histoire de la cystotomie et de la lithotritie, afin de ne pas laisser une trop grande lacune dans le parallèle dont je m'occupe en ce moment.

La première chose à faire remarquer, c'est qu'on a souvent confondu les pierres simplement adhérentes avec celles qui sont réellement chatonnées. De là viennent peut-être les contradictions qui se remarquent entre les opinions émises par des observateurs également recommandables ; car, l'adhérence des calculs étant, comme je l'ai déjà dit, une chose si rare qu'on aurait de la peine à en réunir un fort petit nombre d'exemples incontestables, on a pu dire, sans faire trop de violence à la vérité, qu'elle avait été imaginée soit pour cacher certains malheurs dans des opérations cystotomiques, soit pour disculper quelques chirurgiens maladroits, et qu'elle était, suivant l'expression de Ledran, un bouclier contre la censure.

Quant aux pierres réellement enkystées, on en connaît d'anciens exemples bien avérés, la pratique continue toujours d'en fournir de loin en loin, et j'en ai moi-même observé plusieurs, dont l'importance du sujet me détermine à placer ici la relation.

TRENTE-QUATRIÈME OBSERVATION. Un vieillard, M. Rousseau, conseiller à la Cour de cassation, calculeux depuis long-temps, était dans des conditions telles que l'opération présentait bien peu de chances de succès. Je m'assurai que la vessie contenait plusieurs calculs. L'un de ces corps fut saisi et écrasé ; je retirai sans peine une partie des fragmens, dont le reste sortit ensuite avec l'urine. Cette première tentative ne fut ni difficile ni très-douloureuse, et ne donna lieu à aucun accident grave, de sorte que je pris le parti de recommencer quatre jours après. La seconde séance eut également un résultat avantageux sous le rapport de la manœuvre : un autre calcul fut saisi, écrasé et extrait en partie ; mais le malade se trouva incommodé. Trois semaines après eut lieu une troisième et dernière tentative, qui me donna la certitude que M. Rousseau ne supporterait pas un traitement dont la durée pouvait se prolonger beaucoup. J'avais bien reconnu plusieurs calculs dans la vessie ; mais il était impossible d'en déterminer le nombre ni le volume avant de les avoir saisis. A la seconde tentative, j'avais cru reconnaître qu'ils formaient une masse moins considérable que d'abord je ne l'avais pensé, ce qui me fit soupçonner l'existence de cellules vésicales. Cette circonstance, jointe aux dispositions défavorables dans lesquelles se trouvait le malade, me fit renoncer définitivement à l'emploi de la litho-tritie. Mais, comme la taille était moins applicable encore, on arrêta que toute opération serait ajournée indéfiniment.

Plus tard, M. Rousseau consulta d'autres chirurgiens, entre

autres Dupuytren, qui, ne partageant point mes craintes, pratiqua la cystotomie un an après. L'opération fut suivie de la mort au septième jour. On s'assura que la vessie était garnie de cellules, dans lesquelles l'une des pierres avait échappé aux recherches avec les tenettes (1).

TRENTE-CINQUIÈME OBSERVATION. Peu de temps après, un cas analogue se présenta dans le service des calculeux. La vessie contenait aussi plusieurs petits calculs, qui se trouvaient tantôt dans la poche urinaire, et tantôt dans les cellules. L'état général du malade, exténué de fatigues, de douleurs et de vieillesse, ne permettait pas d'espérer qu'il supportât un traitement aussi long que semblait devoir l'être celui qu'il eût fallu mettre en usage. Je renonçai donc à toute opération, et le malade sortit de l'hôpital. Il y rentra quelque temps après, plutôt pour trouver un asile, que dans l'espoir d'être opéré. Un catarrhe pulmonaire l'atteignit pendant l'hiver, et il mourut. L'ouverture du corps prouva l'exactitude des données que m'avaient fourni les explorations de la vessie au moyen du litholabe.

TRENTE-SIXIÈME OBSERVATION. J'ai vu, en 1834, un malade chez lequel une pierre enkystée envoyait un prolongement dans la vessie. Cette partie saillante du calcul fut saisie

(1) J'ai déjà publié ce fait dans le *Journal hebdomadaire*, et dans mes *Lettres sur la lithotritie*, je fis remarquer que Dupuytren avait émis une assertion au moins ridicule en concluant de ce que les calculs trouvés par lui dans la vessie étaient entiers, que les tentatives de lithotritie, faites un an auparavant, avaient été sans effet, ou, pour me servir de ses expressions, que j'avais opéré dans le vide. MM. Chardel, Costello et Miquel, témoins de mes opérations, avaient pu voir des fragmens de calculs sortir avec la pince et avec les urines. Il suffit d'ailleurs de connaître un peu la lithotritie pour savoir qu'une erreur aussi grossière que celle dont parlait Dupuytren, ne saurait jamais être commise. Je n'entends point parler ici des chirurgiens qui se font un mérite de *bien simuler* les opérations et de *tromper les malades*. Quoi qu'il en soit, les assertions de Dupuytren ont été répétées avec complaisance par d'autres, et, en 1833, M. Leroy a reproduit ce fait dans la *Gazette médicale*, mais d'une manière tellement inexacte, que j'ai cru devoir le rétablir.

et écrasée par le lithotriteur ; les fragmens sortirent avec l'u-
rine. Mais, lorsque j'arrivai au niveau du chaton, il me fut
impossible d'aller plus loin ; les frottemens répétés, soit avec
la pince, soit avec l'instrument courbe, ne purent détacher
le reste de la pierre. Il valait mieux ajourner l'opération, ou
même y renoncer, que d'exposer le malade à des accidens
qui pouvaient devenir graves : d'ailleurs, il souffrait fort peu
depuis la destruction de la partie saillante du corps étranger. On prescrivit un traitement médical, dans la vue d'empêcher celui-ci de grossir, et afin de détruire l'irritation locale. Le malade continue de vivre, sinon tranquille, du
moins sans grandes souffrances. Si la pierre grossit, il sera
toujours facile d'en détacher ce qui pourrait faire saillie
dans la vessie ; il est possible d'ailleurs qu'elle finisse par
se détacher, et qu'alors le malade rentre dans la catégorie
des cas ordinaires.

TRENTE-SEPTIÈME OBSERVATION. Un quatrième fait m'a présenté des particularités remarquables. Il s'agissait d'une
femme chez laquelle une fistule vésico-vaginale avait été
suivie d'occlusion presque complète du vagin. Une pierre,
développée entre cette cloison et le col de la matrice, envoyait un prolongement dans la vessie. La malade s'adressa
d'abord à l'un de nos praticiens les plus distingués, qui,
après avoir incisé le col de la vessie, retira la portion
de la pierre saillante dans le viscère. Les douleurs cessèrent presque complétement ; mais elles reparurent, et au
bout d'un an la malade vint à Paris. La partie du calcul
correspondante à la vessie avait pris du développement. Elle
fut broyée et extraite par l'urètre ; mais les pinces droites ni
courbes ne purent atteindre la portion enkystée derrière la
cloison vaginale. Je cherchai à dilater cette cloison, qui présentait un très-petit orifice par lequel on sentait la pierre.
Il fallut un traitement de plusieurs mois pour obtenir une
dilatation suffisante ; mais la pierre extraite par cette voie
n'était pas celle qui faisait saillie dans la vessie : il y en avait

deux. Comme la dilatation marchait avec une lenteur effrayante, je pris le parti de diviser la cloison ; elle fut incisée, en effet, par un procédé spécial, et sans intéresser les parois vésicales. La pierre était en quelque sorte incrustée dans sa cavité, au côté droit du col de la matrice. L'extraction en fut longue et difficile, mais la malade n'éprouva aucun accident : trois semaines après elle était guérie. Tous les moyens mis en usage pour empêcher la cloison de se reproduire furent inutiles, et la femme perdit pour toujours l'espoir de devenir mère. Du reste, elle jouit d'une santé parfaite depuis deux ans.

TRENTE-HUITIÈME OBSERVATION. Un cinquième fait s'est présenté depuis peu. La vessie contenait plusieurs pierres qui furent détruites par la lithotritie. On croyait le malade presque entièrement délivré, lorsqu'en retirant la sonde, je sentis un petit calcul enchâssé dans la partie supérieure du col de la vessie, à six lignes en avant de l'orifice interne de l'urètre. En présence de plusieurs chirurgiens, notamment de M. Rignoli, professeur à Pise, je fis une injection d'eau dans la vessie, et lorsque le malade manifesta un besoin pressant d'uriner, je retirai la sonde. Entre le point où le liquide cessa de couler, où par conséquent les yeux de l'instrument étaient bouchés par les parois urétrales, et celui où l'extrémité de cet instrument touchait la pierre, il y avait six lignes d'intervalle. Or, cette distance correspondait exactement à celle qui existait entre l'orifice interne de l'urètre et l'emplacement du calcul dans la partie prostatique du canal. La prostate était fortement tuméfiée, ce qui explique jusqu'à un certain point la position et l'enkystement de la pierre en cet endroit. Quoi qu'il en soit, je parvins à débarrasser le malade au moyen d'un instrument à deux branches dont la courbure était beaucoup plus courte que dans ceux dont on a coutume de se servir.

Une longue expérience a mis hors de doute l'inutilité et es dangers de la cystotomie dans ces cas malheureux. Les faits qui viennent d'être cités permettent de saisir les principales différences que peut alors offrir l'application de l'autre méthode.

Si la vessie celluleuse contient plusieurs calculs assez petits pour pouvoir passer de la poche urinaire dans les cellules, et réciproquement, l'application de la lithotritie est possible; mais on n'a pas la certitude d'extraire toutes les pierres, car il peut s'en trouver quelques unes dans les cellules, au moment où l'on fait les explorations. Il est vrai qu'on aurait alors la ressource de multiplier les recherches autant que la nécessité l'exigerait. La cystotomie, pratiquée dans les mêmes circonstances, ne présente pas plus de certitude sous le rapport de l'extraction complète des corps étrangers. C'est ce qui résulte et du fait consigné dans ma troisième *Lettre sur la lithotritie*, et de ceux qui sont cités par Houstet et Covillard. De plus, le malade court toutes les chances de la taille, qui pour lui sont ici doublement malheureuses; car celui qui ne succombe pas n'est point assuré d'obtenir guérison. Il faudrait effectivement un concours bien heureux de circonstances pour que des pierres qui seraient logées dans des cellules, passassent, au moment précis de l'opération, dans la vessie, d'où l'on pût les extraire, comme Colot en cite un exemple; encore même ne s'agissait-il dans ce cas que *d'une pellicule graisseuse qui avait lié, étranglé la vessie par son milieu,* d'où résultait une arrière-cavité dans laquelle les instrumens n'avaient pu pénétrer.

Si une vessie celluleuse renfermait des calculs assez volumineux pour qu'il leur fût impossible de franchir l'orifice des cellules, et que tous fussent logés dans la vessie, la cystotomie devrait être préférée; car la lithotritie, en morcelant ces calculs, pourrait les rendre assez petits pour qu'ils parvinssent à s'insinuer dans les poches accessoires, d'où peut-être ne sortiraient-ils plus. Mais, dans l'état actuel de nos connaissances, il est absolument impossible d'acquérir par avance aucune notion précise à cet égard.

Il en serait à peu près de même pour les cas où les cellules contiendraient en même temps des calculs trop volumineux pour franchir leur orifice. L'opération par l'une ou l'autre méthode permettrait d'extraire les pierres libres dans la vessie; mais les instrumens n'atteindraient pas celles que renfermeraient les cellules. Ici, comme dans l'hypothèse précédente, le praticien est privé de données propres à le guider.

Les pierres développées dans les cellules envoient quelquefois, dans la vessie, des prolongemens, même assez considérables, qui dépassent l'orifice des poches. C'est à celles-là qu'on donne plus particulièrement le nom d'enkystées, et c'est spécialement aussi sur elles que le génie chirurgical s'est exercé. Peut-être s'est-on trop occupé de ces cas, heureusement fort rares, et où les ressources de l'art sont le plus souvent d'une insuffisance désespérante. Peut-être même est-ce sortir, jusqu'à un certain point, du cercle de la saine raison, que de vouloir chercher les moyens d'écarter les immenses difficultés qui se présentent alors. Quoi qu'il en soit, l'immobilité ou la mobilité de la pierre, la position qu'elle occupe, le plus ou moins de saillie qu'elle fait dans la vessie, et la disposition que présente le chaton, constituent autant de différences notables, qu'on n'est jamais parvenu à constater, par les moyens ordinaires, que quand il n'était plus temps, c'est-à-dire après la mort, ou après avoir commencé l'opération. Les nouveaux instrumens placent à cet égard le chirurgien dans une position un peu moins défavorable. Les parois vésicales étant distendues par l'injection, on peut s'assurer que la pierre ne se déplace pas, apprécier le volume de la saillie qu'elle fait dans la vessie, et, après l'avoir saisie, exercer des tractions qui font connaître si elle tient beaucoup ou non. On réussit même, avec un peu de dextérité, à éviter de pincer le chaton, et, si le calcul est fortement retenu, on peut attaquer et détruire la partie qui fait saillie dans la vessie, comme j'y suis parvenu une fois. La cystotomie ne permettrait pas d'opérer avec autant de précision, parce que, la vessie étant vide et affaissée sur elle-même lorsqu'on fait les recherches, les tenettes se trouvent gênées dans leurs mouvemens, et ne transmettent pas des sensations aussi nettes que si elles n'étaient point embrassées par les parois vésicales : on éprouve une certaine difficulté à distinguer si la pierre est retenue seulement par les contractions du réservoir de l'urine, ou si elle est enkystée ; au moment de la saisir, il est fort difficile de ne pas pincer la vessie plissée et contractée sur le calcul et l'instrument. A la vérité, on peut s'éclairer par le toucher ; mais, chez les adultes et les vieillards, surtout s'ils ont un peu d'embonpoint, le doigt introduit par le périnée ne pénètre que de quelques lignes dans la vessie, de sorte que cette ressource devient pour ainsi dire illusoire (1). Il en est de même d'autres moyens que leurs auteurs préconisent avec une surprenante confiance, et qui sont tous ou impraticables ou inutiles. En effet, si l'on excepte un bien petit nombre de cas où l'on est parvenu à faire sortir la pierre de son chaton, par des tâtonnemens de tout genre (2), la plupart des pierres réellement enkystées sont demeurées dans la vessie, après la taille, à moins qu'on n'eût poussé les efforts jusqu'à arracher en même temps la pierre et le viscère, ainsi que Tulpius en cite un exemple. Dans certains cas, il est vrai, la nature a été plus puissante que l'art, et des pierres qu'on n'avait pu extraire au moment de l'opé-

(1) Comment expliquer l'assurance avec laquelle nombre d'auteurs posent des préceptes, soit pour conduire le bistouri ou le kiotome dans l'orifice du chaton, soit pour dégager la pierre en passant le doigt entre elle et ce dernier, soit enfin pour détacher certains calculs qu'on prétend être collés ou adhérens à la vessie ? C'est le cas de dire que les conseils sont plus aisés à donner qu'à suivre.

(2) Deschamps (t. III, p. 247) rapporte un cas dans lequel il a réussi. Il cite aussi d'autres faits, mais qui tous laissent quelque chose à désirer.

ration, ont été retirées quelques jours après : tel est le cas dont parle Ledran, qui parvint à retirer la pierre au bout de sept semaines. Aussi plusieurs praticiens éclairés veulent-ils, avec raison, qu'on fasse peu de tentatives, et qu'on s'en réfère au temps, en prenant les précautions nécessaires pour maintenir la plaie ouverte. D'autres ont pensé, au contraire, qu'il convenait d'agir, afin d'amener la pierre à tout prix. Quelques uns, à l'exemple de Garengeot, ont divisé le chaton, et sont parvenus à extraire le calcul. Mais, à part les difficultés qu'on éprouve pour opérer le débridement, et toutes les mauvaises chances que l'incertitude de l'opération fait courir au malade, il y a un danger qu'on ne peut éviter, même en faisant l'incision avec toute la précision imaginable. Ce sont les fibres musculeuses de la vessie qui forment l'orifice de la cellule; une pierre qu'on ne peut retirer de son chaton, a nécessairement un certain volume; il faut donc débrider jusqu'à une certaine profondeur; mais les parois vésicales ne sont pas toujours très-épaisses; l'incision fait donc courir la chance de perforer le viscère, et dans le cas où il serait recouvert par du tissu cellulaire à l'endroit de l'incision, on produirait là une solution de continuité qui exposerait infailliblement à toutes les conséquences de l'infiltration d'urine.

Je ne puis que répéter, après beaucoup d'autres, que l'expérience a mis dans le plus grand jour et l'inutilité et les dangers d'appliquer les procédés de l'art dans ces cas déplorables. Pour un succès, on compte vingt revers. Les meilleurs praticiens conseillent de ne tenter aucune opération toutes les fois qu'on peut acquérir d'avance la certitude que la pierre est chatonnée. Or, on vient de voir que les explorations faites avec les instrumens de la lithotritie contribuent puissamment à la solution du problème, en jetant une vive lumière sur le diagnostic. Quant à l'application de la lithotritie elle-même, elle peut certainement ne pas réussir; mais les essais qu'on en fait n'ont point de graves inconvéniens; le malade en est quitte pour quelques douleurs, et au bout d'un laps de temps assez court, il se retrouve dans le même état qu'auparavant. Au moins ces essais fournissent-ils la preuve que la pierre n'est pas libre et flottante dans la vessie, qu'elle est tantôt recouverte par une membrane qui empêche de la sentir en partie ou en totalité, tantôt saillante, mais fixe et impossible à déplacer, même en exerçant sur elle des mouvemens de traction ou de rotation, quand on l'a saisie. Après avoir acquis de pareilles données, qu'on est sûr d'obtenir par l'emploi des instrumens de la lithotritie, qui serait assez téméraire pour pratiquer la cystotomie, et surtout la taille périnéale?

§ II. *Lésions organiques.*

Les calculeux qu'on doit soumettre à l'opération ont souvent, outre la pierre, d'autres maladies qui sont ou primitives, ou secondaires. Par leur siége, leur nature et leur gravité, ces lésions exercent une grande influence sur le traitement de la maladie calculeuse et même sur le choix de la méthode. Je ne ferai que rappeler ici les principales circonstances et les préceptes qui découlent de l'expérience. Ce sera ma seule réponse à quelques assertions qui ont été hasardées sur ce sujet.

1° *Lésions de l'urètre.* — La lithotritie ne cesse point d'être applicable, comme on l'a dit, quand l'urètre est rétréci en un ou plusieurs points, puisque nous avons appris à faire disparaître ces rétrécissemens. Cependant les coarctations urétrales doivent être prises en considération lorsqu'on veut employer la nouvelle méthode; car elles exigent un traitement préalable, le passage des instrumens et la sortie des calculs pouvant être gênés tant qu'on n'a point ramené le canal à son état naturel. Il en est même quelques unes dont on obtient difficilement la guérison, et s'il s'agissait alors d'une grosse pierre, dont la destruction dût exiger l'emploi d'un instrument volumineux, il ne faudrait pas hésiter de recourir à la cystotomie , surtout si la pierre causait des douleurs considérables. J'ai néanmoins appliqué la lithotritie à des cas semblables avec un succès qui a dépassé mes espérances. Soit dans ce parallèle , soit dans mon *Traité* ou dans ma troisième *Lettre sur la lithotritie*, j'ai publié un grand nombre de faits attestant que des difficultés qui avaient semblé inabordables au premier aperçu , ont disparu devant un mode particulier de traitement dont j'ai eu soin aussi de décrire la marche.

Ainsi les rétrécissemens de l'urètre ne sont pas une cause d'exclusion pour la nouvelle méthode. Ils n'ont d'autre effet, la plupart du temps , que de rendre la manœuvre un peu plus difficile , et de prolonger la durée du traitement. L'application de la lithotritie n'est absolument impossible que dans un petit nombre de cas exceptionnels , où la taille rencontre également de grandes difficultés ; car le cathéter, principal guide du cystotomiste , ayant un certain volume , son introduction dans un canal rétréci peut , comme celle des instrumens de la lithotritie , être difficile , douloureuse , impossible. Nous en trouvons plus d'un exemple dans les auteurs , et le cas s'est présenté , le 12 décembre 1827 , à Imola. Or , toutes les fois que le chirurgien est privé de guide pour inciser les parties molles qui recouvrent la vessie , ou attaquer le viscère lui-même , ce n'est qu'en tâtonnant , et à travers mille dangers , qu'il parvient à exécuter l'opération de la taille (1).

(1) Comme il est évident que l'urètre a besoin d'être libre pour permettre l'introduction du cathéter, et que les violences auxquelles certains praticiens ont eu recours, en cas d'obstacles , ont entraîné des accidens graves , dont la source a été cherchée ailleurs, les cystotomistes en sont venus enfin à recourir aux moyens connus de préparer le canal quand il est rétréci. Ainsi , dans l'observation huitième de son Appendice , nous voyons le docteur Crosse employer des bougies pendant six semaines. Cette conduite , adoptée par d'autres chirurgiens , est incontestablement celle qui mérite la préférence. Mais si la saine pratique veut qu'en cas de rétrécissement urétral on procède de la même manière , et dans la

Ce qui vient d'être dit des rétrécissemens s'applique à d'autres états morbides, qui ont aussi pour effet de diminuer la capacité ou de changer la direction de l'urètre. Les abcès dans les parois de ce canal, les tumeurs sur son trajet, les pierres qui s'y arrêtent ou s'y développent et l'obstruent, les fistules anciennes, avec callosités considérables, peuvent s'opposer à l'introduction de tout instrument solide et d'un certain volume.

Dans la cystotomie, ces diverses circonstances rendent l'incision périnéale plus difficile et plus longue à faire, compliquent le procédé, et en accroissent l'incertitude, alors même qu'elles ne réduisent pas le chirurgien, comme Colot, à faire *une ouverture au périnée sans règle et sans appui*, et à chercher ensuite l'ouverture de l'urètre au moyen d'un stylet, ou, comme Tolet, à pousser en même temps l'instrument tranchant et le cathéter, et à les faire entrer simultanément dans la vessie. Un fait cité par Saviard atteste combien les calculs engagés dans l'urètre peuvent apporter de difficultés à la division des tissus du périnée. Il s'en présente de grandes lorsque le canal est oblitéré, soit par une pierre qui empêche le cathéter de pénétrer dans la vessie, ce qui n'est pas rare, soit par un prolongement qu'un calcul vésical envoie jusque dans la partie membraneuse de l'urètre, particularité dont on trouve aussi quelques exemples dans les auteurs, qui s'est présentée plusieurs fois de nos jours, dans un laps de temps assez court, et dont j'ai observé un certain nombre de cas fort remarquables, relatés dans ma troisième *Lettre sur la lithotritie*.

Ici l'application de la nouvelle méthode est souvent difficile, toujours douloureuse, et quelquefois impossible. Je

cystotomie et dans la lithotritie, sauf les seules circonstances où il y a urgence d'opérer sans délai, que penser du reproche fait à la nouvelle méthode d'exiger la liberté de l'urètre, comme si cette condition n'était pas de rigueur aussi dans l'autre, à moins qu'on ne veuille la livrer à toutes les chances du hasard ?

l'ai démontré dans cette même Lettre. Mais , je le répète , la cystotomie ne présente pas moins de difficultés , si même elle ne devient pas parfois absolument inutile, comme dans le cas dont parle Morand , et dans plusieurs autres observés de nos jours. N'ayant aucun guide , le chirurgien qui la pratique ne parvient à se frayer une route jusqu'au corps étranger qu'à l'aide de manœuvres douloureuses, qui trop souvent sont devenues funestes au malade. L'impossibilité de constater d'avance l'état des parties, le volume et la situation de la pierre, expose à ce que le procédé pour lequel on se détermine soit insuffisant, comme on l'a vu dans deux cas qu'a présentés la pratique des hôpitaux de Paris , et dans un autre sur lequel j'ai fait un Rapport. Mais, pour ce qui concerne la lithotritie , les difficultés incontestables qu'alors elle présente , et les douleurs qu'elle entraîne , ne m'ont pas empêché d'y recourir sans hésitation. J'ai réussi toutes les fois que le calcul était petit et facile à morceler. Quand les pierres avaient plus de volume que je ne m'y attendais, j'ai employé successivement les deux méthodes. Ainsi , dans un cas., le prolongement calculeux qui obstruait l'urètre fut détruit par les instrumens de la lithotritie , et l'opération de la taille devint ensuite aussi simple qu'elle l'est dans les cas ordinaires.

2o *Lésions de la prostate.* — Dans l'examen de la question qui m'occupe, les altérations de la prostate ont, pour la plupart , beaucoup plus d'importance que celles de l'urètre. Presque toujours , en effet, elles sont au dessus des ressources de l'art , et quand elles ont acquis un certain degré, elles produisent une véritable déviation du canal , outre qu'elles exaltent la sensibilité du col de la vessie et des tissus voisins. De là résultent plus de difficultés pour introduire les instrumens de la lithotritie, extraire les fragmens de calculs, et exécuter la manœuvre de l'opération. On ne peut agir qu'avec les plus grands ménagemens.

Cependant , lorsque la tuméfaction de la prostate n'a pas fait trop de progrès, la déviation qu'elle imprime à la partie du canal embrassée par cette glande, ne va pas jusqu'au point d'empêcher que la lithotritie ne soit encore applicable, moyennant quelques précautions, et en faisant subir à la manœuvre les changemens que j'ai indiqués. Les vingtième et vingt-unième Observations, rapprochées l'une de l'autre, prouvent suffisamment et l'utilité de ces préceptes et les écueils qu'on ne manque pas de rencontrer si l'on s'en écarte ; car c'est pour n'avoir pas voulu s'y conformer qu'on a observé les accidens dont j'ai tracé le tableau, et qui ont fait considérer la lithotritie comme étant absolument impossible et même dangereuse en pareil cas. Il ne serait pas juste, ainsi que je l'ai déjà dit plus d'une fois, de rejeter sur la méthode elle-même des désordres qui ne tiennent qu'à l'obstination d'employer un mauvais procédé ou des instrumens défectueux.

Ce n'est donc qu'après avoir acquis un certain développement que les altérations de la prostate, comme toutes les autres tumeurs au col de la vessie, peuvent contre-indiquer l'emploi de la lithotritie, à moins cependant que la vessie ne contienne ou un grand nombre de calculs, ou une grosse pierre, dont la destruction exigerait des séances multipliées. Dans toutes ces circonstances il ne faut point hésiter à choisir la taille hypogastrique qui donne plus de facilité pour la recherche et l'extraction des pierres, en même temps qu'elle permet de ménager la partie malade. Quant à la cystotomie périnéale, les lésions prostatiques la rendent plus laborieuse, plus grave, et parfois inutile. D'abord, comme je l'ai démontré, le col de la vessie se trouve refoulé en arrière par la glande engorgée, le périnée a plus d'épaisseur, il faut donner plus d'étendue à l'incision, l'induration qui accompagne si souvent la tumeur rend la division des tissus plus lente, plus difficile, et j'ai moi-même vu des instrumens se briser par cette seule cause. En pareil cas, la dilatation de la plaie présente les plus grandes difficultés ; le col vésical a perdu presque tout son ressort, et l'ouverture ne peut s'agrandir que par déchirement, nouvelle source de désordres ; la recherche de la pierre est plus pénible, parce que les instrumens ont un plus long trajet à parcourir, et que la glande fait dans la vessie une saillie derrière laquelle le corps étranger échappe aux tenettes. De plus, cette partie saillante de la prostate est quelquefois le siége d'une phlegmasie, d'une ulcération, ou de toute autre lésion qui ajoute encore à la gravité de la cystotomie : Brodie cite deux cas de mort presque subite, qu'il attribue à une altération de ce genre (1). Enfin, le travail de la cicatrisation ne saurait s'exécuter d'une manière régulière sur des tissus déjà malades, et l'opéré, s'il sauve ses jours, reste atteint d'une fistule.

Parmi les effets des lésions prostatiques, des tumeurs fongueuses ou autres au col vésical et des lésions de l'urètre, qui concourent plus ou moins à gêner l'excrétion de l'urine, il convient de noter spécialement divers états morbides de la vessie qui influent beaucoup sur le choix de la méthode, sur la manœuvre à suivre, et sur les résultats de l'opération propre à débarrasser le malade de la pierre.

3° *Lésions des parois vésicales.* — Le séjour prolongé de la pierre peut produire, dans la vessie, des lésions vitales ou organiques capables de modifier l'exécution ou le résultat de l'opération, et de commander le choix d'une méthode préférablement ou même exclusivement à l'autre.

Ainsi, une phlegmasie profonde des parois vésicales, dans un cas de grosse pierre ou de calculs nombreux, contre-indique l'emploi de la lithotritie, et rend la cystotomie d'autant plus urgente que le malade ressent des douleurs plus vives ; car l'expérience constate que, dans une multitude de circonstances, les accidens cessent aussitôt après qu'on a enlevé la pierre.

Il en est de même dans certains cas d'hypertrophie con-

(1) Lectures, p. 282.

sidérable des parois vésicales, avec diminution notable de la capacité du viscère, et, à plus forte raison, dans ceux de lésions plus profondes de la surface interne de la vessie, quand on parvient à en reconnaître l'existence. L'extractio du corps étranger fait alors cesser en un instant la cause des désordres. Or, dans ces cas, heureusement peu communs, les manœuvres de la lithotritie aggravent les accidens, surtout lorsqu'il y a nécessité de multiplier les séances. Le choix d'une méthode plus expéditive est commandé par les progrès continuels de la maladie.

L'intensité et l'ancienneté des altérations exercent une influence notable sur le résultat de l'opération. Or, comme ce sont les malheurs qu'entraîne la cystotomie qui font au chirurgien un devoir d'essayer d'autres moyens, je crois devoir examiner quelle importance ont ces diverses lésions organiques, quand l'une et l'autre méthode peuvent encore être appliquées avec des avantages qui se balancent.

Le catarrhe vésical, tel qu'on l'observe chez beaucoup de calculeux, est loin de contre-indiquer absolument l'application de la lithotritie, surtout lorsque la pierre est petite et friable. Il exige seulement qu'on procède avec plus de ménagemens. J'ai obtenu, dans des cas de ce genre, des succès auxquels on était loin de s'attendre. Eu égard à la cystotomie, l'affection catarrhale de la vessie ne modifie pas l'exécution de l'opération, mais elle rend les chances plus défavorables et le résultat plus incertain. D'ailleurs, et c'est ici une remarque de haute importance, cette affection cesse plus complétement et plus promptement après la lithotritie qu'après la taille. Je m'en suis convaincu un très-grand nombre de fois.

Le fait devient surtout frappant lorsque en même temps que le catarrhe, existe une paralysie incomplète de la vessie, cas où les deux opérations peuvent être appliquées l'une et l'autre avec une égale facilité. Depuis que l'expérience m'a suggéré les précautions dont la nouvelle méthode réclame alors l'emploi d'une manière impérieuse, et dont j'ai donné l'aperçu dans un des chapitres précédens, les résultats de ma pratique ont été extraordinairement heureux. Jusque-là j'avais éprouvé quelques revers, et ceux de mes confrères à qui ces précautions paraissaient inutiles, ont eu à déplorer la perte de plusieurs malades. Aux faits déjà consignés dans ma quatrième *Lettre sur la lithotritie*, j'en pourrais ajouter d'autres recueillis depuis dans la pratique de plusieurs chirurgiens, et qui établissent cette vérité d'une manière incontestable. Les mêmes circonstances ne sont pas favorables dans la cystotomie, et quelques auteurs, Pouteau entre autres, pensent même qu'elles doivent suffire pour qu'on se détermine à ne point opérer. J'ai vu, en effet, beaucoup de malades, qui en présentaient la réunion, succomber peu de jours après la taille. C'est spécialement alors qu'on observe cette absence de réaction vitale qui entraîne presque toujours la mort. C'est encore dans ces occurrences qu'on voit et les fistules urinaires et les guérisons incomplètes ; le sujet n'a plus la pierre, mais il continue de souffrir ; sa santé ne se remet point, il reste faible, le catarrhe vésical persiste, et tantôt la mort arrive après que le malade a traîné pendant quelque temps, tantôt le calcul se reproduit.

Lorsque les lésions organiques des parois vésicales sont plus profondes, elles contre-indiquent souvent l'emploi de la lithotritie. Ainsi les tumeurs, quelle qu'en soit la nature, certains vices de conformation, et quelques dispositions anormales acquises, quand il y a en même temps une pierre d'un certain volume, rendent l'opération fort difficile, sinon impossible, et le résultat incertain. Ici, comme dans d'autres circonstances déjà indiquées, on doit préférer la méthode qui peut le plus promptement débarrasser le malade du calcul. Mais il se présente une grande difficulté, tenant à ce qu'on ne parvient presque jamais à acquérir préalablement des notions propres à éclairer sur l'étendue, la gravité, ou même seulement l'existence de ces états morbides, en faisant usage des moyens généralement accrédités, de sorte que, quand on vient à tracer la marche qu'il faut suivre, et à poser les limites de chaque méthode, on se trouve être parti d'un principe faux, et avoir supposé connu ce qui ne l'était point.

4° *Lésions des reins, des urétères et des autres organes de l'économie.* — Il est rare que, pendant la vie, on arrive à se faire une idée assez nette des altérations organiques des reins et des urétères pour que les connaissances acquises à cet égard puissent guider dans le choix d'une méthode. Il en est de ces lésions comme de celles des autres organes; elles sont moins exaspérées par la lithotritie que par la cystotomie, la première imprimant à l'économie une commotion incomparablement moins forte que celle qui est le résultat de la seconde.

Dans l'une et l'autre méthode, ces altérations ne paraissent pas influencer notablement l'exécution, à l'égard de laquelle, sous le point de vue du parallèle dont je m'occupe, elles sont par conséquent comme si elles n'existaient point.

Quant au résultat, il lui arrive trop souvent d'être fâcheux, si la lésion organique a fait des progrès, et alors même qu'elle s'est peu ressentie de l'opération. Mais on n'a pas sujet de s'en étonner; car ces sortes d'altérations sont presque toujours mortelles par elles-mêmes, et, qu'on opère ou non, il est presque certain que le malade succombera dans un laps de temps donné.

L'impossibilité de déterminer préalablement la gravité ni même l'existence des désordres, laisse donc le praticien dans une pénible anxiété. Mais l'humanité ne lui en fait pas moins un devoir d'agir; car ici, comme dans tant d'autres occasions, il vaut mieux essayer un moyen douteux que de n'en tenter aucun, vieux précepte dont l'expérience confirme chaque jour la bonté. J'ai été frappé, le 29 octobre 1835, en revoyant un de mes anciens malades, M. Anselin, chez qui l'on pensait que la pierre s'était reproduite. Lorsqu'il vint à Paris, en 1831, pour se faire opérer, M. Anselin se trouvait dans un si fâcheux état, non-seulement sous le rapport du calcul, mais encore sous celui du délabrement de la vessie et de la santé, qu'il fut impossible de songer d'abord à l'opération. Les extrémités inférieures étaient fortement œdématiées, et les articulations envahies par la goutte ; il y avait fièvre considérable, trouble de toutes les fonctions, anéantissement progressif. Cette réunion de circonstances inspirait d'autant plus d'inquiétude, que le traitement médical le mieux dirigé demeurait, pour ainsi dire, sans effet. Il éclata même une de ces phlegmasies par suite desquelles le canal intestinal se couvre de fausses membranes ; le danger devenait imminent ; on ne pouvait guère espérer que la nature conservât assez d'énergie pour se débarrasser d'une si grande étendue de productions accidentelles, l'expérience ayant d'ailleurs appris que de tels cas sont toujours fort graves, lors même que le sujet réunit les conditions les plus favorables sous tous les autres rapports. Je perdis donc presque tout espoir, et plusieurs consultans partagèrent mon découragement. Cependant M. Anselin sortit d'une position si critique : la langue commença à se nettoyer, bientôt l'arrière-bouche et le canal intestinal se dépouillèrent aussi, les crachats et surtout les évacuations alvines entraînèrent une grande quantité de pellicules blanches, ou plutôt d'un gris sale ; les symptômes généraux qui se rattachaient à cet état diminuèrent d'intensité, et l'amélioration devint générale, non assez marquée pour qu'on pût tenter l'opération, mais suffisante pour permettre au malade de retourner chez lui. Quelques semaines après, je l'opérai à Saint-Quentin, avec un plein succès ; cinq séances de lithotritie suffirent pour le débarrasser entièrement de sa pierre. A dater de ce moment, sa santé s'améliora d'une manière rapide, et, par une particularité aussi heureuse que rare , les attaques de rhumatisme articulaire auxquelles il était fréquemment exposé jadis, ne reparurent plus que de loin en loin , et avec beaucoup moins d'intensité. Au mois d'août 1835 , M. Anselin commença à éprouver de nouveau quelques cuissons en urinant ; ces symptômes persistèrent, et prirent assez d'intensité pour faire craindre la formation d'une nouvelle pierre. Le malade se hâta de revenir à Paris réclamer les secours de la lithotritie. Lorsqu'il se présenta chez moi , je ne le reconnus pas d'abord, tant il avait acquis d'embonpoint, tant sa figure, autrefois pâle et infiltrée, était pleine et colorée. Ses craintes n'avaient pas de fondement ; je m'assurai que sa vessie ne contenait point de pierre , et il partit quelques jours après.

Plusieurs autres de mes malades étaient également dans des conditions qui ne paraissaient laisser aucune chance de succès , et cependant l'application de la lithotritie s'est faite de la manière la plus heureuse. Certainement, dans aucun de ces cas , dont j'ai publié plusieurs avec tous leurs détails , personne n'aurait pu songer à la cystotomie; car les malades étaient hors d'état de supporter la secousse produite par cette opération.

Mais il se trouve , d'un autre côté , un certain nombre de sujets fort irritables et épuisés de douleurs , chez lesquels l'affection calculeuse a exercé sa funeste influence autant sur la constitution générale que sur le viscère qui recèle la pierre : leur vessie est fortement contractée ; ils ont de fréquens besoins d'uriner; ils souffrent beaucoup pour les satisfaire , et cependant on ne découvre aucune trace de lésion profonde à la vessie ni à la prostate ; le malade maigrit, quelquefois rapidement ; il est dans un état de fièvre continuelle , et toutes ses fonctions sont troublées. Ici, le cas n'est nullement favorable à la lithotritie , qui exaspère presque toujours les douleurs. De tels calculeux sont incapables de supporter un traitement qui se prolongerait , tandis que la

cystotomie réussit chez eux au-delà de la proportion ordinaire., et sans même qu'il y ait de longue convalescence. Tous
les symptômes disparaissent dès qu'on a enlevé la pierre. La
pratique des temps passés et celle de nos jours ont établi le
fait de la manière la plus positive ; aussi Dubois ne craignait-
il pas de tailler un malade que les douleurs de l'affection
calculeuse avaient épuisé.

CHAPITRE TROISIÈME.

PARALLÈLE ENTRE LA CYSTOTOMIE ET LA LITHOTRITIE DANS LEUR APPLICATION AUX ENFANS ET AUX FEMMES.

De toutes les circonstances qui influent sur l'application
de la cystotomie et de la lithotritie, l'âge des calculeux est
celle qui établit l'opposition la plus tranchée entre les deux
méthodes.

Chez les enfans, tout semble être en faveur de la cystotomie. A cette époque de la vie, le moral n'a point encore
acquis la prépondérance qui en rend souvent les émotions si
puissantes et si graves chez les adultes et les vieillards. La
vie jouit de sa pleine et entière activité, et la nature dispose
de ressources immenses. Aussi la réparation des désordres
produits par la taille exige-t-elle fort peu de temps. D'ailleurs on a beaucoup moins à redouter les lésions organiques
antérieures à la pierre, qui plus tard exercent une si grande
influence sur les résultats de l'opération. Les enfans supportent très-bien une douleur vive, pourvu qu'elle dure peu; la
cystotomie les débarrasse en un instant, elle permet de les
contenir et de maîtriser leurs mouvemens sans nuire à la
précision de la manœuvre.

La lithotritie, au contraire, n'aperçoit d'abord que des

circonstances défavorables. L'urètre étant fort étroit, on ne peut se servir que d'un petit instrument, dont l'action faible ne permet de procéder qu'avec lenteur à la destruction de la pierre. En outre, il n'est pas d'usage, quand on applique cette méthode, de recourir à la force pour contenir le malade, et les mouvemens auxquels les enfans ne manquent presque jamais de s'adonner gênent le chirurgien, et prolongent sans utilité la durée de l'opération. Mais ce qui contribue plus encore à rendre le traitement fort long, c'est la nécessité de réduire la pierre en fragmens assez petits pour qu'ils puissent traverser l'urètre. Or, ces fragmens s'arrêtent d'autant plus aisément dans le canal des enfans, notamment derrière la courbure sous-pubienne, que l'orifice interne, ou le col de la vessie, jouissant d'une grande dilatabilité, livre passage à des morceaux trop volumineux pour franchir les autres points, où ils s'arrêtent et déterminent des accidens.

Cependant, malgré ces circonstances, toutes favorables à la cystotomie, et toutes aussi plus ou moins défavorables à la lithotritie, la question du choix n'est pas encore aussi irrévocablement fixée que paraissent le croire quelques praticiens. On a déjà obtenu des résultats satisfaisans en appliquant la lithotritie à des enfans de tout âge, et, d'un autre côté, les suites de la taille sont si incertaines, qu'on éprouve souvent le regret de n'avoir pas eu recours à l'autre méthode. J'ai cité, à cet égard, des cas très-remarquables dans ma quatrième *Lettre sur la lithotritie*. Ce que je disais alors s'est trouvé confirmé par de nouveaux faits, celui, entre autres, d'un enfant de trois ans, qui s'est présenté dans le service des calculeux, à l'hôpital Necker. Ce petit enfant était dans les conditions les plus favorables au succès d'une opération, mais si indocile, si vif et si pétulant, que je conseillai la cystotomie, sans même chercher à m'assurer que la lithotritie n'était point praticable. Le malade fut taillé par mon habile confrère M. Laugier. Je n'assistai point à l'opération, qui fut faite avec toute la dextérité désirable, suivant le procédé bilatéral. Cependant la mort eut lieu le jour même. Mes regrets furent vifs, je l'avoue, et d'autant plus que, la pierre étant fort peu volumineuse, elle aurait pu être détruite en deux petites séances de lithotritie.

Si l'on rapproche les observations recueillies de nos jours sur les suites si fréquemment fâcheuses de l'opération, d'autres cas consignés dans les ouvrages, notamment dans ceux de Deschamps et de Crosse, et si l'on compare les résultats obtenus de la cystotomie avec ceux qu'a procurés la nouvelle méthode dans le petit nombre de circonstances où elle a été mise en usage chez des enfans, on reconnaîtra peut-être l'opportunité d'attendre une plus grande masse de faits pour se prononcer définitivement. Les personnes pressées de conclure, ou intéressées à ce qu'on prenne une décision avant d'avoir réuni tous les élémens propres à élucider la question, opposeront sans doute aux faits que je viens de citer d'autres cas dans lesquels, la lithotritie ayant été inutile, il a fallu en venir à tailler. Mais à cette apparente objection on peut répondre que la lithotritie a laissé les petits malades tels qu'ils étaient avant qu'on l'essayât, et que la cystotomie n'en a pas moins réussi après. Je pense donc que, toutes les fois qu'on peut croire la pierre peu volumineuse, c'est un devoir pour le chirurgien de s'assurer si la nouvelle méthode est applicable, avant de recourir à l'ancienne ; car, bien que la cystotomie réussisse beaucoup plus souvent chez les enfans que chez l'adulte et surtout chez le vieillard, les succès ne sont pas à beaucoup près assez constans pour autoriser à lui accorder une préférence exclusive, et le chiffre de la mortalité est encore fort élevé à sa suite, puisqu'on a perdu tantôt le cinquième et tantôt le huitième des enfans opérés. Si la mortalité est moindre dans certaines localités, c'est une heureuse exception, mais trop rare pour qu'elle puisse servir à asseoir un jugement définitif. Appliquée à cette classe de malades, la lithotritie est encore dans un véritable état d'enfance ; les faits, en se multipliant, modifieront peut-être les opinions reçues, et, dans tous les cas, je répète qu'il convient de suspendre son jugement.

A l'égard des femmes, quoiqu'elles soient peu sujettes à la pierre, on s'est beaucoup occupé de la cystotomie chez elles, et l'on a proposé plusieurs procédés qui n'ont pas tous été sanctionnés par l'expérience. Cependant on s'accorde, en général, à croire l'opération moins grave chez la femme que chez l'homme. Mais presque tout ce qu'on a dit sur ce sujet pourrait être contesté, et un examen rigoureux des résultats obtenus par les plus grands praticiens, conduirait, suivant toute vraisemblance, à une doctrine fort différente de celle qu'on a professée dans ces derniers temps. On se rappelle que, de quarante-six femmes opérées par frère Côme, sept sont mortes et trente-trois guéries ; dans cinq cas le résultat n'est pas connu, et, dans un autre, la malade a conservé une infirmité.

On n'aurait pas de peine à établir que la taille est souvent suivie, chez les femmes, d'infirmités plus graves que l'affection calculeuse elle-même, et dont la fréquence a déterminé plusieurs praticiens modernes, en Angleterre surtout, à la remplacer par la dilatation de l'urètre, soit seule, soit accompagnée au plus de très-petites incisions, procédé qui, du reste, n'est exempt ni de vives douleurs, ni d'inconvéniens, outre qu'on ne peut y avoir recours que dans les cas de calculs peu volumineux.

Je me borne à cette simple remarque, et de suite j'aborde une autre opinion qui a été soutenue avec force, quoiqu'elle soit manifestement paradoxale. Lorsque la lithotritie parut, on ne la crut possible que chez la femme, dont l'urètre, en raison de son peu d'étendue, de sa direction, de sa capacité et de son extensibilité, est spécialement apte à admettre des instrumens capables d'agir sur la pierre. Mais, par un contraste des plus bizarres, on soutient aujourd'hui que l'application de la nouvelle méthode est moins avantageuse chez la femme que chez l'homme (1), assertion à l'appui de laquelle on n'allègue, il est vrai, aucun argument qui puisse supporter l'examen. Or, l'expérience a prouvé que la plupart des femmes attaquées de la pierre peuvent être débarrassées par la lithotritie, même quand le corps étranger est très-volumineux. J'en ai opéré plusieurs avec succès, et quelques uns de mes confrères ont également obtenu d'heureux résultats. C'est donc en vain que je cherche les motifs qui portent à vouloir que les femmes continuent à être traitées exclusivement par la cystotomie.

CHAPITRE IV.

PARALLÈLE ENTRE LA CYSTOTOMIE ET LA LITHOTRITIE SOUS LE
RAPPORT DES ACCIDENS QU'ELLES DÉTERMINENT.

J'ai signalé les accidens qui peuvent se manifester tant après la lithotritie qu'après la cystotomie. Dans plusieurs écrits modernes et dans des discussions académiques on a cherché à les mettre en regard les uns des autres, afin de faire ressortir ce que les deux méthodes ont de commun et ce qui les différencie. Mais on trouve, dans ces aperçus, tant de choses disparates et de rapprochemens forcés, qu'on serait porté à croire qu'ils n'ont point été essayés dans des vues sérieuses. Je n'aurai pas de peine à en donner la dé-

---

(1) « Chez la femme, la lithotritie est infiniment plus facile que chez
» l'homme, et presque sans danger ; leur canal, étant large, extensible,
» court, dépourvu de courbures, de prostate et d'orifices séminaux, se
» prête admirablement bien au passage des instrumens. » (Velpeau,
Médec. opér., tom. III, p. 895.) Et c'est après avoir imprimé ces paroles
qu'on est venu dire à l'Académie de médecine que les femmes sont,
comme les enfans, exclues de l'application de la lithotritie.

monstration , et l'exposé que j'ai présenté de ce qui se passe dans l'une et l'autre opération , permettra que je me renferme ici dans les limites d'un simple résumé.

Les lésions de l'urètre , de la prostate , de la vessie , et les fractures d'instrumens , qu'on a observées dans quelques essais de lithotritie avec des instrumens et par des procédés qu'une saine doctrine repousse , ces circonstances, que j'ai appréciées dans la section troisième de la première partie , sont devenues autant d'armes entre les mains de quelques adversaires systématiques de la nouvelle méthode, assez aveuglés par la prévention ou tout autre motif, pour ne pas savoir distinguer ce qui se rattache à l'opération elle-même de ce qui tient à l'opérateur, et pour ne point se rappeler que les mêmes accidens peuvent survenir à la suite de la cystotomie ou de toute autre opération chirurgicale. L'introduction du cathéter ne peut-elle pas produire des lésions de l'urètre et de la prostate ? N'a-t-on pas vu des cystotomes , simples ou doubles , et des sondes à dard se casser dans la vessie ? Ces instrumens n'ont-ils pas quelquefois été forcés au point de ne pouvoir plus être ramenés à la direction de la plaie extérieure ? Ne voit-on pas trop souvent les tenettes se fausser pendant l'extraction de la pierre ?

D'après quelques événemens déplorables, qui décèlent autant d'ignorance que de témérité , on a admis que les parois vésicales pouvaient être pincées , percées , déchirées , arrachées par les instrumens de la lithotritie. Mais n'a-t-on pas une foule d'exemples de perforation de ces mêmes parois par les instrumens tranchans et même par les tenettes ? Combien de fois n'est-il pas arrivé que la vessie a été pincée par cet instrument, et une partie de sa membrane interne arrachée et extraite avec le calcul ? Les opérateurs à qui ce malheur arrive disent, il est vrai, pour se disculper, que la pierre adhérait à la vessie ; mais ignore-t-on avec quelle sévérité de pareilles suppositions ont été repoussées ? Est-il si rare aussi qu'on ait lésé les parois urètro et vésico-rectales, accident d'où résultent de graves infirmités ? Les lésions du péritoine qui, sans être aussi dangereuses qu'on l'a dit, compromettent toujours fortement la vie du malade, sont-elles si peu communes dans la taille hypogastrique, et même dans la taille périnéale ?

On doit regretter que les faits de ce genre n'aient pas été enregistrés avec assez de soin, non pour grossir la liste des malheurs de l'opération, car ce serait là un assez triste chapitre à insérer dans les annales de l'art, mais pour engager les débutans à se tenir en garde contre des événemens qu'il n'est pas toujours possible de prévoir, contre des écarts que l'imagination a toujours tort de se permettre en chirurgie. Plusieurs de ces accidens sont assurément plus difficiles à éviter qu'on ne le pense, puisque les meilleurs praticiens n'ont pas su s'en garantir. Or, comme on les voit chaque jour se reproduire, notamment dans une catégorie spéciale de cas dont je m'occuperai sous forme d'appendice à ce traité, il est bien permis de les considérer comme inhérens à la méthode. Cependant personne n'a été tenté de les prendre pour base du jugement à porter sur la cystotomie; car c'est à peine même si l'on consent à les laisser seulement peser de leur propre poids dans la balance. N'est-il donc pas dès lors évident qu'on a franchi les bornes de la vérité et violé tous les principes de la justice, en faisant pour la lithotritie ce qu'on n'aurait point consenti à faire pour la cystotomie?

Je ne saurais trop répéter que la nouvelle méthode n'est pas suffisamment connue, et que beaucoup de chirurgiens ont tenté de l'appliquer sans en posséder tous les détails, sans se douter même qu'elle exigeât un apprentissage. Mais, pour que les accidens dont il s'agit ici se manifestassent, il fallait des circonstances placées tellement en dehors d'une pratique rationnelle, que la plupart d'entre eux ne se sont pas reproduits. Pour y trouver des motifs d'attaquer la lithotritie, il a fallu livrer l'imagination, sans frein, à tous ses capricieux écarts, et perdre de vue que de pareils reproches

devaient en dernière analyse tourner à l'avantage de la nouvelle méthode, attendu que, si la pratique habituelle avait
réellement prêté le flanc à la critique, on n'aurait pas argué
contre elle des suites d'inhabiles ou téméraires manœuvres
qu'elle a été dans tous les temps la première à condamner.

Mais je ne m'arrêterai pas là, et je dirai encore que les
lésions des parois urètro et vésico-rectales qu'ont entraînées
d'imprudentes tentatives de lithotritie, avec des instrumens
défectueux, ne sauraient être comparées aux lésions analogues qui s'observent parfois dans la cystotomie, soit qu'on
les considère sous le rapport des circonstances qui y ont
donné lieu, soit qu'on envisage seulement leur fréquence
et leurs conséquences. Dans la lithotritie, elles ont toujours
été le fait du chirurgien : on peut donc constamment les
éviter. Les faits tirés de ma pratique, dont on s'est appuyé
pour soutenir le contraire, sont de pures fictions, et je les
déclare entièrement faux. Quant aux accidens réels de l'o-
pération faite par l'une et l'autre méthode, à ceux qui surviennent lors même qu'on n'a violé aucun des préceptes de
l'art, ni manqué à aucune des précautions nécessaires, je les
ai exposés tels qu'on les voit dans la pratique. Mais ils ont
été tellement dénaturés dans quelques écrits et dans les discussions de l'Académie de médecine, qu'on peut considérer
tout ce qui en a été dit comme un tissu de pures déclama-
tions, ayant pour unique objet de déprécier à tout prix la
lithotritie, et de faire prévaloir la cystotomie. On en jugera
aisément par les détails dans lesquels je vais entrer.

L'influence que la cystotomie exerce sur le moral est si
grande, qu'on a vu s'ensuivre l'anéantissement, l'aliénation
mentale et même la mort. Ce n'est donc pas sans raison qu'on
lui a fait jouer un rôle important sous le point de vue du
résultat définitif de l'opération. A cet égard, la lithotritie
diffère totalement de la taille. Sans être calme comme dans
l'état normal, le malade qui va la subir n'éprouve que des
inquiétudes vagues et passagères, qu'on parvient toujours à

dissiper avec assez de facilité. L'ébranlement de son moral n'a jamais eu de conséquences fâcheuses, et l'énorme différence qui existe, sous ce rapport, entre les deux opérations, suffirait déjà pour faire triompher la lithotritie de toutes les attaques dont elle pourrait être l'objet.

J'ai passé en revue les difficultés qu'on rencontre quelquefois pour introduire le cathéter, pour placer l'instrument tranchant dans sa rainure, et pour établir une communication directe entre les tégumens et la vessie ; j'ai fait connaître les désordres graves qui peuvent résulter de là, et l'on n'aura point été sans remarquer que les cystotomistes les plus expérimentés n'ont pas toujours été assez heureux pour écarter ces difficultés. Rien de semblable ne se voit dans la lithotritie. Une fois qu'on a constaté la possibilité de l'appliquer, l'introduction des instrumens par les voies naturelles est soumise à des règles si simples et si rigoureusement déterminées, qu'il y a impossibilité absolue de se méprendre quand on procède d'une manière convenable. Existe-t-il, en effet, des obstacles dans l'urètre, on commence par s'assurer de leur nature, de leur étendue, et on les écarte; si les ressources de l'art venaient à échouer contre eux, une tentative d'introduction serait inutile sans doute, mais du moins n'aurait-elle rien changé à l'état du malade.

On a cependant cité des faits établissant qu'il y a eu des cas où les parois de l'urètre ont été contuses, froissées, déchirées même par le passage des instrumens lithotriteurs. Ces faits, sur lesquels je viens de m'expliquer, sont malheureusement trop vrais ; j'en ai rapporté moi-même quelques-uns dans ma quatrième Lettre. Mais ils sont loin d'établir ce qu'on prétend leur faire prouver. Pour produire de telles lésions, il a fallu ignorer complétement le diamètre de l'urètre, sa direction et l'inclinaison qu'il convient de donner aux instrumens ; il a fallu procéder avec une témérité et une violence sans excuses. Il s'agit donc ici de maladresses purement individuelles, de malheurs déplorables, qui ne se reproduiront sans doute plus, mais dont on ne peut, sous aucun prétexte, rendre la lithotritie responsable. Quant aux lésions de l'urètre que l'instrument courbe et à deux branches peut produire quand on le retire trop chargé de débris calculeux, c'est un accident propre à un procédé spécial, et qu'on parviendra même à éviter.

L'opinion unanime des plus grands cystotomistes, et l'expérience de tous les jours, se réunissent pour détruire les illusions auxquelles plusieurs auteurs modernes se sont laissés entraîner sur le compte de la fréquence et de la gravité des hémorrhagies, soit primitives, soit secondaires, auxquelles sont exposés les calculeux soumis à la taille, même après l'emploi des procédés qui y exposent le moins. Ces illusions, qui honorent au moins le cœur, si elles choquent la vérité, reposent sur des argumens qui ont été puisés eux-mêmes dans des combinaisons purement théoriques. Les praticiens honorables qui aiment à s'en bercer acquerront la preuve de ce que j'avance dès qu'ils soumettront leurs brillantes théories au creuset de l'expérience. Or, cette expérience a prouvé jadis et prouve encore aujourd'hui que les hémorrhagies sont fréquentes, et que les procédés mêmes qui paraissaient le plus propres à en garantir, y exposent fort souvent. Combien, parmi les malades opérés par le procédé bilatéral, n'en a-t-il pas succombé, même entre les mains si habiles de Dupuytren, à des hémorrhagies primitives ou consécutives?

Comparer aux hémorrhagies si graves et si effrayantes de la cystotomie, le saignement que détermine quelquefois l'introduction des instrumens lithotriteurs ou le frottement de la pince ouverte contre les parois vésicales, c'est assimiler deux choses qui n'ont ensemble aucune analogie. Dans l'application de la lithotritie, de même que quand on introduit une sonde dans l'urètre, ou qu'on se frotte les gencives avec une brosse, le sang qui coule est le résultat d'une simple exhalation, puisqu'il n'y a point ici lésion, même superficielle, des tissus, ni moins encore, comme dans la cystotomie, ouverture de troncs artériels ou veineux. On ne conçoit pas qu'il ait pu venir à l'idée de personne de rapprocher deux accidens qui se ressemblent si peu.

Quoique assez rares dans la cystotomie, la lésion du rectum et celle des cordons spermatiques ont cependant fixé d'une manière sérieuse l'attention des praticiens, sans doute à cause des suites qu'elles entraînent. L'une peut enlever à l'homme la faculté de se reproduire, l'autre lui laisse une infirmité dégoûtante et plus grave que l'affection calculeuse elle-même. Dans la lithotritie, il y a impossibilité absolue d'atteindre le rectum. En soutenant le contraire, on a avancé une supposition gratuite et qui ne repose que sur un fait dénaturé. Il n'en est pas de même pour ce qui regarde les cordons testiculaires. Les instrumens lithotriteurs ne peuvent point léser directement ces organes ; mais l'irritation qu'ils causent dans l'urètre se propage assez souvent aux vésicules séminales, et de là aux cordons, qui deviennent, ainsi que les testicules, le siége d'un travail inflammatoire. Ayant étudié cet accident dans toutes ses ramifications, je ne le rappelle ici que pour noter de nouveau qu'il est plus fréquent après la lithotritie qu'après la taille, bien qu'on en cite plusieurs exemples à la suite de cette dernière.

Les différentes manœuvres pour saisir et extraire la pierre sont, dans l'une et l'autre méthode, la partie la plus importante de l'opération, et il a fallu la plus inconcevable inadvertance pour qu'à peine les ait-on mentionnées dans les parallèles qu'on a cherché à établir. C'est de là que naissent les principaux accidens qu'on peut avoir à combattre, et la plupart des dangers auxquels le malade se trouve exposé. J'ai discuté longuement ces accidens et ces dangers ; leur gravité, dans l'un et l'autre cas, sera prouvée par l'examen des résultats définitifs de l'opération. Je dois seulement faire remarquer ici qu'ils sont loin de se ressembler dans les deux méthodes, par la raison toute simple, je le répète, que les conditions du sujet, le mécanisme de l'opération et les circonstances dans lesquelles on la pratique, diffèrent essentiellement. Ainsi la division et le morcellement de la pierre qui, dans la taille, constituent un accident primitif susceptible d'engendrer plusieurs accidens secondaires, sont le but auquel tend la lithotritie. Qu'un petit calcul ou un fragment de pierre fuie devant l'instrument, échappe même à une première recherche avec le litholabe, il n'en peut rien résulter de bien considérable, puisqu'on est toujours maître de faire une ou plusieurs nouvelles recherches ; mais, dans la cystotomie, ce sera un malheur capable d'entraîner les plus graves conséquences. Une pierre dure, lisse et légèrement aplatie, serait presque un accident pour la lithotritie, attendu qu'on éprouverait de la difficulté pour la fixer ; la cystotomie, au contraire, se félicite d'en rencontrer. Tandis qu'un calcul friable, rugueux et bosselé est favorable à la lithotritie, il peut devenir une cause de désordres dans la cystotomie. La lithotritie cherche la pierre au moment où les parois de la vessie sont écartées par un liquide, et l'action de ses instrumens s'exerce dans l'eau ; s'il y a du frottement, il ne peut être que léger contre une surface tendue et lisse ; on n'a point d'obstacles à vaincre, aucun effort à faire. Dans la cystotomie, tout est inverse : les recherches commencent à l'instant où le viscère est sous l'influence de contractions qui en appliquent avec force les parois sur la pierre et sur les instrumens destinés à la saisir ; de là les difficultés et les douleurs inséparables de la manœuvre ; de là les désordres qui en sont la suite. Comment a-t-on pu songer à comparer ensemble deux opérations si différentes ?

Rien, dans la lithotritie, ne saurait être mis en regard de l'état où la taille réduit quelques malades. L'urine qui baigne la plaie et les tégumens voisins excorie, ulcère et frappe de mort tout ce qu'elle touche ; les points sur lesquels les malades reposent dans leur lit tombent en gangrène, et l'art ne peut rien pour soulager leur insupportable position. Il faut avoir vu les angoisses terribles de ces malheureux, lorsque leur vie se prolonge, pour s'en faire une idée. Jamais la lithotritie n'a présenté rien qui eût la moindre analogie, même éloignée, avec ce déchirant spectacle.

La grande majorité des accidens et des dangers de la cystotomie se rattachent à l'inflammation de la vessie, de ses annexes et des tissus qui environnent la plaie. Limité par l'espace, je n'ai pu en tracer qu'une faible esquisse; mais ce que j'ai dit, joint à ce que j'exposerai dans l'examen des résultats généraux, atteste assez combien ils sont graves. Il a fallu avoir des notions bien incomplètes et en même temps bien erronées sur l'art de broyer la pierre, pour qu'il soit venu dans l'esprit d'attribuer quelque chose d'analogue à cette méthode. Pour peu qu'on réfléchisse au mécanisme des instrumens et à l'action qu'ils exercent sur les organes mis en contact avec eux, on ne trouvera aucune connexion entre ce mécanisme ou cette action et les effets qu'on a voulu en faire dépendre. Ainsi tombe de lui-même tout l'échafaudage de spéculations théoriques qu'on a si laborieusement élevé contre la lithotritie, afin de lui attribuer des accidens qui ne peuvent même pas exister.

Je n'insisterai point ici sur les accidens consécutifs de la cystotomie, dont on connaît généralement le grand nombre et la gravité. Je rappellerai seulement que jamais la lithotritie n'a occasioné ces dégoûtantes fistules urinaires qu'il est si fréquent d'observer après la taille. Quant aux altérations auxquelles l'ébranlement causé par cette dernière donne souvent lieu dans des organes ou appareils plus ou moins éloignés de ceux qu'elle a intéressés directement, il y a, sous ce rapport, une distance immense entre la cystotomie et la nouvelle méthode, après laquelle ces sortes d'accidens sont tout à la fois et beaucoup plus rares et incomparablement moins graves.

J'ai dit que toute vive commotion de la vessie portait le trouble dans les fonctions des reins, et que la taille était quelquefois suivie d'une suppression d'urine. Le même phénomène a lieu aussi dans certains cas de lithotritie, et c'est alors seulement qu'on parvient à en bien juger ; car, après la cystotomie, surtout périnéale, on a beaucoup de peine à apprécier d'une manière exacte la quantité d'urine que rendent les malades, puisqu'il s'en perd toujours une grande partie.

Rarement les cystotomistes ont-ils rapporté les accidens dont ils étaient témoins à leur véritable cause. Tantôt les explications qu'ils en donnent portent les couleurs de la théorie du jour ; tantôt, et c'est le plus ordinaire, elles sont l'expression du système exclusivement adopté par chacun. Presque jamais même on n'a pris la peine d'isoler ce qui appartient à l'opérateur et à l'opération, ce qui se rattache à chacun des procédés mis en usage. De là est résultée une confusion telle que fort souvent on n'a pu s'y reconnaître. De là sont nées ces controverses, ces dissidences d'opinion, qu'il aurait été si facile d'éviter en précisant bien les faits, en les analysant d'une manière rigoureuse, en s'abstenant de leur attribuer d'autres conséquences que celles qui en découlent d'elles-mêmes et sans interprétation forcée.

Il me resterait maintenant à comparer les résultats des deux méthodes. Ce sera l'objet du chapitre suivant. Je dirai toutefois par anticipation que, sous ce rapport aussi, la cystotomie et la lithotritie diffèrent immensément l'une de l'autre, de sorte qu'on ne conçoit réellement pas quel a pu être le but de tant d'efforts pour rapprocher deux opérations entre lesquelles il n'y a de commun que la maladie qu'elles sont destinées à combattre. Si l'on me reprochait encore, comme on l'a déjà fait, d'avoir trop rembruni le tableau de la taille, je renverrais à l'ouvrage de Deschamps ; bien certainement ils n'ont jamais étudié cette opération dans la nature, ceux qui l'ont, de leur autorité privée, déclarée moins douloureuse que la lithotritie, et je leur dirai avec mon honorable et habile confrère M. Sanson : « Malgré les travaux des hommes

» les plus célèbres de tous les siècles et de toutes les nations,
» malgré le nombre des méthodes opératoires tour à tour
» proposées et employées, malgré la multitude des procé-
» dés inventés et exécutés pour perfectionner ces méthodes,
» l'opération de la taille est encore une des plus graves,
» disons mieux, une des plus dangereuses de la chirurgie ;
» et nous nous écarterions peu de la vérité en disant que la
» guérison d'un malade adulte qui a subi cette opération, doit
» plutôt être regardée comme un événement heureux que
» comme un événement ordinaire (1). »

CHAPITRE V.

PARALLÈLE ENTRE LA CYSTOTOMIE ET LA LITHOTRITIE SOUS LE RAPPORT DES RÉSULTATS QU'ELLES DONNENT.

Toutes les fois qu'on a essayé de déterminer la valeur d'un procédé chirurgical, on s'est jeté dans les extrêmes, où la vérité se trouve rarement. Dès lors l'erreur est devenue d'autant plus facile à commettre que presque toujours on s'est contenté d'un petit nombre de preuves, bien qu'on soit généralement convaincu des vices de cette méthode, et que chacun proclame la nécessité de réunir des masses de faits pour arriver à des résultats même approximatifs. Les faits chirurgicaux sont, en effet, si variables, si susceptibles d'être influencés par des causes souvent inaperçues ou inappréciables, qu'il y aurait de l'imprudence à ne s'appuyer que sur des cas peu nombreux, puisque le hasard rapproche quelquefois des événemens imprévus et en opposition avec les connaissances acquises. Ainsi l'on voit des opérations fort simples, des accidens pour ainsi dire insignifians, devenir la source de désordres graves ou mortels, tandis que des opérations de la plus haute importance ne donnent pas même lieu à un mou-

(1) *Des moyens de parvenir à la vessie par le rectum*, p. 4.

vement fébrile. Mais ces événemens sont fortuits et ne constituent, à l'égard des règles ordinaires, que des exceptions dont on doit sans doute tenir compte, mais qui sont loin d'avoir la portée qu'on a prétendu leur donner. La réunion d'un certain nombre de cas exceptionnels commande seulement la réserve, et impose l'obligation de rejeter tout jugement précipité ; mais, en définitive, la nature ne tarde pas à reprendre le cours de ses lois, et l'observateur, un moment égaré, rentre bientôt dans la voie véritable, surtout s'il dispose d'une masse imposante de faits soigneusement observés et exactement recueillis.

Quelques modernes ont prétendu que le mérite d'un procédé chirurgical ne pouvait être jugé d'après les faits. « Vacca » rapporterait sept cents cures obtenues par la taille recto-» vésicale, dit le célèbre Scarpa, au lieu de soixante-dix, » que le point de la discussion serait toujours le même. » Cette opinion, toute paradoxale qu'elle est, avait déjà été professée par d'autres praticiens d'un mérite éminent. Sur quoi peut-elle reposer ? car elle doit avoir un fondement quelconque. L'abus que certains auteurs font de petites séries de faits mal déterminés et choisis parmi beaucoup d'autres, les suppositions plus ou moins invraisemblables auxquelles s'abandonnent les partisans exclusifs des méthodes ou des procédés opératoires qu'ils cherchent à accréditer, ont sans doute fourni matière à de bien tristes réflexions, et fait sentir qu'on peut s'égarer beaucoup en suivant cette mauvaise voie. On a vu des écrivains invoquer, à l'appui d'opinions radicalement fausses, des centaines, des milliers de faits, qu'on pouvait, qu'on devait même regarder comme altérés ou supposés, puisque la plupart étaient non seulement invraisemblables, mais en opposition avec les lois de la nature, avec les règles de la logique. C'est surtout en procédant ainsi qu'on embrouille les questions les plus simples, et qu'on arrête les progrès des sciences.

A cette considération s'en joint une autre, qui ne manque

pas non plus d'importance. C'est la difficulté de préciser les faits relatifs à la médecine, d'en saisir toutes les nuances, d'en apprécier tous les rappports, de les dégager des influences qui peuvent ou les masquer ou les altérer. Cette espèce d'analyse a été long-temps regardée et l'est encore aujourd'hui par quelques personnes comme dépassant la hauteur de nos forces. Mais, parce qu'on aura abusé d'un moyen puissant, ou parce que son emploi présente de grandes difficultés, est-ce une raison de le repousser? Non sans doute, et cela d'autant moins que nous n'en avons pas d'autre pour rectifier nos jugemens, qu'il est la ressource la plus précieuse du praticien, qu'il ouvre la seule voie par laquelle on puisse espérer d'amener l'art de guérir à sa perfection. J'ai entrepris de montrer comment on peut parvenir à écarter les difficultés et à se préserver de l'erreur, soit dans l'observation, le rapprochement et l'analyse des faits, soit dans les déductions qu'on en tire. Mais, comme ce travail sort du plan que je me suis tracé, et que d'ailleurs il doit paraître prochainement, je m'abstiendrai d'en présenter l'analyse. Me renfermant ici dans la sphère de l'affection calculeuse, je citerai d'abord quelques faits, après quoi je passerai en revue les principales circonstances auxquelles on a attribué de l'influence dans les résultats des opérations que cette maladie réclame. Cet examen me fournira l'occasion de relever des erreurs et d'écarter des obstacles qui se sont opposés à la découverte de la vérité; car c'est une question beaucoup plus grave qu'elle ne le semble au premier aperçu que celle qui a pour but d'apprécier les causes présumées des événemens qu'on observe à la suite des diverses opérations réclamées par la pierre dans la vessie.

§ I. *Résultats de la cystotomie*.

On nous a transmis des données si vagues et si incertaines sur les résultats des premières opérations de taille par le petit et le grand appareil, qu'il est impossible d'en déduire même des probabilités. On sait seulement que cette partie de la chirurgie était alors, comme elle l'est encore aujourd'hui dans quelques localités, confiée à un petit nombre de praticiens, qui faisaient pour la plupart un mystère de leurs procédés. Quelques uns avaient acquis une grande réputation et les malades venaient de fort loin se faire opérer par eux. Tel était ce Jonnot, dont parle Tolet, et qui pratiqua la cystotomie pendant plus de cinquante ans.

Méry nous apprend que, depuis l'année 1525, la France a possédé un grand nombre de ces opérateurs, et de très-habiles, qui étaient appelés dans les différentes parties de la France. Tel furent Franco, et notamment les Colot, dont huit générations possédèrent mystérieusement le secret de délivrer les calculeux. Mais tous ces chirurgiens ne nous ont pas donné les résultats de leurs opérations. Quant aux publications que d'autres ont faites, après avoir choisi ce qui pouvait être à la convenance particulière de chacun, elles ont donné lieu d'émettre les opinions les plus contradictoires. Dans la première moitié du siècle dernier, Covillard nous a conservé l'histoire de quelques observations cystotomiques ; mais ces faits, très-intéressans sous le rapport pratique, ne fournissent aucune donnée propre à faire connaître la proportion de la mortalité après la taille. Il en est de même de ceux que Tolet rapporte.

Tant que les ressources de l'art consistèrent en deux procédés, applicables chacun à une série spéciale de cas, il n'y eut pas de motif assez puissant pour déterminer à établir une proportion des résultats obtenus. Mais il n'en fut plus de même lorsque de nouvelles manières d'effectuer la taille eurent été introduites en chirurgie. Il fallut alors s'occuper des résultats, comme étant le moyen le plus certain d'apprécier l'utilité de chaque procédé. Méry est l'un des premiers qui aient fourni quelques faits propres à élucider la question. Il indique 100 cas de taille, dont 22 par le grand appareil, et 78 par le procédé latéral. On compte 34 morts,

33 guérisons complètes, 30 guérisons incomplètes, et 3 cas dans lesquels le résultat n'est pas noté.

A côté de ces faits se placent ceux qu'on trouve dans l'ouvrage de Colot, où l'on voit que 47 opérations de taille, dont 32 faites par le grand appareil, 4 par l'urétrotomie, 1 par le haut appareil, et 4 par la taille en deux temps, ont donné 10 morts, 28 guérisons complètes, et 2 infirmités; dans les autres cas, le résultat n'est point indiqué. Ces faits sont tirés de la pratique des Colot; mais il ne s'agit encore là que d'un choix d'observations consignées dans un ouvrage posthume, et incapables de nous faire connaître la mortalité qui était la suite des opérations.

Quelques années après, Morand s'attacha d'une manière plus spéciale à déterminer le mérite des divers procédés de la taille par les résultats qu'ils donnent. Il publia un relevé des opérations cystotomiques faites à l'hôpital de la Charité et à l'Hôtel-Dieu de Paris, depuis 1720 jusqu'en 1728. Nous y apprenons que, sur 812 malades, de tout âge, opérés par le grand appareil, 557 guérirent, et 255 succombèrent. Indépendamment de ce résultat, l'auteur donne les détails de 29 autres cas de taille, parmi lesquels on trouve 12 enfans, 9 adultes, et 1 vieillard : 23 hommes et 1 femme; 2 malades furent opérés par le grand appareil, et 22 par la taille hypogastrique ; dans les autres cas, le procédé n'est pas indiqué. Ces opérations ont produit 9 morts, 14 guérisons complètes, et 2 guérisons incomplètes ; les autres cas manquent de détails.

Depuis lors, on a attaché plus d'importance à développer les résultats de la taille. Mais le désir d'élever certains procédés opératoires au dessus des autres a introduit des erreurs nombreuses, notamment dans celles de ces publications qui ne sont pas dues aux chirurgiens à la pratique desquels les faits appartiennent. On est forcé de reconnaître que leurs partisans n'ont mis aucune réserve dans les assertions qu'ils hasardaient. Morand lui-même n'a pas su se

garantir d'exagération dans les comptes qu'il a rendus à l'A
cadémie des Sciences de la pratique de Lecat, de Rau et de
frère Jacques. Il est juste toutefois de faire observer que
lui-même ne connaissait pas les faits dont il parlait, et que
ses erreurs venaient de sa trop grande confiance dans les
rapports qu'on lui adressait. Ainsi les auteurs et surtout les
défenseurs de chaque procédé cystotomique s'étant affran-
chis du devoir de justifier les faits qu'ils avançaient, ils les
ont invoqués par centaines, par milliers, et ont assigné des
proportions de guérison toute différentes de celles que constatent les résultats les plus autenthiques obtenus en d'autres
temps, et spécialement de nos jours. Mais ce qu'il y a de plus
remarquable encore, c'est la différence énorme qu'on observe dans la pratique des mêmes chirurgiens, lorsqu'elle
est particulière et lorsqu'elle est publique et soumise à de
rigoureuses investigations. Il suffit de se rappeler le contraste qu'offrit la pratique de frère Jacques à l'Hôtel-Dieu
et à la Charité avec les milliers de succès dont il montrait
les attestations.

Le grand appareil, par l'emploi duquel les Colot se sont
immortalisés, aurait produit, suivant Tolet, Louis et autres
chirurgiens d'un mérite éminent, des succès capables de
faire considérer l'opération de la taille *comme l'une des plus
sûres de la chirurgie*. Lorsque les résultats de ce procédé
cystotomique ont été soumis à un examen rigoureux, ils ont
prouvé à Morand qu'on perdait plus d'un malade sur quatre,
tous les âges compris. Au rapport de Sénac et autres praticiens célèbres, la mortalité serait encore plus grande.

Si l'on examine les résultats plus récens obtenus par les
divers procédés de la taille latérale, on trouve la même incertitude dans la proportion assignée à la mortalité. Ainsi les
succès attribués à la pratique de Cheselden sont contredits
par les assertions de l'auteur lui-même, et par les recherches qu'on a entreprises dans ces derniers temps (1). Les

(1) Yelloly, *Transact. philos.*, 1829.

succès non moins extraordinaires qu'on avait mis sur le compte du lithotome caché ont subi des diminutions notables par le fait des investigations auxquelles se sont livrés Lecat, Louis et plusieurs autres membres de l'ancienne Académie de chirurgie. La même chose a eu lieu pour les opérations faites d'après le procédé de Lecat : la mortalité est beaucoup plus forte que ne l'avaient dit les partisans de ce procédé. Ainsi les 4,500 opérations attribuées à frère Jacques, les 1,547 de Rau, les 346 de Baseilhac, les 310 de Lecat, les 150 de Pouteau, etc., sur lesquelles on s'est si souvent appuyé pour proclamer la supériorité des procédés employés par ces praticiens, sont des faits sans authenticité, sans détails, sans valeur, qu'on invoque à tort, puisqu'ils ne prouvent absolument rien dans la question qui nous occupe, et il serait par conséquent inutile de les soumettre à un examen plus approfondi.

Les progrès qu'ont fait de nos jours les sciences exactes ont donné une impulsion heureuse aux travaux de la chirurgie. On a senti de plus en plus la nécessité d'éloigner tout ce qui est conjectural, pour ne s'attacher qu'aux faits positifs. C'est à cette impulsion que sont dus les relevés de statistique qui ont déjà exercé une influence si heureuse dans certaines parties de l'art de guérir, et qui semblent promettre une réforme salutaire dans celle à laquelle ce travail appartient.

Vers la fin du siècle dernier, et au commencement du nôtre, Dobson, en Angleterre, Saucerotte, en France, et Schultens, en Hollande, se sont livrés à des travaux qui n'ont pas été sans résultat. Le premier, en cherchant à constater la fréquence relative de l'affection calculeuse dans les divers comtés de la Grande-Bretagne, a réduit à leur juste valeur des opinions trop accréditées sur quelques causes présumées de cette maladie. Le second, en essayant de résoudre plusieurs des questions qui se rattachent à la pierre, a fait connaître les résultats de la taille et les différences qu'elle présente en raison de l'âge des malades et des procédés opératoires. Le troisième, enfin, a signalé, ainsi que je l'ai dit, une diminution dans la fréquence de la pierre en Hollande après la mort de Rau.

Plus tard, de nouvelles recherches ont été entreprises en Angleterre par MM. Marcet, Smith, Prout et Yelloly, et il a jailli quelques vérités utiles des relevés que ces auteurs ont dressés en diverses localités, notamment dans un grand nombre d'hôpitaux de la Grande-Bretagne. Ainsi Marcet a fait connaître les cas de cystotomie à l'hôpital de Norwich, depuis 1772 jusqu'en 1816, ce qui forme une période de 44 années; le nombre des malades opérés est de 506, dont 235 au dessous de quatorze ans, 150 de quatorze à cinquante ans, et 121 au dessus de cet âge; la mortalité, après la taille, a été, pour les enfans, de 1 sur 18, et pour les adultes, de 4 sur 19. On a observé le contraire de ce qui avait été constaté à Amsterdam et à Lunéville, c'est-à-dire un accroissement notable dans la fréquence de la maladie; de 1772 à 1782, on a fait 100 opérations; il y en a eu 120 de 1782 à 1792; 116 de 1792 à 1802, et 137 de 1802 à 1812. Outre les documens relatifs à l'hôpital de Norwich, Marcet en a consigné dans son intéressant ouvrage d'autres qui sont utiles, mais qui, sous le point de vue dont je m'occupe, manquent de précision et de détails, comme l'auteur l'a déclaré lui-même. Dans la plupart des hôpitaux de Londres, il n'est pas tenu de registres à ce sujet, et Marcet avoue qu'il a été réduit plus d'une fois à invoquer les souvenirs de quelques employés subalternes. Quant aux documens recueillis dans d'autres pays, ils sont trop incomplets pour qu'on puisse établir, même approximativement, la proportion de la mortalité après la taille.

Ainsi les faits complets cités par Marcet se réduisent à ceux de l'hôpital de Norwich. Ils sont disposés dans un tableau que je reproduis ici, et que l'on considère en Angleterre comme l'un des plus exacts et des plus propres à faire connaître la proportion de la mortalité après la cystotomie.

Relevé des cas de lithotomie dans l'hôpital de Norwich,
de 1772 à 1816.

	NOMBRE DES OPÉRATIONS.		Total.	MORTS.		Total.
	Enfans au dessous de 14 ans.	Adultes.		Enfans.	Adultes.	
Sexe masculin.	227	251	478	12	56	68
Sexe féminin..	8	20	28	1	1	2
Totaux...	235	271	506	13	57	70

A côté de ce tableau, on doit placer celui que M. Smith a dressé des malades opérés à l'infirmerie de Bristol. Il comprend 354 cas de cystotomie, dans lesquels la mortalité est classée suivant les différentes époques de la vie. Je l'extrais des *Transactions médico-chirurgicales* pour l'année 1821.

PÉRIODES.	CAS.	MORTS.	GUÉRIS.	PROPORTION.
De 1 à 10 ans.	135	29	106	1 sur 4 1/8
De 10 à 20	65	13	52	1 5 »
De 20 à 30	35	5	30	1 7 »
De 30 à 40	34	7	27	1 5 »
De 40 à 50	37	»	26	1 3 1/3
De 50 à 60	28	6	22	1 4 2/3
De 60 à 70	18	7	11	1 2 1/2
De 70 à 80	2	1	1	1 1 »
	354	79	275	1 sur 4 5/8

Ainsi le terme moyen, pour tous les âges, est de 1 sur 4 et une fraction. Mais cette proportion, qui s'éloigne peu de celle qu'on avait observée à Norwich, en réunissant tous les malades, diffère notablement au sujet des enfans, puisqu'elle est quatre fois plus forte à Bristol qu'à Norwich. Au rapport de M. Prout, ces données sont les plus exactes qu'on possède sur la matière.

Mais M. Smith n'a pas borné ses recherches à l'infirmerie de Bristol ; il s'est adressé à la plupart des chirurgiens attachés aux hôpitaux de l'Angleterre, et il a reçu d'eux des documens qui donnent à son travail un intérêt remarquable. J'en extrairai aussi la table suivante, comprenant la pratique de l'hôpital de Leeds. Dans cet hôpital, établi en 1767, on a reçu, pendant l'espace de 50 années, 76,386 malades, dont 197 calculeux. Ces derniers sont classés de manière à faire connaître les variations qu'a présentées la fréquence de la pierre aux diverses époques.

ÉPOQUES.	CAS.	GUÉRIS.	MORTS.	
De 1767 à 1777	24	16	2	83 au dessous de 10 ans.
De 1777 à 1787	62	32	8	21 de 10 à 20 ans.
De 1787 à 1797	23	8	3	21 de 20 à 30
De 1797 à 1807	42	19	7	12 de 30 à 40
De 1807 à 1817	46	29	8	28 de 40 à 50
				21 de 50 à 60
				9 de 60 à 70
	197	104	28	2 de 70 à 80

En reproduisant ce tableau, je me suis proposé aussi de signaler une erreur que l'on a commise au sujet de la mortalité après la taille, dans cet hôpital. Effectivement 65 de ces malades paraissent n'avoir pas subi d'opération, ce qui réduit le nombre des opérés à 132, somme égale à celle des morts et des guérisons réunies. Je noterai également une différence qui se remarque entre ce passage de l'auteur (1) et un autre (2) où il dit que le nombre des calculeux est de 262.

(1) *Trans. med. chirury.*, tom. XI, p. 40. — (2) *Ibid.*, p. 49.

Du reste, les recherches de M. Smith embrassent la plus grande partie des localités de l'Angleterre. Elles portent à environ 200 le nombre des calculeux qu'on y traite année commune. Mais, pour une grande partie des faits, les détails manquent. Toutefois on peut conclure de ce qui existe, que la pierre n'est pas également fréquente dans les divers points du royaume.

Les relevés qu'a présentés plus tard M. Yelloly, ont produit des faits nouveaux qui accroissent l'importance de son travail, remarquable d'ailleurs sous le rapport chimique. Les faits ajoutés par ce savant aux tableaux de Marcet ont même changé, notamment chez les enfans, la proportion de la mortalité établie par les documens qu'on doit aux recherches de ce dernier. Les tableaux de M. Yelloly embrassent les opérations cystotomiques faites à Norwich et à Norfolk pendant cinquante-six ans, au nombre de 649, dont 618 hommes et 31 femmes, 292 au dessous de 14 ans, et 357 au dessus de cet âge. La mortalité a été de 1 sur 7,29 pour la généralité des cas. Mais cette mortalité, à peu près la même que celle qui ressort des travaux de Marcet, quand on comprend tous les âges, en diffère essentiellement pour les enfans, puisque Marcet la porte à 1 sur 18, et Yelloly à 1 sur 14. La différence tient-elle uniquement à ce que, pendant les douze annnées de plus comprises dans le tableau de M. Yelloly, la mortalité aurait été plus grande chez les enfans, et moindre chez les adultes et les vieillards? Je me borne à faire observer que les derniers tableaux ne comprennent que 65 enfans de plus que ceux de Marcet. Or, pour changer à un tel point la proportion de la mortalité établie par les premiers documens, il faut qu'on en ait perdu un grand nombre. Quant aux adultes et aux vieillards, la proportion de la mortalité donnée par Marcet ne diffère pas beaucoup de celle de M. Yelloly.

Mais les tableaux dressés en Angleterre, comme les différens relevés qui ont été donnés, présentent de grandes lacùnes que leurs auteurs eux-mêmes ont signalées. Indépendamment des omissions qui peuvent exister, les faits cités sont incomplets. Les tableaux embrassant des périodes considérables, on a été d'autant plus exposé à omettre des circonstances importantes, qu'on n'avait généralement pas tenu de registres, et qu'on s'est trouvé souvent réduit à interroger les souvenirs des personnes attachées aux hôpitaux. Ainsi, on n'a tenu note ni des dispositions dans lesquelles les malades se trouvaient avant l'opération, ni des particularités qui ont dû se présenter, ni des récidives, ni des guérisons incomplètes. Ces dernières surtout renferment une question beaucoup plus importante qu'on ne l'avait pensé.

En général, les auteurs considèrent comme guéris après l'opération tous les malades qui ont survécu. Mais il est constaté que, dans un très-grand nombre de cas, les malades conservent, après la taille, des infirmités dont quelques unes ne sont pas moins graves que la pierre. C'est l'opinion des premiers chirurgiens de l'époque, notamment de Scarpa, qui s'exprime ainsi, en parlant des malades auxquels l'opération a laissé des infirmités : « Leur existence » est, à mon avis, aussi pénible qu'elle l'était avant qu'ils » eussent couru le risque de perdre la vie en se soumettant » à l'opération ; leur situation est peut-être même plus in- » supportable encore. » Or, ces accidens ne sont pas rares : beaucoup de malades qu'on présente comme guéris, parce qu'ils sortent de l'hôpital *en voie de guérison*, ne le sont point. C'est ce que prouvent bien des faits observés de nos jours ; c'est ce qu'avaient déjà démontré des recherches entreprises en des temps et des lieux différens, pour savoir si les guérisons annoncées par quelques opérateurs étaient exactes (1). Il est donc incontestable que les infirmités sont

(1) Il n'y a peut-être pas d'exemple d'un procédé cystotomique nouveau qui n'ait soulevé aucun débat. Ces sortes de discussions ont assurément de graves inconvéniens, puisqu'elles font naître des doutes dans

fréquentes après la taille. Lecat, Tolet, Saucerotte, et la plupart des cystotomistes en parlent comme d'un événement commun. Les principales sont : l'incontinence d'urine, les fistules, notamment celles qui établissent une communication entre le rectum et les organes urinaires, la perte des facultés viriles, et quelques catarrhes de vessie qu'il devient impossible de guérir. Or, ces infirmités affaiblissent beaucoup les chances heureuses de la cystotomie. Mais, sous ce point de vue aussi, les faits ne sont ni assez nombreux ni assez complets pour permettre que l'on fixe des limites rigoureuses.

C'est pour remplir les lacunes qu'on trouve dans cette partie de la chirurgie que j'ai entrepris des recherches statistiques portant sur tout ce qui a trait à l'affection calculeuse. La position dans laquelle je me suis trouvé m'a permis de donner à ce travail plus d'étendue, et aux faits qui le constituent plus de garantie qu'on n'en avait remarqué jusqu'ici dans les considérations du même genre.

Comme mes recherches s'étendent aux diverses parties du globe, qu'elles embrassent un nombre imposant de faits, et qu'elles sont accompagnées d'observations authentiques, elles auront pour principal résultat de faire apprécier plus rigoureusement les chances de la cystotomie. Une masse de plus de cinq mille faits, tirés de la pratique des premiers chirurgiens de l'époque, et détaillant les conséquences de

l'esprit des praticiens et tiennent les malades dans une cruelle perplexité. Mais elles ont aussi des avantages, entre autres celui de faire apprécier, d'une manière plus rigoureuse, les résultats qu'on obtient par l'emploi de certains instrumens, de certains procédés. C'est ainsi que les recherches des Méry, des Lecat, des frère Côme, des Morand, etc., ont constaté bien des mécomptes dans les succès qu'on avait annoncés. De pareilles recherches sont moins nécessaires sans doute aujourd'hui : cependant elles ont eu l'avantage de faire apprécier, mieux qu'on ne l'avait encore fait, les expressions de *en voie de guérison*, *hors de danger*, *résultat inconnu* ou *incertain*, etc., par lesquelles se termine l'histoire d'un grand nombre de taillés.

l'emploi de la plupart des procédés opératoires actuellement en usage, avec tous les perfectionnemens dont la cystotomie est redevable aux travaux des modernes, une telle masse de faits paraîtra sans doute suffisante pour asseoir un jugement sur cette question. Cependant je ne crois pas hors de propos de prévenir les objections qu'on pourrait élever, en cherchant à s'appuyer sur des faits que j'aurais omis. Quelques observations ont d'ailleurs été rendues nécessaires par des remarques publiées depuis la première communication de mon travail au public.

Quelques jours après que j'eus exposé à l'Académie des sciences le résultat de mes recherches, Dupuytren et M. Souberbielle parurent élever des doutes sur l'authenticité des documens d'après lesquels mes tableaux avaient été dressés, et sur l'exactitude des faits contenus dans ces tableaux. Je crois avoir répondu sur le premier point dans une Lettre que j'adressai à l'Académie le 15 septembre 1833, et dont je vais reproduire en partie la substance.

En janvier 1830, d'après ma demande, les Ministres de l'intérieur et des rélations extérieures envoyèrent une circulaire ayant pour objet de faire recueillir dans chaque localité les renseignemens qui m'étaient nécessaires, et à laquelle, pour abréger le travail, on joignit un modèle des tableaux qu'il s'agissait de remplir. Ces tableaux, certifiés spécialement par les administrateurs ou les chirurgiens des hôpitaux, sont mes autorités.

La même circulaire fut adressée aussi à l'Administration des hôpitaux de Paris, qui ordonna des recherches pour répondre à l'invitation du Ministre de l'intérieur. Quelque temps après, je reçus d'elle un tableau. Mais ce tableau embrassait seulement la pratique de quelques hôpitaux; il n'offrait des documens ni assez complets, ni assez étendus pour me permettre d'atteindre le but que je me proposais. Sur mes réclamations à cet égard, l'Administration, qui avait compris la portée de mes travaux, m'autorisa, par une décision spéciale, à faire moi-même un relevé des registres et des cahiers d'observations déposés dans ses archives. C'est ce relevé que j'ai réduit sous la forme de tableau, en faisant remarquer toutefois qu'il était incomplet, parce qu'en général on tient mal les registres. Sans doute il y a eu des faits omis, et aussi des faits tronqués; ceux-ci je les ai donnés pour ce qu'ils sont, et à titre de simples renseignemens. Mais les faits complets ne sauraient être inexacts; je les ai reproduits tels qu'ils ont été présentés par les chirurgiens eux-mêmes. Or, c'est sur ces faits complets *seuls* qu'est basée la proportion que j'ai établie de la mortalité après la taille. Pour en contester l'exactitude, il eût fallu prouver que je m'étais trompé dans mon relevé des registres et des cahiers d'observations déposés dans les archives de l'Administration des hôpitaux.

Quant aux faits tirés de la pratique particulière et que j'avais présentés, les uns complets et avec tous les détails qu'on peut désirer, les autres seulement à titre de renseignemens, je possédais aussi pour les premiers, comme pour les malades reçus dans les hôpitaux, des notions précises qui en garantissaient l'exactitude.

L'Académie trouva mes observations justes, et, lorsque après deux années de recherches et de vérifications, elle eut entendu le rapport favorable fait par M. Double, au nom de la commission chargée d'examiner mon travail, elle exprima le désir que ces documens fussent imprimés dans le *Recueil des savans étrangers* (1).

(1) Ce Rapport embrasse aussi tous les faits tirés de ma pratique depuis 1823 jusqu'en 1833, par conséquent ceux qui sont relatifs au service des calculeux, et au sujet desquels MM. Larrey et Double avaient été appelés à faire des rapports spéciaux, devenus la source de si étranges interprétations. Ces deux savans, dans leur dernier Rapport, ont confirmé l'exactitude du chiffre que j'avais fixé pour la mortalité à la suite de la lithotritie, c'est-à-dire, sur 244 opérés, 5 morts, 236 guérisons complètes, et 3 guérisons incomplètes. Leur travail donne un démenti

Je pourrais donc abandonner la question comme définitivement jugée. Mais il vient de se révéler une circonstance qui démontre, par des chiffres, combien peu les récriminations élevées contre moi étaient fondées, et que par cette raison je ne puis passer sous silence. Dupuytren surtout se plaignit en termes généraux, et sans rien préciser, de la manière infidèle dont, suivant lui, j'avais énoncé les résultats de sa pratique. J'avais cité 32 opérations faites par lui d'après le procédé bilatéral, et sur ce nombre j'avais trouvé 8 morts, 21 guérisons complètes et 3 guérisons incomplètes. Plus tard, Dupuytren déclara, dans le *Dictionnaire de médecine et de chirurgie pratiques*, que, de 70 calculeux opérés soit à l'Hôtel-Dieu, soit en ville, six seulement succombèrent. Voilà certes une bien grande différence. De quel côté se trouve la vérité ? Les exécuteurs testamentaires de Dupuytren vont nous l'apprendre dans un tableau annexé à un mémoire qu'ils étaient chargés de publier. Dans ce tableau, que je vais donner, on voit que, sur 42 malades opérés, il y eut 9 morts et 33 guérisons; il n'a pas été tenu compte des guérisons incomplètes. Quoiqu'il embrasse un laps de temps plus considérable et un plus grand nombre de cas, il confirme la proportion que j'avais établie pour la mortalité.

formel à ceux qui ont tenté de faire croire que j'avais perdu à l'hôpital un malade sur 3 ! J'ai déjà démasqué les combinaisons industrielles au moyen desquelles on était parvenu à donner un vernis de vraisemblance à cette étrange proportion.

TABLEAU COMPARATIF

Des guérisons et des morts à la suite de la taille transversale.

1° Dans la pratique de DUPUYTREN.

SEXE.	ÉPOQUES de la vie.	NOMBRE des opérés.	MORTS.	GUÉRIS.	RAPPORT APPROXIMATIF du nombre des morts à celui des opérés.
Masculin...	Ans. De 1 à 10	19	1 (1)	18	1 sur 19
	10 à 20	5	1	4	1 . 5
	20 à 30	3	1 (2)	2	1 . 3
	30 à 40	2	1	1	1 . 2
	40 à 50	3	0	3	0 . 3
	50 à 60	2	1	1	1 . 2
	60 à 70	4	4 (3)	0	4 . 4
Féminin...	10 à 20	1	0	1 (4)	0 . 1
	30 à 40	1	0	1	0 . 1
	40 à 50	2	0	2	0 . 2
Total....	1 à 70	42 (5)	9	33	9 sur 42, ou 1 sur 4 2/3
Hommes...	1 à 70	38	9	33	1 sur 4 1/4
Femmes...	10 à 50	4	0	4	0 sur 4

(1) Ce sujet, âgé de 6 ans, succomba, dix jours après l'opération, avec les symptômes d'une gastro-entérite constatée par l'autopsie.

(2) Ce sujet, âgé de 22 ans, mourut avec un vaste abcès dans la fesse.

(3) Parmi ces quatre cas, se trouve celui d'un vieillard de 70 ans sur lequel l'opération n'offrit rien de particulier; il succomba, neuf jours après, épuisé par une hémorrhagie qui se renouvela plusieurs fois et que ne put arrêter complétement aucun des moyens hémostatiques connus.

(4) Vessie bilobée.

(5) Je dois faire remarquer que, sur ces 42 cas, il y a 19 enfans au dessous de 10 ans, et que, sur les 23 autres, dont 4 seulem. au dessus de 60 ans, il y a eu *huit* morts.

2° Dans la pratique de divers chirurgiens de Paris.

SEXE.	ÉPOQUES de la vie.	NOMBRE des opérés.	MORTS.	GUÉRIS.	RAPPORT APPOXIMATIF. du nombre des morts à celui des opérés.		
	Ans.						
	De 1 à 10	37	2	35	1	sur	18 1/3
	10 à 20	17	1	16	1		17
	20 à 30	7	2	5.	2		7
Masculin...	30 à 40	7	2	5	1		1 1/2
	40 à 50	4	1	3	1		4
	50 à 60	5	4	1	4		5
	60 à 70	6	6	0	6		6
	70 à 80	2	1	1	1		2
	10 à 20	1	0	1	0		1
Féminin...	30 à 40	1	0	1	0		1
	40 à 50	2	0	2	0		2
Total....	1 à 80	89	19	69	19 sur 89, ou 1 sur 4 2/3		
Hommes...	1 à 80	85	19	65	19 sur 85, ou 1 sur 4 1/2		
Femmes...	10 à 50	4	0	4	0	sur	4

N. B. Sur dix-neuf fois la mort a été déterminée :

Par le cancer de la vessie, une fois............ 1
Par sa forme trilobée avec rétention de plusieurs cal-
    culs dans une des loges, une fois.......... 1
Par une affection calculeuse de la prostate, une fois. . 1
Par des difficultés dépendantes :
        de l'étroitesse du périnée.... 1 fois }
        de sa profondeur excessive .. 1   } 4
        du volume des calculs...... 2 }
Par spasme et délire, une fois................ 1
Par gastro-entérite, une fois................ 1
Par déchirure du tissu de la prostate............ 1
Par hémorrhagie. 2
                    Ensemble. 12

Dans les sept autres cas, c'est-à-dire dans 7 cas seulement sur 89 opérés, les malades ont succombé à l'inflammation de la vessie ou du tissu cellulaire, développée par le seul fait d'opérations qui n'avaient offert aucune circonstance extraordinaire.

Les autres réclamations qui se sont élevées au sujet de mes documens, étaient de même nature. A des faits rigoureusement déterminés, bien précisés, et portant tous les caractères de l'authenticité, on n'a opposé que des assertions vagues et hasardées, qui ne changent en rien les proportions auxquelles j'étais arrivé.

On trouvera dans mes tableaux des différences inexplicables eu égard à la proportion de la mortalité après la taille, dans quelques localités. Ces différences, je les ai scrupuleusement reproduites, quoique les faits m'aient paru incomplets. Du reste, ces faits nouveaux confirment ce que l'expérience a constaté souvent, savoir, qu'on peut opérer un certain nombre de malades sans en perdre un seul, tandis que, dans d'autres circonstances, on perd presque tous ceux qu'on opère. Cette particularité, qui se représente pour ainsi dire tous les jours, est devenue une source d'erreurs dans la fixation de la mortalité après la taille, parce qu'on a coutume de faire connaître les séries heureuses et de laisser inédites celles qui ne le sont pas. On en acquerra une nouvelle preuve si l'on compare les faits que j'ai publiés aux communications partielles qu'on lit chaque jour dans les académies. Mais, en reproduisant sans réserve, dans mes tableaux, les séries heureuses et les séries malheureuses d'opérations cystotomiques, je suis fort éloigné de vouloir attaquer le mérite des chirurgiens de la pratique desquels les faits malheureux sont tirés. On sait aujourd'hui, à n'en pouvoir douter, que les succès ou les revers de la cystotomie sont presque toujours indépendans des praticiens et des procédés mis en usage. Ainsi, de ce que, dans quelques localités, on a obtenu temporairement des résultats plus satisfaisans que dans d'autres endroits, on aurait tort de conclure que les opérations y ont été exécutées avec plus de talent, plus de dextérité. Il est avéré qu'un petit nombre de faits ne prouve absolument rien lorsqu'il s'agit d'apprécier le mérite d'une méthode : aussi a-t-on senti de plus en plus la nécessité d'en réunir une très-grande masse pour asseoir un jugement définitif. C'est pour avoir négligé cette précaution que de si graves erreurs ont été commises dans l'appréciation de la cystotomie. On a vu, en effet, les manœuvres les plus hasardées, je dirai même les plus meurtrières, et les pratiques les plus bizarres, être suivies de la guérison : un tel résultat n'était dû qu'au hasard ou aux efforts d'une nature heureuse, car il ne semblait pas y avoir le moindre rapport entre le résultat obtenu et ce qu'on était en droit d'attendre. On a donc eu raison de vouloir que les succès attribués à la pratique de plusieurs chirurgiens fussent justifiés d'ailleurs par la nature même de l'opération, indépendamment de la régularité et de la précision du mode opératoire. On a voulu surtout qu'il fût possible d'obtenir des résultats analogues en se plaçant dans des circonstances semblables. C'est là, effectivement, un moyen certain d'apprécier l'influence des motifs mis en avant pour expliquer les faits extraordinaires ; car, à coup sûr, cette influence aurait reparu, au lieu de s'anéantir avec les hommes à qui l'on en faisait un mérite.

Il est reconnu aujourd'hui que les différentes méthodes de pratiquer la cystotomie donnent toutes à peu près les mêmes résultats. Les faits nombreux qu'on a publiés, et spécialement ceux que j'ai insérés dans mes *Recherches statistiques*, le prouvent d'une manière péremptoire. Si, à ces faits récens, recueillis dans divers hôpitaux, sous les yeux des chirurgiens les plus éminens, si à ces résultats authentiques on persistait à opposer les faits hasardés que j'ai indiqués, soit qu'on les attribue à des chirurgiens anciens, soit qu'on les fasse venir de contrées lointaines, on serait amené à cette triste conséquence que les nombreux et importans travaux entrepris par les modernes pour perfectionner la cystotomie, n'auraient eu d'autre résultat que de rendre l'opération plus meurtrière qu'elle ne l'était entre les mains des Colot, des Lecat, des Pouteau, des Pajola, des Rau et des frère Jacques.

Je ferai observer d'ailleurs que les séries les plus remarquables par les succès, celles qu'on a invoquées dans ces derniers temps pour établir la supériorité de la cystotomie, sont en quelque sorte isolées ; les faits manquent de détails ; presque toujours on s'est borné à des indications sommaires ou à des énumérations en bloc. Cette lacune est d'autant plus fâcheuse que les résultats s'écartent davantage des données ordinaires. Il est donc à désirer que les chirurgiens auxquels ces faits heureux appartiennent veuillent bien donner de la publicité à des observations qui ont un si haut degré d'intérêt. Ce qui mérite d'être remarqué, c'est l'influence que l'âge du malade a exercée sur les résultats de l'opération. Dans ces longues séries de succès qui ont été successivement produites, il s'agit presque toujours de sujets jeunes, et chacun sait que la taille réussit incomparablement mieux chez les enfans que chez les adultes et surtout chez les vieillards. Or, il y a des localités où l'on n'opère pour ainsi dire que des enfans. A Lunéville, d'après Saucerotte, sur 1629 calculeux, 1195 n'avaient pas plus de quatorze ans. Dans les hôpitaux de Lyon, dit Pouteau, on taille sept ou huit enfans pour un adulte. J'ai fait connaître plusieurs localités où la proportion des enfans est tout aussi considérable. Assurément si l'on voulait appliquer à l'opération de la taille en général la proportion de la mortalité établie d'après les faits tirés de l'enfance, on serait fortement induit en erreur. Des faits nombreux établissent cette proposition d'une manière solide pour la cystotomie périnéale. Un tableau dressé par M. Belmas dans le but de fixer l'opinion sur l'influence de l'âge relativement aux résultats obtenus par la taille sus-pubienne, embrasse cent cas d'opérations, dont vingt-cinq ont été suivies de la mort : au dessous de vingt ans, sur quarante opérés, il n'y a eu que trois morts ; de vingt à soixante ans, vingt-neuf taillés ont donné huit morts ; de soixante à quatre-vingts ans, seize ont guéri et quatorze sont morts sur trente. Ainsi la mortalité a été, dans la première série, d'un treizième, dans la seconde d'un peu plus du quart, et dans la troisième d'environ la moitié. Il est vrai qu'aux faits cités par Saucerotte, Marcet, Yelloly, Belmas, etc., on peut en opposer d'autres qui viendraient à l'appui d'une opinion contraire ; mais ces cas ne sont que des exceptions à la règle générale, par rapport à laquelle, je le répète, l'expérience a pleinement confirmé les déductions de la théorie, qui montre que la cystotomie réussit incomparablement mieux pendant l'enfance qu'aux autres époques de la vie.

Il y a d'autres sources d'erreurs dans l'appréciation des procédés cystotomiques et dans la fixation de la mortalité après la taille. Je vais résumer les principales.

1° La manière dont on a procédé à l'examen des faits me paraît vicieuse. La plupart des auteurs de recherches statistiques ont présenté ces faits en bloc ; tant d'opérés, tant de guéris, tant de morts, sans tenir compte des circonstances qui avaient précédé ou suivi l'opération. Dans quelques cas, on n'a même point défalqué le nombre des calculeux reçus dans les hôpitaux et qui n'ont pas subi d'opération. Une telle manière de procéder ne vaut rien ici, où il faut descendre dans les détails et soumettre chaque fait à une sorte d'analyse. C'est ce que j'ai effectué pour les cas tirés de ma pratique et pour tous ceux dont j'avais une connaissance suffisante. Dans les documens qui me sont parvenus de quelques localités, spécialement de Venise, on trouve aussi ces particularités, qui pourront paraître minutieuses, mais sans lesquelles les faits ne sauraient être rigoureusement complets.

2° De ce que les auteurs varient tant à l'égard de leur énoncé des résultats qu'ils ont obtenus par la cystotomie, on aurait tort de conclure qu'ils ont cherché à induire en erreur. Il ne serait pas plus raisonnable d'admettre, avec quelques personnes, qu'il y a des opérateurs heureux et d'autres malheureux ; car l'ignorance des causes fait seule croire au hasard, et l'homme sage, qui sait observer et douter, voit dans les événemens autre chose que l'influence du destin.

La différence que je signale tient souvent à l'arbitraire avec lequel chacun règle la part qu'on doit, suivant lui, faire à la cystotomie dans les malheurs dont elle est suivie. Or, des événemens que tel regarde comme étrangers à l'opération lorsqu'ils n'arrivent pas dans un laps de temps donné, ont souvent, au contraire, une liaison incontestable avec elle, et s'y rattachent plus ou moins intimement.

Ici se rangent surtout la manière dont on a apprécié la cause de la mort et les distinctions qu'on a voulu établir entre les cas où le malade a succombé par suite de l'opération et ceux où la mort a dépendu d'une autre circonstance. Ce point exige quelques développemens.

Plusieurs auteurs ont pensé que les accidens mortels qui se déclarent quelque temps après l'opération ne devaient pas lui être imputés, quoique le malade ne fût point rétabli à l'époque de leur manifestation. Cette manière d'envisager les faits diminue singulièrement le nombre des cas funestes, puisque l'expérience journalière atteste que, parmi les plus graves d'entre les accidens auxquels on donne l'épithète de consécutifs, quelques uns ne surviennent que plusieurs jours ou même plusieurs semaines après l'opération. Ce n'est point ici le lieu de discuter la valeur de l'opinion en elle-même ; je ne fais que l'indiquer, parce qu'elle aide à se rendre raison des différences dont je m'occupe actuellement.

Quand on examine les diverses circonstances qui tour à tour ont été invoquées pour expliquer les succès et les revers après la cystotomie, on est forcé de reconnaître que beaucoup de praticiens se sont fait illusion, puisque la plupart de ces circonstances n'ont aucune valeur réelle. Ce qui le prouve surtout, c'est que les mêmes circonstances ont été présentées par les uns à l'appui des succès, et par les autres comme propres à expliquer l'insuccès, tandis que les véritables causes de la mort demeuraient inaperçues. On peut citer sous ce rapport les divers instrumens tranchans destinés à inciser le col de la vessie, les différentes manières d'exécuter la taille latérale, celles de procéder au pansement de la plaie, la préparation des malades par des médicamens pris à l'intérieur, etc. Tous les instrumens et tous les procédés n'ont sans doute pas le même mérite ; mais il y a loin de leurs avantages et de leurs vices réels à ces défauts et à ces perfections imaginaires dont l'histoire de la cystotomie présente tant de remarquables tableaux enluminés par la passion, l'enthousiasme et la prévention. Tout bien pesé, il y a compensation, puisque le résultat définitif est à peu de chose près le même avec les uns comme avec les autres. J'en dirai autant du traitement préparatoire ; il n'est assurément ni sans importance, ni sans effet à l'égard de l'opération ; mais son influence est bien faible à côté de celle d'autres circonstances dont à peine a-t-on tenu compte.

J'ai démontré, dans l'examen des accidens de la cystotomie, qu'on ne s'était point assez attaché à distinguer ceux qui dépendent du chirurgien et ceux qui tiennent à telle ou telle manière de pratiquer l'opération. On a procédé avec la même négligence lorsqu'il s'est agi de rechercher les causes de la mort, et pour avoir omis ici cette importante distinction, on est tombé dans les plus graves erreurs. Ainsi les lésions organiques préexistantes à la taille et l'ébranlement qu'elle produit exercent la même influence, à quelque procédé qu'on ait recours, et ces causes de mort sont plus puissantes qu'on ne le pense. En effet, il est bien reconnu qu'un grand nombre d'opérés succombent à une affection rénale, presque toujours de date antérieure à celle de l'opération, et développée sous l'influence des douleurs produites par la présence de la pierre dans la vessie. Or cette complication de l'affection calculeuse, qu'il est difficile et même impossible quelquefois de reconnaître pendant la vie, n'est pas rare, notamment chez l'adulte et le vieillard, et en général elle entraîne la mort. Ce seul fait suffirait pour inspirer des doutes à l'égard de ces succès constans proclamés par quelques auteurs ; car alors la mort est indépendante de l'opération, qui n'a été qu'une cause occasionelle. Un peu plus tôt ou un peu plus tard, le malade doit succomber. Je me suis fortement attaché dans ma pratique à découvrir ce genre de complication, et, sans mes précautions, j'aurais perdu plusieurs malades si j'avais tenté de leur appliquer la lithotritie.

Le séjour prolongé de la pierre produit en général plusieurs lésions organiques, notamment à la vessie, à la prostate et aux parties voisines. On trouve aussi d'autres désordres occasionés par sympathie dans des organes plus éloignés. La plupart de ces lésions, effet médiat ou immédiat de la pierre, sont difficiles à reconnaître pendant la vie, et cependant, lorsqu'elles sont avancées, elles aggravent beaucoup l'opération de la taille. Les longues séries de succès non interrompus que proclament quelques chirurgiens, feraient croire que leurs malades ont échappé à ces influences de l'affection calculeuse, et que les complications si redoutables et si fréquentes dont je viens de parler ne se sont présentées dans aucun cas.

Si à ces causes de mort, indépendantes de l'opération, on ajoute celles qui se lient essentiellement aux divers procédés mis en usage pour l'extraction de la pierre, on sera conduit à la même conclusion. Ainsi un certain nombre d'opérés périssent par le fait de la commotion qu'imprime à l'économie entière soit la frayeur, soit la manœuvre de l'opération. Cette cause est inhérente à la cystotomie elle-même, et l'on ne doit donc pas être surpris que les divers procédés donnent le même résultat : seulement tout ce qui peut contribuer à accroître l'ébranlement ajoute à la gravité de la taille, et sous ce point de vue les opérations les plus laborieuses doivent être et sont en effet les plus meurtrières.

Les deux tableaux suivans, extraits des *Recherches de statistique* que j'ai soumises, en 1833, à l'Académie des Sciences, indiqueront la proportion de la mortalité après la taille en général, et celle des résultats fournis par les divers procédés.

TABLE PROPORTIONNELLE

De la mortalité après l'opération de la taille.

	NOMBRE des opérations.	MORTS.	GUÉRISONS.	GUÉRISONS incomplètes.	RÉSULTATS inconnus.	Sans indication.
Faits nouv. publiés par le Dr Civiale.	3,985 (1)	638	2,862	97	44	»
A déduire :						
1° malades opérés par la lithotritie. .	245	5	237	3	»	»
2° *Id.* par l'urétrotomie.	64	»	60	»	4	»
3° *Id.* par la simple dilatation et sans incision.	48	2	46	»	»	»
Total à déduire. . .	357	7	343	3	4	»
Reste.	3,628	631	2,519	94	40	»
Opérations faites à la Charité et à l'Hôtel-Dieu (de 1720 à 1727).	812	225	557	»	»	»
Tableau de Norwich et de Norfolk. . .	649	89	560	»	»	»
Id. de Bristol.	354	79	275	»	»	»
Totaux.	5,443	1,024	3,911	94	40	374

(1) La proportion de la mortalité n'est établie que sur les seuls faits *complets*, ce qui explique la différence entre ce nombre et celui que j'ai énoncé ailleurs, et qui embrasse *tous* les faits.

Si l'on déduit les enfans chez lesquels les chances de guérison sont au moins doubles, et dont le nombre s'élève, dans le tableau ci-dessus, à la somme des six dixièmes du chiffre total, la mortalité, chez l'adulte et le vieillard, sera dans une proportion plus grande qu'on ne l'avait pensé.

TABLE PROPORTIONNELLE

Des résultats de l'opération suivant le procédé mis en usage

PROCÉDÉS.	LOCALITÉS.	OPÉRATIONS.	MORTS.	GUÉRISONS.	FISTULES.
1. Grand appareil	A Lunéville	1103	119	984	7
	A l'Hôtel-Dieu et à la Charité de Paris (de 1720 à 1727)	812	255	557	o
	Totaux	1915	374	1541	7
2. Taille latérale — Procédé de Cheselden	Lodi, Mantoue, Bergame, Brescia	155	38	117	o
— du frère Côme	Brescia, Crémone, Milan	113	14	99	o
— d'Hawkins et Scarpa	Milan	95	31	64	o
	Hôpital de la Charité de Paris	61	3o	20	o
	Lunéville	364	33	329	2
— de Lecat	Udine	49	4	42	3
— de Levacher	Milan	5o	17	33	o
	Venise	63	19	44	o
— de Moreau	Milan, Pavie	39	6	33	o
— de Pajola	Prague	22	4	18	o
	Hôpital Beaujon	11	6	5	o
	Bellune	15	1	14	o
Sans indication	Bergame, Lodi	114	26	88	o
	Dalmatie	38	6	29	o
	Lyon	43	1o	33	o
	Maison de Santé de Paris	36	13	13	o
	Var (département du)	2o	8	8	4
	Vienne (Autriche)	47	9	38	o
	Totaux	1335	275	1027	9
3. Taille recto-vésicale	Bergame, Brescia, Milan	74	14	57	0
	Lyon	7	3	4	0
	Florence	4	1	3	0
	Pratique de Vacca	72	11	61	0
	Totaux	157	29	125	o
4. Taille bilatérale	Hôtel-Dieu	32	8	21	3
	D'après le tableau page 341	89	19	69	»
5. Taille hypogastrique	Paris	75	35	35	5
	D'après le tableau publié par M. le docteur Belmas	100	25	75	o

NOTA. Les opérations faites par d'autres procédés et par divers chirurgiens ne me sont connues pour les classer dans ce tableau.

§ II. *Résultats de la lithotritie.*

L'esprit humain paraît être condamné à ne jamais profiter de l'expérience des temps passés. Rarement, en effet, savons-nous éviter les écueils sur lesquels nos prédécesseurs ont échoué. L'histoire de la lithotritie fournit bien des preuves de cette vérité : l'une des plus frappantes ressort de la manière dont on a plusieurs fois essayé de recueillir, de comparer, de rapprocher les résultats obtenus par l'emploi de cette méthode. Il a déjà été fait un grand nombre d'opérations; mais on ne s'est exercé jusqu'ici que sur quelques unes. Au moins était-il naturel de penser qu'on choisirait les faits les plus authentiques, les mieux constatés, ceux dont l'exposition ne laisse rien à désirer; mais, par une fatalité bien singulière, on est justement tombé sur ceux dont le narré infidèle saute aux yeux les moins clairvoyans, et que la prévention seule a pu mettre en avant, dans l'espoir de discréditer la nouvelle méthode. L'appréciation des faits allégués joue donc un rôle fort important dans le parallèle dont je m'occupe. Malheureusement il y a impossibilité de la traiter avec tous les développemens qu'elle exigerait, soit parce que les premiers élémens nous manquent encore, soit parce qu'on ne saurait aborder un tel sujet sans soulever des questions auxquelles il est toujours pénible de toucher. Il y a cependant un point sur lequel je ne puis me dispenser de présenter quelques réflexions.

D'un côté, le nombre des opérations de lithotritie faites en France ou à l'étranger s'élève probablement à plusieurs centaines; mais toutes n'ont point été rendues publiques, et celles dont l'impression a révélé les détails, quoique suffisantes pour faire connaître chaque cas individuel, ne sauraient l'être quand il s'agit de constater des résultats généraux; car on a besoin ici de tous les faits indistinctement, et de toutes les particularités qui ont trait à chacun d'eux. La réserve dont beaucoup d'opérateurs ont usé à cet égard, ne pouvait que donner une opinion défavorable des résultats auxquels ils étaient arrivés. Parce qu'ils craignaient ou semblaient craindre de mettre en lumière tout ce qu'ils savaient, leurs antagonistes ont tiré parti de ces réticences pour attaquer la nouvelle méthode elle-même. En ce qui me concerne personnellement, je regrette d'autant plus qu'on n'ait pas donné la publicité nécessaire à tous les faits, quels qu'ils fussent, que j'aurais trouvé là des documens utiles, et que, d'une comparaison établie sur la pratique de tous, seraient sorties des données d'une haute importance, indépendamment de l'effet immédiat que n'aurait pas manqué de produire une grande masse d'observations particulières.

D'un autre côté, et cette circonstance n'est pas celle qui mérite le moins qu'on y ait égard, à peine existe-t-il la moindre trace de ressemblance entre les faits dont l'histoire nous vient de loin et ceux qu'il nous a été donné de voir et de recueillir à Paris. Les premiers surtout sont relatés en termes si laconiques, tant de circonstances importantes y ont été omises, et l'on remarque tant de contradictions soit entre eux, soit avec ce qu'ont enseigné des recherches ultérieures, qu'il n'y a pas moyen d'asseoir un jugement quelconque sur de pareilles bases. Il a donc fallu me borner au petit nombre de cas observés à Paris, et dont l'exposé remplit les conditions principales, ainsi qu'à ce qu'il m'a été permis de voir par moi-même. Ma réserve ne pourra manquer d'être approuvée par tous ceux qui se rappelleront que les faits chirurgicaux, lorsqu'ils sont incomplets, prouvent tout ce qu'on veut en déduire. C'est là une vérité fâcheuse, mais triviale, à l'appui de laquelle vient surtout l'histoire de l'affection calculeuse et des opérations qu'elle réclame. Combien de faits presque merveilleux, et *attestés par des certificats dûment légalisés*, n'a-t-on pas allégués dans tous les temps pour prouver l'excellence ou la supériorité de certains procédés cystotomiques? Cependant, l'opinion, d'abord ébranlée , a fini par se désabuser ; on a reconnu que ces preuves, quoique appuyées de certificats , ne prouvaient rien, que les auteurs s'étaient fait illusion , et que, n'ayant pas eu l'habitude de tenir un compte régulier de leurs opérations , ils avaient été trahis par leurs souvenirs. On a fini , et avec raison, par vouloir que les faits fussent comptés , que toutes les circonstances qui s'y rattachent fussent mentionnées sans omissions , sans restrictions , et que les succès , au lieu d'être *attestés* par des témoins incompétens ou complaisans , fussent *justifiés* par la nature même de l'opération. Or, en partant de ces données , si l'on compare l'action du percuteur dans les divers temps de l'opération avec les histoires vraiment curieuses que l'auteur nous a transmises de Londres , on sera fondé à craindre que , cette fois encore , il n'ait trop facilement cédé à ses habitudes d'enthousiasme , et la crainte deviendra d'autant plus vive qu'on le verra présenter sans exactitude quelques faits de lithotritie empruntés à la pratique de ses confrères , passer sous silence , parmi ceux de la sienne propre , tout ce **qui** n'est pas favorable à la percussion , et ne pas s'apercevoir des choquantes contradictions qu'on remarque entre les principes qu'il pose et les faits qu'il cite.

Mais je ne m'appesantirai pas davantage sur la fâcheuse influence qu'ont dû nécessairement exercer tant de causes réunies , et je passe , sans plus de préambule , à l'exposé sommaire des résultats que j'ai obtenus de ma pratique. Je n'avais qu'à compter les faits , à les comparer , à déduire les conséquences qui en découlent pour ainsi dire d'ellesmêmes , et , pour laisser à chacun la faculté de vérifier l'exactitude de ces faits , j'ai désigné chaque malade par son nom , j'ai relaté son âge , son sexe et sa profession ; j'ai indiqué la durée de la maladie et celle du traitement , enfin j'ai signalé les principales circonstances. On voit par un tableau , qui fait partie de mes recherches statistiques , que depuis 1823 jusqu'à la fin de 1835 , j'ai été appelé auprès de 506 calculeux, dont 307 seulement m'ont paru devoir être traités par la lithotritie; de ce nombre, 296 sont guéris, 7 sont morts, et 3 ont conservé des maladies de vessie : dans un cas j'ai perdu le sujet de vue. 199 malades se sont trouvés hors de la sphère d'application de la nouvelle méthode, soit que la pierre fût compliquée de lésions organiques propres à empêcher le jeu des instrumens ou à contre-indiquer l'emploi d'un traitement qui aurait dû être fort long, soit que le malade eût laissé acquérir au calcul un volume tel que l'opération offrît de trop grandes difficultés ou fût même impossible. Le volume des pierres et quelquefois leur nombre sont effectivement presque le seul obstacle qui s'oppose à ce qu'on applique la nouvelle méthode. Quelque procédé qu'on se décide à mettre en pratique, cet obstacle subsistera jusqu'à ce que les malades, éclairés en temps opportun sur les dangers de leur position, ne se résignent plus à vivre avec la pierre, et soient bien convaincus qu'en se faisant opérer au début de l'affection, ils ont la certitude non seulement d'être toujours et tous guéris par la lithotritie, mais encore de prévenir la manifestation d'une longue série de lésions organiques souvent plus redoutables que la pierre elle-même.

Je ne terminerai pas ce chapitre sans revenir sur une question simple en elle-même, mais qu'à force de subtilités on est parvenu à rendre complexe et surtout embrouillée. Elle se rattache à la particularité offerte par quelques calculeux, qui, après avoir subi la lithotritie, ont continué de souffrir, bien qu'ils n'eussent plus de pierre.

Cette circonstance a été notée dans mes tableaux, où j'ai eu soin de signaler les cas dans lesquels les souffrances consécutives avaient conservé le plus d'intensité. Les détracteurs de la lithotritie en ont profité pour attaquer la nouvelle méthode ; il ne me sera pas difficile de réduire à leur juste valeur les argumens qu'ils ont tirés de là.

Comme la cystotomie, la lithotritie a pour principal objet

de débarrasser la vessie du calcul qu'elle contenait, et pour but secondaire d'amener la cessation des désordres auxquels la présence de ce corps étranger donnait lieu. Je n'ai plus besoin de prouver qu'elle remplit parfaitement la première de ces deux indications toutes les fois qu'on l'exécute d'une manière convenable et sans sortir de la sphère hors de laquelle il n'y a plus qu'incertitude et danger quand on la pratique. A l'égard du second résultat, pour l'obtenir, il faut que les accidens auxquels la pierre donnait naissance se bornent à un trouble fonctionnel, à une simple surexcitation des propriétés vitales, à une phlegmasie superficielle. Alors, en effet, la soustraction de la cause fait cesser à l'instant même les accidens. C'est ce que l'expérience démontre chaque jour, dans la cystotomie de même que dans la lithotritie, et je pourrais ajouter dans beaucoup d'autres opérations encore. Mais il n'en est plus ainsi lorsque les désordres produits par un long séjour du corps étranger ont modifié ou détruit les tissus qui étaient en contact avec lui, comme dans les cas d'engorgement prostatique, de tumeurs développées à la surface interne de la vessie, d'altération profonde des parois vésicales, etc. Ici l'opération, quelle qu'elle soit, enlève la pierre, mais non les complications ; qu'on ait lithotritié le malade, ou qu'on l'ait taillé, les besoins fréquens d'uriner, les difficultés ou les douleurs pour les satisfaire, et les caractères morbides de l'urine, persistent comme auparavant, et il n'y a de moins que les accidens propres au calcul lui-même. Voilà ce que le raisonnement enseigne et ce que l'expérience démontre sans réplique.

Examinons par exemple l'influence que l'inflammation chronique de la vessie exerce sur les résultats de la cystotomie, et qu'en raison de sa fréquence tous les praticiens ont été à même d'observer. Cette phlegmasie complique l'affection calculeuse, d'une manière grave, et persiste fort souvent après la cicatrisation de la plaie. On déclare le malade guéri, et en effet il l'est jusqu'à un certain point, puisqu'il n'a plus de pierre et que la plaie est fermée ; mais il reste faible, ses fonctions se font mal, il peut à peine marcher, il éprouve de l'agitation et un petit mouvement fébrile pendant la nuit ; l'urine continue à être muqueuse ; le dépôt augmente, et devient blanchâtre, laiteux, puriforme ; la faiblesse s'accroît, le dépérissement survient, et, quoique lent, il réduit le malade à un état de prostration qui se termine par la mort en quelques semaines, ou au plus en quelques mois. Ces cas sont fréquens ; on en trouve plusieurs dans les traités de chirurgie, modernes surtout, et j'en ai observé quelques uns, tant dans la pratique de mes confrères que dans la mienne. Toujours j'ai vu que l'affection catarrhale qui compliquait la pierre, persistait après l'extraction de ce corps, qu'elle était, dans certains cas, la cause de la reproduction du calcul, et que, dans d'autres, elle s'aggravait bientôt au point d'entraîner la perte du malade. J'ai donné les détails de plusieurs cas de ce genre ; il s'en trouve un fort remarquable dans l'ouvrage de Brodie, qui a envisagé la question sous son véritable point de vue ; enfin, l'ouverture des cadavres, toutes les fois qu'on a pu la faire, est venue confirmer l'opinion que j'ai émise. Je dois cependant faire observer que ces cas rentrent, pour la plupart, dans la catégorie de ceux dont j'ai déjà parlé, et où l'on observe l'atonie des parois vésicales, avec inflammation latente, ayant parfois envahi toutes les membranes du viscère. Le moindre ébranlement provoque alors des désordres que rien ne peut arrêter, et presque toujours le malade est condamné à une mort prochaine, quand cet état morbide a pris un grand développement. Si la lithotritie, le simple cathétérisme et même la seule introduction d'une bougie molle ont suffi pour amener des accidens graves, à quoi ne doit-on pas s'attendre après la cystotomie, à la suite de laquelle meurent en effet tant de malades?

Ainsi donc si quelquefois, trop souvent même, on a cher-

ché, en appréciant les résultats, à écarter l'influence de l'o-
pération, il faut reconnaître que, dans cette circonstance,
on lui a plus d'une fois attribué des malheurs dont elle n'a
fait que hâter l'époque, et qui seraient arrivés sans elle, un
peu plus tard seulement. Or l'équité veut qu'on en agisse de
même à l'égard de la lithotritie. Elle ne court guère la
chance, comme la cystotomie, d'agir sur des malades chez
lesquels le séjour de la pierre ait déterminé des lésions de
tissus assez avancées pour entraîner la mort, soit qu'on
opère, soit qu'on abandonne les choses à la nature, puisque
ces cas sont précisément ceux qui sortent de sa sphère d'application; mais, sans être de toute nécessité mortelles, les
lésions organiques peuvent avoir jeté d'assez profondes ra-
cines pour que les souffrances ne cessent pas immédiatement
après la destruction de la pierre qui, dans l'origine, en avait
été la seule cause déterminante. Au reste, j'ai indiqué ailleurs
les moyens de reconnaître ces états, et d'écarter les dangers
dont ils s'accompagnent.

CHAPITRE VI.

PARALLÈLE ENTRE LA CYSTOTOMIE ET LA LITHOTRITIE SOUS LE
RAPPORT DES CAUSES DE LA MORT QU'ELLES PEUVENT DÉTER-
MINER.

§ I. *Causes de la mort dans la cystotomie.*

En discutant les résultats de cette opération, dans le
chapitre précédent, j'ai déjà fait remarquer qu'il importe de
distinguer, par rapport à la mort qui peut s'ensuivre, les cas
où elle joue le rôle de simple cause occasionelle, et ceux
où elle agit comme cause principale et essentielle. Les premiers, dans le nombre desquels il faut ranger les lésions
organiques ou même vitales des diverses dépendances de

l'appareil urinaire et de tout autre organe, ne doivent plus m'occuper ici, où je n'ai à examiner que les causes de mort inhérentes à l'opération elle-même.

La taille peut occasioner la mort de plusieurs manières :

1° Par la secousse qu'elle imprime à toute l'économie ;

2° Par l'effet immédiat des lésions de parties essentielles à la vie ;

3° Par l'effet secondaire de lésions plus graves dans des tissus moins importans ;

4° Par l'étendue du travail que la nature doit exécuter pour réparer les désordres inséparables de l'opération ;

5° Par l'inflammation que la présence de l'urine excite dans les tissus qui ne sont point accoutumés à sa présence.

La première de ces causes est sans contredit la très-puissante, quoiqu'en général on en ait fort mal apprécié la portée. Plusieurs praticiens reconnaissent que l'impression morale produite par les apprêts de l'opération a quelquefois été assez forte pour déterminer la mort. Lorsque la douleur physique vient se joindre à cette émotion, les effets en sont d'autant plus fâcheux qu'elle agit avec un redoublement d'énergie. Voyons quels sont les rapports qui existent entre l'influence de ces deux causes réunies et la mortalité de l'opération.

Les enfans ressentent fort peu la secousse morale, et assurément cette circonstance n'est point étrangère à la plus grande fréquence des succès de la cystotomie chez eux. On sait que, plus l'opération est laborieuse, plus aussi les chances de mortalité s'accroissent, et ici l'influence doit surtout être rapportée à la partie de l'opération qui occasione le plus d'ébranlement. Or on ne peut la trouver dans l'incision des parties molles, puisqu'il n'y a pas de différences notables dans les sensations qu'elle détermine : c'est donc dans la recherche et l'extraction de la pierre qu'il faut la chercher ; un exemple rendra ceci plus frappant. Je l'emprunte à M. King, qui réunit ensemble deux opérations de cystotomie si parfaitement semblables sous tous les rapports qu'il n'y avait en effet pas nécessité d'en donner une description séparée.

Dans ces deux cas, la pierre avait près d'un pouce et demi, en la mesurant d'après ses deux petits diamètres. L'incision de la peau et des parties sous-jacentes, pour pénétrer dans la vessie, fut faite avec la plus grande dextérité, et tout se passa suivant les règles de l'art, jusqu'au moment où il s'agit d'opérer.l'extraction des corps étrangers, dont l'immense écartement des branches des tenettes constata l'effrayant volume. Je n'oublierai jamais, dit M. King, ce qui se passa alors : l'opérateur plaça son pied gauche contre la table et tira de tout le poids de son corps sur les tenettes. Après plusieurs minutes de traction ainsi exercée, il parvint enfin à arracher les calculs. Les malades furent remis au lit, dans un tel accablement physique et moral, que l'opérateur lui-même ne conservait plus d'espérance. L'un d'eux languit jusqu'au quatrième jour : l'autre succomba beaucoup plus promptement. Ni chez l'un ni chez l'autre, il n'y eut de réaction, et comme l'autopsie ne fit reconnaître aucune altération morbide, on conclut que la mort était le résultat de l'ébranlement produit par l'opération.

Beaucoup d'autres faits établissent que les dangers de la cystotomie se rattachent principalement à l'extraction de la pierre. Un homme, âgé de cinquante ans, est soumis à la taille hypogastrique; après quelques vaines tentatives pour retirer le calcul, on y renonça, et le malade, reporté dans son lit, n'éprouva pas d'accidens ; trois jours après, on procéda à l'extraction, et il mourut le lendemain (1). Un autre calculeux fut taillé à Lisbonne, mais on ne put amener la pierre au dehors ; la plaie se cicatrisa : une nouvelle taille fut faite long-temps après à Paris, on retira la pierre, mais le malade mourut. Brodie rapporte deux cas remarquables de ce genre ; dans l'un, l'opération, faite avec beaucoup de

____

(1) *Lancette française*, tom. II, n° 9. 11 juillet 1829.

dextérité, ne dura que trois minutes, et le malade mourut dix minutes après avoir été reporté dans son lit; dans l'autre, il y avait une vingtaine de pierres, ce qui rendit l'opération plus longue : le malade fut frappé ensuite d'une stupeur dont il ne put se relever, et succomba au bout de douze heures.

Ces faits, qu'il me serait facile de multiplier, et dont on lira un autre fort remarquable dans l'Appendice, prouvent à quel point sont portés l'ébranlement général et les désordres locaux causés par l'extraction forcée des calculs vésicaux. La secousse est telle que beaucoup de malades tombent aussitôt après dans un état complet d'anéantissement; aucune réaction ne vient rétablir l'équilibre rompu, et la vie s'éteint par degrés ou même immédiatement. Je crois qu'on aurait tort alors d'attribuer la mort aux déchirures du trajet de la plaie, ou à la petite quantité d'urine qu'on trouve épanchée dans le tissu cellulaire pelvien. Ces lésions et autres désordres locaux peuvent certainement contribuer à amener un résultat funeste; mais ils agissent beaucoup plus tard, et d'une manière toute différente, notamment par la violence de la réaction. Ici la cause tue parce qu'elle révolutionne et bouleverse l'économie; tandis que, dans l'autre cas, c'est en l'accablant qu'elle amène la mort, le fonds vital n'ayant pas assez d'énergie pour résister à la violence du choc que l'opération lui imprime et à la douleur qu'elle détermine.

Dans certaines circonstances, plus rares, la secousse n'est pas suivie d'un défaut absolu de réaction; mais elle en amène une qui semble se réunir tout entière sur les centres du système nerveux, et dont les résultats ne sont guère moins graves; car on sait que les convulsions entraînent généralement la mort des opérés.

D'autres malades encore succombent à un anéantissement qui diffère peu de celui dont j'ai parlé plus haut, mais qui ne survient que vers le troisième ou quatrième jour; cet état est presque toujours la suite du premier ; la nature a faibli sans céder tout-à-fait, et l'opéré survit ; mais bientôt à l'affaisse·ment général viennent se joindre les désordres provoqués par la stagnation et l'infiltration de l'urine dans le trajet et les environs de la plaie ; la prostration des forces marche rapidement, et le malade s'éteint avant la fin du premier septenaire.

Dans quelques cas moins communs, on n'observe que cette dernière cause. Le malade avait résisté à la secousse de la manœuvre, et un commencement d'amélioration se faisait même déjà remarquer, lorsque tout à coup la plaie semble s'agrandir et prend une couleur terne ; le pouls acquiert de la fréquence, un malaise général se manifeste ; si le malade porte une sonde, cet instrument cause de la douleur dans l'urètre ; la verge, le périnée et le pubis sont sensibles au toucher. A ces signes on reconnaît une infiltration d'urine dans le tissu cellulaire qui avoisine la plaie ; le liquide s'étend de plus en plus, il provoque une inflammation essentiellement destructive ; si elle est intense, le malade succombe avant qu'il se soit formé de pus ; le plus communément on trouve des abcès.

A ces causes fréquentes de mort se joignent celles qui naissent d'accidens inflammatoires survenus, après l'opération, dans la vessie, les reins, les urétères, les vaisseaux, le trajet de la plaie, etc. Ces accidens tiennent si étroitement à la cystotomie, que Dupuytren leur attribuait la mort des trois cinquièmes de ceux qui succombent après avoir été taillés. Ils sont d'autant plus fréquens et plus redoutables que l'opération a été plus longue et plus laborieuse, que l'extraction de la pierre a présenté plus de difficultés. Ce qui ajoute encore à leurs dangers, c'est la facilité avec laquelle ils se propagent aux autres appareils, soit par voie de contiguité, soit à la faveur des rapports sympathiques.

Une cause de mort non moins puissante après la taille, est l'hémorrhagie, que personne ne peut prévenir, et contre laquelle l'art est si souvent impuissant, alors même que les moyens qu'il leur oppose ne contribuent pas à en accroître encore la gravité. Dupuytren dit positivement qu'elle fait périr un quart environ de ceux qui subissent l'opération.

Parmi les causes de mort après la cystotomie, il s'en trouve deux moins appréciables sur lesquelles l'attention des praticiens ne s'est pas suffisamment appesantie.

Fort souvent l'opération est suivie d'une tuméfaction du périnée, qui présente d'assez nombreuses variétés quant à la manière dont elle se développe et à l'étendue qu'elle occupe. Si, lorsqu'elle est légère et bornée aux lèvres de la plaie, cette tuméfaction demeure presque toujours sans influence notable, il n'en est plus de même dans les circonstances opposées. On voit alors survenir une série de symptômes généraux, quelquefois graves et alarmans, qui tiennent spécialement au séjour dans la vessie de l'urine et des matières muqueuses ou sanguinolentes, puisqu'il suffit souvent de rétablir l'écoulement de ces liquides pour ramener l'équilibre, comme le constatent nombre de faits consignés dans les auteurs ou tirés de ma pratique.

Mais la tuméfaction périnéale, au lieu de rester circonscrite, peut se propager aux parties voisines, externes ou internes.

Chez certains sujets on voit l'inflammation gagner la peau et le tissu cellulaire sous-cutané des alentours, et, s'éloignant peu à peu des lèvres de la plaie, envahir le pourtour de l'anus, la partie interne et supérieure des cuisses, le scrotum, les régions pubienne et hypogastrique. Cette sorte de phlegmasie érysipélateuse, toujours grave, résiste parfois aux traitemens les plus énergiques. M. Crosse cite un malade qu'elle fit périr au bout de trois semaines.

Bien plus fréquemment l'inflammation envahit le tissu cellulaire profond, dans tout le trajet de la plaie, surtout au voisinage du col de la vessie, et entre celui-ci et le rectum. Cette phlegmasie diffuse, plus grave qu'on ne le pense, marche quelquefois avec une rapidité extrême, frappe de mort une masse considérable de tissu cellulaire, et fait périr le malade avant que le travail inflammatoire ait pu se compléter. Dans d'autres cas elle se termine par suppuration, et alors, en examinant les alentours de la plaie, quand le malade succombe, on découvre une collection de matière séreuse, sanguinolente, purulente, et plus ou moins consistante. La sanie, parfois très-abondante, est tantôt disséminée dans le tissu cellulaire, tantôt réunie en petits foyers.

Cette inflammation diffuse du tissu cellulaire pelvien se manifeste ou immédiatement après l'opération, et c'est alors qu'elle est le plus promptement mortelle, ou quelques jours plus tard. Elle s'annonce surtout par des symptômes généraux; car l'état de la plaie, son aspect terne, sa teinte blafarde, l'exaltation de la sensibilité du périnée, de l'urètre et de l'hypogastre, qu'on a donnés comme autant de signes propres à la faire reconnaître, se voient aussi dans d'autres circonstances que j'ai eu occasion d'indiquer ailleurs. Quant aux symptômes généraux, ils se rattachent également à d'autres états morbides; mais l'absence de ces états, que j'ai signalés aussi, l'affaissement brusque, le malaise et l'anxiété du malade, l'excessive fréquence du pouls, la sécheresse de la peau et de la langue, bientôt suivis de l'irrégularité et de l'intermittence des mouvemens du cœur, de hoquets, de nausées, de vomissemens, de météorisme du ventre, et quelquefois d'un état nerveux très-prononcé, ne permettent guère de méconnaître la véritable cause des désordres. Ces symptômes ont souvent fait croire à l'existence d'une péritonite; mais l'examen des cadavres prouve que l'inflammation du péritoine est rare, et que s'il y en a des traces, elle a dû être consécutive. Quant à l'infiltration d'urine, nous manquons de données suffisantes pour décider s'il s'en opère une dans ce cas; je suis tenté de le penser, malgré l'opinion contraire émise par divers chirurgiens, et je me fonde tant sur les caractères, la marche et la terminaison de la phlegmasie, que sur sa corrélation avec des circonstances dont je viens de parler et qui gênent le cours de l'urine.

L'ébranlement, l'hémorrhagie, l'infiltration d'urine et l'inflammation sont donc, en dernière analyse, les principales causes de la mort après la cystotomie, celles qu'on retrouve à la suite de tous les procédés admis pour frayer à la pierre une issue au dehors. Chacun de ces procédés en a peu qui lui soient propres ; cependant l'hémorrhagie se rattache plus particulièrement à la taille périnéale, et la lésion du péritoine à la taille hypogastrique ; mais cette dernière, malgré sa gravité, ne saurait être mise absolument sur la même ligne que les quatre autres genres de cause.

§ II. *Causes de la mort après la lithotritie.*

Après la lithotritie, les causes de la mort sont peu nombreuses. J'ai eu grand soin de les indiquer en exposant les accidens qui peuvent se manifester après l'application de cette méthode. Ici, comme à l'égard de la cystotomie, ces causes tiennent les unes à l'opération elle-même ou à quelques uns de ses procédés, les autres à la constitution du sujet. L'opération joue donc, sous ce point de vue, le rôle d'une circonstance tantôt essentielle, et tantôt purement accidentelle.

Parmi les causes inhérentes à l'opération, il faut compter l'excitation de la contractilité vésicale et l'exaspération des accidens de la pierre, qui peuvent s'accroître au point de devenir mortels, comme je l'ai déjà dit, lorsqu'on ne les arrête pas en temps opportun. Plusieurs malades ont péri de cette manière.

Le séjour prolongé des fragmens du calcul, soit dans le col de la vessie, soit dans la partie membraneuse de l'urètre, peut faire naître un centre d'irradiation d'où l'irritation parte pour de là se propager au reste de l'économie, causer un trouble général des fonctions, et finir par amener la mort, dont l'ouverture du cadavre fait seule découvrir la cause. Deux de mes malades ont succombé ainsi, avant que l'expérience m'eût révélé cette particularité de la pratique de la lithotritie.

Les causes de mort particulières à quelques uns des procédés opératoires de la nouvelle méthode se rattachent aux lésions profondes de l'urètre ou de la vessie. C'est à elles que la perte de plusieurs malades paraît devoir être attribuée ; mais je suis obligé de me renfermer ici dans le cercle des conjectures, attendu que, ces faits n'étant point de ma pratique, je n'en ai qu'une connaissance imparfaite.

Quant aux causes de mort essentiellement liées à l'état antérieur du sujet, et n'ayant de rapport avec la lithotritie qu'en ce que les accidens ont éclaté pendant qu'on appliquait cette méthode, les principales résident dans les reins. Chaque jour, on acquiert la preuve que ces organes peuvent être atteints des altérations les plus profondes sans qu'on découvre, même dans la nature de l'urine, rien qui soit capable de faire naître le moindre soupçon. On chercherait vainement à expliquer ce phénomène ; mais il est réel, et tous les praticiens ont eu maintes occasions de l'observer. Lorsque les altérations des reins sont avancées, elles entraînent presque toujours la perte du malade, qu'on le soumette ou non à une opération, et quel que soit le genre de celle qu'on pratique. Il y aurait de l'injustice à rendre responsable de l'événement l'application d'une méthode qui n'y contribue en réalité qu'à titre de circonstance concomitante. C'est à des influences de cette sorte que j'ai dû la perte de deux malades, et je m'empresse de les signaler pour engager les praticiens à se mettre en garde contre un écueil d'autant plus dangereux qu'il est très difficile à bien juger.

Les altérations rénales dont je viens de parler n'embrassent pas les désordres consécutifs qui surviennent si souvent dans tout l'appareil urinaire après les inflammations profondes des parois de la vessie. Ces inflammations vésicales s'observent très-rarement à la suite de l'application de la nouvelle méthode ; mais je ne devais pas omettre d'en parler, à cause de la fâcheuse influence qu'elles exercent sur les reins quand elles viennent à se déclarer.

Ce que j'ai dit des lésions profondes, mais cachées, des organes de la sécrétion urinaire, s'applique à certaines dispositions morbides dans lesquelles se trouvent quelques malades, et qui font que les opérations les plus simples peuvent devenir une cause déterminante d'événemens fâcheux. Cette particularité a déjà fixé l'attention de plusieurs observateurs, notamment de Dupuytren, et il faut y avoir égard quand on veut apprécier les résultats de la lithotritie, aussi bien que ceux de toute autre opération. Pour être en droit d'attribuer un événement à une cause qui ne frappe souvent que parce qu'elle est saillante, il faut, je le répète, qu'on aperçoive une liaison nécessaire entre cette cause et le résultat.

Je dois encore mentionner une circonstance qu'il importe de ne pas négliger dans les jugemens ayant la lithotritie pour objet. Le traitement se prolonge dans quelques cas que j'ai indiqués; quoique les autres appareils d'organes ne soient pas vivement influencés par la manœuvre, la multiplicité des séances m'a paru quelquefois rendre le sujet plus impressionnable, de sorte que des causes étrangères à l'opération, qui auraient peut-être été sans effet dans toute autre occurrence, ont alors suffi pour déterminer des accidens mortels. Un de mes malades a succombé par suite d'un refroidissement subit et d'un simple écart de régime. Il est possible que, sans l'irritabilité qu'avait exaltée un traitement déjà prolongé, les accidens qui ont fait périr ce malade ne seraient pas survenus; aussi n'ai-je point hésité à ranger ce fait parmi les cas de mort.

Quant à plusieurs autres circonstances qui dépendent de quelques dispositions spéciales dans les instrumens ou les procédés, et auxquels on a attribué une influence plus ou moins fâcheuse, mortelle même, je ne m'y arrêterai pas. Ce qu'on a dit à cet égard repose sur des suppositions gratuites. C'est une épreuve à laquelle la lithotritie ne pourra pas plus se soustraire que la cystotomie. On verra plus d'un praticien, même distingué, plus d'un observateur judicieux, invoquer, pour expliquer, soit des succès, soit des revers, des causes qui ne sauraient produire les effets qu'on leur attribue.

Si maintenant nous rapprochons les circonstances qui peuvent amener la mort dans l'une et l'autre méthode opératoire, on trouvera des différences non moins tranchées. En effet, la plupart de celles que l'on rencontre après la cystotomie, ne se retrouvent pas dans la lithotritie, celles du moins qui tiennent soit à l'opération en général, soit à chacun de ses procédés en particulier. Ainsi la commotion déterminée dans l'économie par les apprêts et l'exécution de l'opération, les lésions des vaisseaux, du péritoine et du rectum, les accidens inflammatoires locaux et généraux auxquels succombent tant des malades qui périssent après la cystotomie, n'existent pas dans la lithotritie. De même, quand il y a des dispositions morbides que nos moyens d'investigation ne nous permettent pas d'apprécier, et sous l'influence desquelles des opérations même légères deviennent fréquemment mortelles, la lithotritie est moins grave aussi que la cystotomie, par la raison qu'elle n'imprime pas à l'économie une secousse capable de donner l'impulsion aux accidens. Ce que j'ai dit surtout des lésions préexistantes dans les reins, a dû suffire pour démontrer qu'en pareil cas l'opération agit seulement comme circonstance occasionelle. Que ce soit à la lithotritie ou à la cystotomie qu'on s'adresse, que même on s'abstienne de l'une et de l'autre, une mort plus ou moins prochaine est inévitable toutes les fois que l'altération organique a fait de grands progrès, et notamment lorsque les deux reins sont simultanément affectés.

CHAPITRE VII.

PARALLÈLE ENTRE LA CYSTOTOMIE ET LA LITHOTRITIE SOUS LE RAPPORT DES ERREURS ET DES FAUTES QUI PEUVENT ÊTRE COMMISES DANS L'UNE ET DANS L'AUTRE.

Si l'on se rappelle la série des malheurs qui peuvent survenir dans la cystotomie, soit par la faute de l'opérateur, soit par l'effet de circonstances imprévues, si l'on considère le nombre et la gravité de ces événemens déplorables, si enfin on les met en regard de ceux qui ont été produits par certaines tentatives hasardées, ou même téméraires, de lithotritie, on trouvera, sous ce rapport, entre les deux méthodes, des différences non moins grandes que celles qui les séparent l'une de l'autre dans les cas où l'opération a été exécutée suivant toute la rigueur des règles.

On a dû remarquer qu'en signalant des malheurs, je m'étais attaché de préférence à la pratique des siècles passés, et qu'à l'égard de celle des modernes, je m'étais borné à ceux dont les détails avaient acquis déjà de la publicité par une voie quelconque. Mais il n'en est pas moins vrai que tout ce qu'on a vu jadis se reproduit encore de nos jours, et que ce n'est pas là le moindre désappointement des hommes qui semblent s'être fait une loi de dénigrer le passé pour justifier les éloges exagérés qu'ils prodiguent au temps présent.

Ainsi des désordres ont été occasionés dans l'urètre et dans le rectum par des cystotomistes qui ont manqué la rainure du cathéter, incisé à côté sans pénétrer dans la vessie, et fait des recherches infructueuses en cet endroit avec les tenettes. Rien de semblable à ces désordres, et aux suites graves qu'ils entraînent, ne se voit dans l'emploi

de la lithotritie, et les accidens analogues qu'on a pu observer quelquefois, par exemple après des recherches faites
dans l'urètre avec un instrument qu'on croyait avoir introduit dans la vessie, tandis qu'il n'avait pas franchi le col,
ont toujours été le résultat d'une pratique étrangère aux
préceptes établis. Aussi n'ont-ils eu lieu qu'un petit nombre de fois, et l'on peut toujours les éviter.

Les accidens qui résultent d'une mauvaise direction donnée aux instrumens tranchans, ou d'incisions trop étendues,
comme la lésion du rectum, de gros troncs artériels, des
conduits éjaculateurs, celle du péritoine, et les perforations
de la vessie, appartiennent exclusivement à la cystotomie ;
la lithotritie n'offre rien qu'on y puisse comparer. Or, ces
accidens, sur la fréquence et la gravité desquels il serait
inutile de revenir, forment un chapitre fort triste dans
l'histoire de la taille.

Parmi les événemens fâcheux qui peuvent survenir pendant
la recherche de la pierre, plusieurs sont déterminés par le
chirurgien ; les explorations étant ou mal dirigées ou incomplètes, un calcul ou un fragment de pierre reste dans la
vessie, et si le sujet ne succombe pas, il est condamné à
subir une nouvelle opération. C'est là un grand malheur
pour l'opérateur, et surtout pour le malade. Dans la lithotritie, au contraire, un événement semblable serait sans importance. Qu'un fragment de pierre échappe à des recherches incomplètes ou mal conduites, on en est quitte pour
faire une nouvelle exploration, dont le malade ne sera pas
plus fatigué que des précédentes ; car ces explorations ne
présentent aucune difficulté, elles n'entraînent point de dangers, et les douleurs qui les accompagnent sont très-tolé-
rables.

A cette occasion, je ferai une remarque en réponse aux
partisans exclusifs de la cystotomie, qui ont cru relever
cette opération en disant qu'elle était destinée à réparer les
méfaits de la lithotritie. Des chirurgiens maladroits, sans

expérience, sans instruction suffisante, ont bien pu manquer des opérations de lithotritie, et par des manœuvres hasardées déterminer des accidens qui ont forcé d'employer les moyens de délivrer promptement le malade de la pierre. En s'appuyant sur de tels faits, croit-on servir la science et apprendre aux praticiens ce qu'ils doivent penser de deux méthodes applicables à la même maladie, mais à des phases différentes de cette maladie, et dans des circonstances qui ne sont point les mêmes? Si telle a été la pensée des écrivains dont je parle, on peut certifier qu'ils ont manqué leur but. La cystotomie et la lithotritie sont destinées à se prêter un mutuel secours, puisqu'il est généralement reconnu que l'une d'elles peut sauver le malade auquel l'autre ne saurait s'appliquer. Mais il y a des cas aussi où la lithotritie répare les fautes de la cystotomie. J'ai opéré plusieurs malades qui venaient de subir la taille, et dans la vessie desquels d'habiles praticiens avaient laissé de petits calculs ou des fragmens de pierre. Tout récemment encore, dans un hôpital de Paris, j'ai délivré par la lithotritie un malade qu'on ne pouvait débarrasser par la taille, et qui avait déjà souffert, outre l'incision, plusieurs tentatives d'extraction de la pierre. Assurément ces malades, et même les chirurgiens qui avaient pratiqué la taille, ont été fort heureux que la lithotritie leur vînt en aide. Ici elle répare un mal accompli; mais ailleurs elle fait plus encore, car elle prévient ce mal. Combien n'a-t-on pas taillé de malades qui n'avaient point de pierre, et auxquels l'opération a été fatale? La lithotritie rend de si cruelles méprises impossibles. Elle ne laisse jamais aucun doute sur l'existence ou la non-existence des calculs, et si elle apprend que la vessie ne contient rien, on s'est mépris sans doute en faisant usage de ses instrumens, puisqu'on a cherché une chimère, mais du moins le malade en est-il quitte pour une exploration qui, si elle cause quelque douleur, n'entraîne aucune suite grave ou dangereuse.

CHAPITRE VIII.

PARALLÈLE ENTRE LA CYSTOTOMIE ET LA LITHOTRITIE SOUS LE RAPPORT DE LEURS MOYENS RESPECTIFS D'EXPLORATION.

Explorer est la base de l'art de guérir. On n'a cessé de le dire depuis Hippocrate, et l'on ne saurait trop le répéter. Sans les explorations, la médecine n'existerait pas, et celles de ses parties où les moyens de s'éclairer sur l'état des organes affectés manquent de précision, demeurent couvertes d'une obscurité profonde. Les maladies des voies urinaires sont précisément au nombre de celles qui en fournissent la preuve. C'est parce que les moyens d'exploration employés jusqu'à nos jours n'ont pas permis aux praticiens de reconnaître la cause du catarrhe vésical, que cette affection s'est montrée si souvent rebelle à tous leurs efforts. C'est parce qu'il a été impossible de déterminer rigoureusement le volume, le nombre et la dureté des pierres contenues dans la vessie, et de reconnaître au préalable l'existence de certaines lésions organiques, que beaucoup d'opérations cystotomiques ont offert des difficultés, des dangers même, qu'on aurait écartés, au moins pour la plupart, si l'on avait pu acquérir d'avance les notions dont on se trouvait dépourvu. J'ai prouvé dans plusieurs endroits de cet ouvrage, et dans ma quatrième *Lettre sur la lithotritie*, que les moyens d'investigation généralement en usage pour établir le diagnostic de l'affection calculeuse, sont défectueux et insuffisans, soit qu'on les emploie isolément ou successivement. Cette partie de la chirurgie présente donc une lacune d'autant plus fâcheuse que les erreurs qui en résultent peuvent avoir des conséquences déplorables. En effet, dans un grand nombre de cas, la pierre ne peut être extraite par le procédé qu'on s'est décidé d'abord à choisir, tandis qu'on parvient à la retirer par des procédés mieux appropriés. Ainsi des calculs qui n'avaient pu être amenés au dehors par le périnée, ont été extraits ensuite par l'hypogastre. Hunter et la plupart des auteurs anciens en rapportent des exemples. De nos jours aussi il s'est présenté plusieurs fois des cas où le choix a porté en premier lieu sur un procédé qui ne convenait point. Tel est celui qu'on a observé à l'hôpital Saint-Louis, où la taille hypogastrique devint inutile, tandis que la pierre fut extraite par le procédé recto-vésical. Presque à la même époque, d'autres se sont également offerts à l'hôpital Beaujon et à l'Hôtel-Dieu. La pratique civile en fournirait bien d'autres encore, mais je n'ai pas besoin de multiplier les citations.

Si, dans tous ces cas, les moyens d'exploration mis en usage eussent préalablement procuré des notions suffisantes sur le volume et les caractères physiques de la pierre, nul doute qu'on se fût abstenu d'une opération qui ne pouvait être terminée, et qui devenait inutile, soit en raison des difficultés qu'elle offrait, soit parce qu'elle laissait dans la nécessité de recourir à d'autres moyens pour parvenir à retirer la pierre.

L'incertitude que je signale n'a pas eu des conséquences moins fâcheuses dans les cas de pierres enkystées. L'impossibilité de déterminer à l'avance l'enkystement des calculs a fait presque toujours regretter au chirurgien d'avoir entrepris l'opération et au malade de s'y être soumis. J'en ai donné des preuves tirées d'ouvrages anciens et de quelques faits nouveaux.

Il en est de même pour les diverses espèces de cystocèle. De grands malheurs ont été le résultat de l'impossibilité d'établir un diagnostic rigoureux des déplacemens de la vessie, et il me suffit de renvoyer pour cela aux ouvrages de Bartholin, de Petit, de Verdier et de Boyer.

Plusieurs lésions organiques, notamment du col de la vessie

et de la prostate, produisent des effets identiques, et rendent l'emploi du cathéter inutile pour constater l'existence de la pierre, ainsi que je l'ai déjà établi par des faits récens.

La plupart des traités spéciaux signalent des erreurs auxquelles ont donné lieu des dispositions anormales ou des altérations organiques sur lesquelles les explorations ordinaires ne procurent que des renseignemens vagues, toujours insuffisans pour faire apprécier ces divers états et pour mettre le praticien à portée de modifier convenablement le procédé opératoire, ou même de déterminer quel est celui qui offre le plus de chances de succès.

Quelques malades ont subi la pénible attente de l'opération, sans pouvoir être opérés, parce qu'au moment même de se mettre à l'œuvre, le chirurgien n'a pu retrouver, à l'aide du cathéter, une pierre dont il avait déjà reconnu l'existence auparavant. J'ai donné les détails d'un fait de ce genre, et il m'eût été facile d'en énumérer plusieurs autres tirés de mes tableaux de statistique. Je rappellerai seulement le cas rapporté par M. Crosse, dans lequel un chirurgien habile fit un voyage inutile parce que, n'ayant pu trouver la pierre avec la sonde, l'opération pour laquelle il avait été appelé n'eut pas lieu : cependant la vessie contenait deux calculs !

Voilà certainement plus de preuves qu'il n'en faut pour mettre en toute évidence ce qui ne saurait être sérieusement contesté, l'incertitude et l'insuffisance des moyens employés jusqu'à ce jour pour déterminer avec précision la forme, le volume, la situation de la pierre dans la vessie, et les dispositions organiques concomitantes qui sont susceptibles de modifier la conduite du praticien pendant le cours de l'opération. La liste des malheurs qu'a entraînés cette incertitude est fort étendue : pour la compléter, ne suffira-t-il pas de rappeler que, dans des cas trop nombreux, on a cru sentir des pierres qui n'existaient pas, et qu'il est résulté de là que des malheureux malades ont subi inutilement l'opération la plus grave de toutes. B. Bell nous apprend que Cheselden pratiqua trois fois la cystotomie sans trouver de pierre dans la vessie. Divers faits analogues sont consignés dans les Mémoires de l'ancienne académie de chirurgie, et un autre très remarquable dans le *Journal de chirurgie* par Desault. J'en ai relaté plusieurs dans mes *Lettres sur la lithotritie*, et d'autres sont consignés dans mes *Recherches de statistique*. Pendant la discussion qui s'éleva au sein de l'académie de médecine, M. Roux a dit, avec sa franchise ordinaire, que ce malheur lui était arrivé quatre fois. Dans le service des calculeux s'est présenté un malade qui avait tous les signes rationnels de la pierre ; on croyait sentir le corps étranger avec la sonde, et des chirurgiens fort célèbres déclarèrent qu'il existait réellement ; je m'assurai cependant par d'autres moyens, dont je donnerai l'indication, qu'il n'y avait point de calcul. Le malade sortit quelques jours après, et fut admis dans un autre hôpital, où on lui pratiqua la cystotomie ; mais on ne trouva pas de pierre.

Il est présumable que ces malheurs, bien qu'ils soient à la connaissance de toute le monde, étaient sortis de la mémoire des professeurs de clinique qui, en se livrant à l'examen des principales questions relatives à l'affection calculeuse et aux moyens de la traiter, ont soutenu devant l'académie que le cathétérisme suffisait pour procurer toutes les notions nécessaires au praticien. Aussi sont-ils tombés dans d'étranges erreurs pour avoir supposé connu ce qui ne l'était pas. Comment auraient-ils pu assigner des limites à l'étendue, à la gravité et aux complications d'une maladie dont ils n'étaient même pas en mesure de constater l'existence ? En effet, le praticien le plus expérimenté ne peut garantir qu'il reconnaîtra la présence d'une pierre dans la vessie par l'emploi des moyens ordinaires. A plus forte raison doit-il rester dans le doute lorsqu'il s'agit de déterminer le nombre, les dimensions, la forme des calculs, et les dispositions anormales que la vessie peut présenter. Cependant les préceptes tracés par les auteurs reposent sur ces données, dont on est censé avoir la pleine et entière possession quand il est question d'appliquer les règles. Je suis intimement convaincu que c'est là qu'il faut chercher la principale source du vague que l'on s'afflige de voir régner si souvent dans cette branche importante de la chirurgie.

Jaloux de faire disparaître, ou au moins d'atténuer une si pénible incertitude, j'ai substitué quelques moyens nouveaux à ceux dont l'expérience ne démontrait que trop bien l'insuffisance. J'ai employé ces moyens un très-grand nombre de fois, et presque toujours avec succès. Le résultat qu'ils peuvent fournir devient d'ailleurs évident quand on compare ensemble les effets obtenus et le mécanisme des instrumens. Ainsi se trouve comblée en grande partie une lacune qu'on avait tant sujet de déplorer. Mais les procédés nouveaux n'ont pas manqué de trouver de l'opposition. Des chirurgiens éclairés, par cela seul qu'ils s'étaient mis en opposition avec la lithotritie, ont frappé d'une sorte de défaveur les explorations faites avec le secours des nouveaux instrumens; ils ne sont pas demeurés là, et s'en sont servis pour déprécier la lithotritie elle-même; car, après les avoir présentées comme de véritables opérations, ils ont rangé parmi les malades chez lesquels l'art de broyer la pierre avait échoué, ceux précisément chez lesquels les explorations nouvelles avaient établi l'impossibilité de pratiquer l'opération. Bien plus encore; lorsque des sujets ont succombé plus ou moins long-temps après ces recherches, soit par suite de la cystotomie, soit seulement par l'effet des progrès de la maladie, on a mis les morts sur le compte de la lithotritie. Une telle manière de présenter et d'interpréter les faits décélerait une profonde ignorance, si l'on ne savait à quel point la prévention et la partialité peuvent fausser le jugement. Mais il en est résulté un aveuglement d'autant plus déplorable qu'un art infini a été employé ensuite pour arriver à des conséquences fausses, en ce sens que le principe d'où on les faisait découler repose manifestement lui-même sur des bases ruineuses, mais qu'on n'a cependant pas craint de développer avec complaisance, parce qu'elles avaient pour elles l'apparence dialectique, et qu'elles semblaient d'ailleurs appuyées par une chaleureuse conviction.

A tant d'assertions hasardées, contradictoires même, j'opposerai le résultat de l'expérience. Non, les explorations faites avec les précautions convenables n'entraînent pas les dangers dont on a parlé. Les malades qui y sont soumis se retrouvent au bout de deux ou trois jours dans le même état qu'auparavant; très-peu éprouvent une exaspération momentanée des symptômes de la pierre. Parmi ceux qui, après qu'elles eurent fait reconnaître l'impossibilité de pratiquer la lithotritie, ont refusé de se laisser tailler, ou ont offert des conditions telles que les deux méthodes étaient également contre-indiquées, les uns ont continué de vivre avec leur calcul, et les autres ont succombé par les progrès de leur maladie, déjà fort avancée. Et ce que je dis des simples explorations s'applique aux cas où il a été nécessaire d'en faire plusieurs, même de tenter un commencement d'opération, pour déterminer si définitivement la lithotritie était possible ou non; car l'expérience a prouvé que ces tentatives d'opération n'avaient eu d'influence ni sur la gravité de la maladie, ni sur les résultats de la taille. M. Sanson a fait, le 4 août 1835, à l'académie de médecine, un rapport sur un mémoire contenant l'indication de cinquante cas de taille, trente-neuf par l'hypogastre et onze par le périnée; douze d'entre les malades avaient préalablement été soumis à la lithotritie, qu'on avait reconnue ne pouvoir être appliquée; il en guérit *dix*, tandis que, sur le nombre total de cinquante opérés, il y eut *onze* morts. Or, parmi ces opérés, se trouvaient neuf enfans, qui tous guérirent, en sorte que la totalité des morts porte sur quarante-un adultes ou vieillards. Il n'en faudrait sans doute pas davantage pour démontrer combien on s'est mépris. à dessein ou autrement, sur l'influence attribuée soit aux explorations, soit aux essais de la lithotritie.

Mais le meilleur moyen de renverser tout cet échafaudage de subtilités et d'arguties sera de citer le fait suivant qui me paraît très-propre à jeter du jour sur deux points importans de la question.

TRENTE-NEUVIÈME OBSERVATION. M. Bizouard, de Paris, âgé de soixante-cinq ans, éprouvait depuis plusieurs années un trouble progressif dans les fonctions de la vessie, et des douleurs propres à faire croire à l'existence d'un calcul vésical. On ne chercha toutefois à s'assurer de la présence d'une pierre qu'après avoir employé tous les moyens hygiéniques et pharmaceutiques mis en usage dans les circonstances de ce genre. Le malade lui-même avait une frayeur telle de tout ce qui ressemble à une opération chirurgicale, qu'il remettait de jour en jour à se faire sonder. Vaincu enfin par les souffrances et par les conseils des personnes qui l'entouraient, il se soumit à cette recherche, dont fut chargé l'un de nos chirurgiens les plus habiles, M. Hervez de Chégoin. L'existence de la pierre fut constatée. Quelques jours après, on m'appela, et je m'assurai aussi sans peine que la vessie contenait un corps étranger, dont la grosseur pouvait être comparée à celle d'une grosse noix. Je reconnus en même temps que l'urètre était sensiblement rétréci au dessous de l'arcade pubienne, et que la prostate avait beaucoup plus de volume qu'elle n'en présente dans l'état normal. Ces circonstances, jointes à la nécessité d'étudier le caractère d'un malade excessivement irritable, me déterminèrent à employer un traitement préparatoire. Une exploration de la vessie, faite au moyen des instrumens de la lithotritie, me prouva ensuite que le broiement offrirait beaucoup de difficultés, provenant du volume de la pierre, de l'engorgement prostatique, de l'irritabilité générale du sujet, et du peu de capacité que la vessie conservait. La recherche avait été longue et douloureuse : cependant elle fut exempte d'accidens graves : il y eut un peu de fièvre et des douleurs plus vives en urinant ; mais si l'on avait pu cacher au malade la nécessité dans laquelle il allait être de se soumettre à la taille, seule ressource pour lui enlever la pierre, il se serait trouvé peu de jours après ramené au même état qu'auparavant. L'idée d'une opération sanglante le tourmentait à tel point, et son inquiétude était si grande, qu'il y aurait eu de grands inconvéniens à le laisser long-temps dans cet état d'angoisse. On prit donc le parti de convoquer une consultation. Il fut arrêté par MM. Roux, Marjolin, Jobert et moi, qu'on taillerait le malade aussitôt que la température le permettrait. Le 29 janvier on se réunit pour l'opération, dont M. Roux s'était chargé. Toutes les dispositions étaient faites ; le malade était rasé et couché sur le lit ; mais on ne put retrouver la pierre. Des recherches minutieuses et réitérées, faites par plusieurs chirurgiens, la substitution d'une sonde creuse au cathéter, plusieurs injections poussées dans la vessie, tout demeura inutile. L'opération fut donc ajournée, et le malade reporté dans son lit. Mais des accidens inflammatoires graves ne tardèrent pas à se manifester du côté de la vessie ; tous les moyens mis en usage en pareil cas furent sans résultat, et le malade mourut cinq jours après, le 3 février. Malgré les instances les plus fortes, la famille ne voulut pas consentir à ce qu'on fît l'ouverture du corps.

Nous trouvons là une preuve éclatante que les explorations pratiquées au moyen du cathéter ordinaire peuvent être plus dangereuses que celles pour lesquelles on emploie les instrumens de la lithotritie ; car ces dernières, quand elles sont faites avec les précautions et les ménagemens convenables, n'ont d'autre inconvénient que de causer une légère douleur, cessant aussitôt après qu'on a retiré l'instrument, ou du moins cédant, s'il lui arrive de persister, à des moyens fort doux. Ce fait est d'autant plus concluant que le cathétérisme avait été confié à des mains habiles, qu'aucune précaution n'avait été négligée.

Quant à l'insuffisance dont fut ici le cathétérisme ordinaire pour déceler la présence de la pierre, ce fait ne nous apprend rien que nous ne sachions déjà par une multitude d'autres. Mais on en a tiré cette conclusion, *qu'on peut se tromper sur la présence d'un calcul, soit qu'on fasse la taille, soit qu'on pratique la lithotritie.* Or, évidemment la conséquence toute différente qui en découle est celle-ci : *On peut ne pas trouver une pierre au moyen du cathéter, lors même que les nouvelles explorations ont fait connaître que cette pierre a un volume considérable.*

Pourquoi tant de différence dans le jugement porté sur les explorations préliminaires de lithotritie et sur celles dont la cystotomie ne peut pas non plus se passer ? Ce n'est pas que ces dernières, à part même leur insuffisance, soient exemptes d'inconvéniens, d'accidens, de dangers même ; trop de faits attestent le contraire pour que personne ait jamais la hardiesse de soutenir l'innocuité de longues recherches dans la vessie avec une sonde métallique. C'est donc uniquement parce qu'elles se font avec un instrument autre que ceux dont la taille exige l'emploi, tandis que le même suffit très-souvent à la lithotritie pour l'exploration de la vessie et pour la destruction de la pierre, qu'il lui arrive quelquefois de faire succéder immédiatement l'une à l'autre, à l'insu et à la grande joie subséquente du malade, avantage immense que n'a pas et que ne peut avoir la cystotomie.

CHAPITRE IX.

PARALLÈLE ENTRE LA CYSTOTOMIE ET LA LITHOTRITIE SOUS LE RAPPORT DE LA DURÉE DU TRAITEMENT.

Je n'ai à présenter ici qu'un bien petit nombre d'observations.

La durée du traitement par la cystotomie ne saurait être assignée d'une manière rigoureuse, d'abord parce que les chirurgiens ne se sont jamais assez attachés à distinguer ce qui, sous ce rapport, dépend de l'opération elle-même, et ce qui tient à des causes totalement étrangères ; ensuite, parce que la plupart des faits sont tronqués en ce qui concerne le résultat final, et que souvent même ceux qui les rapportent ne disent pas si l'opéré a guéri ou succombé. Tolet parle de quelques malades qui ont guéri du huitième au vingtième jour, mais il fixe la durée ordinaire à trente ou quarante jours. Boudou cite quelques malades qui ont guéri en deux ou trois fois vingt-quatre heures ; Lecat assure aussi que plusieurs sujets taillés par lui se sont rétablis en moins de quinze jours ; moi-même j'ai vu un enfant guérir le sixième jour et un autre le huitième ; j'avais opéré ces deux enfans par la méthode latérale. Mais ces guérisons promptes sont excessivement rares, et de loin en loin seulement on en rencontre quelques exemples, presque tous chez les enfans.

Les deux tableaux suivans, l'un emprunté à M. Crosse, l'autre tiré des résultats de ma pratique, donneront un aperçu approximatif de la durée moyenne du traitement par l'une et l'autre méthode, soit que le malade ait succombé, soit que la guérison ait eu lieu. Il sera facile d'ajouter de nouveaux faits à ceux que je présente, s'ils sont insuffisans pour conduire à une solution complète du problème.

1° Table proportionnelle de la durée moyenne du traitement par la cystotomie.

AGES.	NOMBRE DES			NOMBRE MOYEN DES JOURS DE TRAITEMENT pour les	
	opérés.	guéris.	morts.	guéris.	morts.
De 1 à 10 ans	271	252	19	35	13
De 10 à 20	99	91	8	60	16
De 20 à 30	41	36	5	42	18
De 30 à 40	43	40	3	56	10
De 40 à 50	44	34	10	51	9
De 50 à 60	94	70	24	54	20
De 60 à 70	68	49	19	40	17
De 70 à 80	9	6	3	65	5

Durée moyenne du traitement dans les cas de guérison . . . 46 jours.
— — — — — — mort.. 15

Au sujet de ce tableau, qui a été dressé par M. Crosse, je ferai remarquer que Marcet avait fixé la mortalité à 1 sur 18 pour les enfans, et à 4 sur 19 pour les adultes et les vieillards, c'est-à-dire qu'il admettait celle-ci quatre fois plus forte que l'autre. Or Marcet avait opéré sur 506 cas. M. Crosse et Yelloly, en ajoutant de nouveaux faits aux relevés de leur prédécesseur, ont obtenu quelques différences dans la proportion de la mortalité, notamment pour les enfans; le premier l'a fixée à 1 sur 14 et une fraction pour les malades au dessous de 10 ans, et à 1 sur 11 pour ceux de 10 à 20 ans; il a opéré sur une masse de 387 cas. Le second, en prenant 292 malades au dessous de 14 ans, a reconnu aussi qu'on en avait perdu 1 sur 14 et une fraction. Du reste, la proportion établie au tableau s'éloigne peu de celle que des documens nouveaux ont mis à même d'établir pour d'autres localités, en ce qui concerne les adultes et les vieillards. Ainsi, pour les enfans, les résultats de Norwich forment une exception heureuse, dont il faut tenir compte, quoiqu'elle ne puisse point être prise pour base d'une proportion moyenne.

2º *Table proportionnelle de la durée du traitement par la lithotritie.*

SÉRIES.	NOMBRE des opérés.	DURÉE du traite. en jours.	RÉSULTATS.		
			GUÉRIS.	MORTS.	
Première. . .	67	11	67	»	
Deuxième. . .	54	26	54	»	
Troisième. . .	91	34	90	1	
Quatrième. .	47	55	46	»	1 guéris. imparfaite.
Cinquième. .	31	55	26	4	1 idem.
Sixième. . . .	17	63	13	2	{ 1 idem. { 1 résultat inconnu.
Durée moyenne pour tous les cas. . . 41 jours					

C'est ma pratique seule qui a fourni les élémens de ce tableau. Le nombre total des opérés est de 307, dont 9 de 7 à 20 ans, 55 de 20 à 40, 104 de 40 à 60, et 139 de 60 à 89. Ils sont divisés en six séries d'après la gradation des difficultés de l'opération et des complications de la maladie calculeuse.

Si l'on défalque le nombre des morts, on verra que le traitement par la cystotomie est plus long que celui par la lithotritie, même en comprenant un petit nombre de cas qui reculent de beaucoup la durée moyenne, parce que des circonstances accessoires s'y sont réunies pour prolonger le traitement à un point extraordinaire. Or, j'ai prouvé que ces cas sont pour ainsi dire étrangers à la sphère de la nouvelle méthode, qui n'y avait été appliquée que parce qu'elle semblait offrir moins de mauvaises chances que la cystotomie, ou parce que les malades s'étaient refusés opiniâtrément à cette dernière. Il ne s'en retrouvera plus de semblables lorsque les calculeux seront bien convaincus que leur intérêt commande qu'ils se fassent opérer au début de la maladie. Ce qui établit mieux encore la supériorité de la lithotritie sur la taille, c'est que la plupart de ceux que j'ai opérés étaient des adultes et surtout des vieillards, âges auxquels la cystotomie est plus grave, tandis que, dans les relevés des cas relatifs à cette dernière opération, les enfans figurent au moins pour moitié.

CHAPITRE X.

PARALLÈLE ENTRE LA CYSTOTOMIE ET LA LITHOTRITIE SOUS LE RAPPORT DE LA RÉCIDIVE DE LA MALADIE.

Une question importante, quoique à peine effleurée, est celle des récidives de l'affection calculeuse. Ayant présenté à ce sujet, dans mes *Recherches* et mes ouvrages antérieurs, plusieurs faits particuliers, avec les conséquences qui en découlent, je pourrai me borner ici à quelques remarques.

Tous les cystotomistes parlent de malades qu'ils ont opérés deux ou plusieurs fois, et, parmi les observations qu'ils rapportent, on en trouve de très-remarquables, soit par le nombre des opérations qu'un même individu a subies, soit par la quantité et la nature des calculs qui ont été extraits, et par les circonstances qui ont paru favoriser le retour de la maladie. Les faits que j'ai cités prouvent même que la pierre peut se reproduire dans un laps de temps fort court.

M. Crosse rapporte le cas remarquable d'un soldat qui fut taillé en 1816 ; l'opération dura plus d'une heure ; elle fut suivie d'une fistule et du passage des matières fécales par l'urètre ; au bout d'un an, la récidive de la pierre exigea une nouvelle opération, pendant laquelle la division de la cicatrice causa de vives douleurs, mais qui, malgré l'accident de la rupture du calcul, qu'on fut obligé d'extraire par fragmens, amena en six semaines la guérison de l'ancienne fistule rectale et de la pierre.

On a parlé naguère d'un malade qui avait été taillé trois

fois dans l'espace de six mois. Un ecclésiastique qui avait subi la lithotomie en 1829 à l'infirmerie de Marie-Thérèse, fut obligé, un an après, d'invoquer de nouveau les secours de l'art, et cette fois on lui appliqua la lithotritie. Sur cinq cas dont M. Leroy a publié les détails en 1832, on en remarque trois dans lesquels une nouvelle pierre se forma au bout de quelques mois seulement.

Plus d'une fois on a conclu de là que des calculs entiers ou des fragmens de calculs avaient été laissés la première fois dans la vessie. C'est surtout dans ces derniers temps qu'on a mis une sorte d'affectation à rappeler des cas qu'à peine citait-on jadis comme autant d'anomalies, mais dans lesquels on s'est flatté de voir un moyen de nuire à la propagation de la lithotritie, en n'attribuant qu'à elle seule un inconvénient qui lui est néanmoins commun avec la taille. Le sujet est assez grave pour que je m'y arrête.

L'un des premiers calculeux qui furent lithotritiés à Hôtel-Dieu de Paris, y rentra au bout de quelque temps, aussi malade qu'auparavant, quoique à sa première sortie il fût, dit-on, parfaitement guéri, comme l'annonçaient l'absence de toute sensation pénible, et l'impossibilité où l'on avait été de sentir aucun fragment de pierre dans la vessie au moyen d'une sonde. Ce fait n'est pas aussi concluant qu'il le semble. Les signes sur lesquels on s'était fondé pour croire à la guérison, n'ont pas de valeur. D'abord, s'il est bien vrai, comme je l'ai prouvé, même par des exemples récens, qu'une grosse pierre puisse échapper à la sonde, on conçoit combien il est plus facile encore que celle-ci ne rencontre pas un petit fragment. En second lieu, un malade qui ne prenait aucun exercice aura très-bien pu ne plus souffrir de la présence d'une ou plusieurs parcelles de calculs, surtout si la vessie ne se contractait point avec force, comme on l'avait constaté pendant la manœuvre, tandis que les douleurs durent reparaître dès qu'il reprit ses occupations habituelles. Enfin l'opération avait été faite avec ces instrumens défectueux qui ne permettent pas d'atteindre les débris d'une pierre qu'on a brisée. Il est donc à peu près certain qu'ici des fragmens avaient été laissés dans la vessie. Mais la lithotritie n'en doit pas supporter le blâme, puisqu'on a vu qu'elle a et que dès lors même elle avait à sa disposition des moyens infaillibles de ne pas tomber dans une faute si grave.

Cependant il y a des cas où, de toute évidence, la pierre se reproduit après la lithotritie, comme après la cystotomie. Je n'entends parler ici ni de ceux qui ressemblent au précédent, puisque l'expérience prouve surabondamment combien les alarmes qu'on a voulu inspirer sont chimériques quand l'opération a été faite suivant toute la rigueur des règles, ni de ceux où des cellules creusées dans les parois vésicales pourraient effectivement faire craindre la récidive et même la multiplication des calculs, puisque nous n'avons alors aucun moyen certain de constater que tous les fragmens ont été retirés. Le fait est fort simple. Mais il me semble hors de doute que l'état des organes génito-urinaires, et spécialement celui de la vessie, après l'opération, jouent le principal rôle dans la reproduction de la pierre.

La plupart des calculs se forment dans les reins, d'où ils passent dans la vessie ; presque tous se développent dans ce dernier viscère. Aussi long-temps que la vessie demeure saine, la nature de la pierre, soit qu'elle s'y forme, soit seulement qu'elle s'y accroisse, n'a rien de constant ; car c'est la substance prédominante dans l'urine qui constitue la concrétion, et l'on sait combien la composition de ce liquide varie. Mais quand les parois vésicales deviennent malades, et que leur état morbide persiste, on observe presque toujours un dépôt de phosphate calcaire ou ammoniaco-magnésien dans l'urine (1), et ces deux sels sont aussi la substance

(1) Certains faits de récidive, soit après la cystotomie, soit après la lithotritie, m'ont mis à même de constater que des calculs calcaires se

qui constitue les dernières couches de la pierre chez les sujets dont la vessie passe à l'état pathologique. Ce qui surtout le démontre, c'est la différence qui règne entre la composition de la gravelle et celle de la pierre proprement dite : la première est composée d'acide urique dans les neuf dixièmes au moins des cas, tandis que ce même acide ne forme pas le quart des calculs urinaires. Il faut également attribuer aux états morbides de la vessie et à l'influence qu'ils exercent sur la composition de l'urine les diverses couches qu'on remarque dans les calculs dits alternans, notamment dans ceux qui offrent des dépôts superposés d'acide urique et de phosphates.

Si le traitement par la lithotritie vient à être interrompu, en raison d'une circonstance quelconque, dans un cas où le catarrhe vésical coexiste avec la pierre, les fragmens de calcul qu'on a été obligé de laisser dans la vessie se recouvrent d'une couche de matière calcaire.

L'introduction d'un corps étranger dans la vessie par l'urètre, et son séjour prolongé dans un viscère qui n'était pas accoutumé à un pareil contact, déterminent presque toujours, dans les parois vésicales, un état morbide, sous l'empire duquel le liquide acquiert un caractère spécial, et le dépôt qui se forme autour du noyau consiste généralement en phosphates terreux. Cette remarque avait déjà été faite par quelques auteurs, notamment par Forbes, Prout et Marcet. Ce n'est pas ici le lieu de discuter les explications qu'on en a données.

Les prétendus dissolvans dont on a fait long-temps usage, paraissent provoquer aussi un état analogue, comme le prouvent la nature des couches superficielles de la pierre

forment aussi quelquefois dans les reins eux-mêmes, ainsi que l'ont dit quelques modernes, entre autres Marcet, en contradiction avec d'autres observateurs, qui pensaient que tous les calculs engendrés dans les reins étaient d'acide urique ; toutefois j'ai remarqué aussi qu'alors les organes étaient frappés d'un état morbide.

et la matière muqueuse ou puriforme que les malades rendent avec l'urine, matière qu'on a prise pour un produit dû à la dissolution du calcul.

Maintenant, il n'est pas rare que l'extraction de la pierre n'amène point la cessation du catarrhe vésical. C'est ce qui a lieu principalement lorsque celui-ci se trouve entretenu par une maladie de la prostate ou de l'urètre. Or, ces cas sont ceux où l'on observe le plus fréquemment des récidives. Mais la pierre qui se reproduit est presque toujours de nature calcaire. Bien qu'on ait recueilli quelques observations qui ne s'accordent pas avec les miennes, les faits que j'ai vus sont assez nombreux et assez concluans pour m'autoriser à ne pas croire hasardée l'opinion que je viens d'émettre.

Mon intention n'est pas d'anticiper sur les déductions auxquelles ces faits et autres qu'on pourra recueillir conduiront sans doute ceux qui se livreront à l'examen des causes et du mode de formation de la pierre. Mais je ferai remarquer que les observations précédentes ont déjà produit de signalés avantages dans la pratique.

Quant à la fréquence relative des récidives après la taille et la lithotritie, les faits prouvent que la pierre se reproduit plus fréquemment après la première qu'après la seconde. Mais ici encore il importe d'établir une distinction; car la proposition que j'établis n'est vraie qu'en tant qu'elle concerne les calculs de phosphates terreux, puisque la plupart du temps ces concrétions tiennent à un état morbide de la vessie, dont la lithotritie amène la cessation plus sûrement que la taille, qui peut même l'alimenter, surtout quand elle laisse des fistules urinaires à sa suite, comme on ne le voit que trop souvent. Cette même proposition, au contraire, n'est plus applicable aux pierres qui viennent uniquement des reins, dont la prédisposition à en produire peut persister après la lithotritie, tout comme après la cystotomie. A cet égard, je ne puis me dispenser de faire une remarque qui montrera combien on s'est mépris dans les prétendus parallèles qu'on a cherché à établir entre les deux opérations. Quand on a recours à la cystotomie, l'opération finit par enlever tôt ou tard le malade; ainsi un calculeux qui a été taillé avec succès une, deux, trois ou quatre fois, succombe à la cinquième. C'est un moyen infaillible de mettre un terme à la reproduction de la maladie. Au contraire, la lithotritie n'étant pas mortelle, et son application devenant à chaque fois de moins en moins pénible, par cela seul que le calculeux continue de vivre, la récidive de la pierre, considérée d'une manière absolue, doit nécessairement devenir plus fréquente après la nouvelle méthode (1).

Il serait inutile de pousser plus loin le parallèle qu'on peut établir entre les deux méthodes sous le rapport de la récidive; nous avons besoin de plus amples informations que le temps seul nous procurera. Je terminerai donc en reproduisant ici la partie de mes tableaux de statistique qui concerne les faits de récidive, et j'y ajouterai un autre petit tableau emprunté à l'ouvrage de M. Crosse.

(1) Aretée trouvait moins difficile de rendre stérile une femme féconde, que de détruire la disposition à la génération des calculs chez quelques personnes.

TABLE PROPORTIONNELLE.

De la récidive de l'affection calculeuse après la cystotomie et après la lithotritie

PROCÉDÉS	MALADES opérés.	RÉCIDIV.	ÉPOQUE.	SUITE ET RÉSULTAT DU TRAITEMENT.
1° Cystotomie.	88	9 (1)	4 dans la première année qui a suivi l'opération.	2 malades ont été taillés de nouveau : 1 mort, 1 guéri ; 2 ont eu recours à la lithotritie et ils sont guéris.
			2 dans la deuxième année.	Ils ont été opérés par la lithotritie et sont guéris.
			1 dans la troisième année.	Il est guéri par la lithotritie.
			2 dans la quatrième année.	Ils sont morts après la taille, qu'ils subissaient pour la quatrième fois.
2° Lithotritie.	244	14 (2)	3 dans la première année qui a suivi l'opération.	Ils ont été opérés une deuxième fois par la lithotritie et sont guéris.
			3 dans la deuxième année.	Ils ont été opérés de nouveau par la lithotritie. Un est guéri radicalement ; les deux autres ont continué de faire du gravier, qu'une paralysie de la vessie a forcé d'extraire.
			4 dans la quatrième année.	3 ont été opérés une deuxième fois et sont guéris ; le quatrième est mort sans opération.
			1 dans la sixième année.	Il a eu recours aussi au broiement ; il est guéri.

(1) L'un de ces malades, quoique jeune encore, a eu huit fois la pierre ; il en a été délivré six fois par la taille et deux fois par la lithotritie.

Un autre malade en a été attaqué trois fois dans moins de deux ans ; il a subi deux opérations de la taille, et, en dernier lieu, il a été opéré par la lithotritie ; la guérison se soutient depuis quatre ans.—Deux des malades qui ont subi l'opération de la taille, ont été opérés à des époques fort rapprochées ; trois autres malades avaient été taillés dans leur jeune âge.

(2) Le quatorzième cas est fort remarquable : un an après l'opération par la lithotritie, la pierre se reproduisit ; on eut recours à la taille. Un an après, une deuxième opération de taille fut encore pratiquée. Environ trois ans après, une quatrième récidive a eu lieu, et le malade a eu recours à la lithotritie. C'est le cas de M. Oudet, que j'ai rapporté dans les Actes de l'Académie de médecine.

TABLEAU

De douze cas d'opération faite une seconde fois sur des hommes (1).

NUMÉROS.	AGE lors de la première opération.	MOIS écoulés entre la 1re et la 2e opér.	POIDS DES CALCULS. 1re opér	POIDS DES CALCULS. 2e opér.	OBSERVATIONS.
1	15	16	℥ ij	ʒ iij	A la première opération, trois calculs extraits ; ils furent brisés dans les tenettes.
2	48	12	℥ iij	ʒ v	Extraction d'un calcul entier d'acide urique. A la 2e opération, la pierre est de même composition.
3	63	32	℥ iv	ʒ iij	Un calcul d'acide urique entier extrait dans la première opération.
4	26	12	—	ʒ iv	Le poids du 1er calc. n'est pas connu. Après la 1re opér., fistule périnéo-rectale guér. par la 2e opér.
5	8	17	℥ iv ℈j	ʒ iv ss	Un calcul entier extrait par la première opération, qui laissa une fistule recto-urétrale.
6	5 1/2	21	℥ ij ss	℥ ij ℈j	Le premier calcul fut extrait entier.
7	2 1/2	1	℈ ij ss	℥ j	Premier calcul alcalin, brisé pendant l'opération.
8	5	14	℈ j	℥ ij ss	Deux petits calculs d'oxalate de chaux, extraits par la première opération.
9	65	13	ʒ j ss	ʒ ij	Première pierre extraite entière ; la deuxième, de forme ovale, était composée d'acide urique.
10	18	8	℥ vj	℥ iv ss	La première pierre était entière et alcaline à l'extérieur.
11	46	12	℥ v ss	℥ j ℈j	Le rectum ouvert à la première opération. Fistule urétro-rectale, quand on fit la 2e opération.
12	7	24	℥ j ss	℈ ij	Extraction d'un calcul rond, dur et entier, à la première opération.

(1) Deux de ces malades, les numéros 9 et 11, moururent après la deuxième opération ; les autres guérirent. Le numéro 3 eut la pierre une troisième fois ; on ne crut pas devoir l'opérer.

Je dois faire remarquer que, dans les faits cités par
M. Crosse, la seconde pierre ne diffère pas toujours de la
première, par sa nature, tandis que j'ai observé cette différence dans la plupart des cas qui se sont présentés à
moi. Mais, pour tirer de ces faits les conséquences qui
en découlent, et pour qu'il y eût contradiction avec ce
que j'ai établi, il faudrait pouvoir déterminer si, dans le
tableau anglais, la seconde pierre provenait d'une récidive
ou d'un calcul laissé dans la vessie à la première opération.
L'auteur ne s'explique pas sur ce sujet. Le volume de la seconde pierre, et le peu de temps compris entre les deux
opérations, suffisent pour inspirer des doutes. D'ailleurs l'affection catarrhale des voies urinaires peut disparaître complétement après que le malade a été débarrassé de son calcul,
soit par l'une, soit par l'autre méthode. Or, je rappelle que
c'est principalement à l'influence de cette affection que se
rapporte le changement de nature que j'ai signalé.

SECTION II.

PARALLÈLE ENTRE LES DIVERS PROCÉDÉS DE LA CYSTOTOMIE
ET DE LA LITHOTRITIE.

Après avoir fait connaître ce que la cystotomie et la lithotritie ont de commun, et ce qui les distingue dans la série
des cas où toutes deux sont également applicables, il convient d'examiner les différences que présentent entre elles
la taille périnéale et la taille hypogastrique, et de comparer
les différentes manières de pratiquer le broiement ou l'écrasement de la pierre et de l'extraire par les voies naturelles.
Le premier de ces parallèles exigera peu de développement,
puisqu'il s'agit d'opérations anciennes et parfaitement connues ; j'aurai seulement à noter les traits principaux. Mais,

pour ce qui aura trait à la lithotritie, il sera nécessaire que je revienne sur les procédés qu'elle emploie, et les détails dans lesquels j'entrerai ne paraîtront ni minutieux ni déplacés, si l'on se rappelle qu'ils roulent sur une opération nouvelle, peu connue encore, et au sujet de laquelle il se commet chaque jour des erreurs graves.

CHAPITRE PREMIER.

PARALLÈLE ENTRE LES DIVERS PROCÉDÉS DE LA CYSTOTOMIE.

Quoiqu'il y ait près de deux siècles que les chirurgiens discutent entre eux pour savoir à quel procédé cystotomique ont doit accorder la préférence, ils ne sont point encore parvenus à s'entendre. Mais le temps seul a fait, du moins en partie, et sans effort, ce que n'avaient pu opérer de longues controverses, des disputes animées, de nombreux et volumineux traités, même des commissions académiques. Ce sort est celui de la plupart des questions chirurgicales; au lieu de les éclaircir, la discussion les embrouille, les complique, et les rend inintelligibles, à ceux surtout qui oublient que, dans les événemens de ce genre, un grand nombre des hommes qu'on voit y prendre part sont poussés par les exigences de leur actualité personnelle. Avec le temps, la scène change, et la vérité perce peu à peu. C'est ainsi qu'on a fini par apprécier à leur juste valeur la taille de Celse, le grand appareil et les nombreuses modifications apportées d'abord à la taille latéralisée. Tous ces procédés étant tombés dans l'oubli, je n'aurai à m'occuper ici que de la cystotomie périnéale, d'après les deux procédés qui sont encore en usage, et de la taille hypogastrique. Quant à la taille recto-vésicale, elle est si récente qu'il faut attendre de nouveaux faits pour savoir ce qu'on doit penser au juste de l'en-

thousiasme avec lequel les uns l'ont adoptée et de la répro-
bation dont les autres l'ont frappée.

I. *Parallèle entre la taille latéralisée et la taille bilatérale.*

Ces deux modes d'opérer se ressemblent sous plusieurs
rapports, mais diffèrent à d'autres égards. Ainsi, les instrumens sont les mêmes, à l'exception du cystotome, qui est
double dans l'un et simple dans l'autre. La position du malade et les préliminaires de l'opération ne présentent absolument aucune différence. Les mêmes tissus à peu près sont
intéressés, quoique d'une manière diverse. Plusieurs des
accidens primitifs et consécutifs qui se manifestent, sont
identiques. Mais,

1° La taille bilatérale, divisant le col de la vessie et la
prostate sur l'un et l'autre côté, ouvre à la pierre une voie
plus large que la cystotomie latéralisée; car celle-ci ne divise
les mêmes parties que d'un seul côté, et sans qu'il soit possible de reculer les limites de l'incision. De là résulte que
les difficultés d'extraire la pierre, et les lésions qui suivent
trop fréquemment cette extraction, sont moins grandes dans
le premier procédé que dans le second.

2° La cystotomie bilatérale, spécialement le procédé que
j'ai indiqué, se pratique sur un point où l'on court moins
de risque de rencontrer des vaisseaux sanguins que dans
celui où il faut porter l'instrument tranchant lorsqu'on
emploie la cystotomie latéralisée. L'hémorrhagie est donc
moins à craindre dans la première que dans la seconde.

3° La cystotomie bilatérale, telle que la pratiquait Dupuytren, est plus difficile, plus compliquée, plus longue
et plus douloureuse que la taille latéralisée. Elle donne une
ouverture moins nette et moins régulière. En effet, une incision demi-circulaire faite devant l'anus, au milieu des tissus les plus mobiles du périnée, et dans la position plus ou
moins gênée où se trouve l'opérateur, ne saurait être ni aussi
facile à exécuter, ni aussi nette qu'une incision rectiligne

pratiquée dans un endroit où ces tissus sont plus faciles à fixer, et où la main du chirurgien agit avec plus d'aisance. Je fus d'abord frappé de cette différence, qui est toute au désavantage de la cystotomie bilatérale. C'est pour la faire disparaître, et en même temps pour diminuer les chances d'hémorrhagie, que je proposai d'inciser les tégumens parallèlement au raphé. Cette modification, sans être d'une grande importance, simplifie l'opération, qu'elle rend plus facile et plus prompte. Quant à l'irrégularité de l'incision, et au plus de vivacité des douleurs, elles dépendent surtout de l'emploi du cystotome courbe adopté par Dupuytren et par plusieurs autres praticiens; on les fait disparaître en se servant du cystotome droit. Ainsi, quelques différences qui étaient au désavantage de la cystotomie bilatérale ne doivent pas entrer en ligne de compte, puisqu'on parvient aisément à les écarter, qu'elles ne sont pas essentiellement liées à l'opération, et qu'elles tiennent à une manière spéciale de la pratiquer.

4° Dans le procédé latéralisé on blesse quelquefois le rectum, ce qui donne lieu à de graves accidens. La lésion de cet intestin est plus facile à éviter dans le procédé bilatéral.

II. *Parallèle entre la cystotomie suspubienne et la taille périnéale.*

La cystotomie suspubienne diffère essentiellement, sous plusieurs rapports, de la taille qu'on pratique au périnée. Chacune de ces deux opérations s'applique à des cas spéciaux et déterminés. Mais l'opinion de la plupart des praticiens sur la première me paraît ne pas être assez arrêtée. En 1826 et 1831, j'ai soumis aux Académies des sciences et de médecine (1) quelques réflexions sur la nécessité de re-

<hr>

(1) *Gazette médicale de Paris*, tom. II, n° 24, 11 juin 1831. — *Journal des connaissances médicales*, août 1833.

courir plus fréquemment qu'on ne le fait à ce procédé, et sur les perfectionnemens dont il me paraissait être susceptible, soit dans son appareil instrumental, soit dans son exécution. L'expérience a confirmé depuis la justesse de mes premiers aperçus. Ayant décrit, dans un autre endroit de ce livre, les principaux changemens qu'elle a suggérés, je pourrai me contenter ici de les rappeler, et de comparer l'opération, telle qu'elle doit être faite, avec la taille périnéale. Ces rapprochemens mettront à même de préciser les cas où l'un des deux procédés doit mériter la préférence sur l'autre, et, pour les rendre plus complets, je passerai successivement en revue les divers temps de l'opération.

1° *Appareil instrumental*. — J'ai indiqué les instrumens dont on se sert dans la taille en général. La cystotomie sus-pubienne en a de spéciaux, qui sont une sonde à dard, un aponévrotome et un suspenseur.

2° *Position du malade*. — Elle est effrayante dans tous les procédés de la taille périnéale. J'ajouterai même qu'elle est dangereuse, en ce qu'elle impose au sujet une attitude telle que son appareil musculaire entre violemment en contraction, ce qui peut amener des désordres considérables, par exemple la rupture des fibres du muscle sacro-lombaire. La taille hypogastrique, au contraire, n'a rien d'effrayant sous ce point de vue : on n'attache pas le malade, qui est couché sur un lit ou sur une table recouverte d'un matelas et d'un drap, les jambes et les cuisses légèrement pendantes, le bassin un peu élevé, et la tête appuyée sur un coussin. Cette différence de situation est plus importante qu'on ne le croit; elle rend l'opération moins terrible à plusieurs malades, qui sont surtout effrayés par l'idée qu'on les attachera.

Les autres préliminaires ne présentent pas de différences notables. Dans l'un des deux procédés, on rase le périnée, et dans l'autre l'hypogastre. A tous les deux il convient d'appliquer les préceptes des auteurs pour disposer favorablement tout malade à subir une opération grave quelconque.

Dans l'un et l'autre cas, il y a un même nombre d'aides, remplissant chacun des fonctions déterminées.

3° *Division des tissus.* — Si l'on compare la partie de la manœuvre au moyen de laquelle s'établit une communication artificielle entre les tégumens et l'intérieur de la vessie, on trouve des ressemblances et des différences, qui, somme totale, se compensent à peu près, de sorte qu'il n'en résulte aucun avantage manifeste ni pour l'un ni pour l'autre procédé. En effet, il y a plus de promptitude dans la taille périnéale, mais plus de facilité et peut-être de sûreté dans la cystotomie hypogastrique. Les douleurs sont à peu près les mêmes, plus longues dans celle-ci, mais plus vives dans celle-là. Dans la taille par dessus les pubis, le chirurgien est guidé par le toucher et surtout par la vue, mais la manœuvre redevient plus délicate et plus minutieuse dès que ses sens cessent de l'éclairer. Dans la taille périnéale, il est réduit à la précision que donnent l'expérience et le mécanisme des instrumens. Toute sa dextérité n'empêche pas qu'il ne puisse léser plusieurs organes importans lorsqu'il opère au périnée, tandis que, dans la cystotomie sus-pubienne, le péritoine seul lui donne des inquiétudes; mais il le voit et peut presque toujours l'éviter. Les anomalies dans la distribution des vaisseaux artériels ne sont point rares au périnée, tandis qu'elles le sont beaucoup à l'hypogastre.

4° *Extraction de la pierre.* — Si les tailles périnéale et hypogastrique n'ont pas présenté jusqu'ici de différences bien tranchées, il n'en est plus de même quand on procède à l'extraction de la pierre. Ici de grands avantages appartiennent à la cystotomie sus-pubienne : l'ouverture est plus large et faite à travers des tissus plus dilatables; le corps de la vessie a été divisé dans le sens de ses fibres longitudinales, qui sont les plus nombreuses; il y a possibilité, en saisissant la pierre, de diriger les tenettes au moyen du doigt, et de changer le calcul de côté, quand il a été saisi dans un sens défavorable; enfin, après l'extraction, on peut explorer plus exactement la vessie, et constater si ce viscère est ou non débarrassé et dans l'état sain. Dans la taille périnéale, au contraire, l'ouverture est plus petite et l'élasticité des tissus moindre ; on éprouve des difficultés plus grandes pour saisir convenablement la pierre ; il y a nécessité de dilater davantage la plaie, et d'exercer des tractions plus fortes, pour faire passer le calcul à travers des tissus plus fermes et plus résistans. J'ajouterai encore une particularité fort importante et à laquelle on n'a point eu assez d'égard : dans la taille périnéale, on divise et on tourmente une des parties les plus importantes des organes urinaires, celle qui a le plus souffert par le fait de la pierre, puisque c'est en effet au col de la vessie que se manifestent la plupart des lésions organiques qu'on voit se développer chez les calculeux ; dans la cystotomie sus-pubienne, ces parties sont ménagées, et l'on n'intéresse que celle qui est généralement exempte de lésions ; on se borne pour ainsi dire à séparer les fibres musculeuses de la face antérieure de la vessie, et il n'y a qu'un petit nombre de fibres transversales qui soient divisées avec la membrane muqueuse. Cette différence entre les deux procédés devient surtout fort importante dans les cas de tuméfaction à la prostate.

5° *Suites de l'opération*.—Dans les principaux temps de l'opération, le procédé hypogastrique a des avantages incontestables sur la taille périnéale ; mais il n'en est plus ainsi après l'extraction de la pierre, ce qui tient uniquement aux difficultés que la disposition de la plaie apporte à l'écoulement de l'urine. Dans la taille périnéale, l'ouverture correspond au point le plus déclive de la vessie, à celui par lequel l'urine tend d'elle-même à s'écouler ; les parois vésicales sont presque constamment rapprochées, et à moins d'un gonflement des lèvres de la plaie, ou de la présence d'un caillot sanguin, de mucosités épaisses, l'urine, au lieu de séjourner dans son réservoir, s'écoule à mesure qu'elle est apportée par les uretères ; le corps du viscère est demeuré intact, et les contractions du plan musculeux peuvent se faire avec régularité. Au contraire, dans la taille hypogastrique, une certaine quantité d'urine séjourne constamment dans la vessie, ou du moins au fond de la plaie, qui s'en trouve ainsi toujours baignée, lors même que la sonde placée dans l'urètre fournirait une issue facile à ce liquide. En effet, la vessie, dont la paroi antérieure a été divisée, se contracte moins librement. L'impulsion que l'urine reçoit des reins et des urétères cesse dès que le liquide arrive dans ce réservoir, d'où il ne s'écoule qu'avec difficulté et d'une manière incomplète; car il paraît même nécessaire qu'une certaine quantité d'urine existe toujours dans la vessie pour que l'écoulement puisse s'effectuer. A quelques moyens qu'on ait recours, et quoi qu'on ait dit de leur efficacité, aucun ne remplit parfaitement le but qu'on veut atteindre. Or, bien qu'on ait peut-être exagéré l'influence qu'exerce le contact de l'urine avec la plaie, toujours est-il certain que la permanence de ce contact est une circonstance très-défavorable, qui enlève à la taille hypogastrique une partie des avantages qu'elle aurait sans cela sur la cystotomie périnéale; car il peut en résulter des désordres d'autant plus graves que fréquemment, dans la manœuvre, la vessie se trouve décollée, et le tissu cellulaire qui en unit la surface antérieure au corps des pubis détruit. Cette remarque n'avait point échappé à Douglas; elle a été faite aussi par tous les cystotomistes éclairés, et une fois j'ai vu le corps du pubis frappé de mort par l'effet du contact prolongé de l'urine.

Mais, si l'on a égard aux accidens consécutifs, tels que fistules, incontinence d'urine, impuissance, etc., la taille hypogastrique reprend ses avantages sur la cystotomie périnéale, à laquelle ces sortes de lésions appartiennent presque exclusivement, de manière que, tout bien pesé, c'est à elle en définitive qu'il convient d'accorder la préférence, au moins chez l'adulte et le vieillard, presque toutes les fois qu'il n'y a pas possibilité d'appliquer la lithotritie.

CHAPITRE II.

PARALLÈLE ENTRE LES DIVERS PROCÉDÉS DE LA LITHOTRITIE.

J'ai fait connaître, dans l'Avant-propos de ce livre , dans mes *Lettres*, et dans un Mémoire inséré parmi les actes de l'Académie de médecine (1) , les divers moyens qu'on a successivement employés tant pour attaquer la lithotritie que pour accréditer , au préjudice des autres , quelques uns des procédés par lesquels il est possible de l'exécuter. On aura vu avec regret qu'une pensée dont la science n'était pas l'objet a dominé dans tous ces débats, et que le moyen mis en usage pour faire prévaloir les innovations a toujours été de dénigrer ce qui existait auparavant. La même marche a été suivie en toute occasion , mais surtout à l'époque où fut proposé le procédé de la percussion. Ici je dois rappeler quelques faits dont il me paraît nécessaire que le lecteur ait une connaissance exacte pour pouvoir apprécier ce que diverses personnes ont écrit sur ce sujet.

Lorsque le système de la percussion parut , il y a trois ans, on l'accueillit si froidement en France, que l'auteur, dans trois voyages qu'il fit de Londres à Paris , ne put trouver aucun malade qui voulût s'y soumettre , malgré ses protestations énergiques , malgré un appel fait publiquement par lui , soit aux médecins , soit aux calculeux eux-mêmes (2).

L'année suivante , M. Heurteloup, craignant de recevoir encore un accueil si peu flatteur, amena de Londres un malade , pour montrer aux membres de la commission des prix Montyon , et à quelques médecins ses amis , qu'on pouvait

(1) Quelques remarques sur la lithotritie (*Mémoires de l'Académie royale de médecine.* Paris, 1835. Tom. IV, p. 243).

(2) *Lancette française*, tom. VI, n° 92 , 27 septembre 1832.

impunément soumettre, dans l'intérieur de la vessie, les calculs que ce viscère contient *à l'action d'un lourd et vulgaire marteau :* ce sont ses propres expressions. Le malade qui, on le pense bien, se trouvait dans les conditions les plus favorables, guérit après un petit nombre de séances.

Ce succès, et notamment une liasse de certificats (1) bien en règle, délivrés à M. Heurteloup par plusieurs praticiens de Londres, firent passer les esprits d'une injuste prévention à un enthousiasme aveugle. Chacun crut qu'il suffirait de frapper la pierre d'un coup de marteau pour la faire disparaître comme par enchantement. L'illusion est contagieuse, ainsi que beaucoup d'autres maladies ; j'ai vu les hommes les plus graves en être atteints dans cette circonstance, et M. Heurteloup lui-même nous apprend que Dupuytren avait reconnu au percuteur une *merveilleuse facilité* pour prendre les pierres dans la vessie.

L'auteur, de son côté, n'oubliait rien pour alimenter et fomenter l'opinion favorable qu'on commençait à prendre de son système. Il n'eut donc garde de négliger un moyen qui tant de fois a réussi ; et, non content de vanter son propre procédé, il décria aussi les autres. Une fois engagé dans cette voie, il se laissa bientôt entraîner au-delà des bornes qu'on ne franchit jamais sans blesser l'équité et violer même les simples convenances. Je ne veux pas dire que mon habile confrère ait toujours calculé la portée des moyens qu'il employait, et je me plais à croire que, dominé par le besoin de mettre à tout prix son système en vogue, il a trop légèrement cédé à des préventions qui, néanmoins, lui vinrent un peu tardivement, puisqu'on le compte parmi les premiers apologistes de la méthode qu'ensuite il a déchirée

---

(1) Il est digne de remarque que, dans tous les temps, certains opérateurs ont eu la précaution de faire constater par certificats les succès à l'aide desquels ils voulaient faire prévaloir un système quelconque. Lorsque frère Jacques vint à Paris, il était porteur aussi d'un lourd paquet d'attestations.

avec un acharnement dont l'histoire ne fournit peut-être pas
d'exemples (1).

A plusieurs reprises j'ai relevé les erreurs qu'il cherchait
à répandre en dénaturant des documens officiels et authentiques, soit par des restrictions ou des retranchemens, soit
par des additions et de fausses interprétations. Je n'ai plus
rien à dire là-dessus, car je ne pourrais que me répéter, et,
quoique je sache trop bien jusqu'où ces préventions peuvent
aller parfois en matière de science, il ne m'est pas donné de
pousser la complaisance jusqu'à supposer qu'un homme qui
s'occupe de la lithotritie depuis 1824 ignore la manière dont
je m'y suis constamment pris pour détruire les calculs vésicaux, puisque j'ai toujours opéré publiquement, et que mes
instrumens sont décrits depuis long-temps, ainsi que mon
procédé. La seule chose que je ne puisse passer ici sous silence, c'est qu'on a donné depuis une nouvelle description

(1) M. Heurteloup fut, en 1824, le premier à faire connaître (*Archives
générales de médecine*, tom. V, p. 150) le résultat de mes opérations
publiques. Après avoir décrit mes instrumens et leur mode d'application, après avoir indiqué les principales modifications que la variété
des cas m'a obligé d'apporter, soit dans l'appareil instrumental, soit dans
le procédé opératoire, il s'exprimait ainsi : « Quant à moi, enthousiasmé
» du beau produit des recherches auxquelles M. Civiale se livre depuis
» 1817, j'ai déjà essayé sur le cadavre des instrumens analogues que
» j'ai fait construire, et tout m'annonce des résultats aussi décisifs que
» ceux obtenus par cet ingénieux chirurgien. » Si l'on compare ce passage avec celui qu'il a publié depuis qu'il s'occupe lui-même de la lithotritie, on sera frappé de la facilité avec laquelle il cède à toutes les
impressions. Ses publications postérieures contiennent, en effet, une
longue série d'attaques incessantes, basées sur des faits tronqués, dénaturés et même supposés. A des assertions mensongères, à de per-
fides insinuations, je dus n'opposer que le silence : il ne me convenait pas de suivre M. Heurteloup dans tous les écarts de ses passions.
La conduite que j'ai tenue est celle dont je ne m'écarterai jamais; je
rendrai à l'habile opérateur la justice qui lui est due, je combattrai ses
opinions lorsqu'elles s'écarteront de la vérité, mais je le laisserai s'a-
bandonner seul aux suggestions de la jalousie.

de ces instrumens et de ces procédés, mais tellement inexacte, qu'il est impossible d'y rien comprendre (1). Or ce n'était pas sans arrière-pensée qu'on embrouillait les choses les plus claires ; car, ainsi travestie, la lithotritie apparaissait enfin sous un jour si défavorable , qu'il n'y avait pas moyen de ne la point rejeter. Effectivement, d'erreurs en erreurs, mes habiles confrères, MM. Heurteloup, Amussat et Leroy, sont arrivés à conclure que la lithotritie est impossible, et , partant de là, chacun d'eux s'est rattaché à un système qui n'est en réalité qu'une reproduction imparfaite de ce qu'on faisait déjà depuis des années avec la plus grande précision.

Dans un aperçu historique sur l'application du percuteur à la destruction des calculs vésicaux , M. Heurteloup a pris lui-même la peine de nous apprendre combien les moyens qu'il employa d'abord étaient imparfaits, sous le rapport tant des instrumens que de la manière de s'en servir. Ainsi il avoue avoir oublié une fois de placer le cuivrot en montant l'instrument , de sorte qu'après avoir introduit ce dernier dans la vessie, il ne put s'en servir. Ce fut là, dit-il , ce qui lui suggéra l'idée d'user, de briser la pierre en l'écrasant avec le perforateur lui-même. Là dessus je ferai observer à mon très-habile confrère que, depuis le commencement de ma pratique, dans tous les cas de calculs peu volumineux ou après la perforation de la pierre , j'ai toujours procédé par écrasement du corps étranger préalablement placé entre les crochets des branches du litholabe et la tête du perforateur, et que la main me suffit pour pousser celui-ci avec autant de promptitude que de facilité. Un très-grand

(1) On pourra s'en convaincre en comparant les descriptions consignées dans mes écrits avec celles qu'ont données MM. Heurteloup, Amussat et Leroy. Plusieurs autres chirurgiens aussi ont décrit mon procédé d'une manière non moins imparfaite ; mais , n'ayant pas fait une étude spéciale de la lithotritie , ils se sont bornés à répéter ce qu'ils trouvaient déjà imprimé ; le seul reproche que je puisse leur adresser est d'avoir été trop confians et de ne point être remontés à la source,

nombre de mes malades ont été opérés de la sorte, et sans qu'il ait été nécessaire de pratiquer une seule perforation. Le fait est à la connaissance de tout le monde. Mais, par une singularité bien remarquable, les savans confrères dont je viens de citer les noms, ont complétement omis cette partie de l'opération; car c'est dans les perforations *successives*, dans ce qu'on appelle l'*usure progressive* de la pierre, qu'ils ont fait consister toute ma manière d'opérer. Est-ce que, pour décréditer la lithotritie, ils auraient voulu la rendre absurde? Je crains de m'arrêter à une pareille supposition; mais l'opiniâtreté avec laquelle on s'est attaché à peindre la nouvelle méthode tout autre qu'elle n'est, prouve au moins un aveuglement sans égal.

Ainsi, c'est en dénaturant les faits pratiques, et en s'appuyant de documens altérés, qu'on est parvenu à faire entrer dans la tête de quelques personnes l'opinion que la lithotritie entraîne vraiment des *suites désastreuses;* car ce sont là les expressions mêmes qu'on a employées. C'est en présentant un exposé inexact de l'appareil instrumental et du procédé opératoire qu'on est arrivé à pouvoir soutenir, tout en ayant l'air de respecter la vérité, que l'opération est défectueuse ou impraticable, et qu'on a réussi à donner à d'autres procédés une apparence de supériorité.

Je ne pouvais me dispenser d'appeler l'attention sur des manœuvres si essentiellement nuisibles aux progrès de l'art et aux intérêts de l'humanité. Elles n'ont cependant pas même le mérite de la nouveauté ; car, pour peu qu'on étudie les travaux dont l'affection calculeuse et surtout les opérations qu'elle réclame ont été l'objet, pour peu qu'on apporte de critique dans l'examen des faits qui se rattachent à ces graves questions, on ne peut s'empêcher de reconnaître combien Deschamps avait raison quand il disait (1) avoir cherché la vérité partout et ne l'avoir trouvée nulle part.

(1) *Traité de la taille,* Paris, 1826. T. III, p. 176.

On voit, d'après toutes ces réflexions préliminaires, qu'il n'est pas aussi facile qu'on pourrait le croire au premier aperçu, de mettre en regard les uns des autres les divers moyens employés pour détruire la pierre dans la vessie, de comparer les effets qu'ils produisent et les résultats qu'on en obtient, de déterminer les cas dans lesquels chacun d'eux mérite la préférence. Non seulement on a défiguré la lithotritie proprement dite au point de la rendre presque méconnaissable, mais encore on a présenté les nouveaux procédés sous des couleurs si séduisantes (1), que beaucoup

(1) M. Heurteloup porte le défi de faire mieux que son percuteur. Suivant lui, cet instrument est parfait en tous points. Par son emploi *on saisit immédiatement et* MERVEILLEUSEMENT *la pierre avec la promptitude et la dextérité de la main*, *on la pulvérise instantanément*, *on obtient des fragmens de la forme la plus* RÉGULIÈRE ET LA PLUS PROPRE *à parcourir l'urètre. Le malade ne* RESSENT AUCUNE DOULEUR, *l'opération est terminée en* QUELQUES INSTANS, *on n'a jamais cette poudre fine que produisent les autres instrumens*, *et* QUI S'ATTACHE AUX PAROIS VÉSICALES; *on ne fait*, *au contraire qu'une poudre grossière*, QUI EST LA MEILLEURE, *et les éclats de pierre*, *qui sont* PROJETÉS *sur les parois vésicales par les autres instrumens*, *tombent ici* TOUT DOUCEMENT *dans la vessie.* De telles phrases n'ont pas besoin de commentaire. De plus, M. Heurteloup accorde à son instrument la propriété de faire connaître le volume de la pierre *avec une précision mathématique*, et il indique le nombre de lignes qu'avaient les calculs qu'il a écrasés; or l'appareil est tout-à-fait impropre à procurer une pareille notion. L'auteur dit que le percuteur *se ferme toujours exactement* quand on veut le retirer, et qu'en sortant *il ne contient aucune parcelle de détritus.* Or l'expérience constate, au contraire, qu'il lui arrive souvent d'être *plus volumineux* à sa sortie, et *de contenir du détritus*, quelquefois même plusieurs fragmens de pierre, comme le prouvent plusieurs faits cités par l'auteur lui-même, qui, ailleurs, a publié aussi que l'instrument revient chargé de détritus, qu'il peut acquérir ainsi assez de volume pour ne pas pouvoir sortir par l'urètre, lorsqu'on se sert de la pression, au lieu de recourir à la percussion, et que, dans quelques cas, les plus grands coups de marteau ne suffisent pas pour le dégorger. — Quelques partisans exclusifs du percuteur n'ont pas mis plus de réserve dans les éloges qu'ils ont prodigués à cet instrument plus ou

de personnes ont pu croire qu'ils allaient permettre d'*esca-
moter* la pierre. L'expérience n'a cependant pas tardé à dis-

moins modifié. L'un d'eux dit formellement (*Fascicules de l'Académie*,
t. 4, p. 216) que le volume de la pierre, l'état catarrhal ou paralytique de
la vessie, l'âge du malade, l'engorgement de la prostate, les rétrécissemens de l'urètre, n'apportent point d'empêchement *à son jeu*, que toujours il a répondu aux espérances qu'on en avait conçues, et que tous les
malades ont guéri. Mais, en parcourant la note que l'auteur venait de lire
à l'Académie, je fus surpris de n'y pas trouver quelques faits qui étaient
à ma connaissance, et qui réfutent les assertions précédentes. Trois malades, en effet, ont succombé, entre ses mains, peu de temps après des tentatives d'opération avec le percuteur, d'autres ont été obligés de recourir à la cystotomie, et quelques uns ont continué de souffrir. De pareilles
omissions, et les déductions forcées que l'auteur tire de plusieurs des
faits cités par lui, ne permettent pas de douter qu'il ne se soit fait illusion sur le compte de ce procédé, aussi bien que sur la prétendue efficacité de plusieurs dissolvans chimiques. J'en dirai autant de
quelques communications faites par M. Leroy ; elles ne comprennent
qu'un certain nombre de faits choisis, et en passent sous silence plusieurs
dans lesquels l'opération a eu des suites fâcheuses : or, ces derniers
faits sont à ma connaissance, et quelques uns ont été publiés par d'autres. Je n'accuserai pas mes confrères d'avoir voulu en imposer au public ; mais, en matière de parallèle, il ne faut rien taire, la moindre
réticence pouvant donner lieu à des erreurs, et l'on est en droit d'exiger des observations complètes, qui puissent être vérifiées, contrôlées.
Il est certains traits cependant que je ne puis passer tout-à-fait sous
silence. L'un des plus chauds partisans de la percussion dit, avec une certaine naïveté, qu'on doit le croire d'autant plus sincère dans la préférence
qu'il accorde à ce système, qu'ayant, suivant lui, une part non douteuse
à l'invention de l'autre, il devrait être d'autant plus intéressé à le faire
prévaloir. Cette abnégation de la part de M. Leroy n'a pas autant de portée
qu'il se l'imagine ; car on se rappelle qu'il s'est empressé d'adopter tous
les systèmes successivement proposés pour la destruction des calculs vésicaux, et qu'il a élevé des prétentions à toutes ces inventions, même à la
découverte du percuteur. Ainsi, ce qui pourrait paraître, en d'autres circonstances, la suite d'une conviction profonde, n'est ici qu'un nouveau
trait de versatilité. D'ailleurs, au moment même où M. Leroy proclamait
avec enthousiasme la supériorité de son dernier choix, les résultats de sa
pratique propre étaient invoqués à l'appui d'une opinion contraire. Nous
verrons plus loin quelles furent les suites de ses applications du percu-

siper l'illusion, en montrant que le procédé de la percussion ,
malgré son utilité dans certains cas, détruit les calculs avec
tout autant de lenteur que les autres, qu'il est parfois plus douloureux et plus incertain , qu'il n'a guéri quelques malades
placés dans les meilleures conditions qu'après bien des tentatives et beaucoup de douleurs (1) , que , chez d'autres , il
a provoqué des accidens assez graves pour obliger de renoncer à toute opération , qu'il a plus d'une fois entraîné
des suites fâcheuses, qu'enfin , dans nombre de cas où l'on
comptait sur un succès positif , il a complétement échoué.
On n'a pu manquer non plus d'être surpris de ce que ses
partisans exclusifs s'accordent si peu entre eux sur les circonstances dans lesquelles il convient de l'employer, les uns
le restreignant aux cas de petites pierres ou de calculs aplatis , les autres le limitant à ceux de grosses pierres , quels
qu'en soient le volume , la dureté , et plusieurs soutenant
qu'on peut en faire l'application partout. Enfin il était impossible qu'on ne remarquât pas que les faits servant de base

teur dans les hôpitaux. Espérons que ce médecin, qui n'a point hésité
d'essayer sur les malades toutes les combinaisons proposées depuis quelques années pour le broiement de la pierre , publiera un jour l'histoire de ses diverses tentatives. Ce qu'on a pu apprendre déjà a signalé
plus d'un écueil ; mais les revers servent la science , autant peut-être que
les succès ; sous ce rapport, M. Leroy est en mesure de lui fournir quelques pages intéressantes.

Le passage suivant de Deschamps (tom. III, p. 177) s'applique parfaitement à tout ce qu'on a dit et écrit sur le compte du percuteur. « Je
» vois employer autour de moi différens instrumens dont on vante l'ex-
» cellence, et cependant les malades périr ; je vois reprendre le litho-
» tome caché par quelques opérateurs, qui paraissent rougir de s'en
» servir ; je les vois le quitter de nouveau , et finir par le reprendre.
» Que conclure de toutes ces incertitudes ? que ce sont les passions , le
» fanatisme d'instruction et les préjugés qui presque toujours malheu-
» reusement dirigent les opérateurs dans le choix des instrumens qu'ils
» adoptent. »

(1) *Journal des connaissances médicales* , août 1835, p. 8.

à ces diverses opinions sont pour la plupart si incomplets ou si inexacts qu'en vain chercherait-on à les concilier, à les rapprocher. Mon intention n'est assurément pas de relever tous ces contrastes, de signaler toutes ces erreurs ; mais ce que je viens de dire était nécessaire pour faire comprendre les motifs qui m'ont déterminé à laisser de côté tels ou tels documens. Quiconque prendra la peine de réunir les faits publiés, de les comparer, et surtout d'expérimenter avant de juger, approuvera ma réserve.

J'arrive maintenant au parallèle proprement dit, à l'égard duquel je suivrai la même marche que pour celui des procédés de la cystotomie. Quelque tortueux moyens qu'aient employés M. Heurteloup et ses partisans pour accréditer le système de la percussion, si défectueux, si dangereux même lorsqu'il fut présenté, je n'hésite point à déclarer que l'instrument sur lequel il repose contenait des élémens de succès que des travaux ultérieurs ont fait fructifier. Aussi, dans le parallèle dont je vais m'occuper, placerai-je en regard de l'instrument primitif les principaux changemens qu'on lui a fait subir.

1° *Situation du malade*. — Dans la lithotritie proprement dite, le malade reste couché sur son lit. Les préparatifs consistent à placer un coussin roulé sous le sacrum, afin de l'élever, d'empêcher les intestins de peser sur la vessie pendant l'opération, et d'atténuer les contractions vésicales.

Le nouveau procédé, tel qu'il a été employé jusqu'à nos jours, exige de plus un lit à bascule, appelé *lit rectangle*, et qui est muni d'un point fixe. J'ai dit ce que je pensais de ce lit, et comment on pouvait le remplacer d'une manière fort simple. J'ajouterai seulement ici qu'il est assez singulier qu'après avoir laissé paraître le regret qu'on soit obligé d'y recourir, M. Heurteloup le donne pour l'une de ses plus importantes inventions et comme un véritable perfectionnement apporté à l'art de broyer la pierre.

2° *Volume des instrumens*. — Les percuteurs dont l'auteur fit d'abord usage étaient trop volumineux pour qu'on pût les employer dans tous les cas, sans s'exposer à produire des éraillemens, des déchirures, ou au moins des distensions excessives de l'urètre, et tous les accidens graves qui en sont les conséquences, indépendamment de la douleur du moment, qui elle-même est énorme (1). Mais on est parvenu à construire des instrumens qui ont moins de volume, tout en conservant une force suffisante, et l'expérience a prouvé qu'on peut les employer d'une manière presque aussi générale que les instrumens ordinaires de la lithotritie.

3° *Introduction des instrumens dans la vessie.* — Le percuteur présente une courbure qui rapproche jusqu'à un certain point sa forme de celle des sondes communes; aussi quelques chirurgiens le trouvent-ils beaucoup plus facile à introduire que l'instrument ordinaire, qui est droit dans toute son étendue. Cette disposition n'est pas sans utilité, principalement pour ceux qui n'ont pas encore pris l'habitude de se servir des sondes droites. Mais l'avantage disparaît entre les mains d'un praticien exercé, comme doit l'être quiconque s'adonne à exécuter la lithotritie, à quelque procédé qu'il veuille recourir. Car il est bien prouvé aujourd'hui qu'à l'exception d'un petit nombre de cas, que j'ai fait connaître, on arrive avec une égale facilité dans la vessie, que l'instrument soit droit ou courbe : la manœuvre seule diffère.

On a dit que les instrumens courbes fatiguaient moins l'urètre; c'est bien à tort : car, dans la manœuvre, toute la partie courbe se trouve dans la vessie, tandis que celle qui occupe l'urètre est entièrement droite. Sous ce rapport, les

(1) Pour obtenir un équilibre aussi parfait que possible dans la force des pièces qui composent cet instrument, il convient, dit M. Heurteloup, de lui donner trois lignes et demie à quatre lignes de diamètre. Ce volume paraîtra énorme, si l'on considère que, dans plusieurs cas cités par ce chirurgien, l'urètre était fort étroit.

instrumens droits et courbes ne diffèrent donc pas les uns des autres. Il en est de même pour les sondes ordinaires.

Tout ce qui a été dit relativement à la facilité plus grande qu'il y aurait à introduire les instrumens courbes que les droits dans un urètre dévié par l'engorgement de la prostate, est exagéré. On a vu que nous possédons des moyens pour vaincre les obstacles qu'une tuméfaction même considérable de cette glande, ou toute autre lésion analogue du col de la vessie, apporte à l'application de la lithotritie, et que, quand ces moyens échouent, il faut presque toujours renoncer au broiement, à cause des inconvéniens qui résultent inévitablement de manœuvres longues et répétées dans un organe déjà malade et qu'il importe de ménager. Tous les chirurgiens n'ont point approuvé cette réserve de ma part. Les uns ont proposé des moyens qu'ils disent propres à redresser préalablement l'urètre, et les autres comptent sur l'efficacité de l'instrument courbe. S'ils réussissent, j'applaudirai le premier à leurs efforts ; mais ce que j'ai appris jusqu'ici n'est pas de nature à me faire franchir les bornes que je me suis imposées. Il importe néanmoins de ne pas perdre de vue qu'on s'est bien souvent mépris sur l'existence, au col de la vessie, d'une lésion assez avancée pour rendre impossible l'introduction des instrumens droits et obliger de recourir à d'autres moyens. Dans beaucoup de cas, je n'ai pas éprouvé la moindre difficulté pour écarter les obstacles que d'autres avaient rencontrés avant moi, et qui se réduisaient à de légères déviations, dont il ne faut tenir aucun compte. Ces cas très-fréquens ne doivent donc pas être confondus avec ceux dans lesquels le canal est tellement dévié que nul procédé ne saurait le ramener à la direction rectiligne sans produire une vive douleur, sans obliger d'employer une certaine force.

Ce n'est pas à cette occasion seulement que des chirurgiens qui avaient la prétention de pratiquer le broiement sans posséder les connaissances et l'expérience nécessaires, ont rencontré beaucoup de difficultés qui n'existaient réellement pas, ce qui explique l'inutilité des moyens qu'ils ont proposés pour en triompher (1).

4° *Recherche, préhension et fixation de la pierre.*—Ces trois temps de l'opération sont tellement liés entre eux, qu'il ne conviendrait pas de les séparer ici.

Lorsque l'instrument à trois branches est ouvert dans la vessie, chez un malade convenablement placé, on trouve la pierre sans qu'il soit pour ainsi dire nécessaire de la chercher; car le moindre mouvement de l'appareil dans une poche dont les parois sont écartées, suffit pour faire découvrir le calcul, quelque emplacement qu'il occupe. D'ailleurs, l'action de l'instrument efface ou du moins diminue le bas-fond de la vessie, au point que jamais la pierre ne peut y échapper aux recherches avec la pince, comme il lui arrive quelquefois de le faire lorsqu'on se sert des tenettes.

Pour saisir ensuite le calcul, on a recours à l'un des procédés que j'ai indiqués, et dont le choix est spécialement déterminé par le volume du corps étranger; mais on peut aussi employer les divers procédés l'un après l'autre, sans retirer l'instrument, puisqu'on a la facilité de graduer l'écartement des branches suivant le besoin. Cette partie de la manœuvre n'est réellement douloureuse que dans le cas de grosse pierre; en toute autre circonstance, elle cause peu de douleur et ne présente pas de grandes difficultés. Le fait s'explique aisément; car les mouvemens de la pince sont plus bornés qu'on ne le pense; il n'est pas nécessaire de la

---

(1) M. Heurteloup dit (*Mémoire*, p. 41) avoir trouvé plusieurs malades chez lesquels il lui fut impossible d'appliquer la lithotritie, parce qu'il n'avait point encore imaginé son percuteur. Là-dessus je ferai observer qu'il était du nombre de ceux qui considéraient l'introduction des instrumens droits comme impossible chez le sujet de l'observation p. 142 : or il n'y avait, chez ce malade, aucun obstacle sérieux à l'opération. Si les autres cas dont parle M. Heurteloup sont du même genre, son assertion ne prouve rien.

fermer pour savoir si l'on a saisi la pierre, et le perforateur fait connaître avec précision si le calcul est ou non dans l'instrument. Or le malade n'a pas conscience des mouvemens du perforateur, puisqu'ils s'exécutent au milieu du liquide injecté, et que cet instrument ne touche jamais aux parois vésicales, dont il est séparé par l'écartement des branches. On ne ferme donc la pince qu'après avoir acquis la certitude que le calcul s'est logé entre ses branches, et, dans ce dernier mouvement, qu'il faut exécuter sans secousses et avec lenteur, le corps étranger se trouve saisi avec d'autant plus de certitude que les trois branches, en se rapprochant, tendent par leur mécanisme à le ramener entre elles : la pierre ne pourrait s'échapper ni par les ouvertures latérales, dont la grandeur diminue à mesure qu'on ferme l'instrument, ni par l'ouverture antérieure, où elle rencontrerait les crochets des branches, qui la retiendraient. Ainsi, et je ne saurais trop le répéter, toutes les fois que le calcul est petit, l'instrument à trois branches permet de procéder avec une facilité et une précision dont les assistans sont toujours d'autant plus surpris que cette partie de l'opération n'a été présentée avec exactitude par aucun auteur.

C'est par le même procédé, et en tirant avec force sur les deux rondelles servant de poignée, pour faire rentrer la plus grande partie possible de la pince dans la gaîne, que la pierre se trouve fixée, et cela d'une manière d'autant plus solide qu'elle est moins volumineuse. Ainsi, ce temps d'opération se confond avec le précédent, dont il est une conséquence rigoureuse, au moyen de la simple précaution que je viens d'indiquer.

C'est par les deux échelles graduées de l'instrument qu'on arrive à connaître exactement le volume de la pierre aussitôt qu'on l'a saisie et fixée. Les moyens spéciaux que M. Leroy a proposés pour arriver à ce but sont donc inutiles ; ils ne font que compliquer l'appareil et la manœuvre, et condamner le malade à des souffrances qu'on aurait pu lui épargner.

Lorsqu'on emploie le percuteur, la pierre ne se présente pas toujours aussitôt après qu'on a introduit l'instrument. Souvent on est obligé de la chercher. L'instrument étant ouvert et en contact avec elle, il faut le fermer pour s'assurer qu'elle s'est placée entre ses branches ; si elle n'y est pas, ou si elle y est mal engagée, et qu'elle s'échappe, on est dans la nécessité de rouvrir l'instrument, d'aller une nouvelle fois à la recherche du calcul, et de rapprocher les branches pour savoir si elles l'ont saisi et s'il s'y trouve convenablement placé. Il faut exécuter des mouvemens de rotation, d'inclinaison, de va-et-vient, jusqu'à ce que le hasard amène les deux branches du percuteur sur les deux points correspondans du milieu de la pierre. Je dis le hasard, parce qu'il n'y a point de règles qui puissent conduire à mettre les branches en rapport avec ce point plutôt qu'avec tout autre. Un instrument bilobé quelconque est impropre à saisir convenablement un corps sphéroïde dans une chambre à parois opaques, à moins que ses branches ne présentent une certaine surface, comme celles des tenettes. Tous les raisonnemens imaginables ne sauraient ébranler ce principe de physique, dont il est si facile de se convaincre par l'expérience, en se plaçant dans une position analogue à celle du chirurgien qui opère dans la vessie avec le percuteur ou tout autre instrument courbe du même genre. Et à cette occasion je dois rappeler que c'est surtout en expérimentant soi-même qu'on apprécie des difficultés, qui ne sont plus alors masquées par la prestidigitation.

Quand on rapproche les branches de l'instrument courbe pour savoir si la pierre est saisie, ce mouvement tend à la chasser vers les côtés, points où elle ne rencontre aucune résistance : aussi s'échappe-t-elle fort souvent, lorsqu'on ne l'a pas embrassée exactement par le milieu, à moins qu'elle ne soit aplatie et très-friable ; aussi, dans beaucoup de cas, ne fait-on que la gratter ou l'égratigner.

Comme cette fâcheuse incertitude du procédé tient uniquement au mécanisme de tout instrument à deux branches, elle est à peu près la même, soit qu'on emploie celui de M. Heurteloup, soit qu'on ait recours à celui de M. Jacobson.

Mais, outre que le percuteur livre la plus importante partie de l'opération à toutes les chances du hasard, il agit de manière à provoquer des douleurs plus vives qu'on ne pense, et qui sont aussi le résultat de son mécanisme. Dans les mouvemens nécessaires pour s'assurer qu'il a saisi la pierre, l'extrémité conoïde de ses deux branches, spécialement celle de la pièce interne, produit, sur les parois vésicales, surtout au voisinage du col, un frottement ou grattement (1) si pénible que des malades qui réunissaient les conditions les plus favorables, et qui d'ailleurs étaient d'un caractère bien déterminé, n'ont pu y résister. C'est relativement à cette partie de l'opération qu'on remarque les différences les plus tranchées entre ce qu'on a dit et ce qui résulte de l'étude du mécanisme de l'instrument et de son application. Je ne parle point de quelques cas particuliers dont on pourrait s'appuyer pour soutenir les opinions qui ont été avancées ; ici je ne m'attache qu'à ce qui se voit généralement, à ce que l'expérience vient chaque jour constater. En août 1834, au moment où je signalais à l'académie de médecine les inconvéniens et les dangers de cette manœuvre, qu'on avait dit être si bénigne et si douce, un des plus habiles et des plus zélés partisans du système de la percussion faisait, à l'hôpital de la Charité, l'application de l'instrument courbe sur un malade placé dans des conditions favorables. Celui-ci soutint courageusement la manœuvre, qui se prolongea beaucoup et fut très-douloureuse ; la pierre ne put être

---

(1) Il se passe quelque chose d'analogue pendant la recherche de la pierre avec les tenettes, dont la surface est cependant plus plane, plus étendue et plus lisse que celle des branches du percuteur. Or Deschamps (tom. III, p. 240) considère ce frottement des tenettes ouvertes contre les parois vésicales comme une source de grands désordres.

saisie convenablement, et la séance se passa tout entière en recherches. Il survint des accidens inflammatoires tellement violens que le malade succomba le lendemain. Deux jours auparavant, trois autres malades, tous aussi dans des conditions favorables, et que des praticiens exercés soumirent à l'action des mêmes moyens, éprouvèrent également de graves accidens; l'un mourut à la deuxième tentative, le second succomba à une époque plus avancée du traitement, et le dernier fut forcé de se faire tailler, pour mettre un terme aux désordres que la manœuvre avait produits. Vers la même époque, à peu près, plusieurs autres faits malheureux vinrent accroître les craintes que les premiers avaient inspirées, et les tentatives qui ont été faites depuis, en diverses localités, ne laissent plus aucun doute sur l'opinion qu'on doit se former de l'opération, et sur la gravité des désordres qu'elle peut produire. En effet, dans ces derniers temps, les accidens de tous genres se sont multipliés d'une manière si effrayante, qu'on s'est vu obligé de chercher à perfectionner cet appareil, et les résultats déjà obtenus font espérer qu'on parviendra à rendre la manœuvre plus sûre et moins dangereuse.

Avec l'instrument de M. Jacobson, le frottement dont je viens de parler est moins pénible. Cependant l'obligation où l'on est aussi de le fermer et de l'ouvrir, pour acquérir la certitude que le calcul a été saisi, rend cette partie de l'opération plus douloureuse qu'elle ne l'est quand on se sert de la pince à trois branches.

Cette dernière est si simple à conduire, et donne tant de précision à la manœuvre, que je ne puis m'expliquer comment elle a pu jamais présenter les difficultés qui paraissent avoir arrêté quelques praticiens dans leurs essais de lithotritie. Il faut pour cela qu'on ait employé de mauvais instrumens ou des procédés défectueux; car, avec les instrumens et les procédés dont l'expérience confirme chaque jour l'utilité, toutes les fois que la pierre est petite, la vessie pleine d'eau, et le malade convenablement placé , le corps étranger entre presque de lui-même dans la pince ouverte à la partie médiane du bas-fond de la poche. L'opération ne cause de douleurs vives que dans quelques cas heureusement fort rares et quand la pierre est très-volumineuse. Dans cette dernière circonstance , on doit préférer l'instrument courbe, parce qu'il exige moins d'espace pour se développer, et qu'une grosse pierre échappe moins aisément qu'une petite. Il y a donc avantage alors à l'employer pour commencer l'opération, et c'est sous ce point de vue principalement qu'on peut dire avec raison qu'il a étendu la sphère d'application de la lithotritie.

5° *Division , morcellement et destruction de la pierre.* — Pour bien saisir ici les rapports et les différences que présentent les deux procédés , il convient d'établir quelques distinctions tirées du volume et de la dureté de la pierre. Déjà j'ai donné un aperçu de ce parallèle dans les *Remarques sur la lithotritie* que l'académie de médecine a insérées en 1835 parmi ses Mémoires ; mais les mêmes erreurs se reproduisant tous les jours, il y a nécessité de revenir aussi sur l'examen de la question.

A. *Pierres petites et de toute consistance.* — Avec la pince à trois branches, l'écrasement s'opère en un instant, sans qu'on imprime ni secousses ni mouvemens à l'appareil, sans qu'il soit nécessaire d'y rien ajouter : la main seule du chirurgien , appliquée sur le cuivrot, et prenant un point d'appui sur la rondelle du litholabe , suffit pour écraser le calcul entre la tête du perforateur et le crochet des branches. Il convient même , dans ces cas favorables , de ne pas serrer la vis de pression, afin de pouvoir rapprocher les branches de la pince à mesure que la pierre cède , et en même temps écraser les fragmens qui résultent de la première division. Quatre ou cinq secondes suffisent pour réduire le calcul en parcelles. L'opérateur juge avec précision du degré de force qu'il emploie et la modère à son gré. Je ne crains pas de dire qu'en de telles circonstances , l'écrasement de la pierre est l'opération la plus simple de la chirurgie ; il ne faut qu'un instant pour que le malade passe d'un état d'angoisses et de souffrances à une parfaite santé ; dans nulle autre partie de l'art peut-être n'a-t-on à espérer un changement si prompt et si complet.

Dans le nouveau procédé, au contraire , la pression et la percussion n'ont été exécutées jusqu'à ce jour que par une force brute , difficile à maîtriser, à graduer convenablement, et dont l'emploi exige des changemens ou des additions qui compliquent la manœuvre. Il est vrai qu'aujourd'hui la nouvelle disposition donnée aux instrumens courbes laisse la possibilité d'exercer la pression avec la main seule : je ne procède pas autrement dans la majorité des cas simples, et sous ce point de vue les dernières modifications faites au percuteur ont pour ainsi dire changé la destination primitive de l'instrument. Mais, qu'on ait recours à la pression ou à la percussion, le morcellement de la pierre présente une particularité qui mérite d'être signalée. Les éclats provenant de la première division du corps étranger ne restent pas dans l'instrument, comme il arrive quand on se sert de la pince à trois branches ; n'étant retenus par rien, ils s'échappent, ou plutôt ils sont *projetés* par l'action même des branches, et s'ils ont trop de volume pour traverser l'urètre, il faut les saisir de nouveau, ce qui fait retomber dans les difficultés qu'on avait déjà éprouvées au début de l'opération.

B. *Pierre d'une grosseur et d'une dureté moyennes.* — Lorsque la pierre a plus de neuf lignes de diamètre, et qu'elle est dure , la pression avec la pince et le perforateur ne suffit pas toujours pour l'écraser : il faut diminuer sa force de cohésion et l'évider. Ici le procédé se complique, et l'opération ne peut être terminée d'une manière aussi prompte. Cependant la manœuvre ne perd rien de sa précision, le malade ne souffre pas davantage quand on saisit et fixe le calcul, et les autres parties de l'opération ne produisent ni secousse ni frottement, en un mot, ne sont pas douloureuses. Quelques coups d'archet, quelques tours du perforateur évident la pierre ; la seule pression des branches de la pince suffit ensuite pour écraser la couche extérieure et les fragmens auxquels elle donne lieu. Si cette coque résiste à la pression des branches seules, on la change de côté, et l'action réunie de la pince et du perforateur parvient à la réduire. Quant aux fragmens, on procède à leur égard comme pour les petits calculs. L'opération peut encore être terminée en une seule séance; car, dans tous les cas de petits calculs ou de fragmens peu volumineux, on les saisit et on les écrase avec une facilité et une promptitude telles, qu'il faut plus de temps pour décrire la manœuvre que pour l'exécuter.

Par le procédé de la percussion, la pierre étant saisie et arrêtée dans l'instrument, on fixe celui-ci au support, et un petit nombre de coups de marteau suffisent pour la faire éclater en deux ou plusieurs fragmens. Ce temps de l'opération est prompt, facile et peu douloureux. Mais le plus souvent les éclats sont *lancés* dans la vessie, de sorte qu'il faut aller de nouveau les chercher, les saisir et les fixer, c'est-à-dire se livrer pour chacun aux mêmes tâtonnemens que pour la pierre entière. Cependant, dès qu'on est parvenu à les engager entre les branches de l'instrument, on les subdivise avec d'autant plus de facilité qu'ils offrent moins de résistance. C'est ici surtout que la pression de la main seule trouve une heureuse application, et si elle est insuffisante on a recours au nouveau mécanisme, ce qui simplifie et abrége la manœuvre. Mais toujours les nouveaux fragmens s'échappent, et il faut les reprendre jusqu'à ce qu'ils soient devenus assez petits pour pouvoir traverser l'urètre. De là il suit que les mêmes difficultés se reproduisent à chaque instant, et qu'elles sont presque toujours en raison directe de la diminution du volume de la pierre, tan dis que le contraire précisément a lieu lorsqu'on emploie la pince à trois branches. C'est l'observation de ce fait bien constaté qui m'a conduit à poser en précepte que, quand une pierre est assez dure et assez volumineuse pour résister à la pression, il faut, au lieu d'y pratiquer une ou plusieurs perforations, utiliser les ressources que le percuteur fournit pour la diviser. On commence donc par l'emploi de l'instrument courbe, et l'on termine avec le litholabe. S'il s'agissait d'un calcul aplati, la préférence accordée au percuteur serait d'autant mieux méritée.

C. *Pierres volumineuses et dures.* — Les grosses pierres, à moins qu'elles ne soient excessivement friables, résistent toujours à la pression qu'exercent les instrumens ordinaires de la lithotritie. Elles obligent donc de recourir à l'un des procédés par lesquels on parvient à diminuer leur force de cohésion et leur résistance. Les moyens qu'on a proposés pour remplir cette indication sont fort nombreux, comme je l'ai dit, mais ils n'ont pas produit l'effet qu'on attendait d'eux ; beaucoup sont même demeurés dans le domaine de la pure spéculation. Celui qui a eu le plus de succès consiste à faire des perforations successives, combinées de manière à attaquer la pierre par plusieurs points différens de sa circonférence. Ces perforations, en se rencontrant au centre, produisent une excavation d'autant plus grande, qu'elles ont elles-mêmes un diamètre plus considérable ; or j'ai dit que chacune pouvait en avoir un de sept à neuf lignes. De plus, les inégalités qu'elles produisent à la surface du calcul fournissent aux crochets du litholabe des points d'arrêt très-favorables pour écraser ensuite l'enveloppe extérieure, qui cède avec d'autant plus de facilité que les trous sont plus rapprochés les uns des autres, et que la cavité intérieure est plus grande. En suivant ce procédé je suis parvenu à détruire des pierres très-volumineuses. Mais l'opération est toujours longue et douloureuse, surtout dans le commencement : elle exige un certain nombre de séances, à chacune desquelles il faut saisir et fixer la pierre ; or on se rappelle que cette partie de la manœuvre est laborieuse pour le chirurgien et douloureuse pour le malade, et qu'on a toujours de la peine à embrasser une grosse pierre. Enfin l'expérience a prouvé que la réunion du volume et de la dureté du corps étranger doit souvent faire renoncer à la lithotritie.

C'est dans ces occurrences que le **nouveau** procédé présente des avantages réels. On a dit, avec raison, et l'expérience a déjà confirmé que le percuteur a pour destination spéciale de rompre les pierres volumineuses. En effet, quand un calcul est fort gros, il présente beaucoup de surface, et les deux branches, sans s'appliquer exactement sur son milieu, peuvent le retenir avec assez de solidité pour le faire éclater en parties inégales.

Les circonstances sont encore plus favorables à ce procédé si la pierre a une forme aplatie (1). Je laisse de côté les difficultés qu'on éprouve pour la saisir et les douleurs que produit cette partie de la manœuvre ; elles sont d'autant plus grandes que la capacité de la vessie se trouve presque toujours diminuée en proportion du volume de la pierre. Mais une fois que celle-ci a été saisie et fixée dans l'instrument, on peut en général la diviser et la morceler, pourvu néanmoins que l'instrument dont on se sert ait plus

(1) M. Heurteloup a dit que les pierres aplaties étaient en grande proportion parmi les calculs humains, et il a même ajouté que c'était leur fréquence qui lui avait suggéré l'idée d'employer une pince à deux branches. A l'habileté qui le distingue, notre confrère paraît joindre un singulier bonheur. Lorsque, quelques années auparavant, il proposa son *évideur*, il ne rencontrait que des pierres sphériques, qui paraissaient accourir en foule pour assurer le succès de son nouvel instrument. Aujourd'hui, il ne trouve à Londres que des pierres plates, celles précisément que son percuteur saisit le mieux. En visitant les collections, en interrogeant la pratique, on se convaincra que les calculs aplatis sont rares.

de trois lignes de diamètre (1). C'est là un avantage réel, et qui agrandit la sphère d'application de la lithotritie, puisqu'une manœuvre qui n'est pas à la vérité sans grandes douleurs, ni sans danger, permet de débarrasser le malade, tandis que, sans la percussion, il resterait dans des conditions qui rendraient l'opération presque toujours impossible. Le résultat n'est assurément pas aussi facile à obtenir qu'on l'a prétendu et que pourrait le faire présumer la simplicité de l'appareil. Il ne faudrait même pas étendre trop loin cette application du percuteur, car c'est pour n'avoir pas su se renfermer dans de justes bornes qu'un certain nombre d'opérations récentes ont eu des suites malheureuses, dont quelques personnes ont voulu tirer parti contre la lithotritie. Mais si les adversaires de la nouvelle méthode se sont en cela montrés habiles à saisir tous les moyens capables de soutenir leur thèse, ils n'ont pas fait preuve d'impartialité, à moins d'admettre qu'ils n'aient pas su distinguer des choses qui n'ont qu'un rapport si éloigné les unes avec les autres.

Quant aux grosses pierres de forme plate, ma pratique ne m'a fourni aucun fait relatif à l'emploi du percuteur, en sorte que mes opinions reposent uniquement sur des expériences tentées à découvert et sur quelques exemples tirés de la pratique de mes confrères. Dans l'un des cas qui se sont présentés,

---

(1) Il y a cependant un certain nombre de cas dans lesquels la dureté extrême et le volume considérable de la pierre rendent le marteau impuissant. On a cité des calculs très-durs qui ont résisté à l'action *toute-puissante* de cet instrument. M. Heurteloup lui-même conseille de recourir aux perforations pour les grosses pierres (*Mémoire*, p. 8, 41 et 42). Il se contredit donc en disant ailleurs (p. 31) que la pierre peut être immédiatement rompue, quelque dure et volumineuse qu'elle soit. On a même parlé de calculs sur lesquels cent cinquante et deux cents coups de marteau avaient été frappés en vain. Cependant j'ai appliqué la percussion à des pierres fort grosses et fort dures, et toujours je suis parvenu à les faire éclater.

le résultat ne fut point favorable à la cause de l'instrument courbe, et l'opérateur tomba dans une méprise qu'il importe de relever ; il s'agissait d'une pierre aplatie, oblongue et fort dure ; on la saisit en travers, et les deux branches s'appliquèrent sur ses côtés ; mais le choc du marteau l'ayant fait changer de face, elle roula sur elle-même, de manière que les branches vinrent s'appliquer sur son plat ; l'opérateur *crut l'avoir rompue*, et cependant il renonça à la percussion *parce que le calcul était trop dur :* quelque temps après on tailla le malade, et l'on trouva le corps étranger intact.

Rien n'est plus rare que de rencontrer des pierres volumineuses dans la vessie sans que les organes génito-urinaires présentent des lésions profondes et capables d'interdire une opération, toujours longue, difficile et douloureuse, qui ne peut manquer de les aggraver, ne fût-ce que par la répétition des séances. Or la destruction d'un gros calcul, à quelque procédé qu'on ait recours, exige constamment un certain nombre de séances, d'autant plus douloureuses que le corps étranger a plus de volume, de sorte qu'elles sont ordinairement suivies d'une réaction qui peut avoir des suites graves, même fâcheuses, en considération desquelles le praticien doit se montrer beaucoup plus circonspect qu'on ne l'est en général. Les avantages que la percussion présente alors sont donc malheureusement plus faibles qu'on ne l'avait dit ; ce qui n'empêche pas qu'ils ne doivent fixer l'attention, et cela d'autant mieux que le procédé des perforations successives est d'une application difficile, lente et douloureuse. La percussion doit être préférée parce qu'elle agit avec plus de promptitude, et qu'en morcelant une grosse pierre inabordable au litholabe, elle restitue au procédé ordinaire les avantages qu'il offre toutes les fois qu'on n'a que de petits calculs à attaquer.

M'étant déjà occupé des pierres enkystées et enchatonnées, je ne reviendrai point sur ce sujet ; les faits ne sont pas assez nombreux pour qu'on puisse se permettre d'en tirer aucune induction. Mais on rencontre des calculs qui, sans être ni enkystés ni chatonés, ne changent pour ainsi dire pas de place dans la vessie. Cette particularité, dont il n'est pas toujours facile de se rendre raison, m'avait fait donner à mes premiers instrumens une courbure dont j'ai retiré quelque utilité dans plusieurs cas. Depuis, le percuteur m'a paru préférable. Quelquefois même il est alors le seul instrument auquel on puisse recourir, au moins pour commencer l'opération; une fois que la pierre a été réduite par lui en éclats, il est presque toujours plus avantageux de prendre le litholabe pour écraser et extraire les fragmens.

Dans les cas ordinaires, l'emploi du percuteur courbe présente un inconvénient auquel on n'a point fait attention, et qui devient surtout manifeste quand on a de petits calculs ou des fragmens de pierre à attaquer. Le vague des sensations fait croire au chirurgien et surtout aux assistans qu'on écrase des parties plus ou moins volumineuses, tandis qu'il ne s'agit souvent que de très-petites parcelles qui auraient pu être expulsées par la vessie. L'action de l'instrument est donc, quoi qu'on ait dit, fréquemment illusoire, surtout pour ceux qui le voient manœuvrer, et je ne serais pas étonné que cette circonstance eût contribué à multiplier les attestations favorables qu'on a produites. Une telle incertitude, qui n'a pas lieu quand on se sert de la pince à trois branches, a plus de portée qu'on ne le pense. Si, dans plus d'un cas difficile, elle a sauvé l'amour-propre de l'opérateur, elle nuit presque toujours au succès de l'opération. Du reste, cette incertitude et d'autres défauts dont j'ai parlé tiennent uniquement au mécanisme de l'instrument; ni la dextérité du chirurgien, ni les conditions du malade ne peuvent rien contre eux.

Il est encore une particularité qu'on doit noter, parce qu'elle apprend à se tenir en garde contre des assertions hasardées que l'enthousiasme empêche d'apprécier. L'é-

chelle du percuteur sert à faire connaître le diamètre de
la pierre. En général, on mesure avec assez de précision la portion qu'on parvient à saisir; mais il n'y a que
celle-là dont on puisse évaluer l'épaisseur, et en outre on ne
réussit à connaître que l'un des diamètres. L'instrument à
trois branches, au contraire, indique deux diamètres, lorsqu'il s'agit de petites pierres ou de petits fragmens; pour les
calculs plus volumineux, il ne permet non plus que de me-
surer la portion embrassée par la pince. Le percuteur est
donc plus sujet à induire en erreur, outre qu'à l'instar de
l'instrument d'A. Cooper, il n'offre aucun moyen de faire
distinguer si le petit calcul a été saisi par la pointe ou le
talon des branches, différence de position qui en apporte une
notable dans les données acquises. Ainsi la forme du calcul et
la manière dont on le saisit peuvent tromper. Si l'on avait eu
égard à ces circonstances et à beaucoup d'autres qui contribuent à frapper d'incertitude l'action du percuteur, on se
serait abstenu de produire ces indications rigoureuses du
volume de la pierre qu'on lit avec surprise dans quelques
ouvrages. En chirurgie, exagérer la portée des moyens
qu'on emploie, c'est éveiller le soupçon, c'est nuire aux
progrès de l'art.

On a dit que le procédé de la percussion détruisait la pierre
avec beaucoup plus de promptitude que celui de la lithotritie
ordinaire. Présentée ainsi d'une manière absolue, la proposition est fausse. Le percuteur produit un effet plus prompt
quand il s'agit de diviser, de morceler une grosse pierre;
mais son emploi exclusif rend l'opération plus longue qu'elle
ne l'est avec la pince à trois branches. On sait, à n'en pas douter, qu'il a fallu un grand nombre de séances pour détruire
des pierres même d'un petit volume avec le secours de ce
seul instrument.

J'ai déjà dit, et l'expérience le prouve tous les jours, que
le percuteur est insuffisant pour constater la guérison. Plus
d'une fois, il est arrivé que de gros fragmens lui ont échappé,

et les malades ont continué de souffrir. Les ennemis de la lithotritie se sont emparés de ces cas pour établir qu'elle ne débarrassait pas les calculeux. Je répète qu'il ne s'agit ici que d'un procédé, dont l'insuffisance pour déterminer l'opération ressort de faits qui chaque jour deviennent plus nombreux. Si l'on persiste à se servir exclusivement du percuteur, et que les malades continuent ensuite de souffrir, ce sera la faute de l'opérateur et non de la méthode. Cependant la plupart des malades chez lesquels on l'a employé n'ont pas subi d'autres explorations ; on s'est contenté d'établir la certitude de la guérison sur la cessation plus ou moins complète des douleurs, ou tout au plus a-t-on eu recours au cathétérisme ordinaire. Or il importe de noter que, dans un de ces derniers cas, on avait été forcé d'explorer la vessie à plusieurs reprises avec une sonde avant de découvrir la pierre tandis qu'elle était encore entière.

6° *Sensations et accidens causés par l'opération.* — Si l'on compare les divers procédés de la lithotritie sous le point de vue des sensations qu'ils produisent et des accidens auxquels ils peuvent donner lieu, on trouvera des différences qui sont à l'avantage les unes de la percussion, et les autres du procédé ordinaire.

En effet, il est généralement reconnu que la partie la plus importante et la plus difficile de la lithotritie, est celle qui consiste à saisir la pierre. Or celui des procédés qui offre le plus d'incertitude, qui exige le plus de tâtonnemens, doit par cela même être considéré comme le plus douloureux. Pour découvrir lequel des deux instrumens est dans ce cas, on n'a qu'à se rappeler leur mécanisme respectif, le degré d'aptitude de chacun à saisir un corps sphéroïde, et la manœuvre nécessaire pour acquérir l'entière certitude qu'il l'a embrassé. Sous ce rapport l'expérience a pleinement confirmé ce que la théorie seule eût déjà suffi pour faire apercevoir. Je connais un malade chez lequel on avait employé la pince à trois branches, pour connaître le volume et la dureté de la pierre, et qu'on a opéré ensuite avec l'instrument courbe ; il n'a pu supporter deux fois les manœuvres , et il se serait refusé à l'opération si l'on n'était revenu au premier instrument. Quelques personnes paraissent souffrir davantage par l'emploi de l'instrument droit ; mais , toutes choses égales d'ailleurs , l'instrument à percussion cause des douleurs plus profondes que le litholabe , ce qui tient à la disposition et à la direction de ses branches. Cette différence a lieu surtout dans les cas de calculs ou de fragmens peu volumineux. La manœuvre de la pince à trois branches est alors combinée de manière à ne produire que de faibles impressions. Mais dès que la pierre est grosse ou la prostate engorgée , le percuteur cause moins de douleurs que le litholabe , ce qui est facile à concevoir d'après l'exposé que j'ai fait du procédé opératoire dans l'un et l'autre cas.

Cependant on s'est étayé de faits pour soutenir une opinion contraire à celle que je viens d'exprimer sur les sensations du malade soumis à l'une et l'autre opération. Quelques uns de ces faits semblent effectivement établir que le percuteur occasione des douleurs bien inférieures à celles de l'instrument à trois branches. Mais ici on a procédé comme dans tant d'autres occasions analogues ; on a choisi , en apparence au hasard , quelques cas défavorables à l'emploi de l'instrument ordinaire ; on les a mis en regard d'autres cas favorables au procédé de la percussion , et là-dessus on a établi un parallèle dont chacun prévoit d'avance les résultats. Avec beaucoup d'indulgence, on peut trouver quelque adresse dans cette manière d'agir , mais il ne faut y chercher ni loyauté ni probité scientifique.

Lorsque l'on voulut prouver que l'emploi du nouveau procédé n'était pas douloureux , on eut soin d'attirer toute l'attention sur la percussion proprement dite, et de ce que cette partie de la manœuvre cause en effet peu de douleurs, on se hâta de conclure que le malade souffre peu dans l'opération.

Quand on voulut établir que le percuteur procure plus de certitude en opérant, on fit des expériences comparatives; mais il fut facile de voir que ces expériences avaient été arrangées de manière que tout l'avantage se trouvât du côté de la percussion. Comment s'étonner ensuite de ce que la pratique a presque toujours démenti les jugemens précipités dont l'histoire de la lithotritie offre tant d'exemples!

Dans ces jugemens, et dans les diverses publications qui ont paru sur la lithotritie, on n'a eu égard ni à la manière d'agir de l'instrument courbe, ni à la forme des fragmens qu'il produit, ni enfin à l'influence qu'il exerce sur l'urètre et les parois de la vessie. Les observations que j'ai déjà présentées là-dessus, dans les Fascicules de l'Académie de médecine, exigent de nouveaux développemens.

D'abord l'action de l'instrument sur la vessie est plus forte et plus profonde que ne sembleraient l'indiquer les sensations manifestées par le malade au moment de l'opération, ce qui vient à l'appui de l'opinion déjà émise que la surface interne de la vessie jouit d'une faible sensibilité. Les désordres que cette action entraîne ont de graves conséquences; un assez grand nombre de malades qui avaient témoigné peu de douleurs pendant que le percuteur manœuvrait, ont conservé les uns des catarrhes de vessie fort intenses, les autres des besoins très-fréquens d'uriner; plusieurs ont continué de souffrir presque autant que quand ils avaient la pierre. Cette particularité m'avait d'autant plus frappé chez quelques uns de mes opérés, que jusqu'alors rien de semblable ne s'était offert à moi après l'application de la lithotritie. Or la cause de ce résultat ne pouvait être mise en doute; avant l'opération, il n'y avait que les accidens produits par la présence de la pierre, et nulle affection catarrhale; d'ailleurs, les explorations de la vessie ne m'avaient fait découvrir aucun état morbide capable d'en rendre raison. Avec le temps, les faits se sont multipliés; de plus, j'ai eu l'occasion de visiter plusieurs personnes qui avaient été traitées par des chirurgiens fort habiles et habitués à pratiquer l'opération. Les désordres des parois vésicales et le trouble des fonctions du viscère se sont fait remarquer assez fréquemment pour me confirmer dans l'opinion que je viens d'émettre. Or, en regard de ces faits, déjà fort nombreux, l'expérience en accumule tous les jours d'autres attestant que les malades traités par la lithotritie proprement dite ne conservent ni douleurs, ni catarrhe, ni trouble des fonctions de la vessie, à moins qu'il n'existât, antérieurement à l'opération, des lésions organiques suffisantes pour expliquer ces désordres, et de telles lésions se reconnaissent aisément.

Quant à l'urètre, et surtout au col de la vessie, le percuteur est moins inoffensif qu'on ne l'a prétendu. J'ai dit qu'on le voit journellement s'engorger à tel point qu'on ne peut le débarrasser des débris qui y restent adhérens, et qu'alors, au moment où on le retire, il distend l'urètre outre mesure, et l'éraille, violences qui, plus d'une fois, ont entraîné des accidens immédiats ou des rétrécissemens considérables. Les nouveaux perfectionnemens de l'appareil et quelques modifications dans la manœuvre permettent de ne plus autant craindre ces lésions.

Il en est de même à l'égard de la pierre. Les éclats produits par la percussion ou la simple pression sont plus aplatis, plus anguleux, plus tranchans, que ceux qu'on obtient après s'être servi de la pince à trois branches : aussi traversent-ils difficilement l'urètre ; ils s'arrêtent dans ce canal, y séjournent, et y occasionent des accidens graves, souvent mortels. La pratique des chirurgiens qui ont voulu se servir exclusivement du percuteur l'atteste sans réplique. Or, si j'excepte quelques enfans, âge de la vie auquel la grande dilatabilité du col de la vessie explique le phénomène, j'ai vu rarement les fragmens s'arrêter dans l'urètre des sujets soumis à la lithotritie. On peut d'ailleurs se convaincre de l'exactitude de ce que j'avance en manœuvrant sur table avec l'un et l'autre instrument.

Le mécanisme de ces deux instrumens fait aussi connaître pourquoi l'emploi de celui à branches courbes donne si souvent lieu à des accidens qu'on ne saurait expliquer par le seul frottement qu'il exerce sur les parois de la vessie. Lorsque la lithotritie parut, on exagéra beaucoup l'influence que les mouvemens de l'appareil pouvaient exercer sur les parois du viscère. Aujourd'hui les praticiens commencent à revenir des craintes qu'ils avaient conçues d'abord. Ce frottement, qui a lieu de toute nécessité dans la lithotritie, lors même qu'on l'exécute avec toutes les précautions voulues, n'entraîne pas de suites graves. Si des accidens fâcheux sont survenus dans quelques cas, ils se liaient presque toujours à des lésions préexistantes, soit des reins, soit de la vessie; car je laisse ici de côté tous ceux qui ont pu dépendre de tentatives hasardées ou trop prolongées, faites les unes avec de mauvais instrumens, les autres avec de bons instrumens, mais dont la conduite laissait quelque chose à désirer. Quant à ceux qu'on a observés après l'opération exécutée avec le percuteur, et qui ont été assez graves pour faire renoncer à l'opération, ou pour causer la mort, ils ne sont pas sans liaison avec le procédé lui-même, ni avec l'action qu'exerce l'instrument, alors même qu'il est manié par les mains les plus habiles. En effet, cet instrument expose à contondre et même à pincer la vessie ; ses deux branches, notamment leurs dents latérales, en se rapprochant, présentent une disposition telle que le praticien le plus consommé ne peut se promettre d'éviter l'accident, surtout lorsqu'il manœuvre dans une vessie dont les parois ont déjà souffert. Je sais fort bien qu'on a prétendu le contraire ; mais je n'ignore pas non plus qu'il a été proposé divers moyens dans l'espoir de prévenir les lésions de la vessie (1). Qu'on essaie d'ailleurs, pour se convaincre, d'exécuter la manœuvre sur le cadavre, après avoir introduit une pierre dans la vessie et distendu les pa-

(1) *Journal des connaissances médicales*, août 1835.

rois du viscère par une injection, c'est-à-dire après s'être placé dans les mêmes circonstances que celui qui va opérer un malade. J'ai été témoin d'un de ces essais, fait par un chirurgien fort habile et qui depuis a opéré plusieurs calculeux de sa province; les parois de la vessie furent lésées par les deux branches de l'instrument; la postérieure se logea dans l'épaisseur même de ces parois; l'antérieure avait pris, au devant d'elle, et par le fait de ses dents latérales, un repli de la membrane muqueuse vésicale, de sorte que la pierre, du reste heureusement placée et fixée, se trouvait isolée de l'instrument par deux replis des parois vésicales : plusieurs personnes furent témoins de ce fait. Il est juste toutefois de faire observer que, s'il n'est pas toujours facile, même à l'opérateur le plus expérimenté, d'éviter de pincer la vessie avec le percuteur, presque toujours on peut reconnaître l'accident avant d'avoir occasioné des désordres ; mais il ne s'ensuit pas moins de là qu'on doit procéder avec plus de circonspection qu'on n'est dans l'usage de le faire : trop de hardiesse devient presque toujours fatale au malade. Du reste, tous les préceptes qu'on pourrait donner sur la manière d'agir seraient ici d'un bien faible secours : la lithotritie, exécutée d'une manière ou d'une autre, est une de ces opérations délicates qui s'apprennent plutôt par l'exercice que par la théorie.

Quoique l'ouverture des corps ait révélé déjà plus d'une fois les désordres graves qui pouvaient suivre l'emploi du percuteur, je me garderai bien d'en conclure que le procédé de la percussion soit mortel par lui-même. Ce que j'ai dit de la lithotritie par le procédé ordinaire s'applique également à lui, avec cette différence néanmoins que le mécanisme et le mode d'action du percuteur exposent plus souvent à faire mal que ceux du lithotriteur ordinaire. Si la mort s'en est suivie quelquefois, on ne peut raisonnablement en mettre la responsabilité sur le compte de la méthode. C'est dans les conditions du sujet, qui auront pu être méconnues, c'est dans le mauvais emploi qu'on aura fait de l'instrument, dans les vices du procédé ou dans la longueur des séances, qu'il faut aller chercher la cause d'un si triste événement. Et si l'on considère combien est grand le nombre des personnes dépourvues d'expérience qui ont tenté l'application de ce procédé, avec combien peu de ménagemens aussi on l'essaie tous les jours, on ne sera pas surpris que les accidens les plus graves et les plus fâcheux se rencontrent presque à chaque pas. Ils sont la conséquence malheureuse, mais presque inévitable, de la nouveauté de l'opération ; chacun veut la faire, même avant de la bien connaître, quoiqu'il en soit d'elle comme de la lithotritie ordinaire, comme de toute autre manœuvre opératoire, c'est-à-dire qu'elle exige des études et des essais préalables. Trop souvent un chirurgien commet des fautes à son début; mais, quoiqu'il n'y ait guère de petites fautes en chirurgie, attendu qu'elles compromettent la vie des malades, elles ne doivent pas retomber sur l'art, et l'artiste seul en assume la responsabilité. Or, je le répète, ni par le procédé ordinaire, ni par l'emploi de l'instrument courbe, la lithotritie ne peut causer la mort, lorsqu'on obéit strictement aux préceptes, lorsqu'on ne franchit pas les limites tracées par la prudence. Tous les événemens déplorables dont on a fait tant de bruit sont en dehors d'une saine pratique, et ne peuvent former les élémens d'une accusation dirigée contre la méthode elle-même : c'est au praticien à s'éclairer et à procéder avec plus de discernement, c'est aux malades à bien placer leur confiance.

Je ne puis cependant quitter ce sujet sans faire encore une réflexion qui me paraît fort importante. Le nouvel instrument a permis de pratiquer la lithotritie chez des malades placés dans des conditions défavorables, qui eussent repoussé l'emploi des instrumens ordinaires, c'est-à-dire chez des sujets qui ont porté la pierre plus long-temps, dont le calcul, plus gros ou plus dur, exige un plus long traitement, dont enfin les organes urinaires et par suite la santé générale ont souffert davantage. On vient de voir que la manœuvre avec cet instrument affecte la vessie plus profondément que ne le fait celle avec la pince à trois branches. Ainsi, toutes choses égales, soit qu'on adopte exclusivement le procédé de la percussion, soit, ce qui vaut beaucoup mieux, qu'on y ait recours seulement dans les cas où il mérite la préférence, il y a moins de chances de succès aujourd'hui qu'avant qu'il fût connu. Mais aussi, un plus grand nombre de sujets peuvent être soustraits à la cystotomie, considération d'une haute importance, puisqu'en dernière analyse on parvient à sauver plus de malades. D'un autre côté, cette extension accordée à l'application de la nouvelle méthode a dû nécessairement aussi lui donner des morts qu'elle n'aurait point eues sans cela. Il est plus que probable que toutes les opérations faites à Paris ne sont point venues à ma connaissance; car l'usage n'est pas reçu de donner une grande publicité aux cas malheureux. Mais les insuccès dont j'ai été informé prouvent que la mortalité est devenue triple au moins de celle qui résulte des relevés de ma pratique. Au reste, il est facile d'arracher cette question à l'obscurité qui l'enveloppe encore. J'ai publié tous les cas qui se sont présentés à moi, avec tous les détails nécessaires pour que chaque fait pût être vérifié. Que mes confrères m'imitent ; qu'ils livrent à la publicité tous les faits de leur pratique indistinctement, et l'on sera en mesure d'établir le seul parallèle capable de porter la conviction dans les esprits et d'éclairer plusieurs points de la science. On ne comprend vraiment pas les scrupules qui les retiennent. Si les succès dont on fait tant de bruit sont tels qu'on le dit, pourquoi ne pas les mettre en pleine évidence, pourquoi ne pas suivre cette marche, dont l'art et peut-être aussi ceux qui le cultivent retireraient un profit réel? Les réticences, au contraire, laissent à penser que ce qu'on tait ne vaut pas ce qu'on proclame, et ce qui accroît encore les doutes, c'est la révélation imprévue de quelques circonstances fâcheuses sur lesquelles un profond silence avait été gardé. Jusqu'à ce que l'on se décide à tout dire sans restriction, nul parallèle rigoureux entre les procédés de la lithotritie n'est possible. Tout ce qu'on a dit à ce sujet, soit dans le sein de l'académie de médecine, soit ailleurs, ne repose que sur des assertions hasardées, la plupart contraires à la vérité, et en opposition avec les résultats de la pratique journalière; car, je le répète, depuis l'introduction du procédé de la percussion on perd plus de malades par la lithotritie, proposition dont je prends l'engagement de donner une démonstration rigoureuse à ceux de mes confrères intéressés dans la question qui pourraient la trouver trop sévère.

Quelques personnes voudront peut-être voir ici une récrimination de ma part; mais c'est un moyen que j'abandonne à ceux qui trouvent tout bon pour fixer sur soi l'attention. En faisant allusion à ces malheurs, je remplis un devoir, et je signale un écueil dont on cherche à détourner les regards. Ce que je dis suffit à l'observateur attentif et mû par le désir de connaître la vérité; je n'ai nullement pour but qu'on en fasse l'application à qui que ce soit. Les détracteurs de la lithotritie ne manqueront pas de s'emparer de ces malheurs, qu'ils grossiront même au besoin, afin de donner un peu plus de force apparente à leurs attaques contre la nouvelle méthode; mais ces nouveaux argumens n'auront pas plus de valeur que ceux dont ils ont fait usage jusqu'ici.

SECTION III.

DÉDUCTIONS DU PARALLÈLE ENTRE LA CYSTOTOMIE ET LA LITHOTRITIE.

Si l'on passe en revue toutes les circonstances qui ont lieu avant, pendant et après l'opération par l'une et l'autre méthode, on acquiert la conviction que celles-ci peuvent bien être mises en parallèle, mais qu'elles diffèrent au point de rendre tout rapprochement entre elles impossible. Pour mettre cette vérité hors de doute, je vais resserrer dans un cadre étroit les caractères distinctifs des deux méthodes, après quoi j'énumérerai les cas auxquels chacune est spécialement applicable, et j'examinerai si l'une d'elles a des droits réels au titre de méthode générale.

§ I. *Résumé des caractères propres à la lithotritie et à la cystotomie.*

Dans la *lithotritie*, le malade est calme ; il sait parfaitement tout ce qu'on va faire, et il demeure sur son lit ; point de préparatifs inquiétans, rien de mystérieux autour de lui.

Dans la *cystotomie*, son esprit s'alarme du mystère qui l'entoure, car d'interminables préparatifs se font hors de sa présence, et l'anxiété est peinte sur le visage de ses proches ; il sait qu'on va lui ouvrir le périnée ou l'hypogastre ; mais, quelque bénigne qu'on lui ait dépeint l'opéraration, quoiqu'on lui ait dit qu'à peine doit-elle durer une minute, loin de se faire illusion sur les douleurs qui l'attendent, sur les dangers qu'il va courir, il se les exagère encore ; alors même qu'il ne les trahit par aucun signe apparent d'émotion, ses angoisses intérieures n'en sont pas moins vives.

La *lithotritie* cause peu de douleurs. Elle produit un agacement des organes urinaires, quelquefois assez pénible, mais toujours très-supportable. Elle exalte la sensibilité des tissus, mais sans en léser aucun, et sans faire de plaie. L'opération terminée, les organes sont aussi sains et aussi intacts qu'auparavant. Si le malade souffre, ou s'il est mal disposé, on peut, sans nul inconvénient, interrompre cette opération et la remettre à une époque plus éloignée. Il n'y a de douleurs un peu vives qu'au moment de saisir la pierre ; les autres temps en causent peu ou point, et souvent le malade ne se plaint que d'un besoin d'uriner provoqué par l'eau qu'on a injectée dans la vessie.

La *cystotomie*, si l'on excepte celle par l'hypogastre, qui, sous ce rapport, présente des avantages réels, la cystotomie exige qu'on fixe le malade par des liens et avec le secours d'aides nombreux, dans une position à la fois pénible et effrayante. Elle veut qu'on fasse une plaie large et profonde pour le passage des instrumens destinés à extraire la pierre, qu'ils vont chercher dans un organe dont ils violentent et froissent les parois plus ou moins contractées. Les douleurs de l'incision, mais surtout du chargement et de l'extraction de la pierre, peuvent avoir peu de durée, mais nulle langue n'a de termes assez énergiques pour les exprimer. Il peut arriver d'ailleurs qu'elles se prolongent, et cependant on est obligé de terminer l'opération. Celle-ci achevée, le malade reste avec une ouverture au périnée ou au bas-ventre.

Après avoir subi la *lithotritie*, le malade se lève, se promène, et rend sa pierre en urinant. Les premières émissions d'urine sont seules douloureuses. Du reste, il ne souffre point assez pour garder le lit, ni même pour s'assujettir au repos, et le lendemain il se porte aussi bien que la veille. Si le calcul n'a pu être détruit en entier, une ou plusieurs séances nouvelles ont lieu à quatre ou cinq jours de distance, et avec le même résultat.

Le malade auquel on vient de pratiquer la *cystotomie* est condamné à demeurer immobile dans son lit, presque toujours baigné d'urine. Quelquefois il n'éprouve pas de douleurs vives ; mais la position est gênante, pénible, insupportable ; cependant il faut la conserver, on ne peut espérer que de faibles et momentanés soulagemens. L'urine, en passant par la plaie, cause des cuissons et souvent de la fièvre. Le malade est soumis à une diète absolue. Il a besoin qu'un homme de l'art veille à ses côtés. Ce n'est que du cinquième au huitième jour que le danger devient moins imminent, et qu'on lui permet un peu de nourriture légère. C'est du quinzième au vingtième seulement que l'urine reprend son cours naturel et que la plaie se cicatrise.

La *lithotritie*, dont les suites peuvent être rigoureusement calculées, permet de compter sur un résultat certain, et d'assurer qu'il ne se manifestera aucun accident ayant des rapports directs avec l'opération.

Dans la *cystotomie*, au contraire, les accidens les plus graves peuvent survenir, ou pendant l'opération même, sans que l'habileté du chirurgien garantisse de leur invasion, ou après, sans qu'on réussisse ni à les prévenir ni à les combattre. Jamais il n'est donné de prévoir s'ils auront lieu ou non, et, dans le premier cas, si la mort en sera ou non la conséquence. Jamais on ne sait si la guérison sera complète, ou si la taille n'aura pas créé quelque nouvelle affection plus ou moins redoutable.

Ainsi, en dernière analyse, du côté de la *lithotritie*, opération non sanglante, simple, peu douloureuse, toujours très-supportable, n'exigeant de précautions ni avant ni après, n'inspirant aucun effroi au malade, qui en connaît tous les détails, qui en a vu et examiné tous les instrumens, le débarrassant de sa pierre en quelques séances, de cinq minutes chacune, parfois même en une seule, ne l'exposant à aucun accident, et ne lui imposant pas de convalescence ; du côté de la *cystotomie*, opération sanglante, compliquée, exigeant des préparations et des précautions, effrayante par ses apprêts, excessivement douloureuse dans son exécution, faisant toujours craindre des accidens pendant et après, exposant à des chances de mort nombreuses et variées, entraînant une longue et pénible convalescence, et laissant souvent de cruelles infirmités à sa suite.

Il est bien clair que tout ce qui vient d'être dit ne convient qu'aux cas les plus simples et les plus favorables, à ceux où les deux méthodes sont également applicables, où les rapports entre la maladie et les moyens de guérir permettent au chirurgien de suivre une marche rationnelle et méthodique. Tout change lorsque les circonstances s'aggravent et se compliquent. Ce n'est pas que la cystotomie acquière alors des avantages ; car, loin de là même, les chances deviennent encore moins nombreuses en sa faveur. Mais la lithotritie perd bien plus qu'elle encore sous ce rapport ; elle devient difficile et très-douloureuse, les nouvelles ressources dont elle s'est enrichie diminuent sa certitude presque autant qu'elles étendent sa portée, et souvent même, malgré leur secours, elle exige un traitement si long et si pénible que la prudence lui commande réellement de céder le pas à la cystotomie. Un moment même arrive où elle cesse entièrement d'être applicable, tandis que cette dernière laisse encore quelques espérances de salut, qu'un praticien habile ne manque pas de saisir avec empressement. Ceci me conduit d'une manière toute naturelle à faire connaître les circonstances qui doivent diriger le choix entre les deux méthodes et leurs divers procédés.

§ II. *Du choix d'une méthode pour opérer les calculeux.*

Dans l'état actuel de nos connaissances, en tenant compte de la disposition normale des organes, des altérations qu'ils sont susceptibles d'éprouver, de l'action propre à chacun des moyens curatifs, des effets que l'emploi de ces moyens produit, et des résultats qu'on peut en obtenir, il est permis d'établir les corollaires suivans :

I. On doit recourir à la lithotritie toutes les fois que la pierre a moins d'un pouce de diamètre, que la vessie ne contient pas un grand nombre de calculs, et que le malade se trouve dans des conditions favorables d'âge et de santé générale ou locale.

II. Lors même que les circonstances inhérentes au malade sont moins favorables et que la pierre a plus de volume, pourvu qu'on puisse l'attaquer, soit avec la pince à trois branches, soit par la percussion, la lithotritie est encore la méthode qui offre le plus de chances de guérison.

III. Les instrumens et le procédé ordinaires de la lithotritie sont ceux dont l'application est la plus générale et la plus certaine.

IV. Le procédé de la percussion, quoique incertain, douloureux et exposant à des tâtonnemens, est fort utile dans les cas de pierres grosses et dures, et dans quelques uns moins nombreux de dispositions morbides spéciales des organes urinaires. Tantôt il facilite l'opération, qui eût présenté les plus grandes difficultés, tantôt il place le malade dans des conditions favorables au brisement, qui, sans lui, eût été impossible.

V. Le procédé de la percussion ne doit être employé que pour commencer l'opération, pour fragmenter la pierre ; les instrumens ordinaires et l'instrument courbe agissant par pression, avec le nouveau mécanisme, doivent être préférés pour terminer.

VI. Les instrumens ordinaires de la lithotritie sont seuls propres à extraire les débris de la pierre et à constater la guérison.

VII. Il faut aussi y avoir recours, comme moyen d'exploration, toutes les fois que les méthodes exploratives ordinaires laissent dans le doute.

VIII. L'application de la cystotomie doit être restreinte :

1° Dans l'enfance, aux cas de sujets très-jeunes et dont la pierre serait assez grosse pour exiger un certain nombre de séances de broiement ou de brisement.

2° Chez l'adulte, et même chez le vieillard, à ceux de calculs d'un volume moyen, lorsque l'irritabilité excessive du malade ou l'état spécial de ses organes fait qu'il supportera plutôt une douleur excessive, mais momentanée, qu'un traitement long comme le serait nécessairement alors celui par la lithotritie.

3° A tous les cas de pierres dures, surtout très-nombreuses et assez grosses pour ne pouvoir être broyées qu'en plusieurs séances, que d'ailleurs il existe ou non des lésions organiques.

4° A quelques cas de lésions organiques compliquant l'existence de la pierre et produisant de tels désordres dans la vessie que le jeu des instrumens lithotriteurs serait difficile ou même impossible.

IX. Quant au choix du procédé cystotomique, il est déterminé par des circonstances spéciales.

Chez les enfans, et généralement lorsque la pierre est petite et le col vésical exempt de lésions profondes, la taille périnéale me paraît mériter la préférence, et les modifications que j'ai proposé d'y apporter sont la plupart du temps utiles.

Chez les adultes et les vieillards, dans les cas de grosses pierres, avec ou sans lésions organiques, on doit préférer la taille suspubienne, dont la sphère d'application commence là précisément où la lithotritie perd ses avantages. C'est dans ce procédé qu'on trouve le plus de ressources, lorsque le broiement cesse d'être praticable,

1° Parce qu'il permet d'ouvrir une voie plus large, et d'éviter les déchiremens ou tiraillemens qui résultent de la disproportion entre la grandeur de l'ouverture périnéale et le volume du corps à extraire;

2° Parce qu'il offre l'avantage de ne point intéresser la partie de la vessie qui a le plus souffert du séjour de la pierre, c'est-à-dire le col et la prostate;

3° Parce qu'il donne la possibilité d'opérer dans des cas qui s'opposent à ce qu'on pratique la taille périnéale;

4° Parce qu'il comporte des explorations vésicales plus complètes, et qu'il permet d'extraire des pierres qui, par leur position, échappent à la taille périnéale.

X. La combinaison des deux méthodes peut trouver une application heureuse dans certains cas.

Ainsi la cystotomie vient en aide à la lithotritie, lorsque, dans des circonstances placées en dehors de sa sphère rigoureuse d'application, celle-ci a fait des tentatives de broiement qu'elle s'est trouvée dans la nécessité d'abandonner.

De même, la lithotritie peut aider la cystotomie, soit à extraire des fragmens ou de petits calculs qu'on ne peut découvrir avec les tenettes, soit à morceler une pierre trop volumineuse par rapport à l'étendue de l'ouverture qu'il est permis de pratiquer aux parties extérieures. Mais, pour se prononcer à l'égard de cette grave et importante question, il faut attendre des faits plus nombreux et plus concluans que ceux qui ont été recueillis jusqu'à présent.

XI. Si la sphère proprement dite de la lithotritie est bornée, celle de la cystotomie, quoique plus étendue, l'est cependant aussi; car il y a des cas où toute opération est interdite. Tels sont ceux de pierres d'un volume énorme, de lésions organiques profondes, et d'épuisement complet du malade. Ici cependant se présente un problème dont la solution n'appartient plus à la science, qui n'hésiterait pas un seul instant, mais à la morale. Si l'on n'opère pas, et très-probablement si l'on opère, le malade succombera; mais, après qu'il aura subi l'opération, ses derniers momens seront paisibles, et il s'éteindra sans éprouver ces douleurs atroces, ces angoisses sans cesse renaissantes, au milieu desquelles sa triste existence peut se prolonger encore plusieurs semaines ou quelques mois. Est-il permis, au hasard de le voir périr dans la manœuvre même, de la lui faire subir quand à peine il reste une faible lueur d'espérance, et dans l'unique vue de mettre un terme à ses souffrances, de rendre ses derniers momens moins amers?

§ III. *Y a-t-il une méthode générale pour le traitement chirurgical de l'affection calculeuse?*

D'après ce qui précède, l'énoncé seul de cette question ne peut manquer d'exciter quelque surprise. Cependant la chose en elle-même mérite examen, puisqu'elle a été présentée, non pas seulement sous forme de doute, mais sous celle d'une proposition absolue et ayant à peine besoin qu'on se donne l'embarras d'en produire les preuves.

En effet, on a dit que, la cystotomie étant applicable à tous les cas de calcul vésical, tandis que la lithotritie exige des conditions spéciales pour être pratiquée avec succès, la première doit être considérée comme méthode générale, et la seconde seulement comme méthode exceptionnelle.

Il me serait facile de chicaner sur les mots et de faire voir qu'on n'a jamais su au juste, en chirurgie, ce qu'on devait entendre par le mot si souvent prononcé de méthode. Mais les subtilités logomachiques étant déplacées dans un sujet si grave, je prendrai ce terme de méthode comme signifiant un ensemble de moyens curatifs, et je dirai tout d'abord qu'il n'est pas vrai que la cystotomie soit applicable à l'extraction de tous les calculs contenus dans la vessie. On a déjà vu qu'elle n'est d'aucune ressource dans la plupart des cas de pierres enkystées ou enchatonnées.On a vu également, et c'est un point sur lequel je reviendrai plus en détail dans l'Appendice, que seule elle ne peut rien quand le plus petit de tous les diamètres du corps à extraire outrepasse de beaucoup la grandeur et la dilatabilité de l'ouverture la plus étendue qu'il soit permis de pratiquer aux parties extérieures. Son impuissance est même si bien reconnue alors que les meilleurs praticiens font une loi impérieuse de s'en abstenir.

Donc, en n'allant pas plus loin, la question aurait déjà changé de forme, puisqu'il ne s'agirait plus, ni pour aucune des méthodes en particulier, ni même pour l'association des deux, de savoir si elles sont applicables à tous les cas, mais seulement si l'une d'elles a une sphère d'application plus vaste que l'autre. Or j'ai fait voir qu'en prenant les choses à la rigueur, la cystotomie a réellement plus de portée que la lithotritie, puisqu'elle permet encore d'opérer dans des circonstances où celle-ci nous refuse absolument son secours.

Cela posé, il y aurait certes encore à rechercher si l'humanité gagne beaucoup à cette supériorité de puissance de la cystotomie, et si les succès que cette opération obtient quand sa rivale est réduite à l'inaction, sont dans une proportion telle avec les revers qu'elle essuie, que ses partisans exclusifs aient lieu de s'en enorgueillir. Mais ce n'est même point ainsi qu'on doit envisager la question. Ce n'est pas en dehors de leur sphère commune, et sur le terrain mouvant où l'une d'elles conserve encore l'équivoque avantage de faire quelques pas chancelans, mais sur celui où toutes deux marchent d'un pas à peu près également ferme, qu'il faut les suivre et les apprécier. Or est-il permis de dire que la cystotomie est applicable à tous les cas où l'expérience démontre sans réplique que la lithotritie réussit aussi bien qu'elle, quant à l'élimination de la pierre, et n'entraîne aucun des inconvéniens dont elle est pour ainsi dire hérissée? Autant vaudrait prétendre que l'amputation des membres et l'opération césarienne sont des méthodes générales, puisque, rigoureusement parlant, elles pourraient être pratiquées, l'une dans tous les cas de fracture, l'autre dans tous ceux de parturition. Ce sont là de puériles discussions. Il n'y a pas de méthode générale pour débarrasser les calculeux de leur pierre; car, dans chaque cas spécial, la raison n'en admet qu'une seule, celle qui offre le plus de garantie du succès, avec le moins de chances d'événemens fâcheux. La lithotritie et la cystotomie sont comparables à deux lignes droites, marchant côte à côte, mais dont la seconde ne commence pas à la même hauteur que la première, et s'étend un peu plus loin.

APPENDICE.

I. *De quelques cas exclusivement réservés à la cystotomie.*

Je ne puis terminer le parallèle qui fait l'objet principal de cet ouvrage sans parler de certains cas spéciaux dans lesquels l'art de broyer la pierre est absolument impraticable, tandis que la taille y offre encore quelques ressources.

On cite des pierres vésicales énormes, allant jusqu'au

poids de plusieurs livres. Les collections en renferment un certain nombre, et s'il faut juger d'après ce qu'on a vu de nos jours, elles ne sont pas extrêmement rares. Noël, de Reims, m'en a fait voir une qui n'aurait point passé par le détroit inférieur du bassin réduit à l'état de squelette.

J'ai rencontré un cas de ce genre dans ma pratique. La tumeur formée par la vessie s'élevait à deux pouces et demi au dessus des pubis, et toute exploration avec le cathéter était impossible; mais, au moyen d'un doigt placé dans le rectum, et d'une main appliquée sur l'hypogastre, on déterminait très-nettement le diamètre de la pierre, qui avait le volume de la tête d'un enfant à terme. Sur l'avis de nos plus grands praticiens, je me déterminai à opérer le malade, après avoir pris toutes les précautions pour faire éclater cette énorme masse. Les moyens que j'avais préparés, et dont j'aurai occasion de parler, ne furent point nécessaires. De fortes tenettes à forceps, dont les branches furent introduites séparément, suffirent pour rompre le corps étranger. L'opération fut très-longue, et le malade succomba quelques heures après.

Mais, sans m'arrêter à ces cas graves, dans lesquels les difficultés sont hors de toute proportion avec les ressources dont l'art peut disposer, et sans sortir de la série des cas qu'on peut appeler ordinaires, il existe, ainsi que je l'ai déjà dit, une circonstance fort importante, qu'il ne faut point perdre un instant de vue. C'est la disproportion entre la pierre et l'ouverture pratiquée pour l'extraire. De là, surtout, viennent les accidens et les dangers de la cystotomie. Or cette question doit d'autant plus attirer notre attention, qu'elle a été presque omise par le plus grand nombre des auteurs.

J'ai dit que des pierres d'un diamètre de vingt-cinq lignes et au-delà avaient été détruites par la lithotritie, et que l'emploi de la percussion peut rendre cette méthode assez souvent applicable à des cas de ce genre. Cependant j'ai ajouté que, quand il s'agit d'une pierre dure, on doit préférer la cystotomie. Mais cette opération, principalement celle qui se pratique au périnée, offre alors de grandes difficultés. Si l'on ajoute à la grosseur de la pierre, dont le volume dépasse les limites que je viens d'indiquer, l'épaisseur des tenettes, qui est au moins de quatre lignes, on peut avoir un corps de trente à quarante lignes à faire passer par une ouverture qui ne saurait en avoir au-delà de treize, quand on pratique la taille périnéale, et dont l'étendue est même assez restreinte dans le haut appareil. La voie s'agrandit, il est vrai, par l'extensibilité des tissus; mais cette extensibilité va beaucoup moins loin qu'on ne le pense, surtout au col de la vessie et dans toute la partie de l'urètre qu'embrasse la prostate, qui elle-même est alors presque toujours malade. On peut en acquérir la certitude par quelques essais sur le cadavre, qui donneront aussi une idée approximative des tiraillemens considérables que les tractions exercées sur la tenette font éprouver à la vessie et à ses annexes, et des lacérations que le col de l'organe éprouve pendant le passage de la pierre. Après avoir répété ces expériences, et avoir vu ou fait quelques unes de ces opérations laborieuses dans lesquelles existe l'énorme disproportion dont je viens de parler, au lieu d'être surpris des graves accidens qui surviennent, on conçoit à peine qu'un seul malade puisse survivre. Cependant l'expérience prouve que tous ceux qu'on opère ne succombent pas. Tolet, Paré, Colot, Ledran et la plupart des cystotomistes ont vu des malades survivre à ces effrayantes opérations, dans lesquelles il y a des instrumens forcés ou fracturés, et où les chirurgiens les plus vigoureux s'épuisent en efforts pour exercer des tractions suffisantes. Ce sont même ces cas heureux qui doivent encourager le praticien; car, sans l'opération, la mort est certaine, tandis que l'opération peut laisser vivre le malade, et qu'elle l'aura délivré de ses souffrances. Mais, s'il est du devoir du chirurgien de tenter alors quelque chose, il doit connaître les obstacles qu'il rencontrera, et savoir sur quel résultat on peut compter.

La première difficulté qui se présente est d'introduire les tenettes et d'en placer convenablement les cuillers sur la pierre. Il a été donné, à ce sujet, des préceptes fort judicieux, et surtout fort précis; mais en faire l'application est le point épineux. Ici tombent toutes les règles de l'art, et l'on fait comme on peut. Ne voit-on pas, en effet, les opérateurs les plus habiles se livrer à des tâtonnemens, à des manœuvres sans résultat, à des tentatives multipliées, qui prolongent l'opération quelquefois pendant une demi-heure, une heure et même davantage?

Lorsqu'au volume considérable de la pierre se joint une forme défectueuse, les difficultés du chargement sont plus grandes encore. Il n'y a qu'un point sur lequel les tenettes doivent être placées, autrement l'extraction devient impossible. Certainement ce point serait difficile à atteindre, lors même qu'on le connaîtrait : mais on ne le connaît point, et le hasard ou de longs tâtonnemens le font seuls découvrir. De là vient qu'il arrive si souvent qu'on saisit le calcul d'une manière défavorable, qu'on le fixe mal, et qu'il s'échappe des tenettes. On ne saurait imaginer de cas plus malheureux que celui où une pierre amenée avec effort dans le trajet de la plaie abandonne les tenettes; rien ne saurait peindre la perplexité du chirurgien; il n'est entouré que d'obstacles, contre lesquels les ressources lui manquent. Ne pouvant ni agrandir l'ouverture ni replacer les tenettes, il est donc réduit à faire rentrer la pierre dans la vessie; mais les difficultés qu'il a déjà rencontrées l'effraient. Ira-t-il, à l'exemple de quelques opérateurs, pratiquer la cystotomie suspubienne? C'est une ressource dont on a quelquefois profité, plus peut-être dans l'intérêt de l'art et de l'opérateur que dans celui du malade, car il faut convenir que les résultats n'en sont point encourageans.

La cystotomie suspubienne est sans doute le procédé qui

convient spécialement dans les cas de grosses pierres, ainsi
que je l'ai établi ailleurs; mais il faut l'employer d'abord,
et ne pas faire subir au malade deux opérations successives,
aux désordres desquelles il ne saurait résister.

D'ailleurs, les difficultés qu'offre l'extraction de la pierre
par le périnée se représentent aussi dans la taille hypogastrique, où elles sont assez grandes pour que, dans un certain nombre de circonstances, des chirurgiens expérimentés
aient cru devoir renoncer à retirer le calcul. Plusieurs auteurs donnent, en effet, le précepte de le laisser dans la
vessie; d'autres conseillent avec plus de raison de le rompre.
Mais les moyens employés jusqu'à ce jour pour remplir cette
dernière indication n'ont pas eu tout le succès qu'on en attendait.

Il ne sera peut-être pas inutile de citer quelques faits à
l'appui de ce que je viens de dire relativement aux difficultés de l'opération et aux ressources de l'art dans le cas de
grosses pierres. L'un de ceux qui m'ont paru le plus propres
à résumer ces difficultés se trouve dans Covillard.

En parlant de l'extraction d'une grosse pierre, après
la taille latéralisée, cet auteur s'exprime ainsi : « La
pierre échappa plusieurs fois à la tenette; l'incision n'é-
tait point proportionnée à son volume; elle fut agrandie
en vain; la pierre ne put point passer; on faussa plusieurs tenettes; plusieurs chirurgiens s'y fatiguèrent; un
des spectateurs, homme de l'art, représenta qu'on devait adhérer à la prière du malheureux malade, qui sup-
pliait, à grands cris, qu'on le laissât et qu'on le remît dans
son lit. Je joignis mes prières à celles de mon confrère ; nous
rappelâmes le témoignage des bons praticiens, qui en agissaient tous ainsi; mais l'opérateur ne voulut abandonner ni
l'autel, ni la victime. On apporta les instrumens de tous les
chirurgiens de la ville; les plus fortes tenettes ne purent
résister. Enfin, le malade épuisé ne poussait plus que de
faibles cris; sa vie allait s'échapper avec le reste de son

sang, quand, après deux heures d'horribles tourmens, on voulut bien le délier et le remettre dans son lit, où il expira au bout d'une heure environ. La pierre, retirée après la mort par l'hypogastre, pesait quatorze onces et demie. »

Les faits de ce genre sont plus fréquens qu'on ne le pense. Louis, dans les *Mémoires de l'Académie de chirurgie*; Maggil, dans une *Lettre* adressée à Douglas en 1723; Heister, Deschamps, Tolet, Thomassin, Baseilhac, Sabatier, dans les *Mémoires de l'Institut*; Earle, dans les *Transactions médico-chirurgicales*, ont cité des cas où l'on a fait des efforts inouïs pour obtenir l'extraction de la pierre. Je rapporterai le suivant, qui est nouveau, et qui prouve l'identité de la pratique dans tous les temps. J'en puiserai les détails dans l'un des journaux de l'époque (1).

QUARANTIÈME OBSERVATION. Un homme de 50 ans, petit, assez gros, et affecté de gravelle, avait souvent rendu des calculs assez volumineux en urinant. L'un d'eux, gros comme le bout du pouce, s'arrêta dans l'urètre, et on fut obligé de le briser, pour l'extraire ensuite par fragmens. Depuis dix ans le malade ne rendait plus de graviers, et depuis cette époque, il éprouvait un besoin plus fréquent d'urmer, des douleurs au bas-fond de la vessie et à l'extrémité de la verge, enfin tous les signes de la présence du calcul vésical. Il fut sondé par plusieurs médecins d'Angers, qui annoncèrent l'existence d'une pierre très-volumineuse. Dupuytren le sonda aussi à Paris; l'instrument ne put entrer dans la vessie; à peine parvenu au-delà du col, il fut arrêté par un corps étranger. Il était dès lors évident que ce calcul était placé à l'entrée de la vessie, ou bien qu'il la remplissait tout entière. Une circonstance donnait du poids à cette opinion, c'est que le malade était forcé d'uriner toutes les cinq minutes, et qu'à chaque fois il ne rendait pas plus d'une à deux onces de liquide, ce qui prouvait l'étroitesse de la vessie. Mais d'autres recherches mirent la chose hors de doute. Un

(1) *Clinique des hôpitaux*, tom. III, n° 44.

doigt placé dans le rectum fit sentir un corps dur et très-volumineux, distendant le bas-fond de la vessie. Une main appuyée sur la région hypogastrique sentait également le calcul, et ces deux organes, placés ainsi aux deux extrémités d'un même diamètre de la pierre, se la renvoyaient alternativement et pouvaient en faire apprécier l'épaisseur, qu'on évalua à plus de deux pouces. Le malade désirait être débarrassé; tout moyen autre que la cystotomie étant inapplicable, il s'agissait de savoir quel procédé on choisirait. Le volume de la pierre s'opposait à ce qu'on essayât de l'extraire par aucun de ceux qu'on pratique au périnée; en effet, le peu d'écartement des os n'offrait pas une voie suffisante. La taille hypogastrique n'avait pas cet inconvénient; mais l'inflammation du tissu cellulaire du bassin et la péritonite sont deux accidens si graves et si menaçans, dans cette opération, qu'on ne doit, suivant Dupuytren, la pratiquer que quand on ne peut faire autrement. La méthode de M. Sanson, en permettant de faire passer la pierre par le plus grand diamètre du détroit inférieur, et d'inciser à la fois le col et le bas-fond de la vessie, paraissait plus convenable, et ce fut le parti auquel s'arrêta Dupuytren, en s'appuyant sur un cas analogue fourni par un médecin des environs de Brienne et dans lequel il avait combiné la taille bilatérale avec le procédé de M. Sanson, et enlevé un calcul très-volumineux. Voici ce qui fut fait:

Un cathéter presque droit dans toute sa longueur et dont la pointe était un peu recourbée dans l'étendue d'un pouce, fut placé dans la vessie, entre le calcul et le bas-fond de l'organe. Suivant Dupuytren, un cathéter ordinaire n'aurait pu être introduit de la même manière. Le doigt, placé dans le rectum, sentait parfaitement la cannelure du cathéter. Un bistouri droit incisa les sphincters de l'anus et le périnée, dans l'étendue d'un pouce et demi. La cannelure du cathéter fut rencontrée et l'urètre incisé; mais, au lieu de pratiquer alors une section verti-

cale de ce canal, du col et du bas-fond de la vessie, Dupuytren introduisit son double lithotome, l'ouvrit au n° 15,
et le retira bientôt dans la direction convenable. Il en résulta une section transversale du col de la vessie, qui
donnait, à la vérité, une large route au calcul, mais qui
le contraignait de sortir dans un sens peu avantageux.
Des tenettes furent introduites, et, après quelques tentatives, la pierre fut chargée; mais l'écartement des branches de l'instrument indiquait un volume trop considérable pour que le calcul pût sortir par cette voie.
D'ailleurs les cuillers ne le saisissaient pas bien, et plusieurs fois leurs mors lâchèrent prise. Les mains d'un
aide déprimaient l'hypogastre avec force et abaissaient la
pierre; mais cela ne suffisait pas pour la faire saisir convenablement, et il fallut la laisser en place. « Deux jours après,
on agrandit l'incision, on fit de nouveaux essais, on parvint à saisir la pierre, et les efforts réunis de plusieurs personnes finirent par triompher de l'obstacle. La pierre fut
donc retirée, mais le malade mourut quelques instans après.
La dernière partie de l'opération n'ayant point été faite en
public, les détails n'en sont pas connus.

En 1829, un cas analogue se présenta à l'hôpital Saint-
Louis. La pierre ne fut point extraite le jour de l'opération
par l'hypogastre; on la retira trois jours après, il est vrai;
mais le malade mourut.

Presque en même temps, un cas de ce genre s'offrait à
l'hôpital de Saint-Barthélemy, à Londres. Les efforts et la
dextérité des chirurgiens finirent par amener au dehors une
pierre de huit onces; mais le malade mourut le second jour.

A Paris et à Orléans, dans la pratique civile, l'un de nos
opérateurs les plus habiles rencontra les mêmes difficultés;
il parvint à extraire de grosses pierres, mais les malades
succombèrent.

Ces faits, réunis à d'autres que j'ai cités, soit dans cet
ouvrage, soit dans mon *Traité de lithotritie*, et à ceux qu'on

trouve en grand nombre dans les auteurs , constatent et l'étendue des difficultés et les tristes résultats des ressources de l'art.

Souvent même ces ressources deviennent tout-à-fait inutiles , et l'on ne parvient point à extraire la pierre. J'en ai signalé quatre exemples bien remarquables dans mes *Recherches de statistique*. L'un s'est présenté en Bavière ; le malade mourut le cinquième jour : la pierre, qu'on n'avait pu retirer, pesait quatorze onces. Un autre a été recueilli dans le département des Deux-Sèvres ; on n'indique pas le volume de la pierre , mais le malade succomba le second jour. Un troisième s'est offert dans le département du Tarn : le malade a continué de vivre avec sa pierre, mais il conserve aussi une fistule urinaire. Le quatrième enfin s'est rencontré à Malaga : le malade a subi quatre fois l'opération , et ce n'est qu'à la quatrième qu'on est parvenu à lui enlever sa pierre ; il a survécu.

Ces faits et une foule d'autres attestent que, dans une multitude de cas, quels que soient la dextérité du chirurgien et le procédé mis en usage , il n'est pas possible d'extraire les pierres , lorsqu'elles sont très-volumineuses , et que les manœuvres de l'opération entraînent presque toujours la mort. Ainsi le résultat est effrayant , qu'on retire la pierre le même jour, ou une autre fois, ce qui constitue la taille en deux temps , prônée par les uns , blâmée par les autres , qui peut sans doute devenir une ressource utile dans certaines circonstances , mais qui place constamment le chirurgien et le malade dans la position la plus affreuse (1).

§ II. *Du traitement médical de l'affection calculeuse.*

Le vague et l'incertitude qu'on regrette tant de voir ré-

(1) Colot rapporte plusieurs cas de taille faite par lui en deux temps. Il a établi une distinction très-juste de ceux où l'on doit recourir à ce procédé. C'est principalement lorsque les malades sont épuisés par les souffrances, et qu'il y a en même temps paralysie , ou au moins paresse de la vessie.

gner dans le choix et l'emploi des divers moyens chirurgicaux propres à combattre les calculs urinaires, se font remarquer d'une manière plus sensible encore lorsqu'on envisage la question sous le point de vue médical proprement dit.

L'action des médicamens est invoquée contre la maladie calculeuse dans trois principales intentions; tantôt pour calmer momentanément les angoisses causées par la présence des calculs dans l'un des points qui les recèlent, tantôt pour soustraire le malade à l'opération en détruisant la pierre elle-même, tantôt enfin pour faire cesser la disposition morbide du sujet et prévenir ainsi la formation de nouveaux calculs.

Sous aucun de ces rapports l'art n'a fait de progrès. Les promesses faites avec tant d'assurance par quelques modernes, ne se réalisent pas mieux que celles dont les anciens aimaient tant à se bercer. Les illusions qu'elles entretiennent finissent même presque toujours par devenir funestes à ceux qui ont l'imprudence de s'y livrer; car, tandis qu'ils perdent un temps précieux à essayer d'inutiles calmans ou des fondans dont rien ne justifie le titre, la pierre fait des progrès, et les désordres causés par sa présence arrivent au point de rendre toutes les ressources de la chirurgie impuissantes.

I. Quant au premier but que le praticien se propose d'atteindre, il ne sera point inutile de présenter ici quelques observations à ce sujet.

On sonde un malade attaqué de la pierre, et l'on reconnaît qu'une opération doit être faite; mais les douleurs sont au plus haut degré d'intensité. L'expérience a enseigné que les effets des calculs ne durent qu'un certain laps de temps, et le moment des crises n'est jamais celui qu'on choisit pour opérer. C'est donc à calmer les accidens qu'on s'attache d'abord. Je ne saurais trop recommander ces sortes de traitemens préparatoires, que plusieurs praticiens considèrent à tort comme inutiles. J'en ai retiré de grands avantages, tant pour assurer le succès de l'opération que pour la rendre moins douloureuse. Quelquefois d'ailleurs ils permettent d'apercevoir certaines circonstances qui avaient échappé aux premières explorations, et dont la découverte m'a souvent déterminé à modifier le traitement chirurgical, ou même à y renoncer.

Il est plusieurs moyens thérapeutiques dont l'expérience a consacré l'usage.

En première ligne se place l'opium, qu'on emploie sous une multitude de formes et à toutes doses. Les propriétés sédatives de ce médicament sont une ressource précieuse, dont on obtient les meilleurs effets lorsqu'on sait les appliquer à propos et avec sagesse. Dans beaucoup de cas, l'opium suffit pour calmer des accidens qui menacent de devenir funestes, pour placer le malade dans des conditions favorables à l'opération. Mais un point fort important dans la pratique chirurgicale en général, et surtout dans le cas dont il s'agit ici, c'est de ne recourir aux opiacés que pour faciliter l'emploi d'autres moyens. Il n'y a d'exception que pour les circonstances où le chirurgien n'a plus à remplir que le triste rôle d'observateur de désordres dont il est réduit à retarder la marche, ne pouvant l'arrêter. En toute autre occasion, l'usage des opiacés, envisagé comme moyen curatif, n'est pas rationnel. Le praticien qui y a recours commet une faute, lors même qu'il parviendrait à calmer les accidens d'une manière à peu près complète ; car, l'amélioration apparente qu'on obtient ainsi étant de courte durée, le moment arrive bientôt où il faut recommencer, et le temps s'écoule en pure perte. J'ai vu plusieurs calculeux qu'une semblable temporisation, conseillée et favorisée par le médecin, avait placés dans une position presque désespérée.

Ce que je viens de dire des opiacés s'applique également à la saignée, générale ou locale, au traitement antiphlogistique et aux dérivatifs. Ces moyens sont aussi des auxiliaires puissans d'un traitement plus direct , et avec leur secours on réussit quelquefois à apaiser les désordres fonctionnels si communs chez les calculeux ; mais ils peuvent donner lieu à des méprises et entraîner de fâcheuses conséquences lorsqu'on en abuse ou que l'on compte trop sur leur efficacité.

Le cas est tout différent lorsque la cause des accidens se trouve hors de la portée des moyens chirurgicaux. Le praticien ne peut alors que chercher à atténuer les effets d'une cause inattaquable , et il ne saurait mettre trop de sollicitude à rechercher tout ce qui lui paraît capable de remplir cette indication.

Aux moyens consacrés par l'usage et dont il serait oiseux de faire l'énumération , j'en ajouterai un dont j'ai retiré de grands avantages dans quelques cas de gravelle. Beaucoup de malades atteints de cette affection éprouvent , en rendant les graviers , des douleurs très-vives , qui se propagent souvent aux aines , à l'anus , au sacrum et aux lombes , et peuvent alors induire en erreur sur le siége du mal. Fort souvent , après avoir inutilement employé les bains prolongés , les sangsues et les boissons diurétiques , je suis parvenu à rendre les accidens moins intenses et à diminuer la sensibilité de l'urètre par l'emploi des bougies. Parmi plusieurs faits de ce genre , je me bornerai à citer le suivant.

QUARANTE-UNIÈME OBSERVATION. M. Halarm, Anglais d'origine , domicilié à Saint-Quentin , vint me consulter l'année dernière pour des douleurs vives qu'il éprouvait à l'anus, aux lombes et au sacrum , et contre lesquelles on avait employé sans succès tous les moyens accrédités en pareil cas. Déjà le malade avait été sondé ; cependant je crus devoir commencer par examiner l'urètre et la vessie. Cette exploration me fit reconnaître qu'il n'existait pas de calcul, mais que l'urètre et surtout le col de la vessie étaient excessivement douloureux : la sonde, en passant, causait des douleurs vives. Du reste, il n'y avait ni catarrhe vésical, ni lésion organique appréciable ; l'urine , quelquefois légèrement trouble et colorée , revenait d'elle-même à l'état normal. Aucune autre fonction n'était dérangée d'une manière permanente. Je cherchai d'abord à diminuer l'irritabilité de l'urètre et du col de la vessie. Six introductions de bougies molles amenèrent un changement favorable, et le malade rendit sans difficulté un gravier plus gros que ceux qui sortaient habituellement. Le mieux se soutint, et je continuai l'emploi des bougies , en augmentant leur volume ; mais, arrivé au n° 11 , je remarquai une empreinte circulaire qui correspondait à l'arcade des os pubis. Une bougie n° 12 rapporta cette empreinte encore plus marquée. Je continuai la dilatation jusqu'au moment où ce phénomène cessa complétement. L'amélioration marcha dès-lors avec rapidité ; non seulement les symptômes du côté de la vessie et de l'anus avaient disparu , mais encore le malade ne souffrait plus des lombes. Je fus rassuré sur l'état des reins , auxquels on avait rapporté la cause des accidens qu'il éprouvait.

II. On ne peut se dissimuler que des succès obtenus par l'action des dissolvans offriraient d'immenses avantages tant aux praticiens qu'aux malades. La facilité que ces moyens présentent dans leur emploi , la sécurité qu'ils inspirent, et surtout l'absence de l'appareil plus ou moins effrayant dont s'accompagnent la plupart des autres méthodes, doivent être considérés comme les principaux motifs des efforts qu'on a si souvent renouvelés, mais toujours sans succès, pour arriver à quelque chose de positif sous ce rapport.

Il était naturel qu'en tout temps on cherchât à soustraire l'homme aux dangers d'une affection aussi grave et aussi fréquente que la pierre , et à ceux d'une opération aussi douloureuse et aussi meurtrière que la taille. On se rappelle avec quelle ardeur des savans distingués ont poursuivi leurs recherches, sans se laisser décourager ni par le peu de succès de leurs devanciers , ni par les faibles avantages qu'eux-mêmes obtenaient. Avec quel empressement, avec quel enthousiasme ont été accueillis tant de lithontriptiques, toujours annoncés d'une manière pompeuse , et toujours demeurés sans effet ! Avec quelle confiance les malades ont adopté et les remèdes secrets des empiriques , et les combinaisons de l'industrie avec les produits de la nature, quoique l'effet trompât toujours leur attente !

Malgré tant de travaux exécutés avec zèle et persévérance , malgré cette longue série de moyens tant vantés pour fondre la pierre dans la vessie , et qu'aucun ne parvint jamais à y dissoudre, il n'est plus permis de compter sur les dissolvans , soit qu'on les introduise par les voies digestives, soit qu'on les injecte dans la vessie. Les Chaptal , les Vauquelin , les Thenard , les Gay-Lussac, les Berzelius , les Marcet, les Prout, et autres savans qui , à des vues philanthropiques, réunissent de profondes connaissances en chimie et en physiologie, ont reconnu et proclamé cette vérité (1).

Non seulement ces prétendus spécifiques sont sans action sur la pierre , dès qu'elle est formée et développée dans la vessie , mais encore ils ont le fâcheux effet d'entretenir long-temps les malades dans une sécurité trompeuse , et de

(1) Cependant on cherche de nos jours à faire renaître cet espoir que tant de faits et l'expérience de tant de siècles auraient dû anéantir pour jamais. C'est sur le bicarbonate de soude que l'attention des médecins semble s'être arrêtée. La plupart des malades qui viennent réclamer mes soins ont pris, et sans succès , des quantités considérables de ce sel. Il ne faut point attribuer au médicament la cessation temporaire des douleurs de la pierre, qui tient à la nature même de la maladie et aux circonstances dans lesquelles se trouve le malade. Plusieurs calculeux, après avoir beaucoup souffert pendant des mois entiers, éprouvent subitement, et sans que leur régime ait été changé, une amélioration telle qu'il leur arrive quelquefois de se croire guéris. Mais cet amendement, dont on ignore souvent la cause , cesse bientôt à son tour , et les accidens reparaissent avec plus d'intensité qu'auparavant. La même chose peut avoir lieu dans le cas de vessie à cellules assez grandes pour que les calculs s'y logent et en sortent alternativement.

leur faire perdre un temps précieux, pendant lequel la pierre acquiert souvent un volume tel qu'on ne peut plus ensuite l'extraire sans mettre la vie en danger. On sait aussi que plusieurs de ces remèdes ont produit des altérations organiques auxquelles il n'a pas toujours été possible de remédier (1).

Il est prouvé que ceux des remèdes appelés lithontriptiques qu'on introduit dans l'estomac, et ce sont les plus nombreux, n'ont jamais réussi. Étant soumis d'abord à l'action des organes de la digestion, de l'absorption et de l'hématose, étant lancés ensuite dans toute l'économie animale par le torrent de la circulation, ils ne peuvent exercer sur la sécrétion des reins qu'une influence singulièrement affaiblie et modifiée. Cette influence suffit pour produire, dans la nature de l'urine, des changemens dont on pourra profiter pour prévenir le retour de la pierre, mais elle est et sera toujours impuissante pour attaquer les calculs, et pour les détruire une fois qu'ils sont formés. Il y a loin de là au résultat que le chimiste obtient dans son laboratoire, où le calcul, qu'il a soin de réduire d'abord en fragmens, est mis en contact immédiat avec un dissolvant dont la nature et la puissance sont appropriées à la composition de ce corps.

Ce qui a pu induire en erreur dans quelques circonstances, c'est la tendance qu'ont certains calculs à s'exfolier, sans qu'on puisse rapporter la chute de leurs couches extérieures à aucune cause déterminée. J'ai vu plusieurs malades qui se trouvaient dans ce cas. Si un pareil phénomène s'était offert pendant l'usage d'un lithontriptique, on n'aurait pas manqué d'attribuer la division de la pierre au médicament (2). J'ai dit

____

(1) Colot (p. 112) dit, en parlant des effets des lithontriptiques : « Il » était le quatrième de notre connaissance qui mourut de ce beau » secret. »

(2) Cette opinion a effectivement été produite dans les *Mémoires de l'Académie de médecine* (tom. VI, p. 227). L'auteur ne tardera proba-

ailleurs qu'il n'est pas rare de rencontrer des malades avec l'urine desquels sortent des portions de pierre semblables aux fragmens qui résultent de l'action d'un moyen mécanique. Cette division spontanée, analogue à celle dont je viens de parler, tient à deux causes; d'abord à ce que plusieurs calculs d'acide urique et notamment d'urate d'ammoniaque, quoique durs, sont cependant très-cassans; en second lieu, à ce que l'hypertrophie de la vessie, si fréquente chez les calculeux, donne aux parois de ce viscère la faculté de se contracter avec assez de force pour comprimer les pierres les unes contre les autres, et faire éclater celles qui n'ont pas une très-grande consistance. Ce qui prouve que le phénomène dépend réellement de ces deux causes réunies, c'est que tous les malades qui rendent ainsi des fragmens, ont plusieurs pierres dans la vessie.

En admettant, ce qu'on doit regarder comme impossible, qu'un dissolvant quelconque, mis en contact immédiat avec la pierre, pût en opérer la destruction sans attaquer la vessie, il aurait nécessairement fallu avoir à sa disposition des moyens capables de faire connaître d'une manière positive la nature de cette pierre, et l'on n'était point encore parvenu à s'en procurer de semblables. On a vu que ce furent des recherches pour arriver à ce résultat qui me mirent sur la voie de la lithotritie.

Je me bornerai à ce peu de réflexions sur les moyens qui ont été proposés pour opérer la dissolution des calculs vésicaux. En m'étendant davantage à cet égard, je ne pourrais que reproduire les détails qu'on lira dans le *Rapport* de Percy et Chaussier, et répéter que tous les prétendus dissolvans doivent être abandonnés. J'ajouterai cependant une remarque qui m'a été suggérée par l'application de la lithotritie. On a cherché à dissoudre la pierre

blement pas à trouver l'occasion de reconnaître combien est exagérée a propriété qu'il attribue aux eaux de Contrexeville.

dans la vessie après l'avoir isolée en l'enveloppant d'une poche préalablement introduite et déployée dans le vis-cère. Lors même qu'on parviendrait à surmonter les diffi-cultés qui se rattachent à l'exécution de ce projet, il est certain qu'aucun malade ne pourrait supporter la présence de l'appareil dans la vessie pendant tout le temps nécessaire à la fonte même d'une pierre de petit volume.

III. L'extraction d'un calcul vésical, par quelque procédé qu'on l'accomplisse, ne fait qu'enlever le résultat d'une disposition morbide ; mais les organes restent dans le même état, avec leurs anomalies, avec leurs sympathies plus ou moins développées. La reproduction de la pierre est donc un fait très-ordinaire, un phénomène tout naturel. L'affec-tion calculeuse partage cette fâcheuse prérogative avec la plupart des maladies dont le corps humain peut être atteint. Il n'eût pas été difficile de tirer de là quelques inductions plus utiles que des sarcasmes de mauvais goût et un ridicule prétexte d'attaquer des opérations dont le sort ne saurait être compromis par de si misérables agressions. Car on sait que si l'affection calculeuse tend à se reproduire, nous ne sommes pas non plus sans moyens d'agir sur les organes qui sécrètent l'urine, de manière à modifier et régulariser leurs fonctions. Mais c'est un point que je ne puis qu'indiquer ici, me réservant de le développer dans un autre ouvrage où, à l'occasion des maladies qui attaquent les reins, je prouverai par un assez grand nombre de faits que, même sous ce rap-port, l'art a fait d'incontestables progrès.

III. *Rapport fait le 22 mars 1824, à l'Académie des sciences, par Percy et Chaussier.*

L'Académie nous a chargés, M. Chaussier et moi, de lui faire un rapport sur le mémoire que M. Civiale, docteur de la faculté de médecine de Paris, a soumis à son jugement dans la séance du 14 janvier dernier, et qui a pour titre :

Nouveau moyen de détruire la pierre dans la vessie sans l'opération de la taille.

De tout temps on a cherché à se délivrer de la pierre, sans le triste secours d'une opération qui, dès son origine, extrêmement ancienne, fut l'effroi des malades, comme de nos jours elle en est encore la terreur, quoique la chirurgie moderne l'ait portée au plus haut degré de perfection.

Le vieillard de Cos regrettait vivement de n'avoir pu affranchir l'humanité de la nécessité de cette opération, qu'il avait bien raison alors d'appeler cruelle et meurtrière, et contre laquelle il avait conçu des préventions telles, qu'il faisait jurer à ses disciples de ne jamais y recourir eux-mêmes et d'en abandonner, à son exemple, la pratique, plus lucrative qu'honorable, aux opérateurs ambulans qui en faisaient leur état.

Hippocrate regardant à tort comme mortelles les plaies de la vessie, on devine facilement les motifs d'une répugnance qui n'était d'ailleurs que trop justifiée par les manœuvres souvent funestes de ceux qu'il laissait libres de colporter de toutes parts leur grossière industrie.

Parmi ces opérateurs *circonforains* se trouva un certain *Ammon* d'Alexandrie, qui, n'ayant pu, en plusieurs occurrences, extraire la pierre à cause de la trop petite voie qu'on lui ouvrait, en ce temps, au col de la vessie, osa la morceler avec une espèce de ciseau de statuaire, ce qui le fit appeler *lithotomos*, briseur de pierres, nom que portèrent après lui tous ceux qui se mêlèrent de l'opération, que plus improprement on appela la taille.

Les Egyptiens effrayés ne voulurent ni d'Ammon ni de ses pareils. Long-temps ils s'en tinrent à l'usage abondant de leur eau sainte du Nil ; mais enfin, ayant appris à leurs dépens que cette eau était impuissante contre la pierre, ils se confièrent à une classe nouvelle de guérisseurs dont les procédés, non sanglans, n'avaient rien d'effrayant ni de douloureux.

Ces procédés consistaient à introduire dans l'urètre un chalumeau d'ivoire ou de bois, plus ou moins gros et long, dont ils bouchaient et débouchaient l'orifice à volonté, et par lequel ils insufflaient graduellement de l'air dans la vessie, d'où, après avoir par l'anus poussé le calcul vers le col de ce viscère, ils forçaient cet air à s'échapper brusquement, soit en comprimant, soit même en percutant l'hypogastre; et une fois que le calcul était engagé à l'entrée ou dans le trajet du canal (qu'ils avaient élargi par la même insufflation), ils l'attiraient au dehors, le plus ordinairement par une forte succion, et parfois à l'aide de quelques instrumens ou d'une manipulation appropriée.

Voilà ce qui se faisait encore du temps de Prosper Alpin, qui rapporte avoir vu un Arabe, nommé Haly, guérir ainsi le commandant turc Horam–Bey, et peu de temps après deux Israélites, au plus jeune desquels il retira, avec la plus grande facilité, huit pierres qui ne laissaient pas d'avoir un certain volume.

Roveretti, médecin envoyé en Égypte par la république de Venise, avait été témoin d'une opération semblable faite à un chrétien copte par un autre Arabe qui était de Sidon; mais cette fois la pierre était si grosse que l'opérateur ne put en avoir qu'un peu plus de la moitié, et qu'il fut obligé de remettre à un autre jour pour avoir le reste, ce dont il vint très-bien à bout.

On trouve, dans Beverovicius et dans notre Tolet, un récit curieux des mêmes faits; et ce dernier, d'accord avec Roveretti, pense que des gens de l'art entreprenans et adroits pourraient tirer un très-grand parti de cette singulière façon d'extraire la pierre, dont nos savans et célèbres membres de l'institut d'Égypte, et en particulier MM. Desgenettes et Larrey, ont encore rencontré l'usage parmi les médecins et les habitans de cette antique contrée.

Long-temps Rome ne connut aucune sorte d'opération. Le chou de Caton devait être son unique médecine; et quand

Archagatus y parla d'*inciser* des calculeux, on le bannit bien vite de la cité et du territoire. Mais dans la suite les iâtres grecs eurent bientôt inondé l'une et l'autre ; et chacun d'eux, à l'envi, vanta et vendit chèrement ses tisanes, ses pilules et ses opiats lithontriptiques, n'osant proposer autre chose pour la guérison de la pierre, que tous prétendaient fondre dans la vessie, et qu'aucun n'y fondit jamais.

Toutefois, parmi ces empiriques s'élevèrent de véritables lithotomistes, qui habituèrent peu à peu les Romains à entendre parler d'opération, et qui firent celle de la pierre à la manière d'Ammon, d'Evelpiste, de Gorgias, de Mégès, et telle que l'a décrite, d'après ces anciens Hellènes, Celse, qui ne se doutait guère qu'elle dût un jour porter son nom.

En France, où, pendant douze siècles, les clercs exercèrent presque exclusivement l'art de guérir, quand on avait le malheur d'être affecté de la pierre, il fallait souffrir et mourir, les médecins ecclésiastiques n'ayant à prescrire que des remèdes sans vertus, et ne pouvant ni ne devant faire aucune opération, celle de la taille moins encore que toute autre, parce que, outre que le sang y coulait, ils la regardaient comme *vile*, *immonde* et *indécente*. Aussi tout retentissait des gémissemens des infortunés calculeux, à qui on ne laissait que l'épouvantable perspective de périr épuisés par des souffrances sans fin et par des médicamens sans effet, quoiqu'on appelât pompeusement ceux-ci des saxifrages divins, ou des lithontriptiques infaillibles.

Quelques uns de ces chirurgiens, en petit nombre, et de robe longue, autrement universitaires, que les médecins de l'époque n'avaient pu déshonorer ni asservir, touchés de l'inefficacité et de la vanité de ces remèdes trompeurs, obtinrent de Louis XI la permission de faire, sur un franc-archer de Bagnolet, condamné pour vols au supplice de la corde, et tourmenté, dès sa jeunesse, de la pierre, un essai, d'où dépendait, disaient-ils, la destinée d'une foule de gens de bien en proie à la même maladie. Cet essai, à ce qu'on prétend, réussit, et le coupable obtint à la fois sa grâce et sa guérison; mais on n'a jamais bien su le genre d'opération auquel il fut soumis. Monstrelet et Mézerai en ont parlé si diversement, que l'art ni l'humanité n'ont rien gagné à une tentative hardie et louable sans doute, mais qui, pour prospérer, aurait eu besoin de plus de lumières et de plus d'expérience qu'on n'en avait alors.

Quelques compilateurs, tels que Guillaume de Salicet, Gui de Chauliac, stériles échos d'écrivains aussi peu versés qu'eux dans la pratique des opérations, avaient bien indiqué le manuel de celle de la taille, tel que les arabistes le leur avaient transmis; mais on aimait mieux s'en tenir, comme eux, au facile conseil de remèdes toujours infructueux et toujours usités; de sorte que les Français n'eurent réellement de lithotomistes que vers 1525, année mémorable, où un seigneur opulent ayant la pierre, dont il ne trouvait personne à Paris pour le délivrer, fit venir à grands frais d'Italie un opérateur appelé Octavien da *Villa*, qui lui rendit ce service important, et tailla, par la même occasion, deux magistrats qui, comme lui, avaient long-temps langui faute de lithotomistes.

Notre Italien, élève de Marianus Sanctus, qui l'avait été lui-même de Jean des Romains, auteur de la meilleure méthode qu'on eût en ce temps, s'étant, dans le cours de son voyage, arrêté à Traisnel, en Champagne, Laurent Colot, qui exerçait la chirurgie dans cette petite ville, s'empressa de le recevoir chez lui, et le traita avec une distinction toute particulière. Octavien, touché de tant de soins, et voulant récompenser une hospitalité si généreuse, révéla le secret de ses procédés à Colot, dans la famille de qui il resta héréditaire jusqu'à la fin du dix-septième siècle, sans avoir été pratiqué par d'autres que par les fils ou les gendres, et sans qu'Ambroise Paré, le confident et l'ami de Laurent, eût osé faire cette opération, lui qui en faisait tant d'autres non moins difficiles.

Cependant, au seul nom de Colot, les pauvres calculeux frémissaient et imploraient avec instance les moyens d'échapper à ses ferremens. Les remèdes jusque-là en vogue ne purent plus les satisfaire ; on en inventa de nouveaux, parmi lesquels le jus d'ognon prévalut quelque temps, et ne leur inspira, non plus, qu'une fausse sécurité, quoiqu'on lui eût vu dissoudre à la longue quelques pierres hors de la vessie.

Bientôt on célébra, dans toute l'Europe, les propriétés dites incomparables de l'*uva ursi*, auxquelles nulle pierre ne devait résister. Les livres de médecine, les journaux, les gazettes, ne parlèrent plus que d'observations concernant ce prétendu spécifique, que de guérisons dues à son usage.

Les eaux minérales eurent aussi leur tour, et Spa, Seltz, Contrexeville, etc., ne désemplirent pas de buveurs qui, ayant cru trop facilement y laisser leur pierre, se désolaient d'être réduits à la remporter chez eux. Au milieu de ces fausses espérances et de toutes ces déceptions, les successeurs de Colot ne manquaient pas d'occupation ; mais leurs succès étaient plus rares et plus difficiles, à raison du temps perdu par les malades en vains tâtonnemens, temps durant lequel la pierre s'était accrue, la vessie affectée et le tempérament détérioré.

Deux fois, dans le même siècle, les calculeux se crurent certains d'éviter l'opération. On se souvient du beau rêve que leur fit faire une miss anglaise appelée Stephens, comparable, sous plus d'un rapport, à cette demoiselle française qui naguère avait promis de convertir en nectar et en ambroisie nos vins de la plus mauvaise qualité. Aucun calcul ne devait méconnaître la puissance des remèdes Stephens. Ils eurent pour apologistes les premiers médecins de France et d'Angleterre, et ils en trouvèrent jusque parmi les lithotomistes les plus accrédités ; ce qui fit l'éloge de leur cœur et non de leur raison. Avec quel plaisir, avec quelle confiance on buvait le merveilleux dissolvant, qui n'était, comme on sait, qu'une eau de chaux préparée ! Au moindre flocon, à la moindre mucosité un peu concrète que charriait l'urine, on criait au miracle ; c'était la pierre qui se fondait, c'étaient ses débris qui s'en allaient ; et tel fut l'incroyable engouement des gens du monde, et même de quelques hommes de l'art, que les instrumens consacrés à la lithotomie furent proclamés désormais inutiles et mis en interdit, qu'on leur fit dérisoirement leur procès, et que par une sentence, moitié comique, moitié sérieuse, il leur fut enjoint de se cacher pour toujours.

Après avoir ri, on pleura ; et les calculeux ne furent pas long-temps à s'apercevoir qu'ils n'avaient eu qu'un songe. Une désespérante expérience fit taire les imprudens louangeurs. Les instrumens furent tristement réhabilités, et les malades, trompés dans leur attente, n'épargnèrent ni à la Stephens ni à ses aveugles partisans les sarcasmes et les malédictions.

L'opération qu'un ermite charitable avait, par instinct ou par imitation, changée et améliorée, fit des progrès non moins essentiels entre les mains d'un autre moine doué de plus d'industrie et de sagacité, et pendant les cinquante ans qui séparèrent ces respectables réformateurs, l'élite des chirurgiens français, anglais et hollandais, s'appliqua sans relâche à tracer, à éprouver de nouveaux procédés, pour rendre plus sûres et plus parfaites les méthodes que tantôt le hasard et tantôt le génie venaient de découvrir.

Ce fut pendant cet espace de temps que brillèrent les Ledran, les Morand, les Lecat, les Cheselden, les Louis et tant d'autres dont on aime à répéter les noms ; mais le zèle, le talent et les efforts de ces hommes si recommandables ne purent dépouiller l'opération qu'ils avaient si habilement perfectionnée, des douleurs ni du formidable appareil que redoutaient tous les calculeux qui s'en croyaient menacés.

Aussi, pour les y dérober, que n'a-t-on pas imaginé, que n'a-t-on pas expérimenté ? Hales, savant physicien anglais, peu content de ses propres essais, et rejetant tous ceux qui avaient eu lieu avant lui, présuma qu'une longue immersion du calcul dans de l'eau mêlée d'urine, devait encore être le meilleur des dissolvans, et il inventa un moyen tout simple d'en faire passer dans la vessie un tonneau dans vingt-quatre heures, sans danger ni grande fatigue pour le malade; ce qui, tant par le choc continuel de la colonne aqueuse contre la pierre, que par la macération prolongée de celle-ci, devait l'user, l'amollir, la décomposer peu à peu. Ce moyen, c'était une sonde formée de deux canaux adossés, par l'un desquels on pouvait faire entrer le liquide dans la vessie, tandis qu'après l'avoir parcourue, il devait sortir par l'autre; idée très-ingénieuse qui, bien abusivement, était restée dans l'oubli, et qu'un de nos jeunes et savans confrères a renouvelée il y a peu de temps, ayant sans doute eu le bonheur de la concevoir à son tour, sans le secours ni du livre de Hales, ni de l'ouvrage de notre honorable collègue Deschamps, où elle se trouve également consignée.

Il est fâcheux qu'on n'ait encore fait qu'effleurer, parmi nous, l'épreuve de la sonde halesienne, tandis que chez nos voisins elle a déjà été suivie avec une persévérance qu'on dit même avoir été portée jusqu'au ridicule. On raconte qu'à Vienne des calculeux, ayant cette sonde dans la vessie, ont été exposés, les jambes en l'air, pendant des jours de pluie, à la chute de gouttières arrangées pour fournir sans interruption une colonne d'eau qui, tombant de haut, devait produire une puissante collision sur la pierre, et la décaper insensiblement. C'est tout ce que nous avons appris de cette singulière manœuvre; encore est-il très-possible qu'on nous ait trompés. Mais il n'en est pas moins vrai que, renfermée dans les bornes d'une sage réserve, elle mérite toute l'attention des hommes de l'art, et qu'elle doit surtout fixer celle des chimistes, qui trouveront peut-être un jour une liqueur plus active que l'eau simple, aussi inoffensive qu'elle pour la vessie, et qui, portée sans cesse et abondamment dans ce viscère, finira par y mettre réellement la pierre en dissolution.

 Ce vœu et ce présage appartiennent à tous les bons cœurs. Ils reposaient au fond de celui de notre bon et savant Fourcroy et d'un collègue non moins sensible, non moins éclairé, qui nous écoute en ce moment, et qui gémit en secret de n'avoir pu encore faire à ses frères souffrans et malheureux le présent que sa science leur promettait, et qu'ils attendaient du dévouement le plus sincère et le plus généreux.

On ne se rappelle pas sans un plaisir mêlé de reconnaissance et de regrets avec quelle ferveur ces chimistes si justement célèbres travaillèrent à la découverte de réactifs capables de mettre en fusion, dans la vessie même, et sans en blesser les parois, les différens calculs dont ils avaient si bien réussi à distinguer la nature et à analyser les élémens. Rien n'égala ni leurs transports, lorsqu'ils publièrent leurs premiers aperçus, ni l'excès de leur joie quand ils se crurent tout près du but qu'ils s'étaient proposé. L'un d'eux, celui qui était le plus susceptible de s'enthousiasmer, nous déclara aussi que bientôt on n'aurait plus besoin de nos instrumens lithotomiques, et que si nous voulions les garder, ce ne devait être que pour les montrer à nos élèves, comme de purs objets de curiosité. La pieuse exaltation de Fourcroy n'aboutit qu'à faire sentir encore plus vivement la déplorable nécessité des instrumens qu'il avait prématurément proscrits; et les calculeux, si prompts à s'abuser, furent encore réduits à chercher leur salut dans l'opération dont il leur avait été si doux de se croire exempts.

Il en avait été de même quelques années auparavant, lorsque le docteur Mauduyt de la Varenne, cédant à l'illusion d'un homme de bien, se pressa tant d'annoncer à la Société royale de médecine, qu'au moyen de l'électricité dirigée avec prudence jusque dans la vessie, on viendrait à bout d'y mettre la pierre en fusion, ou de la faire tomber en poussière : ce que personne, pas même l'auteur du projet, n'osa jamais tenter.

MM. Prevost et Dumas auraient-ils été plus heureux avec la pile galvanique, et en introduisant dans la vessie deux conducteurs écartés l'un de l'autre et faisant office de pôles, pour déployer sur la pierre, en contact avec eux, la même action que le fluide exerce sur cette concrétion (si elle ne contient que très-peu ou point d'acide urique) quand elle est, ainsi que les fils, plongée dans un vase rempli d'eau? Quel bonheur pour les calculeux, si ces deux estimables physiciens pouvaient un jour accomplir une si belle théorie, et réaliser de si grandes espérances! Mais combien de difficultés ils auront à vaincre, à combien de méditations ultérieures, de tentatives, d'essais de toutes sortes, ils devront encore se livrer avant d'obtenir un succès dont ils se montrent si dignes, mais qui peut-être leur paraîtra bientôt encore plus impossible qu'à nous, malgré l'assurance du contraire donnée par le docteur Gruithuisen, Bavarois, qui, ayant devancé de dix ans dans les mêmes expériences nos chimistes genévois, annonça publiquement alors qu'avec 600 disques on devait réussir.

On a dit qu'un moine de Citeaux, affecté d'une pierre, dont Hoïn père, habile chirurgien de Dijon, avait été sur le point de l'opérer, avait imaginé d'introduire dans la vessie une sonde creuse et flexible dans laquelle il faisait glisser une longue tige d'acier, droite, de forme ronde, et terminée inférieurement par un petit biseau qu'il poussait jusqu'au calcul; qu'alors avec un marteau d'acier il frappait à petits coups secs et brusques sur le bout extérieur de la tige, ce qui ne manquait guère de détacher quelques parcelles, quelques éclats, que les urines entraînaient au dehors, et dont il avait, en moins d'un an, rempli une petite boîte qu'il montrait volontiers aux curieux.

Si ce fait était bien prouvé, nous pourrions y trouver la première pensée du procédé sans comparaison plus rationnel et plus méthodique dont nous avons à rendre compte à l'Académie.

Un autre fait, assez analogue, mais plus récent et plus connu, est celui que le docteur Scott, de Bombay, a publié, il y a quelques années, dans le journal dit de l'*Institution royale*, dont le professeur Monro d'Edimbourg n'oublie pas de citer, dans ses leçons, les principales circonstances, et qu'on a pu lire, il y a quelques années, dans la *Bibliothèque britannique* rédigée par M. Pictet. Il s'agit d'un colonel anglais, nommé Martin, employé dans l'Inde, et résidant alors à Loschnow, lequel, ayant la pierre, dont il souffrait presque sans relâche, s'avisa de l'expédient suivant : il construisit un gros stylet d'acier, courbé en forme de mandrin, sur la convexité duquel il avait pratiqué une lime bien trempée, et qu'il faisait parvenir, à la faveur d'une sonde creuse élastique, dans la vessie, où, à force de le faire passer et repasser sur la pierre, il avait fini par l'user et la réduire en poudre; c'est du moins ce qu'on a dit dans les papiers publics, et ce qu'on a assuré à M. Monro, en la possession de qui se trouve actuellement l'instrument même de M. Martin, dont il existe un dessin à la suite de l'histoire chimique des calculs par M. Marcet, ouvrage anglais que vient de traduire dans notre langue M. Riffaut.

On ne pourrait nier, si ce second fait était plus clairement exposé, et que la date en fût mieux constatée, qu'il n'eût été propre à donner l'éveil à M. Civiale, et à le mettre sur la voie de la frangibilité possible de la pierre gisant dans la vessie, par des moyens mécaniques bien combinés; mais, dans la position où était ce médecin, il n'avait besoin que de lui-même et de ses propres inspirations pour faire sa découverte. Depuis quelque temps, il était préoccupé de l'idée de dissoudre la pierre au moyen d'une poche inaltérable, susceptible d'être portée dans la vessie pour s'y déployer et reployer à volonté, et dans laquelle le calcul, attiré et enfermé, serait attaqué par des agens chimiques

qu'on y injecterait : espèce de chimère qu'avaient poursui-
vie, avant qu'il y songeât lui-même, plusieurs jeunes médecins qui, n'ayant pas eu plus de succès, ne sont pas
arrivés, comme lui, à un résultat bien autrement positif et
intéressant. Pour choisir l'agent chimique propre à attaquer
la pierre, il fallait d'abord s'assurer de la nature de celle-ci,
il fallait s'en procurer des échantillons; et comment y parvenir sans faire agir sur elle un corps dur, un instrument
capable de l'érailler, de la perforer et d'en amener au
dehors quelques portions, pour les analyser, et déterminer
en conséquence le réactif convenable? Or c'est au milieu
de ces rêveries que le projet d'écraser la pierre, de la
broyer, de la détruire mécaniquement, au lieu de tenter de
la décomposer par des agens chimiques, dut se présenter
à l'esprit de notre docteur, pour s'en emparer entièrement.
Dans cette supposition, il n'avait plus qu'à inventer les
moyens mécaniques propres à effectuer ce projet, sans comparaison plus rationnel et plus praticable que l'autre. Mais,
avant tout, il fallait mûrir et coordonner des idées qu'il
croyait être toutes de lui, tandis que des vues, sinon identiques, du moins analogues, étaient consignées, depuis 1813,
dans une gazette médicale allemande de Salzbourg, dont il
devait ignorer jusqu'à l'existence.

C'est là qu'à son grand étonnement, il a vu que l'initia-
tive de son système lithontripteur appartenait au même docteur qui avait aussi devancé d'onze ans nos intéressans
expérimentateurs MM. Prevost et Dumas; et il lui a suffi de
jeter les yeux sur les dessins et l'explication des instrumens,
quoique informes et purement imaginaires, de M. Gruithuisen, pour ne prendre rang qu'après lui, quoiqu'il eût aussi
de son côté tout découvert, et sans rien emprunter à autrui.
Mais si M. Civiale se contente modestement de la seconde
place, relativement à l'époque du plan vague, incohérent,
et pourtant ingénieux, du docteur bavarois, nous croyons
qu'il mérite la première pour la manière heureuse, et on

peut dire savante, dont il a établi, développé et mis en œuvre
un projet à peine ébauché dans une gazette étrangère, resté
inculte et oublié dans le pays qui le vit naître, tout entier
en théorie et en spéculation, et n'ayant jamais eu le moindre
commencement d'exécution, ni dans ses instrumens, ni dans
son emploi.

Quoi qu'il en soit, en 1818, au mois de juillet, M. Civiale
présenta au ministre de l'intérieur la demande d'avances
pécuniaires pour faire construire des instrumens de son invention qu'il disait propres à détruire la pierre dans la vessie, sans recourir à l'opération de la taille. Cette demande
fut renvoyée quelques jours après, sous le n° 20,639, à la
société de la Faculté de médecine, avec un mémoire expli-
catif de plusieurs dessins relatifs 1° à la théorie de la poche
dont nous venons de parler, et 2° à l'appareil instrumental
que l'auteur nommait déjà alors lithontripteur. Le 14 du
même mois, la société donna à M. Civiale les deux mêmes
commissaires que l'Académie lui a donnés en dernier lieu;
mais, cette fois, ils ne firent pas de rapport, et les choses
en restèrent là.

Cependant cet appareil lithontripteur fut exécuté l'année
suivante par un mécanicien de Paris, avec les modifications
et les perfectionnemens dont il jouit aujourd'hui; de sorte
qu'on peut faire remonter à quatre ou cinq ans la méthode
qui nous occupe, quoiqu'elle n'ait été bien connue, et qu'elle
n'ait eu toute sa consistance que depuis un peu plus de trois
années.

Le premier pas à faire, et peut-être n'y en avait-il pas
de plus difficile, c'était de faire pénétrer une sonde droite
dans l'urètre et dans la vessie. On avait bien vu Desault et
M. Deschamps sonder avec une algalie demi-courbe. Las-
sône, en décrivant anatomiquement l'urètre, avait bien fait
entendre que ce canal tortueux, mais flexible, et partout
extensible, excepté à son orifice extérieur, pouvait se prêter
à toutes les directions et même devenir tout-à-fait rectiligne,

sous une sonde ayant cette forme. On avait bien trouvé, dans l'officine d'un chirurgien de Portici, de longues sondes d'airain, toutes droites, qui ne devaient avoir servi qu'au cathétérisme ; il faut ajouter que le médecin de Bavière avait cru aussi à la possibilité et même à la facilité d'introduire, dans l'urètre et dans la vessie, le tube d'argent de quatorze pouces de long, et ayant quatre lignes de diamètre, par lequel il propose de commencer son opération ; mais personne n'avait encore fait usage de cet instrument parmi nous, à moins que le docteur Amussat, qui aspire ouvertement à la priorité sur ce point, et dont on connaît le beau travail sur l'urètre, n'eût employé avant 1818 de semblables sondes, ce qu'il ne nous appartient pas plus d'approfondir qu'il ne nous conviendrait de décider entre M. Civiale, à qui on attribue la découverte tout entière, et son confrère M. James Leroy, qui en revendique une grande partie. Nous aimons mieux croire que ces médecins estimables, contemporains et condisciples, ont pu avoir, sans s'être fait de confidence, la même pensée, comme il est clair que M. Civiale s'est rencontré avec le docteur de la gazette de Salzbourg sans jamais avoir entendu parler ni de lui ni de cette gazette, et qu'étant partis l'un après l'autre du même point, et en suivant la même route, c'est M. Civiale qui est arrivé le premier.

C'était donc par la sonde droite qu'il fallait commencer, et notre docteur eut bientôt acquis l'habitude de la manier avec autant d'aisance et de prestesse que la sonde courbe ordinaire.

Il n'y avait pas d'autre moyen de porter les autres instrumens jusqu'à la pierre, ni de leur imprimer les mouvemens nécessaires. Mais quels seront ces autres instrumens ? Il en faut d'abord un qui s'empare du calcul, qui le saisisse dans sa totalité, et ne le laisse plus échapper qu'au gré de l'opérateur.

Nous ne pouvons pas dire, par rapport à cet instrument, qu'il soit véritablement de l'invention de M. Civiale, puisqu'on en trouve le modèle parmi les tire-balles décrits et gravés dans Barthélemy Maggi et André de la Croix; qu'on le rencontre de même dans le livre de Franco, qui l'a appelé son quadruple vésical; et que M. Deschamps l'a fait représenter dans l'une des planches de son ouvrage; mais enfin, s'il ne l'a pas tout-à-fait imaginé, comme il ne lui eût pas été très-difficile de le faire, on peut dire que c'est lui qui a su l'appliquer le plus à propos. C'est encore une sonde, mais une sonde d'acier, pouvant entrer dans la première, droite et creuse comme elle, et portant trois branches très-élastiques, courbes, restant rapprochées et invisibles tant qu'elles sont enfoncées dans la sonde principale, qui leur sert de gaîne, et, quand on les pousse au dehors, s'épanouissant par l'effet de leur ressort, et formant comme une cage, comme une bourse d'acier, où l'on parvient plus ou moins vite à faire entrer la pierre, sur laquelle on la ferme aussitôt, en retirant la sonde à soi, c'est-à-dire en arrière, autant que le volume du corps étranger, ou le sens dans lequel il a été chargé, peuvent le permettre.

Dans la seconde sonde, ou plutôt dans le cylindre formant la pince, est un long stylet d'acier, qui y entre et peut y tourner librement, et qui se termine, du côté de la vessie, et entre les serres de la pince, par une lime en fraise, ou par une petite scie circulaire, un trépan pyramidal, un simple carrelet, selon la circonstance, la grosseur et la nature présumée de la pierre. Celle-ci étant bien fixée, on pousse contre elle le stylet mobile, et au moyen d'une poulie dont il est pourvu à son extrémité extérieure, d'un tour d'horloger sur lequel on le monte, et d'un long archet à corde de boyau, on le fait tourner comme quand on veut percer un trou dans une plaque de métal. A peine la machine est en activité, qu'on entend le bruit sourd ou sonore du broiement ou du brisement qui s'opère sur le calcul, selon la mollesse ou la dureté dont il jouit, et le patient ne manifeste que très-peu ou point de douleur.

A mesure que le travail avance, on fait marcher dans la même proportion le stylet contre la pierre, en suspendant un moment l'action de l'archet, que l'on reprend bientôt, pour comminuer de plus en plus la concrétion ennemie, et hâter, si l'opérateur ou le malade ne sont pas trop fatigués, l'œuvre de sa destruction, laquelle, ne devant s'achever qu'à deux ou trois reprises, est ajournée à des termes plus ou moins rapprochés. Une mixtion spontanée ou une injection d'eau tiède dans la vessie, termine ordinairement la séance, et fait rejeter par l'urètre, qu'a dilaté la grosse sonde, des éclats, des fragmens plus ou moins nombreux et considérables, ou du sédiment bourbeux, qui se précipite bientôt et qu'on peut recueillir aisément.

, Dans le principe, M. Civiale employait, au lieu de l'archet, une manivelle qu'il est assez disposé à reprendre, d'abord parce qu'il la trouve plus simple et au moins aussi commode, et en second lieu, parce que l'idée de l'une est de lui, tandis que celle de l'autre passe pour lui être étrangère.

Nous omettons à dessein une foule de détails descriptifs et de minutieuses précautions, qui, bien que concourant à l'ensemble de l'opération, ne pourraient être saisis à une simple lecture. Mais il nous importe de dire, et il faut qu'on sache que nous avons assisté aux diverses épreuves, presque publiques, que M. Civiale a faites de sa méthode, tant sur le cadavre que sur des individus vivans, et que nous nous sommes intuitivement assurés de l'exactitude de tout ce qu'il nous avait annoncé d'avance.

Ainsi des pierres véritables ayant été introduites, par une incision, dans la vessie de plusieurs cadavres, y ont été saisies et incarcérées dans la pince, presque sans difficulté; et une fois prises et bien arrêtées, le lithontripteur les a mises en pièces ou pulvérisées presque sans désemparer.

C'est dans le cours de ces épreuves que nous avons pu remarquer que, durant la térébration, la vessie est à l'abri de toute lésion de la part de l'instrument, et nous convaincre du peu de fondement des craintes que nous avions conçues à cet égard dans l'opération sur le vivant.

Combien, dans celle-ci, nous avons dû redoubler d'attention et de vigilance, pour en bien observer toutes les circonstances, en apprécier tous les procédés, en peser également les avantages et les inconvéniens, afin d'être en état de fixer le degré de confiance qu'on pourrait lui accorder, et de prononcer avec connaissance de cause, et avec la plus rigoureuse impartialité, sur le rang qu'elle méritait d'occuper parmi les inventions essentiellement utiles.

PREMIÈRE OBSERVATION. Le 13 janvier dernier, nous nous rendîmes au domicile de M. Civiale, où étaient déjà arrivés plusieurs médecins et chirurgiens d'une réputation honorable, tels que MM. Larrey, Giraudy, Nauche, Sue, Sédillot et autres, et nous y trouvâmes le sieur Gentil, âgé de trente-deux ans, ayant depuis près de quatre une pierre assez grosse et dure, de l'existence de laquelle nous nous assurâmes par une exploration décisive, et qui, plein de courage et de résolution, attendait le commencement d'une épreuve dont il espérait bien sortir sain et sauf, et de laquelle il avait mûrement calculé les chances, avant de s'y soumettre et de lui donner la préférence sur l'opération ordinaire.

S'étant placé lui-même sur un petit lit, et la pierre ayant été de nouveau reconnue, M. Civiale fit pénétrer jusqu'à elle, et presque du premier coup, la grosse sonde droite, portant dans son intérieur la pince et le lithontripteur. Le méat urinaire n'offrit aucune résistance au passage de cette sonde préalablement enduite de cérat, et la pierre fut chargée d'emblée. Alors on procéda à la trituration. Chaque coup d'archet fit entendre à tous les assistans un bruit ou craquement qui annonçait à la fois la dureté d'une pierre mûrale ou d'oxalate de chaux, et la vivacité de son morcellement. Trois fois l'opérateur reprit haleine et donna relâche au patient, qui éprouvait plus de gêne que de douleurs réelles.

Au bout de quarante minutes, le sieur Gentil descendit seul du lit, rendit avec un peu d'urine l'eau qu'on lui avait injectée dans la vessie, et fut bien content de rejeter en même temps des débris nombreux de sa pierre, qu'on jugea devoir être diminuée d'un tiers dans cette première séance.

Il y en eut une seconde le 24 du même mois, et nous eûmes la satisfaction d'y voir, outre les témoins de la précédente, M. Magendie, notre savant confrère, et MM. Serres et Aumont, dont les noms sont si avantageusement connus. Le brisement de la pierre fut continué sans aucune circonstance digne de remarque.

Le 3 février suivant, la délivrance de Gentil fut complète; il sortit de la vessie, lavée et détergée, une quantité plus considérable que jamais de fragmens et de *détritus* pulvérulens, qui, recueillis les uns et les autres, ont donné la mesure approximative de la pierre.

Quelques bains de siége, quelques injections, et l'usage d'une boisson douce et détersive ont été les seuls auxiliaires d'une opération, pour chaque reprise de laquelle le sieur Gentil venait à pied chez M. Civiale, et qui, de ce jeune homme depuis si longtemps triste et souffreteux, a fait le mortel le plus gai et le plus heureux.

Nous l'avons revu plusieurs fois; nous l'avons sondé sans rien trouver; et tout annonce une cure parfaitement radicale, sauf toutefois les chances d'une récidive éventuelle dont la lithotomie elle-même ne préserve pas, et contre laquelle on peut d'autant moins établir une garantie positive, que, dans l'opération Civiale, la pierre étant très-divisée, il est plus facile d'en laisser un fragment dans la vessie, où il deviendrait bientôt un autre calcul.

DEUXIÈME OBSERVATION. Le nommé Laurent, de Reims, ayant été adressé par le docteur Simons, médecin de cette ville, à M. Civiale, et s'étant logé rue Chaussée-de-Ménil-Montant, n° 59, pour être opéré d'une pierre dont le noyau devait être un haricot blanc, selon une déclaration du malade qu'il serait indiscret et superflu de faire connaître ici, nous nous transportâmes le 4 février de cette année chez le calculeux, où M. le docteur Souberbielle, lithotomiste très-exercé et très-répandu, nous accompagna, conduit plutôt encore par le désir de voir prospérer la nouvelle méthode, que par la curiosité qu'elle devait naturellement lui inspirer. Quelques jours d'avance M. Civiale avait mis dans l'urètre une sonde flexible, d'abord du numéro 9, et graduellement d'un calibre plus fort, afin d'élargir ce canal et d'en rendre l'accès plus facile à la grosse sonde du brise-pierre. Celle-ci fut introduite sans obstacle, après la certitude itérative-ment acquise de l'existence du calcul, que nous jugeâmes être peu compacte et de la grosseur d'un marron. Alors l'archet fut mis en jeu, et le corps étranger ne tarda pas à être entamé, mais sans qu'on pût entendre autre chose qu'un bruit sourd et parfois très-obscur. La vessie étant très-irri-table et très-contractile, on abrégea la manœuvre, et on n'y revint que le 7, après qu'on eut fait usage de quelques sangsues et qu'on eut multiplié les injections émollientes. Dans cet intervalle, il était sorti plusieurs petits morceaux friables de la pierre, et beaucoup de sédiment salino-ter-reux. Le résultat de cette seconde opération fut l'éjection de quelques portions du calcul divisé, et de deux ou trois petites masses d'une matière animale visqueuse, qui, pres-sée entre les doigts, laissait sentir des granulations légères et faiblement agglutinées.

Dans une troisième réunion, qui eut lieu le 10, la pince ayant saisi quelque chose qui parut peu solide et peu volu-mineux, il se trouva que c'était le haricot générateur de la pierre, lequel était dépouillé de son incrustation et portait un germe saillant assez gros et frais comme en pleine ger-mination.

Quelques jours après nous nous assemblâmes pour la der-nière fois avec MM. Souberbielle, Nauche, Delattre, etc., pour mettre fin à notre entreprise. La grosse sonde à trois branches ne ramena que de faibles fractions, avec lesquelles se trouva pêle-mêle une sorte de membrane que nous prîmes d'abord pour une coque vide d'hydatide, et que nous reconnûmes ensuite être la pellicule du haricot. Le docteur Souberbielle ayant parcouru, en tous sens, la vessie, avec une algalie ordinaire, annonça qu'il existait encore un fragment, mais cribleux, léger et susceptible d'une extraction facile. En effet ce dernier fragment s'étant avancé de lui-même au delà du col de la vessie, il fut aisé à M. Civiale de l'en retirer à l'aide d'une longue pince, dite de Hunter, et qu'on pourrait tout aussi bien appeler de Hales, qui en a parlé le premier.

Laurent, entièrement débarrassé de sa pierre et ivre de joie et de bonheur, partit au bout de peu de jours pour Reims, d'où il doit de temps en temps nous faire donner de ses nouvelles par le docteur Simons.

TROISIÈME OBSERVATION. M. P.... de Paris vient tout récemment de nous fournir une troisième observation, qui ne sera pas moins concluante que les deux premières.

Ce jeune homme s'étant lui-même préparé à l'opération, soit en prenant quelques bains de siége, soit en se dilatant le canal urétral avec des bougies d'un calibre gradué, il y fut soumis pour la première fois le 2 du mois courant, en notre présence et sous les yeux de M. Souberbielle et de plusieurs de ses confrères. La pierre, de la grosseur d'un œuf de pigeon, ou à peu près, mais n'ayant qu'une dureté médiocre, fut saisie et attaquée avec un plein succès. Le 5, on ne réussit pas à la trouver, et cette seconde séance fut nulle. M. Civiale, ayant reconnu la nécessité d'employer un lithontripteur plus fort que celui qui avait servi trois jours auparavant, pratiqua une légère moucheture à l'orifice de l'urètre; il ouvrit par ce moyen un libre accès à l'instrument, qui dès lors agit en toute liberté et fit beaucoup d'effet.

Le 18 eut lieu le troisième acte, auquel se trouvèrent M. le docteur Canin, ex-chirurgien principal des armées, M. le docteur Puzin, chirurgien-major des gardes-du-corps de

Monsieur, frère du roi, et plus de douze autres témoins également éclairés et honorables.

Ce jour, introduire le lithontripteur, trouver et charger le calcul, quoique bien diminué, en ruginer, en moudre une grande partie, fut l'affaire de quelques momens. De petites agglomérations de graviers et beaucoup de sable très-fin, comparable à la terre des couteliers, furent rejetés avec les urines et les injections. On retira de la vessie avec la longue pince de Hales trois ou quatre petits paquets d'un mucus enveloppant quelques grains calculeux. La cure fut regardée comme prochaine; on convint néanmoins que dans quelques jours M. P. serait de nouveau examiné et sondé; et que, dans le cas où l'on rencontrerait quelques débris de la pierre, échappés aux dernières recherches, on l'en délivrerait par le moyen des injections, ou, s'il le fallait, par l'emploi de la pince, dont il était loin de s'effrayer.

Cette troisième opération va être suivie de plusieurs autres qui sont arrêtées d'avance; et incessamment un personnage d'un nom et d'un mérite éminens s'y soumettra pour une pierre qui, depuis long-temps, fait le tourment et le malheur de sa vie.

Nous eussions bien désiré rencontrer une femme ayant un calcul, pour pouvoir la traiter et la guérir par la nouvelle méthode; ce qui doit être bien plus facile encore chez les femmes que chez les hommes, à raison de la structure toute différente des organes : structure qui donne de plus aux personnes du sexe l'avantage d'être infiniment moins sujettes à la pierre dont elles peuvent de bonne heure rejeter les premiers élémens.

Mais de quelque bon augure que soient les faits que nous venons de rapporter, il ne faut pas croire que les choses puissent toujours se passer aussi bien. On va voir qu'outre qu'il y aurait de la témérité à compter sur des succès constans et imperturbables, il est des cas dans lesquels l'appareil lithontripteur ne peut ni être appliqué ni remplir l'objet de son application. Qu'une pierre, par exemple, ait des dimensions extraordinaires et sans proportion avec le développement de la pince destinée à la saisir, on sent que, dans cette circonstance, qui heureusement ne se voit que de loin en loin, il faudrait renoncer à la méthode lithontriptique et appeler à son secours la taille hypogastrique. Cette méthode ne sera pas moins impuissante à l'égard des pierres adhérentes, enkystées, chatonnées, lesquelles, par bonheur encore, sont aussi très-rares, et à cause de leur fixité, de leur immobilité, font beaucoup moins souffrir, et sont plus long-temps supportables que les calculs libres et errans, les seuls qu'on puisse charger et étreindre avec les instrumens de M. Civiale.

Des pierres ayant pour noyau une grosse aiguille métallique, un cure-dent, un cure-oreille d'or, d'ivoire, d'os, de baleine; un poinçon d'acier, un bout de tuyau de pipe en corne ou en fer, une balle de plomb, ou un petit éclat de bombe, ou d'obus, comme on en trouve des observations dans les mémoires de l'Académie royale de chirurgie, comme nous en avons vu et déposé dans les cabinets de la faculté de médecine de Paris, et comme, avant nous, les Collot, Moinicken, Covillard, Mareschal, J.-L. Petit, Morand, Desault, etc., en avaient trouvé dans quelques unes de leurs opérations; de pareilles pierres aussurément ne seraient pas destructibles par notre mécanique, quoique, pour tout dire, elles pussent, à sa faveur, perdre de leur volume, de leur pesanteur, et devenir un peu moins douloureuses, ce qui ne les mettrait pas encore hors du domaine de la taille.

Par le procédé Civiale, on parviendrait, sans doute, à user et à briser un noyau de prune autour duquel se serait formée une concrétion calculeuse, et telle qu'on en a vu deux ou trois fois. A plus forte raison viendrait-on à bout d'un épi de blé, de seigle, ou de gramen commun, ou d'un morceau d'alumette de sapin, ou d'un fragment de bougie, ou d'un gros pois, d'une fève, etc., comme les lithotomistes en ont trouvé au centre de plusieurs pierres. Quant aux haricots, nous avons fait à leur égard nos preuves d'une manière irrécusable. Mais il est des vessies si sensibles, si rétrécies, si racornies, enfin tellement affectées, qu'on aurait bien de la peine à y faire agir les instrumens lithontripteurs, et qu'il serait peut-être imprudent de les y porter, quoiqu'on sache très-bien que, l'état pathologique de la vessie ne dépendant souvent que de la présence de la pierre, quand elle est mûrale surtout, il suffit d'ôter ou de détruire ce corps étranger, pour que le viscère se rétablisse, même assez promptement.

Les enfans, à moins qu'ils ne soient en très-bas âge, ne nous paraissent pas devoir être absolument exclus de l'opération Civiale. On objectera peut-être la petitesse de leur pénis; mais, outre que cette supposition est un peu gratuite puisque les attrectations, les allongemens forcés que la douleur à l'extrémité de l'urètre les habitue à exercer sur cette partie, en accroissent singulièrement et prématurément la mesure et le volume, ne peut-on pas faire construire des instrumens assortis à cette classe si intéressante de calculeux, comme on a fait dans l'autre méthode, à laquelle nous ne sommes pas sûrs que, malgré cette précaution, il ne fallût en renvoyer plusieurs.

D'après ce qui précède, et voulant tenir un juste milieu entre l'enthousiasme qui exagère tout et la prévention contraire qui cherche à tout rabaisser, nous estimons que la méthode nouvelle proposée par M. le docteur Civiale, pour détruire la pierre dans la vessie, sans le secours de l'opération de la taille, est également glorieuse pour la chirurgie française, honorable pour son auteur, et consolante pour l'humanité; que nonobstant l'insuffisance dont elle peut être dans quelques cas, et la difficulté de l'appliquer dans quelques autres, elle ne peut manquer de faire époque dans l'art de guérir, qui la regardera comme une de ses ressources les plus ingénieuses et les plus salutaires; enfin, que M. Civiale, qui a bien mérité de sa noble profession et de ses semblables, a aussi acquis des droits à l'estime et à la bienveillance de l'Académie, dans le sein de laquelle la philanthropie a son culte, comme les sciences y ont leur autel.

EXTRAIT *de l'analyse des travaux de l'Académie royale des sciences, pour l'année 1824* (1),

PAR M. LE BARON CUVIER.

Une des découvertes les plus précieuses dont la chirurgie se soit enrichie depuis bien des années paraît être la méthode imaginée par M. Civiale pour limer la pierre dans la vessie, la réduire en poussière, et la faire sortir par les urines sans aucune opération douloureuse.

Après tant d'efforts infructueux pour la dissoudre, et lorsque les méthodes les plus parfaites pour l'extraire sont encore accompagnées de tant de douleurs et de dangers, on n'osait pas s'attendre à des procédés si simples et sujets à si peu d'inconvéniens. Une sonde droite et creuse, que l'opérateur apprend à introduire sans autant de difficulté que la direction flexueuse de l'urètre pouvait le faire craindre, contient une autre sonde creuse aussi, et dont l'extrémité se divise en trois branches courbes et élastiques. Une fois la première sonde dans la vessie, on en fait saillir le bout de la seconde ; ses branches, devenues libres, s'écartent par l'effet de leur élasticité. On cherche à saisir entre elles le calcul que l'on veut détruire, et, quand on s'aperçoit qu'il y est pris, on l'y fixe en retirant un peu cette sonde intérieure ; alors on fait avancer un stylet qui est dans l'axe des deux sondes, et dont le bout est en forme de lime ou de scie circulaire, ou comme une petite couronne de trépan, et, le faisant tourner avec un archet, on réduit ainsi en deux ou trois reprises la pierre en poussière. Une injection

(1) Page 81.

d'eau tiède débarrasse chaque fois la vessie des parcelles et du détritus que l'opération a détachés. On entend le bruit de l'instrument qui agit sur la pierre ; le patient éprouve plus de gêne que de douleur. Après qu'il est délivré, quelques bains de siége, quelques sangsues au périnée, l'usage d'une boisson douce et détersive sont les seuls auxiliaires qu'on ait jugé utile d'employer. Les commissaires de l'Académie ont vu délivrer ainsi en trois séances, d'un mal cruel, un homme que ces opérations fatiguaient si peu, qu'il venait à pied chez le chirurgien pour les faire reprendre. Plusieurs autres cures non moins heureuses ont eu lieu sous leurs yeux. Sans doute des pierres enkystées, c'est-à-dire enchâssées dans le tissu de la vessie, des pierres trop grosses pour être saisies par la petite pince à trois branches que la sonde doit introduire, échapperont encore à cetteméthode; peut-être même quelque fragment que l'on n'aurait pas fait sortir deviendra-t-il le noyau d'un autre calcul; mais ces exceptions peu nombreuses n'empêcheront pas la découverte de M. Civiale de porter du soulagement à une infinité de malheureux.

FIN.

EXPLICATION DES PLANCHES.

PLANCHE Ire.

Figure première. Tire-balle d'André de la Croix.

Fig. 2, 3 et 4. Les différentes pièces qui le composent.

Fig. 5. Tire-balle d'Alphonse Ferri. J'ai donné le dessein le plus généralement connu de ce tire-balle; mais il diffère beaucoup de celui que l'on trouve dans l'ouvrage de l'auteur, imprimé à Lyon en 1553.

Fig. 6. Le même, les branches écartées.

Fig. 7. Tarière d'AmbroiseParé, pour perforer les calculs dans l'urètre.

Fig. 8 et 9. Les deux pièces qui forment cet instrument.

Fig. 10. Pince de Fabrice de Hilden, pour l'extraction des calculs dans l'urètre.

Fig. 11, 12, 13 et 14. Gaîne, pince, écrou de rappel, pointe d'arrêt constituant cet instrument.

Fig. 15 et 16. Pince de Daniel Épiscope pour l'extraction des calculs placés derrière la première courbure de l'urètre.

Fig. 17, 18 et 19. Instrument de Sanctorius pour l'extraction des calculs de l'urètre et de la vessie.

Fig. 20. Pince proposée par Sir Ast. Cooper, pour extraire les petits calculs vésicaux.

Fig. 21. Quadruple vésical de Franco.

Fig. 22. Tube au moyen duquel le docteur Gruithuisen proposait de faire des irrigations sur la pierre. Le prolongement que l'on remarque à son extrémité était destiné à tenir la pierre éloignée du tube.

Fig. 23. Grosse canule métallique avec un conducteur qui en rend l'extrémité conoïde, et en facilite l'introduction dans la vessie; ce conducteur est terminé par un anneau. L'auteur avait adopté ce moyen pour faire mouvoir ses instrumens.

Fig. 24. Canule de plus de trois lignes, que M. Gruithuisen proposait pour les jeunes sujets.

Fig. 25. Autre canule dans laquelle on voit une espèce de couronne de trépan dont la tige traverse plusieurs plaques métalliques placées dans la canule, et qui empêchent la tige de vaciller. Une poulie est fixée sur l'extrémité de cette tige.

Fig. 26. Extrémité d'une canule avec un fer de lance pour perforer la pierre, et une anse de fil pour la fixer.

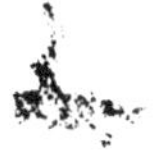

Fig. 27. Extrémité d'une canule avec un coupe-pierre ; la face interne de chaque branche présente un tranchant.

Fig. 28. Crochet pour l'extraction des bougies placées dans l'urètre.

Fig. 29. Crochet brise-pierre, au moyen duquel l'auteur croyait pouvoir saisir les fragmens de la pierre et les écraser entre le crochet et l'extrémité de la canule.

Fig. 30. Deux conducteurs isolés pour l'emploi du galvanisme.

Fig. 31 et 32. Le premier instrument proposé par M. Leroy pour saisir et fixer la pierre dans la vessie.

C'est le seul instrument qu'ait imaginé M. Leroy et qui n'a jamais servi. (Voyez première *Lettre sur la lithotritie.*)

Fig. 33. Fraise double.

Fig. 34. Lime double.

Fig. 35. Lime simple.

Fig. 36. Autre lime double.

Fig. 37. Brise-pierre proposé par M. Amussat.

Fig. 38 et 39. Pinces à branches élastiques adoptées par M. Leroy.

Fig. 40. *Tour-en-l'air* auquel M. Leroy a donné le nom de *chevalet*, avec un perforateur cylindrique.

Fig. 41. Manivelle simple qui se trouve représentée dans l'ouvrage d'André de la Croix, et que M. Leroy a reproduite dans le sien avec exactitude.

PLANCHE II.

Elle contient les instrumens dont je me sers dans le plus grand nombre des cas pour le broiement et l'extraction des calculs vésicaux. La forme de la planche n'a pas permis de représenter, dans toute sa longueur, l'instrument qui est monté sur le tour; l'intervalle qui sépare les deux moitiés équivaut à deux pouces.

Figure 1. Pince à gaîne, à deux branches et à stylet boutonné, avec bourrelet de force pour le pas de vis *a* et deux espèces de boutons ou rondelles montées à vis et servant de poignée, *bb*.

Fig. 2. Tube extérieur ou gaîne de cette pince dessinée au trait.

Fig. 3, 4. Boutons. 5 Vis de pression.

Fig. 6 et 7. Pinces à deux branches, droites dans l'une et courbes dans l'autre, à l'extrémité.

Fig. 8 et 9. Deux stylets boutonnés, l'un droit et l'autre courbe.

Fig. 10 et 11. La même pince fermée.

Fig. 12. Instrument à trois branches écartées, le lithotriteur au milieu ; dans l'intersection *a* qui le divise en deux parties suivant sa longueur, on voit de chaque côté, et de dehors en dedans, le tube extérieur, la pince et le lithotriteur ; à l'extrémité, fixée dans la contre-poupée du tour, au moyen de ses languettes latérales, se trouve la vis de pression *b*, les deux boutons montés à vis servant de poignée *cc*, et les deux boîtes à cuir *dd* ; la poulie *e* ; un tour-en-l'air complète cet appareil : il présente une partie coudée *f*, servant de support à la contre-poupée ; une tige carrée d'environ six pouces de longueur *g* glissant dans la poupée *h* qui est garnie de deux lardons, de deux vis de pression *ii*, et d'une boîte à pompe *j*. Celle-ci est formée par un ressort en spirale dont l'action pousse la broche *k* sur la tige du lithotriteur.

Fig. 13. Poupée dessinée au trait ; la vis de pression destinée à fixer la poupée sur la tige carrée du tour est sur le côté au lieu d'être en dessous.

Fig. 14. Tube extérieur servant de gaîne', avec son bouton et un prolongement taraudé pour fixer la boîte à cuir.

Fig. 15. Boîte à cuir.

Fig. 16. Bouton à vis du tube intérieur ou de la pince.

Fig. 17. Boîte à cuir de cette pince.

Fig. 18. Vis de pression du tube extérieur.

Fig. 19. Pince droite à trois branches écartées.

Fig. 20. Pince courbe à trois branches écartées.

Fig. 21. Lithotriteur droit.

Fig. 22. Lithotriteur légèrement excentrique.

Fig. 23 et 24. Pinces droites et courbes rentrant dans le tube extérieur.

Fig. 25. Instrument à trois fins, destiné, la grosse pince, à écraser les fragmens arrêtés dans la fosse naviculaire, la petite pince et le crochet à en extraire les débris.

Fig. 26. Urétrotome pour le débridement du méat urinaire. Cet instrument est celui dont on se sert dans le plus grand nombre de cas ; mais il convient d'en avoir de beaucoup plus minces, et pour réduire davantage le volume on ne conserve qu'une moitié de la gaîne, sur laquelle la lame est alors appliquée. Ainsi réduit, l'urétrotome a été utilement employé daus quelques opérations délicates, spécialement pour les yeux.

Fig. 27. Bistouri à gaîne et à coulisse pour quelques cas difficiles de débridement, lorsqu'un calcul développé dans la fosse naviculaire est tellement fixé qu'on ne peut pas se servir des moyens ordinaires. Le bistouri représenté ici est celui qu'on place dans les trousses et que l'on emploie déjà avec avantage. Dans plusieurs circonstances de débridemens profonds, où des tâtonnemens, des explorations doivent toujours précéder la division des tissus, il est nécessaire d'avoir des bistouris à lame plus étroite et fixée sur le manche et à coulisse plus grêle ; ces derniers sont même préférables en général.

PLANCHE III.

Figure 1. Cystotome double, droit, ouvert et vu du côté de la bascule, qui se trouve en dessous quand on incise le col de la vessie.

Fig. 2. Le même instrument vu de côté de manière à montrer et sa direction, et l'obliquité des lames, lorsqu'elles sont dans la gaîne.

Fig. 3. Crochet suspenseur et à gouttière.

Fig. 4. Aponévrotome.

Fig. 5 et 6. Tenettes ordinaires, l'une à branches fixes, l'autre à branches séparables, à cuillers aplaties, très-minces et légèrement courbées dans le sens de leur longueur, de manière à s'appliquer exactement sur les grosses pierres et à les fixer solidement sans augmenter de beaucoup leur volume.

Fig. 7. Cathéter à manche, à gouttière large et profonde.

Fig. 8. Canule conoïde courbée, destinée à couvrir l'extrémité de la sonde à dard lorsque les parois abdominales ont beaucoup d'épaisseur. Le dard, après avoir poncturé les parois de la vessie, est reçu dans cette canule et ne pique ni les lèvres de la plaie, ni les doigts du chirurgien.

Fig. 9. Sonde à dard, à courbure déterminée (voyez pag. 197), avec boîte à cuir, pour empêcher l'écoulement du liquide avant la ponction de la vessie.

Fig. 10 et 11. Instrument courbe à deux branches, présenté par M. Jacobson.

Fig. 12. Le même instrument avec un nouveau mécanisme à écrou brisé, qui simplifie la manœuvre et la rend plus prompte.

Fig. 13. Instrument courbe et à deux branches, désigné sous le nom de percuteur, et présenté par M. Heurteloup. Il est destiné à faire éclater la pierre par percussion.

Fig. 14. Marteau employé à cet effet. Ces dessins sont faits sur ceux qu'a donnés l'anteur.

Fig. 15, 16 et 17. Instrumens courbes à deux branches, ayant de l'analogie avec le percuteur, dont ils diffèrent cependant par quelques dispositions des branches et spécialement par l'appareil extra-vésical, qui en a presque totalement changé la destination primitive; car c'est par pression beaucoup plus que par percussion qu'on attaque la pierre aujourd'hui. Ces instrumens sont représentés ici avec un nouveau mécanisme qui permet d'employer successivement et suivant le besoin l'action de la main seule, la pression avec une vis ou la percussion.

Un écrou brisé, représenté fig. 18, et adapté à l'extrémité extra-vésicale de l'instrument *aa* dans deux fenêtres destinées à le recevoir, s'applique sur le pas de vis et fonctionne au moment où le chirurgien appuie ses doigts sur les extrémités d'un ressort qui maintient les deux parties de l'écrou écartées. La détente du ressort fait instantanément cesser l'action de l'écrou : cet appareil remplace aujourd'hui l'écrou à ailes ou à *volans* représenté fig. 19 (1).

(1) Ce nouveau mécanisme fut exécuté par M. Charrière, en janvier 1836, sur mon invitation et d'après mes vues ; lorsqu'il eut atteint le degré de perfection désirable, j'en fis l'application, qui eut tout l'effet qu'on pouvait en attendre. Dans plusieurs réunions hebdomadaires à l'hôpital Necker, je donnai la description de cet appareil, qui fut reproduite par M. Ledain, dans la *Gazette des hôpitaux*, le 27 février 1836. Cependant M. Leroy a présenté, le 23 mai suivant, à l'Académie des sciences, un instrument analogue, comme une amélioration qu'il avait apportée à l'appareil instrumental de la lithotritie. Décidément M. Leroy est malheureux ; il fait toutes les découvertes, mais seulement quelques mois ou quelques années après les autres : il vient toujours trop tard, et se plaint ensuite qu'on veut le dépouiller.

Dans cette circonstance, mon honorable confrère fonde ses prétentions sur l'indication qu'il a donnée en 1834 d'un écrou brisé, au sujet de l'instrument de Jacobson. M. Leroy veut-il prétendre à la découverte des écrous brisés, je ne puis que le renvoyer aux annales de la mécanique ; mais s'il s'agit de l'application du nouveau mécanisme à la destruction des calculs vésicaux, je suis obligé de lui dire qu'il ne connaît même pas exactement ce mécanisme : j'en ai pour preuve l'instrument qu'il a présenté à l'Académie et qui est très-imparfait.

TABLE

DES MATIERES.

FIN DE LA TABLE.

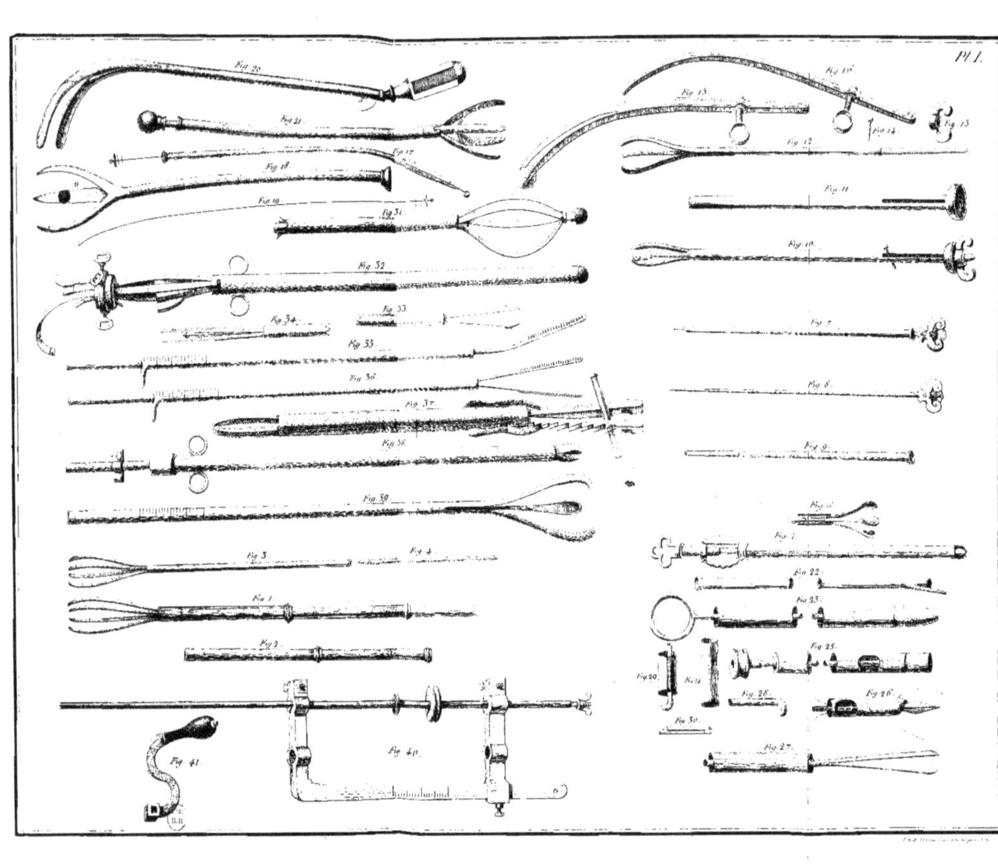

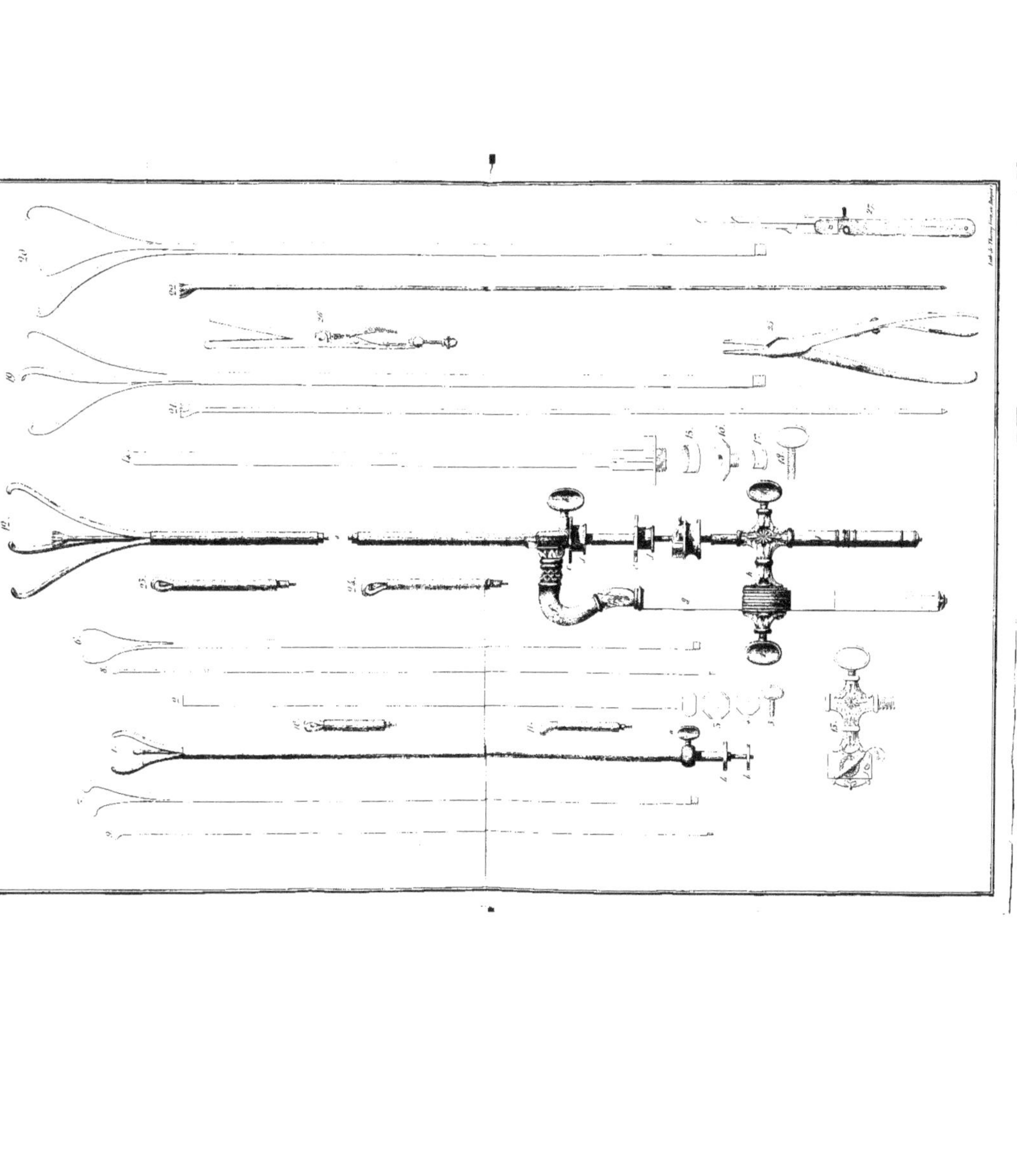

7.

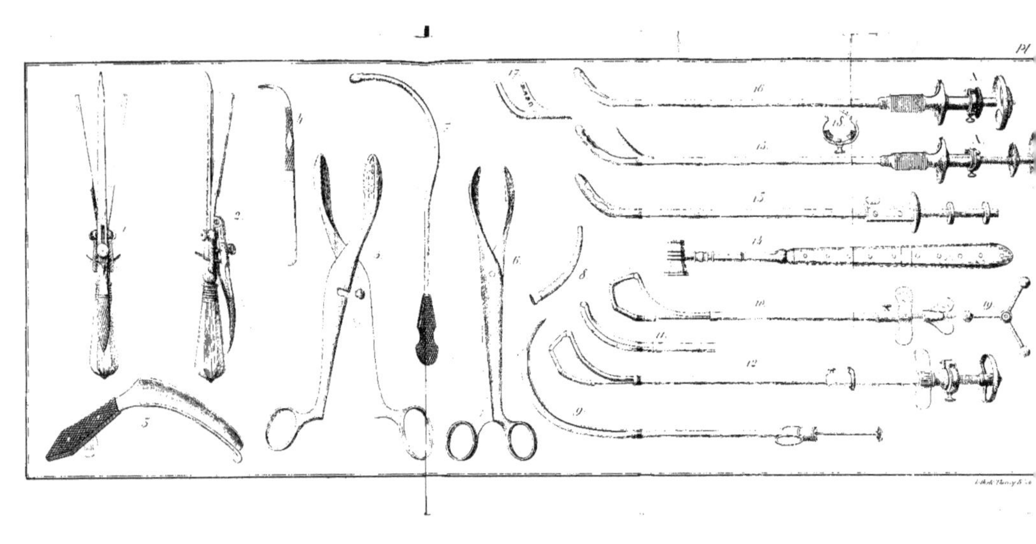